U0258865

CORD BLOOD TRANSPLANTATION:
FUNDAMENTALS AND CLINICAL APPLICATIONS

脐血移植基础与临床

顾问　程临钊
主编　朱小玉

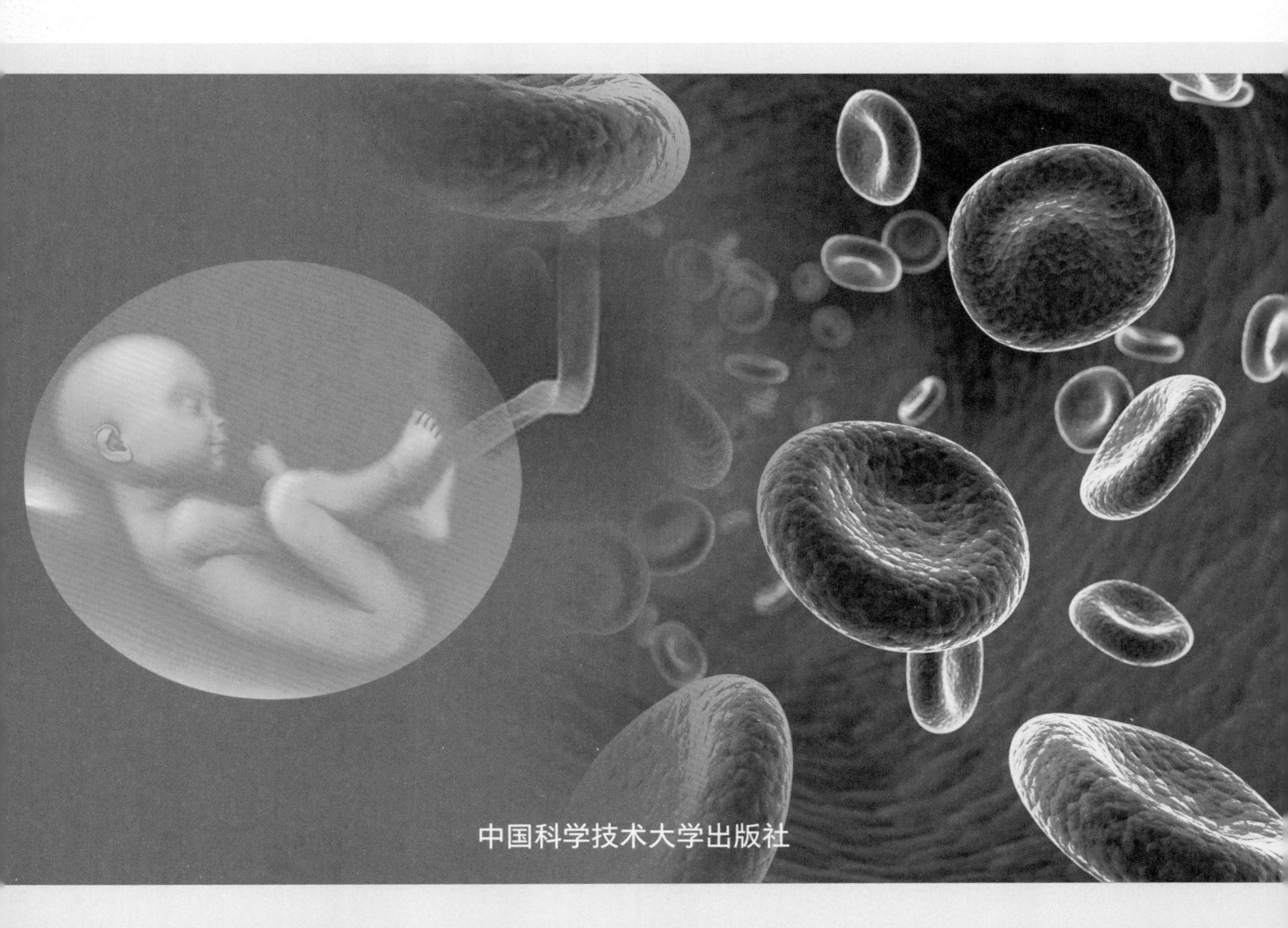

中国科学技术大学出版社

内 容 简 介

本书首先详细介绍了脐血造血干细胞移植发展史和特征，然后在脐血造血干细胞移植基础研究方面系统阐述了脐血干细胞的生物学特性、脐血扩增、植入前综合征的发病机制研究、急/慢性移植物抗宿主病的发病机制研究等；在临床方面系统阐述了脐血的选择、预处理、免疫重建及移植相关并发症的处理等。同时全面梳理了国内外脐血造血干细胞移植领域的重大研究突破及最新进展。通过基础研究，为临床问题寻找突破口，充分体现了基础与临床的相互交融。

本书适合从事血液学专科医生、进修医生及相关基础研究工作者参考使用。

图书在版编目(CIP)数据

脐血移植基础与临床/朱小玉主编. —合肥：中国科学技术大学出版社，2024.3
ISBN 978-7-312-05937-7

Ⅰ. 脐…　Ⅱ. 朱…　Ⅲ. 脐带血—造血干细胞—移植术(医学)　Ⅳ. R457.7

中国国家版本馆 CIP 数据核字(2024)第 056957 号

脐血移植基础与临床
QIXUE YIZHI JICHU YU LINCHUANG

出版　中国科学技术大学出版社
安徽省合肥市金寨路 96 号，230026
http://press.ustc.edu.cn
https://zgkxjsdxcbs.tmall.com
印刷　合肥华苑印刷包装有限公司
发行　中国科学技术大学出版社
开本　787 mm×1092 mm　1/16
印张　20
字数　512 千
版次　2024 年 3 月第 1 版
印次　2024 年 3 月第 1 次印刷
定价　178 元

编　委　会

顾　问　程临钊

主　编　朱小玉

副主编　汤宝林　韩永胜　涂美娟　倪　芳

编　委　（以姓氏拼音为序）

常　婷　中国科学技术大学附属第一医院
陈　佳　解放军总医院第七医学中心
陈星驰　中国科学技术大学
程　青　中国科学技术大学附属第一医院
程雅馨　中国科学技术大学附属第一医院
方欣臣　中国科学技术大学附属第一医院
高梦情　中国科学技术大学附属第一医院
韩永胜　中国科学技术大学附属第一医院
黄爱杰　中国科学技术大学
黄　璐　中国科学技术大学附属第一医院
李乃农　福建医科大学附属协和医院
李晓帆　福建医科大学附属协和医院
刘　俊　中国科学技术大学附属第一医院
刘丽娜　中国科学技术大学附属第一医院
刘森泉　中国科学技术大学生命科学与医学部
倪　芳　中国科学技术大学生命科学与医学部
宁丽娟　中国科学技术大学附属第一医院
潘田中　中国科学技术大学附属第一医院
强　萍　中国科学技术大学附属第一医院
邵　亮　武汉大学中南医院
沈子畅　中国科学技术大学
宋闾迪　中国科学技术大学附属第一医院
宋晓晨　中国人民解放军第 960 医院
孙光宇　中国科学技术大学附属第一医院
孙永平　中国科学技术大学
汤宝林　中国科学技术大学附属第一医院

涂美娟　中国科学技术大学附属第一医院
皖　湘　中国科学技术大学附属第一医院
王冬耀　中国科学技术大学附属第一医院
吴明明　中国科学技术大学生命科学与医学部
吴　月　中国科学技术大学
吴　云　中国科学技术大学附属第一医院
颜冰冰　中国科学技术大学
姚　雯　中国科学技术大学附属第一医院
张旭晗　中国科学技术大学附属第一医院
赵　娜　中国科学技术大学附属第一医院
赵晓晓　皖南医学院附属宣城医院
周　芳　中国人民解放军第960医院
周芙玲　武汉大学中南医院
朱小玉　中国科学技术大学附属第一医院

主编简介

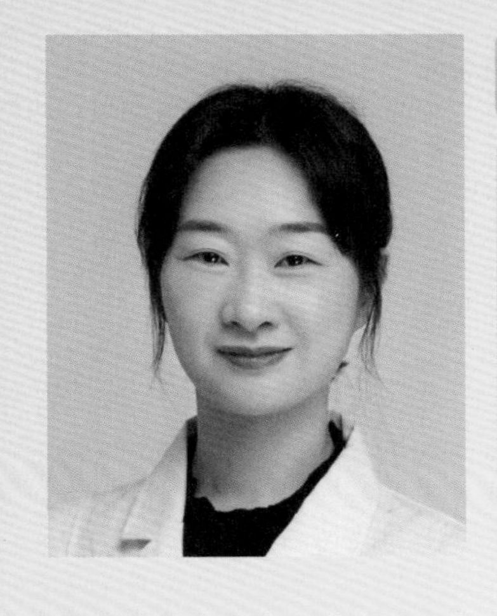

朱小玉

医学博士，主任医师，博士生（博士后）导师，中国科学技术大学附属第一医院（安徽省立医院）血液科行政主任，国家临床重点专科建设项目学科带头人，中国科学技术大学血液和细胞治疗研究所副所长，“血细胞研究及应用”安徽省重点实验室副主任，安徽省血液内科质控中心主任，安徽省学术技术带头人后备人选，安徽省杰出青年基金获得者，安徽省第九批“特支计划”卫生创新领军人才，安徽省“恶性血液病脐血移植治疗”优秀科研创新团队带头人。兼任中国医师协会血液科医师分会第五届委员会委员，中国血液病专科联盟再障协作组副组长，中华医学会血液学分会造血干细胞移植学组委员，安徽省血液学分会第八届委员会副主任委员，中华医学会血液学分会第九届、第十届青年委员会委员。主持区域联合重点项目等国家自然科学基金4项，省部级项目4项。近年来以通信作者（含共同）身份在*Blood, Blood Advances, Bioactive Materials, American Journal of Hematology*等期刊发表SCI论文近20篇。

副主编简介

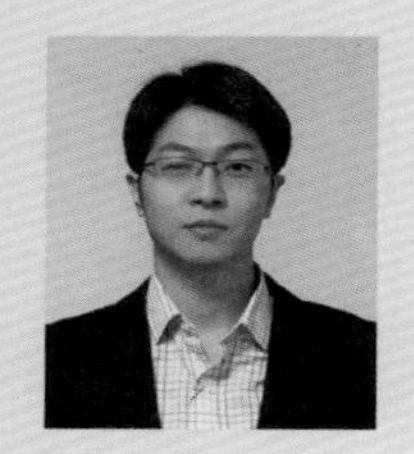

汤宝林，硕士生导师，中国科学技术大学附属第一医院（安徽省立医院）血液科主任医师，City of hope国家癌症中心访问学者。兼任中国妇幼保健协会脐带血应用专业委员会青年学组副组长、中国病理生理学学会实验血液学专业委员会青年委员、安徽省血液内科质量控制中心常务副主任委员、安徽省医学会血液学分会青年委员会副主任委员。主持国家自然科学基金面上项目和中央高校科研基金项目等基金项目多项。近年来以第一/通信作者身份在*Stem Cells Translational Medicine*，*Bone Marrow Transplantation*，*Blood Advances*等期刊发表SCI论文多篇。

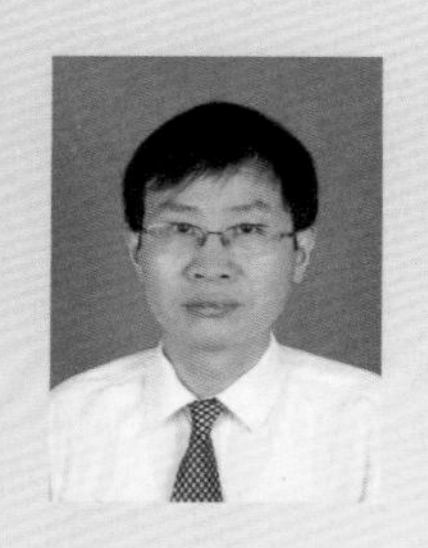

韩永胜，医学博士，副教授，硕士生导师，中国科学技术大学附属第一医院（安徽省立医院）血液科主任医师。兼任中国抗癌协会淋巴瘤专业委员会委员，亚太医学生物免疫学会血液学分会委员，安徽省医师协会血液病学医师分会常委，安徽省全科医师协会血液病学分会常务理事，安徽省医学会细菌感染与耐药防治分会委员等。从事血液病的临床及科研工作30余年，擅长血液系统常见病及疑难病症的诊治，临床经验丰富。主攻方向为白血病、淋巴瘤和骨髓瘤的精准诊断、规范化治疗及造血干细胞移植。曾获江苏省血液研究所“陈悦书教授奖励基金”、安徽省科学技术奖二等奖等。主持安徽省卫生厅及教育厅课题、院级三新项目多项。以第一作者身份发表专业论文20余篇，其中SCI及中华医学会系列杂志收录10余篇。

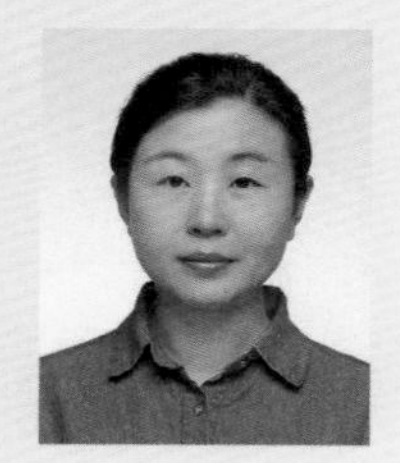

涂美娟，主管护师，中国科学技术大学第一附属医院（安徽省立医院）血液科二病区护士长。中国医院教育协会血液病分会委员，中国抗癌协会第一届血液肿瘤整合护理专业委员会委员。从事血液护理及护理管理工作19年，承担安徽医科大学护理学院教学10余年。取得安徽医科大学教师资格证、PICC置管资格证、三级营养师资格证。参与安徽省级质量工程1项，主持中国科学技术大学校级教育课题1项、院级三新项目1项。发表论文多篇。

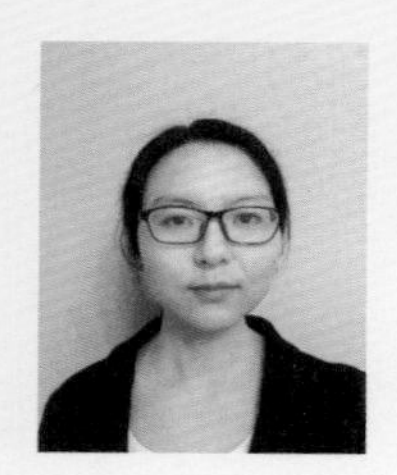

倪芳，博士生导师，中国科学技术大学生命科学与医学部教授。入选国家海外高层次青年人才项目。兼任中国生理学会血液生理专业委员会委员，中国免疫学会移植免疫分会委员。承担多项国家自然科学基金面上项目等。长期从事血液免疫稳态与失衡调控研究，近年来主要围绕生物力学、代谢等前沿方向，通过多学科交叉研究，揭示造血/免疫稳态及其失衡的调控机制。以第一/通信作者身份在*Cell Stem Cell*，*Nature Metabolism*，*Nature Communications*，*Leukemia*，*Genome Medicine*等期刊发表论文多篇。

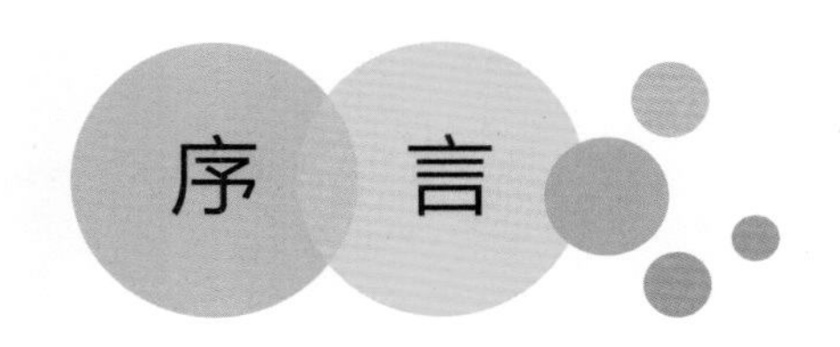

序言

1988年10月，在美国著名生物学家Hal Broxmeyer的大力推动下，法国巴黎圣路易医院Elaine Gluckman医生等对一名5岁的范科尼贫血患儿进行了同胞HLA六个位点全相合的脐血移植并获得成功，自此打开脐血移植治疗血液疾病的大门。脐血对供体和母亲无害、易获得、病毒污染概率小、移植物抗白血病效应较强、慢性移植物抗宿主病发生率和程度相对较低。加之公共脐血库的建立，使得非血缘脐血移植被越来越广泛地应用于恶性及非恶性血液病、先天性免疫缺陷病及遗传代谢性疾病等的治疗，给急需造血干细胞移植治疗且缺乏全相合供者的患者提供了更多选择，带来希望。

中国科学技术大学附属第一医院（安徽省立医院）移植中心开展造血干细胞移植——尤其是脐血移植20余年，迄今完成脐血移植超过2000例，单中心例数国际第一，有着丰富的临床经验。本书由该中心组织编写，从脐血的基础研究及临床应用两方面着手，简要介绍了脐血干细胞的基础研究，并系统阐述了临床开展脐血移植的具体操作流程，最后介绍了脐血移植的广泛临床应用。同时，该书全面梳理了脐血移植的发展史及国内外脐血移植领域的重大研究突破和最新进展。

该书是目前为止为数不多的脐血移植相关领域较全面的指导手册。这是中国科学技术大学附属第一医院（安徽省立医院）移植中心为中国血液病事业所做的一点贡献。希望通过此书，使得脐血的基础研究更上一层楼，为临床问题寻找新的突破口，从而使得脐血更好地应用于临床治疗。该书作为实用型指导手册，可为血液学专科医生、进修医生及相关基础研究工作者提供参考。帮助读者梳理脐血移植相关信息，建立起系统的知识体系。同时可起到科普宣传的作用，使脐血变废为宝，应用于更多的患者，造福人类健康。

中国科学技术大学生命科学与医学部部长
“血细胞研究及应用”安徽省重点实验室主任
程临钊
2024年1月

目　录

第一章　脐血移植的发展史

第一节　源起:临床需求与理论基础

随着诊疗技术的不断进步,人们对血液系统疾病的治疗需求也不断提升。骨髓或外周血造血干细胞移植不再满足于临床实际的治疗需要,例如:成人捐献者数量远远不足、人类白细胞抗原(human leukocyte antigen,HLA)匹配程度高度限制、供体同受体一样面临健康风险、移植物抗宿主病(graft-versus-host disease,GVHD)的发生率高等问题都亟待解决。因此,探索更为优质或可替代的造血干细胞来源是众所期盼的。伴随血液学科的相关基础及临床研究的不断深入,科学家们通过不懈努力一步步夯实理论基础,给这样的期盼带来可行性,脐血移植(cord blood transplantation,CBT)技术应运而生。

一、脐血造血干细胞应用潜能

20 世纪 60 年代,Ende M. 和 Ende N. 等在急性淋巴细胞白血病(acute lymphocytic leukemia,ALL)患者体内输注多份脐带血(umbilical cord blood,UCB)时,检测外周血红细胞抗原发现了短暂的嵌合,虽然最终没能达到治愈,但验证了脐带血在临床应用的可能性。20 世纪 70 年代和 80 年代初期,Broxmeyer 等认为 UCB 可以作为移植造血干细胞来源,并系统评估了人脐血体外造血的潜能。同样的,Koike 和 Besalduch-Vidal 比较了脐带血和骨髓中的造血干细胞(haematopoiesis stem cell,HSC)数目,证明了脐血中含有足够数目的 HSC 可用于移植。Boyse 在小鼠中验证了来自 UCB 的造血祖细胞可以在长期培养中维持数周,并发现少量脐带血输注的辐照小鼠可以恢复正常,且比成人血液有更好的效果。

以上研究在理论上肯定了 CBT 将在血液病学领域广泛应用的可能,并为此奠定了基础。

二、脐血造血干细胞在冷冻条件下可以长期保持活性

印第安纳大学医学院的 Broxmeyer 及其同事在纽约收集的 101 份 UCB 样本中发现,祖细胞的数量能够达到移植成功要求的数量范围以内,并且当尝试不进行去红细胞处理时,

祖细胞数量增加。他们还观察到，脐血样品可以在冷冻、储存和解冻的整个过程中保持一定的活性，而不会造成细胞的重大损失。他们证明，UCB在收集后的4℃或25℃下至少保持3天的活力，且脐血冻存后可保存15年之久，并保持其90%以上的生物学特性。存储年限最长的案例来自美国，冻存21～23.5年的脐血细胞在霍普金斯大学和印第安纳大学的实验室里成功复苏，并且提取到功能正常的HSC，细胞的生物学功能与新鲜的干细胞无差异。

三、脐血造血干细胞移植应用探索

Ende N.和Ende M.用UCB治疗白血病儿童过程中观察到的短暂嵌合，说明了生物体与脐带血是能够一定程度上融洽的，这一点在1985年的小鼠模型中得到验证。他们选取7周龄照射杂交雄鼠为实验对象，30天后仍存活的小鼠随后进行标记分型，区分供体和受体淋巴造血细胞。最终的结果证实有供体细胞的再生。至此证明，生物体可以利用同种异体近期胚胎的血液使接受辐照的受者实现造血重建。1992年明尼苏达大学成立了国际脐带血移植登记处；1995年，该登记处与血液和骨髓移植研究中心（正式名称为国际骨髓移植登记处IBMTR）合并。此后意大利米兰大学建立了欧洲第一个公共脐血库。1993年，欧洲脐血移植登记处（Eurocord Transplant Registry，简称Eurocord）成立。1997年，国际脐血库联盟（NETCORD）成立，其由纽约、米兰、杜塞尔多夫、伦敦、巴塞罗那、巴黎、莱顿及东京8个公共脐血库发起，旨在安全、迅速地向全世界提供移植用脐带血。这些登记处的资料不仅证实了脐带血中有足够的干细胞，更重要的是证实了CBT与骨髓移植（bone marrow transplantation，BMT）比较，有足够的安全性和有效性，GVHD发生率或疾病的复发率并不会提高。Eurocord和IBMTR的一项联合研究验证了CBT与BMT相比，接受CBT患者中性粒细胞和血小板恢复较慢，但急性和慢性GVHD的风险较低，并且两组患者的复发相关死亡率、移植后100天死亡率和总生存率无显著差异。表明在儿童血液病患者，UCB完全可以作为缺乏亲缘HLA全相合供者造血干细胞来源的安全替代。在IBMTR的研究中非血缘脐血造血干细胞移植（unrelated cord blood transplantation，UCBT）组同HLA不全相合的非亲缘骨髓移植（unrelated bone marrow transplantation，UBMT）组移植相关死亡率（transplantation related mortality，TRM）及一年无白血病生存率（leukemia free survival，LFS）相当，但稍低于HLA全合的UBMT组。但在Eurocord的研究中，UCBT组同HLA全合的UBMT组的TRM总生存期（overall survival，OS）及LFS相当。以上两项研究进一步确立了UCBT在成人非血缘造血干细胞移植中的地位。对于成人患者，若无HLA基因匹配的非血缘骨髓库供者，UCBT也是一种安全、有效的治疗选择。

（汤宝林）

第二节　实践奠基与后续发展

一、临床尝试

首例使用脐血治疗血液系统疾病的人体移植实践是1988年在一名范科尼贫血(Fanconi anemia,FA)患儿的身上实现的。在Broxmeyer和Boyce进行CBT前期开创性工作的同时,Eliane Gluckman等正在尝试为FA患儿建立一种新的治疗方法。20世纪80年代中期,一个患有FA的孩子的父母,希望通过再次怀孕获得一个与患儿HLA匹配的未受影响的孩子作为造血干细胞捐赠者。最终,这促成了Broxmeyer教授、Douglas教授、洛克菲勒大学的Arleen Auerbach教授和贝勒大学的Marilyn Pollack教授之间的卓越合作。他们为FA高危夫妇建立了产前诊断和产前HLA分型的新方法。Henry Friedman和Joanne Kurtzberg是血液学家,照顾有FA患儿的家庭,而Eliane Gluckman通过前期研究认为这种特殊疾病的移植存活率最好。因此,在证实未出生的捐赠者确实与患者HLA匹配且不受疾病影响后,Gordon Douglas收集了第一批可作为移植供源的UCB;由Hal Broxmeyer运输、检测并低温保存,于1988年10月初运到巴黎进行移植。经过低剂量环磷酰胺(20 mg/kg代替200 mg/kg)和全身放疗照射(5 Gy)预处理后,6岁的Matthew成为Eliane Gluckman教授团队在巴黎圣路易斯医院第一个移植冷冻UCB的患者。一个月后的供者完全嵌合检测报告表明世界上首例同胞CBT获得成功。

在现实情况中,并不是每个需要异基因造血干细胞移植的患者都有一个HLA全相合的兄弟姐妹供体,对于大部分患者而言,UCBT也可成为合适的选择之一。首例UCBT是在1993年,一个患有T-ALL的3岁男孩经全身照射、马法兰和环磷酰胺预处理后,进行了UCBT。1995年8月,在巴黎圣安托万医院完成了首例成人UCBT。后续Kurtzberg、Wagner、Jean-Philippe Laporte等在1996年也报道了成人UCBT。以上尝试共使得四名成年患者成功接受了UCBT的治疗。

在早期的临床尝试成功之后,利用CBT治疗血液系统疾病的猜想得到了验证,同时新的问题也伴随出现,与BMT或外周血干细胞移植(peripheral blood stem cell transplantation,PBSCT)相比,UCBT有较低的移植成功率和延迟的造血恢复,造成这种问题的可能原因在于干细胞数量有限、供受者HLA匹配程度不合等,植入延迟也带来较高感染和出血的风险。针对这些问题,从事血液病学研究的科学家及临床医生仍在进行不懈努力,以期使CBT治疗获得更好的疗效。

二、脐血移植技术发展与改进

(一)脐血的选择

选择最合适的脐血是UCBT成功的第一步。不同国家对于脐血的选择标准不太一致,但主要还是基于供受者 HLA 相合程度、脐血的质量、有核细胞数(TNC)和 $CD34^+$ 细胞数。既往供受者 HLA 配型的相合程度选择仅依赖于 HLA-A、HLA-B 抗原配型和 HLA-DRB1 的高分辨配型,并不考虑 HLA-C 位点的配型相合情况。2011 年,Eapen 等发现,应将 HLA-C 位点匹配情况考虑在内,后来的报道也支持在选择用于 UCBT 治疗恶性和非恶性血液系统疾病时,高分辨配型的重要性以及 HLA-A、HLA-B、HLA-C 和 HLA-DRB1 的 HLA 错配程度。日本造血细胞移植学会(JSHCT)的回顾性分析发现,移植前平均荧光强度(MFI)≥1000 的抗供者特异性抗体(donor-specific anti-HLA antibodies, DSA)存在与单份 UCBT(sUCBT)中移植物失败(GF)的风险增加有关。而我们中心对于非 DSA 的 HLA 抗体阳性对 sUCBT 疗效影响的分析结果表明,非 DSA 的 HLA 抗体阳性患者血小板输注无效的发生率升高,虽然不影响脐血植入,但是 MFI≥5000 的患者 100 天 TRM 增加,总生存率降低。因此建议在移植前对 MFI≥5000 的患者进行去抗体处理。

脐血的质量主要取决于脐血库的资质,与脐血功能密切相关,主要包括解冻后 $CD34^+$ 细胞的活力和回收率。来自国家骨髓捐献者计划和国际血液和骨髓移植研究中心(NMDP/CIBMTR)的脐血选择指南建议患者和脐血至少使用 8 个位点高分辨配型(HLA-A、HLA-B、HLA-C 和 HLA-DRB1),≥4/6 HLA-A 和 HLA-B 抗原,HLA-DRB1 高分辨配型(传统匹配),≥4/8 高分辨配型(一些中心正在调查如果有足够的细胞数量是否可以使用 4/6 和 3/8 相合),单份脐血冷冻前 TNC$\geqslant 2.5\times10^7$/kg,$CD34^+$ 细胞$\geqslant 1.5\times10^5$/kg。日本对于脐血的选择标准设定较低。他们进行了一项全国性研究,使用多元回归方法分析了 1997 年 12 月至 2019 年 12 月期间在日本接受首次 sUCBT 的 13443 名患者。结果表明:① 建议根据较高数量的 $CD34^+$/kg 和 CFU-GM/kg 进行选择,以获得有利的植入;② 最低限度可接受 $CD34^+\geqslant 0.5\times10^5$/kg;③ $CD34^+$ $0.5\sim1.0\times10^5$/kg 且 CFU-GM/kg$\geqslant 20\sim50\times10^3$ 或 $CD34^+\geqslant 1.0\times10^5$/kg 均可使中性粒细胞植入率大于 90%;④ 推荐供受者至少 HLA-A、HLA-B、HLA-C、HLA-DRB1 8 个位点高分辨配型,0~1 个位点不合可获得良好植入;⑤ ≥15岁患者可接受 2~6 个位点不合;≤14 岁可接受 2~4 个位点不合;⑥ HLA-DRB1 或 B 位点不合与 GVHD 升高有关。

总体而言,合适的脐血选择应遵循以下原则:① HLA-A、HLA-B、HLA-C 和 HLA-DRB1 的最佳高分辨配型匹配;应避免 DSA;②足够的脐血质量;③ 所需 TNC 和 $CD34^+$ 细胞的最小剂量。

(二)双份脐血移植

1999 年进行了第一次双份脐血移植(dUCBT)临床试验,但两位参与者均未获得植入,分别死于疾病复发和出血。2001 年 Barker 等将来自两个不同男婴的脐血移植给一个 53 岁加速期慢性粒细胞白血病(chronic myeloid leukemia, CML)的女性患者,供者与受者三方 HLA 相互不完全匹配,虽然移植的过程是成功的,但该患者在移植后 68 天死于真菌感染。直到 2005 年,Barker 等在他们的研究中报告了 23 例成人恶性血液病患者接受减低强度预处理(RIC)的 dUCBT 的成功案例。自 2006 年起,成人 dUCBT 的数量已经超过了 sUCBT。然而,通常情况下,dUCBT 最终仅有 1 个供体脐血占主导地位,表明两份脐血在体内可能会相互反应,并对移植疗效产生影响。Wagner 等报道的一项开放标签、3 期、多中心、随机对照研究确定了接受相同预处理和 GVHD 预防方案的患者进行 dUCBT 和 sUBCT 对 1 年生存的影响,结果表明,与接受足够剂量 sUCBT 的患者相比,接受 dUCBT 患者没有植入或长期生存的益处。此外，dUCBT 后血小板恢复较差，Ⅲ～Ⅳ度急性 GVHD 和广泛型慢性 GVHD 发生率较高。Michel 等同样发现，dUCBT 中广泛型慢性 GVHD 的发生率高于 sUCBT。然而，在 MRD 阳性患者中，在接受不含抗胸腺细胞球蛋白（antithymocyte globulin，ATG）的清髓性预处理后，dUCBT 组复发率明显低于 sUCBT 组（10.5%与41.7%，$P=0.025$），3 年的 LFS 更高（82.6%与 53.0%，$P=0.028$）。我们回顾性分析了 2005 年 11 月至 2013 年 12 月本中心接受 UCBT 的 79 名恶性血液病患者，与接受足够细胞剂量的 sUCBT 患者相比，dUCBT 患者的中性粒细胞和血小板的植入率均较低，TRM 明显升高，OS 和 LFS 均明显降低。因此，虽然移植双份脐血能够增加移植的细胞数量，但是从已报道的对比分析结果来看，dUCBT 并不能增加中性粒细胞的植入率，缩短植入时间，可能会增加 GVHD 和 TRM，疗效并不优于 sUCBT。如果脐血的数量及供受者 HLA 配型相合程度满足移植要求，则推荐 sUCBT。但是仍需要大宗病例、设计严谨的随机对照研究来进一步验证。

（三）脐血干细胞的体外扩增

突破脐血移植的干细胞数目限制还可以通过体外对脐血干细胞进行扩增。科研人员们尝试采用多种在体外具有扩增功能性 UCB 细胞（HSC 和不同类型 HPCs）的方法，包括重组造血因子、生长因子、基质细胞和不同的小分子等。二乙氨基苯甲醛（DEAB）、铜螯合剂（StemEx）、Notch 配体、StemRegein1（SR1）、烟酰胺和 UM171 等已被报道体外对人 HSC 和 HPCs 有显著的扩增作用。Delta-like ligand-1（DL1）是 Notch 的一种配体，常以单分子或在基质细胞表面表达的形式出现在造血细胞中，Notch 可以介导造血祖细胞扩增系统的发展，调节 HSC 自我更新和复制。Delaney 等在 Notch 配体 Delta 1 存在的情况下，输注体外扩增后的脐血细胞，中性粒细胞的恢复时间显著缩短至 16 天。Mitchell E. Horwitz 等利用烟酰胺作为培养系统中的活性物质，抑制培养的造血干/祖细胞进一步分化，并增强其本身的功能。在培养时加入烟酰胺和刺激性造血细胞因子的效果是产生表型原始的 $CD34^+$ $CD38^-$ 细胞，并且归巢和移植的潜力均大幅增加。NiCord，烟酰胺扩增的脐血干细胞与未培养的 T 细胞混合物，首先在 dUCBT 的Ⅰ期临床研究中获得成功。该临床研究同时输入一份 NiCord 扩增的脐血和一份未扩增的脐血，与输入未扩增的双份脐血比较，中性粒细胞中位植入时间缩短至 13 天，1 年的 OS 和 LFS 分别为 82%和 73%。接着，应用 NiCord 扩增技术进行了 sUCBT 的Ⅰ/Ⅱ期临床研究，仅输入一份 NiCord 扩增后的脐血，中性粒细胞的中位植入时间缩短至 11.5 天，血小板的中位植入时间缩短至 34 天。该临床研究确定了体外扩增单份 UCB 作为独立移植物的可行性、安全性和有效性。NiCord 扩增方法已经完成了Ⅲ期随机对照临床研究，125 例 13～65 岁的患者随机分配到 Omidubicel 组（扩增组）和对照组，其中 62 例患者接受了扩增后的 Omidubicel 脐血移植治疗，结果显示 Omidubicel 组中性粒细胞植入时间 12 天，较对照组 22 天缩短了 10 天，植入率也明显改善（96%与 89%）；移植后 42 天血小板植入率也明显优于对照组（53%与 35%）。与对照组比较，扩增组感染的发生率明显降低，住院时间显著缩短。该临床研究结果促使了该款产品于 2023 年 4 月获得美国食品和药品管理局（FDA）批准，用于 12 岁及以上拟接受 UCBT 的血液系统恶性肿瘤患者，这也是全球第一个获得美国 FDA 批准的扩增脐带血细胞疗法产品。期待其更多临床数据的结果报道。

（四）预处理及预防 GVHD 方案的改良

由于脐血干细胞数量较少，仅为外周血/骨髓干细胞的 1/10，在目前尚未突破脐血干细胞数量限制而改善植入的前提下，预处理和预防 GVHD 方案的选择是影响 UCBT 植入率和疗效的重要因素。清髓清免疫的预处理，尽可能清除原发病、减少复发的同时，抑制或摧毁受者免疫系统，以免移植物被排斥。因此，对于 UCBT 的预处理方案，我们一般首选以放疗为主或以化疗为主的清髓性预处理。我们中心联合国内 8 家中心回顾性分析了 331 例接受 sUCBT 患者，其中 131 例采用 Bu/Cy 为基础的化疗预处理，200 例采用 TBI/Cy 为基础的放疗预处理，结果表明两组的 TRM、复发率和生存率均无明显差异。因此，对于不能行 TBI 的中心，以化疗为主的预处理并不影响 sUCBT 的疗效。对于一些高龄、脏器功能受损、疾病控制较差的、对放化疗敏感或并发症较多不能耐受大剂量放化疗的血液病患者来说，高强度的放、化疗方案导致的机体伤害往往要比治疗效果更强，此类患者我们可以采用减低强度的预处理方案。

ATG 对 T 细胞耗竭的作用已被充分证明，可以促进植入和降低 GVHD 风险，已被广泛应用于亲缘全相合或单倍体移植及 UBMT。然而，ATG 在 UCBT 中的应用仍存在争议。西班牙 Hospital Universitario La Fe 的 Sanz 等将 ATG 应用于 UCBT 的预处理方案之一，该预处理方案包含塞替派、白消安、环磷酰胺和马 ATG(15 mg/(kg・d)，－5、－4、－3 和－2 天)。患者中性粒细胞和血小板累积植入率分别为 96%和 73%，中位植入时间分别为 20 天和 62 天；Ⅱ～Ⅳ度和Ⅲ～Ⅳ度急性 GVHD 和广泛型慢性 GVHD 的累积发生率分别为 26%、15%和 30%；2 年的 LFS、NRM 和复发率分别为 42%、39%和 19%。首次完全缓解期(CR1)接受 TNC＞2×10^7/kg 移植的患者 4 年 LFS 达到 75%。该研究表明 UCBT 对于高危的 AML 患者是一可行的治疗选择，尤其对于处于 CR1 并接受足够细胞数量脐血的患者，ATG 的应用并未对脐血的植入产生影响。有争议的是，ATG 的半衰期较长，容易导致病毒再激活和淋巴细胞增殖性疾病的发生。另一方面，当 $CD34^+$ 细胞较低时，$CD8^+$ T 细胞有助于中性粒细胞的植入。ATG 体内对移植物 $CD8^+$ T 细胞的耗竭作用，可能会影响 UCBT 这种 $CD34^+$ 细胞数比较少的特殊移植类型的植入。Pascal 等研究了 ATG 在 UCBT 中的作用，采用低剂量全身照射(TBI，86% 200 cGy，12% 400 cGy，2% 600 cGy)、环磷酰胺(50 mg/kg)和氟达拉滨(200 mg/m^2)(Cy/Flu/TBI 200)的减低强度预处理，在多因素分析中，ATG 的使用虽然降低了急性 GVHD 发生率，但是增加了 TRM，降低了 OS。因此，该研究结果表明，ATG 的使用可能是有害的，尤其是在 ATG 的使用离脐血回输时间太近的情况下。我们中心和国内其他七个儿童血液病中心的一项回顾性分析评估了 ATG 对 UCBT 治疗 207 例高危或晚期血液系统恶性肿瘤儿童患者结局的影响。结果表明，与接受 ATG 组相比，不含 ATG 的 UCBT 患儿血小板恢复更快，复发风险显著降低，长期生存率提高。然而，不含 ATG 的 UCBT 技术体系急性 GVHD 发生率仍较高(Ⅱ～Ⅳ度高达 40%)，近期本中心尝试在 UCBT 治疗重型再生障碍性贫血患者中加用小剂量 ATG(兔 ATG 2 mg/kg)，11 例患者中，100%获得造血重建，与既往 52 例患者相比较，Ⅱ～Ⅳ度急性 GVHD 发生率从 46.2%下降至 10.0%($P=0.032$)，表明早期应用小剂量 rATG 可降低移植后急性 GVHD 发生率，未增加植入失败及感染风险。UCBT 采用 ATG 是否获益，其应用时机和剂量如何，尚需进一步深入探讨。

（朱小玉）

第三节　脐带血库的建立

脐带血需要在胎儿出生时获取，为了解决时间的限制并避免浪费，成立专门的脐带血库势在必行，系统规范地采集、贮存、利用脐带血，提高脐带血质量，才能使得更多患者获益。1992年全世界第一家脐血库在美国纽约血液中心建成；1997年，国际脐血库联盟(NETCORD)成立；至今，公共脐血库和私立脐血库在世界范围内快速增多和发展，NETCORD也已经形成经验丰富的脐血管理网络，大大增加了可供移植的脐血来源，库存有超过数十万个冷冻保存的UCB单位可供临床使用。对于进展快速的恶性血液病来说，时间至关重要，移植时间的长短对于预后截然不同，通过美国国家骨髓捐赠计划寻找适合移植的供体来源中位搜索时间为3～4个月，而匹配的非亲属UCB的中位搜索时间可缩短至12天。根据世界骨髓捐献者协会(World Marrow Donor Association，WMDA)网站实时数据，全球各脐血库已冻存超过800000份脐血备用。中国第一家脐血库——北京脐带血造血干细胞库(简称北京脐带血库)成立于1996年，是原卫生部批准的全国首家脐带血造血干细胞库。目前全国共批准北京、天津、上海、浙江、山东、广东、四川7家脐带血造血干细胞库，冻存超过300000份公共库脐带血备用。

(汤宝林)

第四节　脐血移植在非血液病领域的应用

由于脐血带中存在一定数量的造血干细胞，这使得脐血移植在血液系统疾病的治疗中大放异彩。随着研究的不断深入，脐带血中一些非造血干细胞也逐渐被发现和提取。2004年Kogler等成功从脐血中分离出了非造血干细胞，它们能够被选择性地诱导分化为骨细胞、脂肪细胞、软骨细胞、肝脏和胰腺，甚至是通常被认为难以再生的神经元、肌细胞等，这为一些难治性非血液系统疾病的治疗提供了新的途径。例如：有研究者成功利用脐带血治疗神经母细胞瘤、戈谢病和糖尿病。除此之外，湿疹、血小板减少伴免疫缺陷综合征及慢性肉芽肿病等免疫相关性疾病的患者也在脐血输注治疗下获得新生，有研究表明脐带中的间充质干细胞输注对母体子宫修复也有着重要意义。UCB的获取过程操作简单，对供体没有伤害，也不会引起伦理问题，这些都是它在临床多个领域快速被展开研究、利用的巨大优势。

(汤宝林)

参考文献

[1] Ende M, Ende N. Hematopoietic transplantation by means of fetal (cord) blood[J]. Virginia Med J, 1972, 99: 276-280.

[2] Broxmeyer H E, et al. Growth characteristics and expansion of human umbilical cord blood and estimation of its potential for transplantation in adults[J]. Proc Natl Acad Sci U S A, 1992, 89: 4109-4113.

[3] Broxmeyer H E, Douglas G W, Hangoc G, et al. Human umbilical cord blood as a potential source of transplantable hematopoietic stem/progenitor cells[J]. Proc Natl Acad Sci U S A, 1989, 86: 3828-3832.

[4] Koike K. Cryopreservation of pluripotent and committed hemopoietic progenitor cells from human bone marrow and cord blood[J]. Acta Paediatr Jpn, 1983, 25: 275.

[5] Besalduch-Vidal J. Nature and characterization of granulocyte-macrophage precursors in cord blood [D]. Spain: University of Valencia School of Medicine(Doctoral Dissertation), 1985.

[6] Boyse E A, Broxmeyer H E, Douglas G W. Preservation of fetal and neonatal hematopoietic stem and progenitor cells of the blood[J]. US Patent 5,004,681, issued April 2, 1991 (assigned to Biocyte Corporation).

[7] Gluckman E, Broxmeyer H E, Auerbach A D, et al. Hematopoietic reconstitution in a patient with Fanconi's anemia by means of umbilical cord blood from an HLA identical sibling[J]. N Engl J Med, 1989, 321: 1174-1178.

[8] Rocha V, Wagner J E, Sobocinski K A, et al. Graft-versus-host disease in children who have received a cord blood or bone marrow transplant from an HLA-identical sibling[J]. N Engl J Med, 2000, 342: 1846-1854.

[9] Rocha V, Labopin M, Sanz G, et al. Transplants of umbilical-cord blood or bone marrow from unrelated donors in adults with acute leukemia[J]. N Engl J Med, 2004, 351: 2276-2285.

[10] Laughlin M J, Eapen M, Rubinstein P, et al. Outcomes after transplantation of cord blood or bone marrow from unrelated donors in adults with leukemia[J]. N Engl J Med, 2004, 351: 2265-2275.

[11] Gluckman E, Berger R, Dutreix J. Bone marrow transplantation for Fanconi anemia[J]. Semin Hematol, 1984, 21: 20-26.

[12] Auerbach A D. Umbilical cord blood transplants for genetic disease: Diagnostic and ethical issues in fetal studies[J]. Blood Cells, 1994, 20: 303-309.

[13] Kurtzberg J, Laughlin M, Graham M L, et al. Placental blood as a source of hematopoietic stem cells for transplantation in unrelated recipients[J]. N Engl J Med, 1996, 335: 157-166.

[14] Wagner J E, Rosenthal J, Sweetman R, et al. Successful transplantation of HL-matched and HLA-mismatched umbilical cord blood from unrelated donors: Analysis of engraftment and acute graft-versus-host disease[J]. Blood, 1996, 88: 795-802.

[15] Laporte J-P, Gorin N-C, Rubinstein P, et al. Cord-blood transplantation from an unrelated donor in an adult with chronic myelogenous leukemia[J]. N Engl J Med, 1996, 335: 167-170.

[16] Rocha V, Crotta A, Ruggeri A, et al. Double cord blood transplantation: Extending the use of un-

related umbilical cord blood cells for patients with hematological diseases[J]. Best Pract Res Clin Haematol，2010，23(2)：223-229.

[17] Barker J N，Weisdorf D J，Wagner J E. Creation of a double chimera after the transplantation of umbilical-cord blood from two partially matched unrelated donors[J]. N Engl J Med，2001，344(24)：1870-1871.

[18] Barker J N，Weisdorf D J，DeFor T E，et al. Transplantation of 2 partially HLA-matched umbilical cord blood units to enhance engraftment in adults with hematologic malignancy[J]. Blood，2005，105(3)：1343-1347.

[19] Brunstein C G，Barker J N，Weis-dorf D J，et al. Umbilical cord blood transplantation after nonmyeloablative conditioning：Impact on transplantation outcomes in 110 adults with hematologic disease[J]. Blood，2007，110(8)：3064-3070.

[20] Barker J N，Weisdorf D J，DeFor T E，et al. Transplantation of 2 partially HLA-matched um-bilical cord blood units to enhance engraftment in adults with hematologic malignancy[J]. Blood，2005，105：1343-1347.

[21] Brunstein C G，Gutman J A，Weisdorf D J，et al. Allogeneic hematopoietic cell transplantation for hematologic malignancy：Relative risks and benefits of double umbilical cord blood[J]. Blood，2010，116：4693-4699.

[22] Barker J N，Weisdorf D J，DeFor T E，et al. Rapid and complete donor chimerism in adult recipients of unrelated donor umbilical cord blood transplantation after reduced-intensity conditioning[J]. Blood，2003，102：1915-1919.

[23] Horwitz M E，Wease S，Blackwell B，et al. Phase Ⅰ/Ⅱ study of stem-cell transplantation using a single cord blood unit expanded ex vivo with nicotinamide[J]. J Clin Oncol，2019，37(5)：367-374.

[24] Peled T，Landau E，Prus E. Cellular copper content modulates differentiation and self-renewal in cultures of cord blood-derived $CD34^+$ cells[J]. Br J Haematol，2002，116：655-661.

[25] Peled T，Glukhman E，Hasson N，et al. Chelatable cellular copper modulates differentiation and self-renewal of cord blood-derived hematopoietic progenitor cells[J]. Exp Hematol，2005，33：1092-1100.

[26] Delaney C，Heimfeld S，Brashem-Stein C. Notch-mediated expansion of human cord blood progenitor cells capable of rapid myeloid reconstitution[J]. Nat Med，2010，16：232-236.

[27] Horwitz M E，Stiff P J，Cutler C，et al. Omidubicel vs standard myeloablative umbilical cord blood transplantation：Results of a phase 3 randomized study[J]. Blood，2021，138(16)：1429-1440.

[28] de Lima M，McNiece I，Robinson S，et al. Cord-blood engraftment with ex vivo mesenchymal-cell coculture[J]. N Engl J Med，2012，367：2305-2315.

[29] Robinson S N，Ng J，Niu T，et al. Superior ex vivo cord blood expansion following co-culture with bone marrow derived mesenchymal stem cells[J]. Bone Marrow Transplant，2006，37：359-366.

[30] Liu H，Rich E S，Godley L，et al. Reduced-intensity conditioning with combined haploidentical and cord blood transplantation results in rapid engraftment，low GVHD，and durable remissions[J]. Blood，2011，118：6438-6445.

[31] Kogler G，Sensken S，Airey J A，et al. A new human somatic stem cell from placental cord blood with intrinsic pluripotent differentiation potential[J]. J Exp Med，2004，200：123-135.

[32] Thornley I，Eapen M，Sung L，et al. Private cord blood banking：Experiences and views of pediatric hematopoietic cell transplantation physicians[J]. Pediatrics，2009，123(3)：1011-1017.

[33] Chang T Y，Jaing T H，Lee W I，et al. Single-institution experience of unrelated cord blood trans-

plantation for primary immunodeficiency[J]. J Pediatr Hematol, 2015, 37(3): e191-e193.

[34] Eapen M, Klein J P, Sanz G F, et al. Effect of donor-recipient HLA matching at HLA a, B, C, and DRB1 on outcomes after umbilical-cord blood transplantation for leukaemia and myelodysplastic syndrome: a retrospective analysis[J]. Lancet Oncol, 2011, 12(13): 1214-1221.

[35] Eapen M, Wang T, Veys P A, et al. Allele-level HLA matching for umbilical cord blood transplantation for non-malignant diseases in children: a retrospective analysis[J]. Lancet Haematol, 2017, 4(7): e325-e333.

[36] Wu Y, Tang B, Song K, et al. The clinical influence of preformed nonspecific anti-HLA antibodies on single-unit umbilical cord blood transplantation in patients with haematological malignancies [J]. Br J Haematol, 2022,198(4): e63-e66.

[37] Morishima Y, Watanabe-Okochi N, Kai S, et al. Selection of cord blood unit by $CD34^+$ cell and GM-CFU numbers and allele-level HLA matching in single cord blood transplantation[J]. Transplant Cell Ther, 2023, 29(10): 622-631.

[38] Wagner J E Jr, Eapen M, Carter S, et al. One-unit versus two-unit cord-blood transplantation for hematologic cancers[J]. N Engl J Med, 2014,371(18): 1685-1694.

[39] Michel G, Galambrun C, Sirvent A, et al. Single-vs double-unit cord blood transplantation for children and young adults with acute leukemia or myelodysplastic syndrome[J]. Blood, 2016, 127 (26): 3450-3457.

[40] Zheng C C, Zhu X Y, Tang B L, et al. Double vs. single cord blood transplantation in adolescent and adult hematological malignancies with heavier body weight (≥50 kg)[J]. Hematology, 2018, 23(2): 96-104.

[41] Horwitz M E, Chao N J, Rizzieri D A, et al. Umbilical cord blood expansion with nicotinamide provides long-term multilineage engraftment[J]. J Clin Invest, 2014,124(7): 3121-3128.

[42] Tang B, Zhu X, Zheng C, et al. Retrospective cohort study comparing the outcomes of intravenous busulfan vs. total-body irradiation after single cord blood transplantation[J]. Bone Marrow Transplant, 2019,54(10): 1614-1624.

[43] Sanz J, Sanz MA, Saavedra S, et al. Cord blood transplantation from unrelated donors in adults with high-risk acute myeloid leukemia[J]. Biol Blood Marrow Transplant, 2010,16(1): 86-94.

[44] Pascal L, Tucunduva L, Ruggeri A, et al. Impact of ATG-containing reduced-intensity conditioning after single-or double-unit allogeneic cord blood transplantation[J]. Blood, 2015,126(8): 1027-1032.

[45] Zheng C, Luan Z, Fang J, et al. Comparison of conditioning regimens with or without antithymocyte globulin for unrelated cord blood transplantation in children with high-risk or advanced hematological malignancies[J]. Biol Blood Marrow Transplant, 2015, 21(4): 707-712.

[46] 吴月,汤宝林,宋闿迪,等. 减低强度预处理单份脐带血移植治疗重型再生障碍性贫血的临床研究[J]. 中华血液学杂志, 2024, 45(1): 68-73.

第二章　脐血干细胞的基础研究

第一节　脐血干细胞的生物学特性

脐血造血干细胞(hematopoietic stem cell, HSC)存在于新生儿的脐带中,是一种独特的干细胞来源。相较于胎肝 HSC、骨髓 HSC 和外周血 HSC,脐血 HSC 具备诸多优势及独特的生物学特性,例如来源丰富、采集容易、免疫原性较低以及增殖能力较高等。这使得脐血成为一种重要的干细胞来源,并在临床上被广泛应用于移植、遗传性疾病治疗以及再生医学等相关领域。本节将重点介绍脐血 HSC 的生物学特性,涵盖其来源、数量、表型及功能特性等方面的内容。

一、脐血造血干细胞的来源和数量

脐血(umbilical cord blood,UCB)是临床 HSC 的重要来源之一,可用于治疗各种恶性和非恶性血液疾病等。在胎儿发育过程中,HSC 处于从胎肝到骨髓的转移阶段,因此在脐血中能够检测到一定数量的 HSC 并且仍保持胎肝来源的特征。脐血作为可移植的 HSC 来源之一,与骨髓和动员外周血相比,其具有来源方便(可通过脐血库获得)和移植后移植物抗宿主病(graft-versus-host disease, GVHD)尤其是慢性 GVHD 发生率较低等优点。然而,脐血移植(cord blood transplantation, CBT)的缺点也需要在临床应用中予以考虑,其最大的缺点在于单份脐血中 HSC 细胞数量有限,往往会导致移植后植入延缓或植入失败。

自 1989 年首例临床 CBT 成功以来,脐血临床移植的优缺点已逐渐显现出来。在过去 30 多年里,对于 CBT 研究已在造血移植领域产生了巨大影响。因此,需要我们深入了解脐血 HSC 的生物学特性,探究其归巢机制,并利用脐血 HSC 相较于其他来源 HSC 的优势。这些将有助于开发用于 HSC 体外扩增的系统,从而提高脐血临床移植的效果。

HSC 通常被认为是成人造血系统的基础,是各种血细胞的原始细胞,具有自我更新和向多系分化的潜能,负责生物体在生命周期中长期维持并生产所有成熟血细胞谱系。加拿大科学家 Till 和 McCulloch 团队通过移植实验揭示了成人造血系统具有克隆性的特性,他们的研究表明,大多数血细胞起源于极少数或单个多能且具有自我更新的 HSC。HSC 经过自我更新和定向分化为红细胞、粒细胞、血小板、单核巨噬细胞和淋巴细胞等各系成熟血细胞，以满足机体对血细胞的生理需要和应激状态时的大量需求，从而能确保安全有效地用于临床移植治疗。HSC 在形态学上表现为一类不成熟的细胞，通常具备一些共同的特征：细胞核相对较大而胞质较少，核染色质处于开放状态并有明显的核仁，在胞质中富含 RNA，经瑞特染色后呈深蓝色等。这些特性是典型的 HSC 的形态学表现，利用这些特性有助于识别和区分造血干细胞与其他细胞类型。同时，这些特性也提示了 HSC 的功能，并且具备向不同种类细胞定向分化的能力等特点。

在人类胚胎发育的 12～17 周时，胎肝中的 $CD34^+$ 细胞数量为(3.0～34.6)×10^6，随着孕期的增长，16～24 周时胎肝中的 $CD34^+$ 细胞数量可增至 1.3×10^8。一些研究结果表明，在孕龄 16 周之后的胎肝才能提供足够的前体细胞数用于移植。加拿大科学家 Lansdorp 等将 10～16 周的胎肝、脐血和骨髓中的 $CD34^+$ 细胞在含有 SCF、IL-3、IL-6、EPO 组合的无血清培养基中进行培养，发现在脐血和胎肝中的 $CD34^+$ 细胞分别扩增了 31～250 倍和 490～3200 倍，而骨髓中的 $CD34^+$ 细胞数未发生扩增。这提示不同部位来源的细胞具有不同的增殖能力，脐血和胎肝中 $CD34^+$ 细胞集落形成率最高，骨髓中的 $CD34^+$ 细胞次之，外周血中的 $CD34^+$ 细胞最低。

在分娩前，对潜在的供体母亲进行供体问卷筛选，分娩后，对获得的亲代和脐带血样本进行适当的传染病标志物检测。分娩完成后，脐带被交叉夹紧，附着的胎盘被放置在无菌容器中，转移到车间，在尽可能无菌的条件下获取脐带血。随后对获取的脐带血进行处理，分离出单个核细胞部分，并通过总核细胞计数、$CD34^+$/$CD45^+$ 细胞计数、微生物培养和 HLA 分型分析等，评估移植的适宜性。

自 1974 年丹麦科学家 Knudtzon 发现脐带血中富含造血前体细胞(hematopoietic progenitor cells, HPC)以来，许多学者对其进行了广泛且深入的研究。目前，脐带血已成为 HSC 和 HPC 的重要来源。在脐带血中不仅含有大量造血干/祖细胞，还含有较多的造血刺激因子，同样具有重要的临床应用价值。通常，40～50 mL 的脐血可供 20 kg 以下的儿童进行移植。然而，由于脐带血中 HSC/HPC 的总量受到限制，因此在成人干细胞移植的应用中会受到一定影响。但是近几年，随着移植技术的不断改进，合适细胞数量的单份脐血已经可满足重达 100 kg 成人患者的移植。在脐带血中还含有许多其他类型的细胞，如间充质干细胞(mesenchymal stem cell, MSC)和内皮祖细胞，以及那些可以通过定向处理诱导分化为诱导多能干细胞的未成熟脐带血细胞。脐带血中的 MSC 具有广泛的增殖能力，能在体外生成骨、软骨和脂肪组织，并已有证据表明 MSC 具有免疫调节活性。

研究证实，脐血 HSC 与正常人骨髓和外周血 HSC 具有不同的生物学特性。脐血中 $CD34^+$ 细胞约占有核细胞的 1%，略低于骨髓水平。但 $CD34^+CD38^-$ 亚群占 7.81%，显著高于骨髓的 0.8%，提示脐血中 HSC 较骨髓和外周血干细胞更原始。实验表明，脐血中的长期造血干细胞(long-term repopulating hematopoietic stem cells, LT-HSC)数量是骨髓的两倍，而且脐血 HSC 的增殖能力也比骨髓和外周血 HSC 强。

CBT 的另一大优势是脐血中的 T 淋巴细胞免疫学特性。脐血 T 淋巴细胞绝大多数是未与抗原接触的初始型 T 细胞，其表面标志为 $CD45Ra^{high}CD45Ro^{low}$。这种不成熟的特征有望减少移植后 GVHD 的发生。

虽然脐带中 HSC 移植具有诸多优势，但目前人们在这方面的经验仍然有限。我们相信，随着研究的深入和技术的发展，未来脐血 HSC 移植治疗或许将在更多领域得到应用，从而为患者带来更多的治疗机会。

二、脐血造血细胞表面标志

对脐血中各个造血细胞表面标志的识别及确定在临床上非常重要，因为它们有助于区分 HSC 以及其他 HPC，从而确保能够为患者提供更有效的脐血 HSC 移植治疗。目前，对 HSC 和 HPC 的表型和功能了解依然主要来自于对小鼠的实验研究。在小鼠系统中 HSC、HPC 的特定表型和功能之间具有很好的相关性，包括共同髓样祖细胞(common myeloid progenitor cells，CMP)、共同淋巴样祖细胞(common lymphoid progenitor cells，CLP)、粒细胞巨噬细胞祖细胞(granulocyte macrophage progenitor cells，GMP)和髓系红细胞祖细胞(myeloid erythrocyte progenitor cells，MEP)。对于小鼠胎肝及骨髓来源的 HSC，免疫表型除共同标记的 Sca-1^+ c-kit^+ WGA^+ $Lin^{-/low}$ 以外，骨髓来源的 HSC 表现为 $AA4.1^-$ Mac-1^- $CD45RB^-$ $Rh123^{dull}$，胞内复杂程度较低；而胎肝来源的 HSC 为 $AA4.1^+$ Mac-1^+ $CD45RB^+$ $Rh123^{bright}$，胞内复杂程度较高。然而，对于人类 HSC 的表型识别并没有像小鼠 HSC 那样严格。目前普遍认为，人 HSC 表达 $CD34^-$ $ckit^+$ $Thy1^+$ $Sca1^+$ $CD133^+$ Lin^- $CD38^-$ HLA-DR^- $CD45RA^-$ $CD71^-$。通过筛选 $CD34^+$ 细胞可以使 HSC 得到富集，其中具有应用前景的人类多能祖细胞表型为 $CD34^+$ $CD38^-$ $CD90^-$ $CD45RA^-$。通过对造血细胞表面标志的了解，研究人员和临床医生可以更好地识别并区分这些细胞，从而确保能够为患者提供更有效的脐血 HSC 移植治疗。

在造血系统中，HSC 作为罕见的多功能细胞具有自我更新的能力，能够负责体内所有造血组织的发育、维持和再生，对干细胞移植的长期植入和重建也至关重要。与它们最接近的子代造血干/祖细胞可以是多功能的、寡效的或单效的。虽然造血祖细胞缺乏显著的自我更新能力，但它们依然具备进一步向所有造血系的成熟血细胞分化的能力。

人类脐带血中的 $CD34^-$ LT-HSC 可能位于人类干细胞层次结构的顶端。与小鼠不同，人类新生儿和成年人的 $CD34^-$ HSC(如脐带血、动员外周血和骨髓)同样具有长期重建的潜力，这个说法在临床和动物实验移植中得到了验证。利用免疫缺陷小鼠的异种移植，研究发现人的脐带血和骨髓中还存在 $CD34^-$ 的 LT-HSC。然而通过静脉注射给予 Lin^- $CD34^-$ 脐带血细胞时，受体无法成功移植，这可能是因为这些细胞无法在受体体内有效地建立骨髓微环境。这一结果并不一定意味着 CD34 在移植过程中具有关键作用，因为这种 Lin^- $CD34^-$ 细胞亚群通常还富含能调控细胞归宿和黏附到骨髓的基因组。这些研究结果提示着我们可能需要更加深入地研究 CD34 在 HSC 功能中的作用，因为 CD34 的表达可能意味着 HSC 已经做好了“行动准备”。通过更深入、详细地研究 CD34 介导的 HSC 功能，我们将能更好地理解移植过程，为临床治疗提供更有效的方法。

CD38 在 $CD34^+$ HSC/HPC 亚群分类中同样具有重要意义，因为 80%～90%的 $CD34^+$ 细胞同时表达 CD38。研究表明，$CD34^+$ $CD38^-$ 细胞属于早期 HSC，与移植后的长期造血功能重建相关。而 $CD34^+$ $CD38^+$ 细胞则为祖细胞亚群，与 BMT 后的短期造血重建有关。此外，$CD34^+$ $CD38^-$ 细胞具有形成早期集落的能力，在细胞分化成熟过程中，CD34 表达逐渐降低，而 CD38 则逐渐增高。通过细胞周期分析显示只有较少的 $CD34^+$ $CD38^-$ 细胞处于有丝分裂周期，这也支持了它们具有干细胞性质的观点。因此，在研究和临床应用中，CD38 可以作为识别 $CD34^+$ HSC/HPC 不同亚群的重要标志物之一。多方面研究可以更好地了解 HSC 的分化和干细胞治疗的发展。

研究者们根据 HLA-DR 抗原的表达与否，进一步将 $CD34^+$ 细胞分为 $CD34^+$ $HLA\text{-}DR^-$ 和 $CD34^+$ $HLA\text{-}DR^+$ 两个亚群细胞。研究发现，在 SCF、IL-3 和 IL-6 存在下，$CD34^+$ $HLA\text{-}DR^-$ 细胞形成 CFU-GM 和 BFU-E 的能力明显高于 $CD34^+$ $HLA\text{-}DR^+$ 细胞。此外，HLA-DR 仅在集落形成细胞之后的细胞上表达。$CD34^+$ $HLA\text{-}DR^-$ 细胞可以在体外长期培养维持 5 周以上，而 $CD34^+$ $HLA\text{-}DR^+$ 细胞则不能。同时，约 96% 的 $CD34^+$ $HLA\text{-}DR^-$ 细胞处于 G_0 期和 G_1 期。因此，认为 $CD34^+$ $HLA\text{-}DR^-$ 细胞在发育阶段上早于 $CD34^+$ $HLA\text{-}DR^+$ 细胞。然而，目前对于 HLA-DR 作为干细胞的标志物仍存在一定的争议。有关这些细胞亚群功能、特性和分化过程的研究仍在进行中，进一步的研究将有助于深入了解这些标志物在 HSC 生物学和移植中的作用。

近年来，研究人员提出 CD133 也可以作为脐血中 HSC 的一种新标志。CD133 是一种细胞膜表面标记，能够特异性地标记人类成熟干细胞的亚群。因此，CD133 可用于富集含有 HSC 的细胞亚群。研究人员通过富集 $CD133^+$ 的造血细胞进行体外扩增并进行移植，取得了良好的移植效果。然而，值得注意的是，脐血中存在许多不同类型的干细胞，在使用 CD133 作为脐血中新的 HSC 标志可能并不全面或准确，需要进一步研究。此外，虽然可以通过富集 $CD133^+$ 细胞促进 HSC 的体外扩增和移植，但是这种方法也面临着缺乏多能性和临床可行性等一系列的挑战。因此，在探索新的脐血干细胞标志时，需考虑到多方面的因素，并结合其他干细胞标志进行全面评估。

当前，在使用脐带血进行临床治疗时，单独使用这些标志很难准确地标记 HSC 或其前体细胞。所以，一般会结合多个标记来进行综合判断和筛选，以提高移植效果和治疗效果。不断深入的研究将有助于更好地了解和利用这些干细胞标志，进一步提高 CBT 的成功率和患者预后。

三、脐血造血干细胞的自我更新

在造血系统中，HSC 的自我更新往往会通过以下两种方式完成：① 单个细胞的不对称分裂（individual asymmetric cell division）：产生一个子代干细胞和一个迅速分化为祖细胞的子代细胞；② 群体性不对称分裂（populational asymmetric cell division）：干细胞分裂产生的两个子代细胞均具有成为干细胞和定向祖细胞的能力，它们分别成为干细胞和定向祖细胞。在稳态的状态下，每个干细胞平均产生一个干细胞和一个祖细胞，它的不对称分裂是建立在细胞群而不是单个细胞的基础上。

为了寻找并确定影响 HSC 自我更新的关键分子，美国科学家 Hanna K. A. Mikkola 和其他研究人员通过分析 HSC 分化体系、造血干/祖细胞培养体系及人胚胎干细胞诱导产生造血干/祖细胞体系中下调的基因，筛选出了 MLLT3。在对小鼠进行的相关功能实验中，发现将 MLLT3 敲低后，该基因可调控翻译、糖酵解、造血以及凋亡等细胞功能。此外，过表达 MLLT3 基因可使体外培养体系中具有移植功能性的 HSC 数量增加 12 倍。虽然我们目前仍无法在体外稳定扩张或维持 HSC 干性，但已经鉴定出多种影响 HSC 功能的细胞因子和基因，并且获取了 HSC 的全基因组表达谱。这些研究成果为深入了解 HSC 自我更新提供了重要线索，有望揭示其作用机制。

HSC 在维持静息状态和自我更新时，需要快速且高效地合成能量。在研究 HSC 的能量代谢方面，人们发现 HSC 具有高糖酵解通量和较弱的线粒体呼吸，这可能与骨髓中的低氧环境有关。学者普遍认为 HSC 主要通过糖酵解来获取所需的能量。在一项改变葡萄糖摄入量的动物模型中，学者们发现葡萄糖含量升高可以引起 HSC 数量的增加。在机制上，他们发现葡萄糖的升高增加了线粒体内的活性氧（ROS），从而诱导了缺氧诱导因子-1α（Hypoxia-inducing factor-1α，HIF-1α）的表达，导致 HSC 数量的增加。HIF-1α 是一种 DNA 结合的转录因子，在缺氧条件下诱导表达，在动物发育和能量代谢过程中具有重要作用。

近期研究发现线粒体融合蛋白Ⅱ（Mitofusin 2，Mfn2）对于维持具有淋巴样发育潜力的 HSC 功能是必需的，但对维持骨髓主导型 HSC 的功能却并非必需的。目前，通过优化体外处理的方法来增强或维持 HSC 功能的技术已较为成熟。这些方法主要包括调控 HSC 的基因表达、蛋白修饰和代谢，如阻断相关增殖基因表达、ROS 产生和代谢抑制等。这些研究为我们提供了关于 HSC 能量代谢和自我更新的更多知识，为后续 HSC 研究和应用奠定了基础。

脐血 HSC 的静息状态对其自我更新至关重要。静息状态是指细胞周期停滞并进入相对休眠期，以最大程度地保护 DNA 免受损伤。众所周知，保持干细胞的静息状态可以确保其在细胞周期的各个阶段准确进入，以确保自我更新过程的完整性和正确性。脐血 HSC 静息状态的维持需要多种细胞外基质（extracellular matrix，ECM）成分、细胞周期蛋白激酶、microRNA 和 DNA 修复等因素，它们可以调节细胞内信号途径和转录因子。

研究还发现，脐血 HSC 能通过与基质稳定结合、黏附分子介导的细胞-基质相互作用以及生长因子/表皮生长因子受体信号通路等途径对微环境进行调节，从而保持稳定的状态。这些机制有助于确保脐血干细胞仅在必要时才开始分化或扩张，以满足器官和组织对干细胞的需求。

脐血 HSC 自我更新涉及复杂的细胞内外因素互动，包括转录因子、细胞周期状态、代谢途径等。研究表明，在体内，干细胞扩张数量的决定取决于对称细胞分裂的频率和不对称细胞分裂的平衡。此外，一些生长因子，如血小板衍生生长因子（PDGF）和成纤维细胞生长因子（FGF），在干细胞自我更新中起着重要的调控作用。这些生长因子与细胞表面上的受体结合后，可以激活相关信号通路并促进 HSC 扩张。

小鼠血管壁窦状内皮细胞（BMECs）能分泌多效生长因子（pleiotrophin，PTN）并可以正向调节 HSC 自我更新。具体来说，PTN 缺陷的小鼠骨髓中 HSC 数量减少，并伴随着造血再生受损。PTN 可以促进来自小鼠和人脐血中的长期再生 HSC 在体外扩增。此外，PTN 通过 γ-分泌酶抑制 Notch 的激活，反过来可阻断 PTN 诱导的 HSC 扩张。另一项研究也进一步表明，在血清/细胞因子共培养体系中，分泌 Notch 配体的 BMECs 可以促进 HSC 的自我更新，进一步证实了 Notch 信号在 HSC 调节中的重要作用。

Wnt 信号通路在小鼠和人类 HSC 的自我更新中也发挥着重要作用，但是这一过程非常依赖于环境。一些研究发现，组成型 β-catenin 的表达增强了小鼠 HSC 的自我更新，而 Wnt3a 蛋白能够增加小鼠 HSC 的体外自我更新。并且，在缺乏 Wnt3a 的小鼠中，HSC 的自我更新能力受到损害，例如，胎肝来源的 HSC 重建能力降低。虽然外源性 Wnt3a 可以导致小鼠 HSC 增殖减少，但与血小板生成素（thrombopoietin, THPO）处理的细胞相比，Wnt3a 处理之后的细胞在长期重建能力方面表现得更好。这表明 HSC 的自我更新能力得到了增强。然而，一些研究发现，干扰 Wnt 配体的分泌并不会影响成年小鼠的造血能力。这可能意味着 Wnt 信号通路在造血过程中的作用与环境密切相关，但具体机制尚未完全阐明。同时，也有研究发现来自 β-catenin 缺陷小鼠的 HSC 数量正常，但在支持 BCR-ABL 诱导的慢性粒细胞性白血病（chronic myeloid leukemia，CML）的长期生长和维持方面表现出受损的能力。这进一步表明，Wnt 信号通路在不同环境和生理条件下对 HSC 的自我更新和功能具有不同的影响。组成型 β-catenin 的激活可能导致 HSC 进入细胞周期，但也可能导致其耗竭和多向分化，例如在某些遗传模型中，虽然 HSC 的数量可能增加，但分化能力受到影响。这些结论提示，Wnt 信号通路在 HSC 维持和自我更新中具有重要且复杂的调控作用。其中还有一些研究表明，基质细胞中的 β-catenin 稳定性以接触依赖的方式促进 HSC/HPC 的维持和自我更新，而在造血细胞中，β-catenin 的缺失可能导致 HSC/HPC 的丢失。Wnt 信号通路的泛抑制因子 Dkk1 在微环境中发挥重要作用，它可以直接作用于 HSC 并调节 ROS 水平，也可以通过旁分泌作用调节 EGF 水平，从而促进小鼠造血系统的重建。

非经典 Wnt 信号通路也在 HSC 的调控中起着重要的作用。研究发现，非经典 Wnt 信号级联的成员 Flamingo 或 Frizzled8 降低时，可能对 HSC 的功能和造血系统产生一系列影响，包括自我更新能力受损、分化失衡和免疫功能受损等。非经典 Wnt 信号通路可能通过抑制 Ca^{2+}-NFAT-IFN-g 通路拮抗经典 Wnt 信号，从而调节 HSC 和 N-cadherin^{+} 成骨细胞之间的细胞-细胞界面分布，维持微环境中静息的 LT-HSC。非经典 Wnt5a 蛋白在体外培养条件下也可以增加小鼠 HSC 的代谢调节。这些研究结果揭示了 Wnt 信号通路在 HSC 调控中的复杂性，既包括经典 Wnt 信号通路，也包括非经典 Wnt 信号通路。

为了实现脐血中 HSC 自我更新，不仅需要多种信号通路和细胞内外因素的相互作用，还需要合适的细胞外基质条件和培养液组成。在实验室培养体系中，模拟体内的微环境以促进干细胞增殖和自我更新是至关重要的。这包括提供适当的营养物质、生长因子和激素等。

脐血 HSC 的自我更新和分化能力对于其在临床治疗中的应用具有重要意义。研究 HSC 自我更新和分化过程中的调控机制可以为发展更有效的 HSC 治疗策略提供理论依据。在实践中，维持 HSC 的自我更新能力是关键，但同时也需要平衡细胞分化以满足治疗需求。通过对这些过程的深入了解，我们可以更好地利用脐血 HSC 在再生医学、组织修复和疾病治疗等领域的潜力。

四、脐血造血干细胞的增殖与分化

脐血 HSC 的增殖与分化对于维持哺乳动物血液系统发挥正常功能至关重要。为了维持 HSC 池的稳定，HSC 需要在自我更新和分化之间达到精细的平衡。CD34 和 CD38 的表达可用于将 HSC 分为两个亚群：LT-HSC 和短期 HSC（short-term repopulating hematopoietic stem cells，ST-HSC）。LT-HSC 是一种稀有的、静止的骨髓细胞群体，具有长期的重建能力。而 ST-HSC 则只具有短期的重建能力。HSC 在整个生命周期中通过精确调控自我更新和分化过程来维持血液系统中成熟细胞的恒定数量。

为了深入了解 HSC 分化的机制和影响因素，研究人员已经在多个层面展开了研究。这包括探讨不同信号通路对 HSC 分化的调控作用，如 Notch、Wnt、TGF-β 和 BMP 等信号通路。此外，HSC 所处的微环境，包括细胞外基质、生长因子、激素和细胞间相互作用，也对其分化过程产生重要影响。了解脐血 HSC 增殖与分化的机制对于临床治疗具有重要意义。通过解析这些过程，我们可以寻求更有效地利用脐血 HSC 在再生医学、组织修复和疾病治疗等领域的潜力。

HSC 分化成不同功能的细胞是一个严格调控的过程。通过利用流式细胞术，研究人员可以根据细胞表面标志物来识别和分离发育中的血细胞亚群，并通过一系列生物学实验来揭示和验证它们的功能及分化的潜力。通过这些研究能够揭示一个层级结构模型，随着细胞分化程度的加深，它们的多潜能性逐渐受到限制。在这个层级结构中，HSC 能够首先产生 MPP，这些细胞虽然失去了自我更新能力，但仍保留了分化为各种血细胞类型的潜力。MPP 继续分化为寡能祖细胞，如造血系统中的 CLP 和 CMP。CLP 和 CMP 分别产生不同类型的效应细胞，如 MEP 和 GMP。

通过选择合适的培养条件，研究者可以诱导脐血中的 HSC 定向增殖和分化，从而产生大量所需的功能细胞以满足基础研究和临床应用的需求。定向诱导 HSC 增殖和分化已成为研究热点之一。在培养过程中，诸多因素，如细胞因子、培养基、血清、基质细胞和氧气含量等，都会影响定向诱导的结果，使用不同的细胞因子处理可以产生不同类型的细胞。造血生长因子可以分别作用于不同的造血细胞和处于不同分化阶段的细胞。例如，红细胞生成素(erythropoietin，EPO)是红系体外培养中的关键因子，几乎所有红系扩增培养实验的因子组合中都含有 EPO。EPO 能促进晚期红系祖细胞的增殖分化。

不同来源的造血细胞对 EPO 的敏感性不同，与骨髓相比，脐血中的 $CD34^+$ 细胞对 EPO 更敏感，而对 GM-CSF 的敏感性较低。在同时含有干细胞因子(stem cell factor，SCF)和 EPO 的无血清条件下，脐血来源的 $CD34^+$ 细胞中含有比骨髓更多的红系祖细胞(BFU-E)，并且脐血的红系克隆体积明显大于骨髓的红系克隆体积。脐血中的 EPO 与更广泛的细胞因子，如白细胞介素-3(interleukin-3，IL-3)、TPO、SCF 等具有协同作用。在脐血 $CD34^+$ 细胞的无血清培养体系中加入高浓度的 EPO 和低浓度的粒细胞-巨噬细胞集落刺激因子(granulocyte-macrophage colony-stimulating factor，GM-CSF)和 IL-3 后，7 天后大部分细胞为原红细胞，12～14 天时 90%～95%以上的细胞为红系细胞，21 天后 10%～40%的红系细胞为去核红细胞。然而，单独使用 EPO 在无血清培养中无法支持 BFU-E 的扩增。在同时含有 EPO 和胰岛素的无血清培养体系中，添加 SCF、IL-3、GM-CSF 和白细胞介素-9(IL-9)能协同刺激 BFU-E 的克隆形成，其中，SCF 的协同作用最强。其他三种细胞因子的组合仅能部分代替 SCF，并且形成的克隆数和克隆体积也显著小于 SCF 单独使用所产生的效应。经研究证实，SCF 是早期造血作用因子，对定向红系祖细胞分化至红系集落形成单位(colony forming unit-erythroid，CFU-E)阶段是必不可少的，SCF 通过与其受体 c-kit 结合来调节红系祖细胞的增殖和分化。有学者认为，在红系培养中，SCF 和 IL-3 都具有重要作用，IL-3 与 EPO 协同作用能增加 BFU-E 的亚克隆数，而 SCF 与 EPO 协同作用则明显增加克隆体积，并且他们还提出 IL-3 可能作用于比 SCF 更早的红系分化阶段。

随着研究的深入，新的细胞因子不断被发现。虽然对脐血 HSC 的分化机制仍不清楚，但目前已经可以通过利用不同细胞因子的组合使HSC按照人们的要求向不同方向分化。采用不同的组合能够诱导脐带血中HSC定向分化为特定的细胞，如：G-CSF、SCF、IL-3、TPO的组合能够定向产生粒系细胞；Fms相关酪氨酸激酶3配体（Fms-related tyrosine kinase 3 ligand，Flt3L）、SCF、GM-CSF、IL-4、TNF-α的组合能够定向产生树突状细胞等。脐血中的HSC和MSC可在体外被诱导分化为肝、骨、肌肉等组织和细胞，从而使脐血在临床治疗中的应用前景更为广泛。通过对不同细胞因子的研究和应用，有望为基础研究和临床治疗提供更多可能性。

（倪　芳　吴明明）

第二节　脐血干细胞的扩增和归巢

脐血HSC以其特殊的临床应用潜力，成为一种独特的干细胞来源，并广泛应用于治疗许多血液系统和非血液系统疾病。然而，尽管脐血干细胞的显著优势已得到广泛认可，但是单份脐血中HSC的数量有限，这严重限制了其在疾病治疗中的应用。而且脐血HSC的扩增仍面临挑战，因为长期培养往往导致HSC干性丢失和凋亡。特别是在移植过程中，HSC在受体体内重建造血系统的能力有限。因此，脐血HSC的扩增和归巢问题已然成为科研人员和临床医生关注的焦点。为了解决这一问题，需要深入了解脐带血干细胞的生物学特性，为解决扩增过程中所面临的挑战提供新的思路和方法，从而进一步发挥脐血干细胞在临床治疗中的潜力。

HSC扩增技术是干细胞治疗研究领域的核心方向之一。对于脐血HSC的扩增，不仅希望能增加干细胞的数量，更希望提高其活力和分化能力，从而提升干细胞移植的成功率和治疗效果。当前，脐血HSC扩增的主要技术包括：干细胞培养、基因修饰以及使用生物材料辅助等手段。脐血HSC培养技术主要通过模拟细胞在体内微环境，从而显著提高干细胞的数量和分化能力；基因修饰技术可以介导干细胞内的基因表达，以在增加干细胞的数量的同时提高其治疗效果；利用生物材料辅助的方法则是在脐血HSC的扩增过程中，生物材料作为一种有效的工具，提高扩增效率。尽管这些扩增技术在干细胞治疗领域已经取得了显著的进展，但在临床应用中仍然面临一些挑战。例如，我们必须解决扩增后的干细胞的安全性问题，并且需要在扩增过程中监测和控制细胞的突变。此外，我们还需要继续探索和改进这些扩增技术，以更好地应对临床应用中的具体挑战。

HSC的归巢，也就是它们回到并定位于宿主骨髓微环境中的能力，是确保干细胞移植治疗成功的关键环节之一。脐血HSC归巢的机制主要涉及体内趋化因子作用和细胞黏附分子的相互作用等多个因素。趋化因子是一种具有指导干细胞向特定部位迁移能力的化学物质。这些因子通过与干细胞表面的相应受体识别互作后，进而介导干细胞的归巢过程。细胞黏附分子是一类可以增强干细胞与周围细胞的黏附力并促进其相互作用的蛋白质。它们通过与干细胞表面的黏附分子受体互作，有助于调控干细胞的归巢过程。针对脐血HSC，其归巢机制与其他干细胞类型大致相同，然而其归巢能力相对较弱。因此，如何提高脐血

HSC 的归巢效率，是当前研究的关键问题，它将为推动脐血移植领域的发展起到重要作用。

一、脐血造血干细胞的体外扩增

在过去的数十年里，我们已经开始使用自体或异体 HSC 移植来治疗各种疾病。同时，HSC 也逐渐被认识到是一种极具潜力的基因治疗靶标。然而，由于 HSC 的数量有限，这在很大程度上限制了其在临床治疗中的应用。具体来说，移植的 HSC 数量越少，受体体内产生的成熟血细胞也就越少。这反过来又会导致 HSC 不断进行分裂和分化，导致 HSC 很快被耗竭，使得其长期重建能力降低。

虽然 HSC 收集的技术已经取得了迅速的进展，但是由于人体内 HSC 本身的数量就有限，我们仍然难以获得足够的 HSC 进行移植。因此，探索并实现 HSC 的体外扩增同时保持其功能是非常必要的。目前，已经有多种方法被用于体外扩增 HSC，其中一些方法已经被用于临床试验，取得了良好的效果，并且安全性较高。然而，我们仍需要不断地进行研究和试验，从而能够发现更有效、更安全的 HSC 扩增方法，以满足未来临床治疗的需求。同时，我们也需要更深入地理解 HSC 的生物学特性和机制，以便更好地控制和优化其扩增过程。

与骨髓或外周血的干细胞移植相比，CBT 后造血重建的时间较长。这部分原因是在婴儿出生后的几小时内，HSC 的数量迅速下降。由于此时收集的细胞数量有限，这就导致了脐血中 HSC 的相对不足。为了弥补 HSC 数量不足的问题，研究人员尝试了双份脐血 HSC 移植的方法。虽然这个策略确实推动了脐血 HSC 移植领域的发展，并且达到了增加移植 HSC 数量的目的，但是双份脐血移植的缺点也是显而易见的，首先双份脐血移植的成本通常是单份脐血移植的两倍，其次目前并无明确证据表明双份脐血 HSC 移植比单份脐血 HSC 移植更有效，其植入时间并无明显提高，仍然落后于骨髓或外周血 HSC 移植。因此降低成本的一个可行方法是寻找一种相对经济的策略来增强单份脐血 HSC 移植的治疗效果。

为此，各研究团队已经在尝试在体外扩增脐血 HSC 的数量。在这些尝试中，细胞因子已在实验中被证明有效地增加 HSC 的数量，比如 SCF、Flt3L 和 TPO。尽管还有其他许多体外扩增 HSC 的方法，并且其中一些已经在临床环境中进行了评估。但值得注意的是，大多数体外扩增方案，无论最终效果如何，都会在实验设计中加入 SCF、Flt3L 和 TPO 这样的细胞因子组合。尽管一些额外的操作可以通过这些细胞因子组合之外的方法增强 HSC 的体外扩张，但如果没有这些细胞因子的组合，这些操作的效果就会大打折扣。因此，细胞因子在 HSC 体外扩增的策略中，起着至关重要的作用。

HSC 的体外扩增主要是基于小鼠 LSK 细胞（LSK，Lin^- $Sca\text{-}1^+$ $c\text{-}Kit^-$）以及人类 $CD34^+$ 细胞的扩增方法。在化合物库的高通量筛选中，研究人员已经发现了一些药物，这些药物能够促进人类 HSC 的体外扩增。

近年来，利用生物工程制造的 HSC 微环境，例如使用 ECM 成分以及三维培养物，也在 HSC 的体外扩增中发挥了重要作用。ECM 为细胞提供了物理支撑，并且参与了包括增殖、迁移、分化以及凋亡等许多细胞活动的调控。三维培养物则为细胞提供了更加接近体内的三维生长环境，从而有助于维持和增强细胞的生物学功能。利用这些生物工程的方法，可以在体外创造出接近体内骨髓微环境的条件，从而更好地维持和增强 HSC 的体外扩增能力。

综上所述，HSC的体外扩增是一个复杂的过程，涉及细胞的生理、生物化学以及物理条件等多个方面。未来的研究可能还需要深入理解HSC的生长和分化机制，发现更多的扩增因子，以及设计更优化的体外培养条件，从而进一步提高HSC的体外扩增效率，满足临床的需求。

（一）高通量筛选用于扩增的化合物

高通量筛选的技术在寻找能够扩增人类HSC的化合物方面目前已经取得了重大进展。例如美国的Cooke实验室从一个包含10万个小分子的库中筛选出了一种嘌呤衍生物Stem Regenin 1(SR-1)，其能使人类脐血来源的$CD34^+$细胞在体外扩增50倍，且使人类HSC在免疫缺陷小鼠体内长期移植的数量增加17倍。SR-1的作用机制是拮抗芳烃受体(AHR)，进一步的临床试验也证明了SR-1对于提高移植效果的作用。此外，Sauvageau实验室发现了另一种化合物UM171，它是嘧啶吲哚衍生物，可以以不依赖于AHR的方式诱导人类HSC自我更新和体外扩增。他们发现UM171比SR-1扩增原始的人类$CD34^+$ CD45RA细胞的效果更好。这些发现提示，化学化合物诱导人类HSC的体外扩增已经取得了显著的进展。然而，这两种化合物对小鼠HSC并无效果，因此它们作用可能是特异性的，这也意味着我们在寻找适用于不同物种的HSC扩增化合物时可能需要考虑物种特异性的因素。此外，这两种化合物介导的HSC自我更新和分化障碍的具体机制尚未完全明确。研究者推测，它们可能通过干扰ROS的调节，或干扰线粒体的代谢功能，从而影响HSC的自我更新和扩增。

（二）对细胞因子和生长因子的依赖

细胞因子在细胞生长、分化、免疫应答以及其他一些生物功能中起着重要的作用。在HSC的体外扩增方面，细胞因子也被证明是一种有效的工具。例如，许多细胞因子已经证明可以在体内环境中影响小鼠HSC的数量。因此，研究者们研究了一些细胞因子单独或联合使用对人类脐带血中HSC培养和体外扩增的影响。最近的研究报告指出，使用细胞因子(SCF、Flt3L、G-CSF、IL-3、IL-6)进行4天的培养后，NOD/SCID小鼠中人脐带血$CD34^+$细胞和CFU的数量分别增加了4倍和10倍，NOD/SCID小鼠重建细胞(SRC)增加了2～4倍。然而，在培养9天后，尽管$CD34^+$细胞的总数进一步增加，但其造血重建能力已经丧失。在另一项研究中，人类脐带血$CD34^+$细胞在含有细胞因子Flt-3、SCF、IL-3、IL-6和G-CSF的无血清培养基中培养5～8天，可以诱导CFU扩增100倍，长周期培养启动细胞(long-term culture-initiating cell，LTC-IC)增加4倍，竞争再增殖单位(competitive reconstruction unit，CRU)增加2倍。

因此，细胞因子对于HSC的体外扩增具有重要作用，但是细胞因子处理只能实现有限的HSC扩增，可能需要结合其他方法，如化学化合物或改良的培养条件，来进一步增强HSC的扩增效果。

总而言之，在添加细胞因子后只能实现人类HSC的中度扩增和HPC的高度扩增，但是细胞的扩增程度与使用化学小分子相比仍存在差距。通过流式细胞分析我们能够发现，这些细胞因子及其组合可以维持HSC和HPC的活性，并在体外增殖期间保护它们免于凋亡。因此，添加额外的细胞因子可以使研究人员在体外更稳定地扩增脐带血中的HSC。此外，相比于上述的“标准”细胞因子，新鉴定的一些因子，例如神经生长因子或Ⅰ型胶原，可在基质调节培养基中增强 HSC 的扩增。这表明，基质中还包含其他类型的细胞因子，无论是单独还是组合使用，都能显著增强 HSC 的体外扩增。这些发现开启了促进 HSC 体外扩增的新研究领域。

（三）氧化应激的调节

细胞因子，如 GM-CSF、IL-3、SCF 等，能够通过快速提高静息细胞中的活性氧（Reactive oxygen species，ROS）水平，增强小鼠和人 HSC 的增殖。在机制上，含有细胞因子（包括 SCF、IL-3 和 EPO）的无血清培养基中的培养会导致 ROS 水平的提高，并诱导 HSC 特异性的 p38-MAPK 磷酸化。然而，使用抗氧化剂处理或体外抑制 p38-MAPK 可以补充 ROS 导致的 HSC 再增殖能力缺陷，并防止在移植试验中鼠 HSC 的消耗。因此，p38-MAPK 或 ROS 抑制在体外培养期间可能有助于 HSC 的扩增。

研究人员通过生化、免疫细胞化学以及遗传学方法，证明了缺氧和 HIF-1α 稳定性可以调节 HSC 活性的维持。例如，在低氧条件下培养的小鼠骨髓细胞在第 14 天的脾集落形成效率比在常氧条件下高 5 倍，并且抗辐射能力更强，这说明在低氧条件下培养的 HSC 的活性和扩增能力更强。在缺氧条件下培养时，小鼠 HSC 中 HIF-1α 依赖的细胞周期调控因子 p21、p27 和 p57 的表达升高，处于细胞分裂周期 G_0 期的 HSC 增加。这间接提示相对于非缺氧条件，缺氧的条件可以增加具有长期移植潜力的 HSC。在体外缺氧条件下分离和处理小鼠骨髓，可以从骨髓中回收更多的 HSC。

从另一个角度来看，线粒体的有氧代谢是 HSC 中 ROS 产生的主要来源。在小鼠中，Polycomb 抑制蛋白（Bmi1）的减少导致了干细胞自我更新的缺陷，这在机制上与线粒体功能受损、ATP 生成减少和细胞内 ROS 水平增加有关。

静息状态的 HSC 显示出低 ROS 水平，这有助于提高其自我更新能力，并维持长期干细胞的全能性。然而，HSC 内部或其生态环境中存在较高 ROS 水平时，会导致 HSC 的全能性因分化、增殖或凋亡而丧失。因此，缺乏对 ROS 系统调控成分的小鼠经常表现出 HSC 自我更新的损伤。例如，共济失调突变缺陷的小鼠显示出渐进性的骨髓衰竭，具体表现为骨髓重组失败，老年小鼠的血细胞水平相对于年轻小鼠有所下降。这被认为是由于 HSC 中 ROS 水平升高以及 p38 的激活。研究表明，被 ROS 激活的叉头转录因子（Foxo）在 Pten/PI3K/Akt 通路的下游起作用，对小鼠 HSC 的自我更新至关重要，特别是对维持依赖自我更新的 HSC 池非常关键。事实上，Foxo 1/3/4 三基因敲除的小鼠表现出 HSC 池规模的减少，HSC 显示出长期再增殖的缺陷，以及与高 ROS 水平相关的细胞周期和凋亡的增加。同样，Foxo3a 缺陷的小鼠骨髓显示出 HSC/HPC 再增殖能力下降，并且胞内 ROS 水平升高进一步会导致 p38 的激活，从而导致 HSC/HPC 难以维持静止状态。有研究证明，抗氧化剂 N-乙酰-L-半胱氨酸能减少 p38 的激活，进而能恢复 Foxo3a-KO 小鼠的 HSC/HPC 的集落形成能力。这些数据支持这样的观点：适当水平的 ROS 和抗氧化酶活性可能是调节 HSC 静止、自我更新和分化的关键。

因此，通过药物调节 ROS 的浓度以及受 ROS 调控的信号通路，可能会促进 HSC 的体外扩增，但是这个假设观点还需经过进一步的验证。

（四）逆转录病毒介导的干细胞调节因子的导入和重编程

目前已经报道了多种基于逆转录病毒过表达对 HSC/HPC 活性维持或扩增的相关基因，从而使脐带血中的 HSC/HPC 能够在体外进行有效扩增的案例。例如，在未发生干细胞转化的情况下，HOXB4 的过表达可以使小鼠 HSC 在体外和体内扩增 40～1000 倍。此外，使用表达 HOXB4 融合蛋白的基质细胞系 MS-5，可以使人脐带血 $CD34^{+}$ 的 HSC/HPC 扩增约 2.5 倍。

TPO 可以正向调节小鼠和人的血细胞系中 HOXB4 的表达，这部分解释了 TPO 在维持离体 HSC 活性中的作用。在缺氧环境的刺激下，HSC 可以上调介导细胞周期激活因子降解的泛素连接酶、F-box 和 WD-40 结构域蛋白 7（Fbxw7）的表达。研究者进一步发现，在鼠 LSK 细胞中的过表达 Fbxw7 可以通过降低 c-Myc、Notch1 和 mTOR 的表达来维持 HSC 的静止，从而使 HSC 在体外培养期间产生更高的重建能力。

虽然利用上述调节基因转导 HSC 可以在不同程度上扩增 HSC，但这些方法存在着插入介导的癌基因活化的风险（这是所有转基因方法的共同问题），这是该方法在临床应用中面临的一个重要挑战。

近期的研究成果令人振奋，研究者将两项新技术引入到 HSC 生产领域，这两项技术都描述了从成人内皮细胞和人多能干细胞重编程生成功能性 HSC。特别是，研究人员通过瞬间表达四种转录因子（Fosb、Gfi1、Runx1 和 Spi1，简称 FGRS），并使用来自饲养层血管生态位衍生的血管分泌因子，促使成年小鼠内皮细胞完全重编程为 HSC，这些新的 HSC 被称为 rEC-HSC。这项研究非常有趣，因为 rEC-HSC 展示了与成人 HSC 相似的转录组谱和长期自我更新的能力。并且，在初次和二次 BMT 中，rEC-HSC 都表现出了多谱系的重建能力，表明它们具有进行造血重建的潜力。在另一项研究中，研究者首先使用化学信号将人多能干细胞导向成为所谓的造血内皮细胞，然后使用七种转录因子（ERG、HOXA5、HOXA9、HOXA10、LCOR、RUNX1 和 SPI1）能够促使这些造血内皮细胞在异种移植小鼠模型中保持体内多谱系重建的 HSC 状态。

这些发现在 HSC 的产生方面取得了显著进步，因为这些方法不再涉及改变现有 HSC 的分裂模式，而是通过"从零开始"的方式生成无限数量的 HSC。然而，这些方法使用了具有致癌潜力的重编程因子，所以这些新生产的细胞的临床应用潜力目前仍然有限。

（五）靶向代谢途径

靶向干细胞的代谢途径可以影响干细胞的扩增，但其成功率各不相同。例如，当使用丙酮酸脱氢酶（PDH）抑制剂（如 1-氨基乙基次膦酸，1-AA）在小鼠 HSC 中增强糖酵解时，虽然在体外培养期间 HSC 的周期和集落生长受到抑制，但其重建能力甚至可以在培养 4 周后继续维持。Alexidine 二氢氯化物（AD）可以抑制线粒体磷酸酶 Ptpmt1，并通过 AMPK 激活将线粒体有氧代谢转变为糖酵解。与未经处理的相比，在常氧条件下用 AD 处理的小鼠 LSK 细胞在竞争性移植环境中的移植效率增加约 3 倍。然而，低氧条件下使用 AD 处理对 HSC 扩增的影响还有待进一步研究。

最近的一些研究表明，化学解偶联电子传递链可以降低线粒体活性，这会使体外培养的小鼠 HSC 自我更新能力增加，并往往会导致细胞的快速分化。通常情况下，线粒体自噬的激活似乎是引导干细胞走向自我更新而远离分化的必要机制。实际上，已经有证据显示，小鼠 HSC 通过 PPAR-FAO 途径表现出高线粒体自噬功能，并优先通过对称分裂进行自我更新。因此，科学家们进一步研究了这一途径在人类 HSC 中是否也起作用，结果发现 PPAR-FAO 激动剂 GW501516 可以通过激活人类 HSC 中的线粒体自噬来增强 LTC-IC 的数量。

综上这些研究表明，通过在体外培养期间靶向"代谢开关"，可以增强体外培养的 UBC-HSC 的自我更新能力，并可能进一步促进 HSC 的扩增，但这个假设还需要进一步的验证。

（六）靶向 ER 应激途径

干细胞可能会遭遇各种类型的应激，如 DNA 损伤，以及由未折叠蛋白反应（unfolded protein response，UPR）引发的内质网（endoplasmic reticulum，ER）依赖性应激。近期研究发现，对 UPR 引发的 ER 应激反应的调控可以影响干细胞的活性维持、自我更新和扩增。例如，与 HPC 相比，脐带血中的 HSC 更倾向于通过 PERK 介导的 UPR 引发 ER 应激，从而进一步导致细胞凋亡。然而，过表达共伴侣蛋白 ERDJ4（这种蛋白可以增加 ER 中的蛋白折叠）可以增强在小鼠异种移植模型中的脐带血 HSC 的植入能力。

另外，多能性相关蛋白 5（pluripotency-associated 5，Dppa 5）是一种在干细胞中高表达的 RNA 结合蛋白，研究表明，异位表达 Dppa5 的小鼠干细胞在移植实验中重建潜力更强，在体外培养 14 天期间，其 ER 应激反应和细胞凋亡都降低了。相应地，使用牛磺熊去氧胆酸（TUDCA，一种可以减少 ER 应激的化学分子伴侣）处理干细胞，可以使干细胞的植入能力增强约 5 倍。总的来说，这些研究表明，最小化 ER 应激可能有助于干细胞的体外扩增。

（七）ECM 与壁龛工程

除了可溶性因子，骨髓内壁龛也提供特定的 ECM 成分和三维（3D）架构。尽管研究人员已经尝试过利用模拟 ECM 结构的各种聚合物生物材料基质来增强干细胞的扩增能力，但包括聚对苯二甲酸乙二醇酯（PET）、组织培养聚苯乙烯（TCPS）和聚醚砜（PES）在内的多种 ECM 底物都未能显著增强干细胞的扩增能力。

然而，与未改性的生物材料相比，纤连蛋白包被的 PET 可以增强体外人类干细胞数量的扩增，并且胺化的 PES 底物和细胞因子（例如 SCF、Flt3L、THPO 和 IL-3）能使源自脐带血的人 $CD34^+$ 干细胞的扩增增加 3～4 倍。此外，与不存在骨髓 MSC 的情况下培养的干细胞相比，在没有其他细胞因子存在的情况下，使用骨髓 MSC 培养的人类干细胞可以增加 LTC-IC 的数量 5～7 倍。这些结果表明，MSC 可以提供支持干细胞体外扩增的壁龛组分，包括可溶性细胞因子。

之前的研究已经表明，基质的弹性、维度和形貌对干细胞的增殖和扩增有积极影响。具体来说，在与不做任何处理的组织培养板上的培养相比，由于基质弹性的变化，小鼠或人原始造血细胞在原弹性蛋白基质上的培养会增强干细胞的扩增 2～3 倍。

在低氧条件下使用 3D 胶原蛋白涂覆的多孔聚乙烯醇缩甲醛（PVF）树脂支架，即使在无外源性细胞因子的骨髓基质细胞存在的情况下，也可以使体外培养的小鼠干细胞的扩增维持到 3 周。同时与恒定的低氧环境相反，使用产生氧梯度的 3D PVF 树脂支架可以更好地模拟骨髓生理条件，使原始 $CD34^+$ 细胞在 3D 环境中的扩增比 2D 培养系统高 3 倍。因此，与 2D 培养系统相比，3D 培养系统（例如，非织造多孔载体、大孔胶原蛋白载体和多孔微球如PET和胶原蛋白)可以使人类干细胞的自我更新增加3倍,并且可以通过补充THPO和Flt-3配体,进一步增强其约7倍。此外,使用纤连蛋白固定的3D PET支架可以使人类干细胞显著扩增100倍以上,并且在添加人脐带血MSC和细胞因子(如SCF、THPO、FGF-1、Angptl-5、IGFBP2和肝素)的情况下,使用纤维蛋白支架培养也观察到脐带血$CD34^+$干细胞的扩增。

美国Blau实验室利用水凝胶微孔阵列快速分析小鼠HSC的增殖动力学,并发现在小鼠体内的长期血液重建能力与此相关。实验结果表明,在几种试验蛋白质中,Wnt3a引起HSC缓慢增殖,产生高水平的长期重建效果,这暗示Wnt3a有可能增强HSC的自我更新能力;而THPO和IL-11则能诱导HSC稳健增殖和分化。另一方面,有研究者描述了一种在体外培养HSC时模拟小鼠骨髓壁龛环境的骨髓芯片平台。为了人工制造壁龛环境,他们将脱矿骨粉和BMP2/4植入胶原支架中,并将其皮下移植到小鼠体内,形成一个含有造血细胞的被骨包裹的骨髓室。当在离体微流体设备中使用时,这种工程化的人工骨髓芯片在培养了1周后仍能维持HSC的数量。这种系统代表了一个有前景的新平台,可用于在体外模拟壁龛环境,筛选能作用于体外HSC扩增的多种药物。

这些研究结果表明,在产生ECM的细胞存在的情况下,新型的ECM和人工壁龛方法可能有助于维持HSC的自我更新和体外扩增。

在过去的十年里,基于对HSC内在因子及其生理环境中的壁龛特异性因子的深入理解,我们已经发现HSC体外扩增是可能的。最近,利用高通量筛选法对化合物库进行筛选,也在HSC扩增研究中取得了重大进展。事实上,我们现在已经能够利用一种模拟HSC天然壁龛环境的3D支架,在适当的氧浓度和代谢条件下,将细胞因子/趋化因子和基质细胞混合,进行体外的HSC稳健扩增。

尽管如此,我们对许多壁龛中的HSC调控机制仍然知之甚少。因此,仍需对这些平台进行广泛验证,以作为临床转化的第一步。尽管还有许多未知,但我们仍然可以预见到在不久的将来,HSC扩增领域的会出现更多新方法和策略,这将对干细胞研究领域产生重要的意义。

二、脐血造血干细胞的归巢

HSC的归巢是一种非常重要的生物学过程,对于移植后供者细胞的植入至关重要。这个过程涉及细胞与细胞之间、细胞与基质之间的复杂相互作用,而这些相互作用在很大程度上是通过细胞表面的配体-受体相互作用进行的。在这个过程中,HSC从血流中离开,透过血管内皮,最后归巢到骨髓中。在此期间,它们需要通过与内皮细胞表面的特定受体相互作用来进行附着和迁移。虽然这个过程中涉及的许多分子和生物过程已经被广泛研究,但是我们对于归巢过程中具体的分子机制,特别是配体-受体相互作用的纳米尺度时空行为以及其在细胞相互作用中的作用,仍然知之甚少。例如,选择素和黏附分子家族,包括血管细胞黏附分子-1(vascular cell-adhesion molecule-1,VCAM-1)和细胞间黏附分子-1(intercellular cell adhesion molecule-1,ICAM-1)等在HSC的归巢过程中起着关键作用。然而,这些分子是如何在微观尺度上动态地调控归巢过程的,尤其是在流动的血液中,还需要进一步的研究。此外,我们也需要进一步理解这些分子在不同的生理和病理条件下如何被调节,以及它们如何与其他信号通路相互作用，这将对提高干细胞移植的效果和降低并发症的风险有着重要的临床意义。

当前，大部分的工作主要还是通过凝胶电泳、流式细胞仪、共聚焦荧光显微镜以及电子显微镜等传统实验手段来探究 HSC 归巢的分子机制。使用这些传统方法的研究已经确定了一些参与归巢过程的关键分子，并描述了这些复杂的多步骤细胞相互作用中涉及的生物过程。具体来说，HSC 的归巢是一个在血液流动所施加的剪切应力下发生的过程。内皮细胞上表达的选择素（如 E-选择素和 P-选择素）与 HSC 表面的选择素配体结合，从而介导 HSC 与内皮细胞的滚动黏附。接着，整合素介导的牢固黏附和穿越内皮细胞层，最终使 HSC 抵达骨腔。此过程中的许多因素都可能影响最终结果。因此，理解其中的生物学原理对于临床脐血移植治疗具有极其重要的意义。

在分子水平上，趋化因子受体 CXCR4 扮演着关键的角色，它在骨髓中促进 HSC 的归巢与定位。研究人员发现，使用小分子 AMD3100 处理 HSC 后，CXCR4 的抑制明显改变了 HSC 的归巢和植入行为，而缺失 CXCR4 的 HSC 和 HPC 则表现出来自骨髓的自发动员现象。CXCR4 的配体 CXCL12（由 HSC 所处骨髓基质细胞高表达）或 CXCR4 的基因敲除会导致严重的造血缺陷。GPCR 信号通过由 α、β 和 γ 亚基组成的异三聚鸟嘌呤核苷酸结合蛋白复合物将信号转导到下游效应物。在生理稳态下，GDP 与 Gα 结合，Gα、β 和 γ 结合形成异质三聚体。应激状态下，激动剂结合引发构象变化，使得 GDP 被 GTP 取代，随后导致 G 蛋白的解离，从剩余的 β 与 γ 二聚体中释放 α 亚基。cAMP 生成酶腺苷酸环化酶被刺激性的 Gαs 蛋白激活，而被抑制性的 Gαi 蛋白抑制。由于 CXCR4 的功能对百日咳毒素（PT）敏感，所以通常认为其通过 Gαi 蛋白进行信号传导。然而，有研究观察到，PT 处理后，HSC 和 HPC 的归巢仅受到部分抑制，因此，除 Gαi 外的其他 Gα 蛋白也可能参与归巢的调控。

虽然在骨髓中发现了多种趋化因子，但只有 CXCL12 被证实与 HSC/HPC 的招募有关。其梯度为 HSC 向骨髓的迁移提供了方向。CXCL12 能够与 CXCR4 和 CXCR7 结合，对包括 MSC、HSC、神经祖细胞和内皮祖细胞在内的多种干细胞具有指导定向趋化的能力。尽管 CXCL12 与 CXCR7 之间存在相互作用，但有研究指出其对干细胞归巢的调控影响相对较弱。相反，HSC/HPC 从外周循环向骨髓迁移和归巢的过程主要依赖于 CXCL12 与其受体 CXCR4 之间的相互作用。CXCL12 和 CXCR4 的信号传导不仅负责 HSC 的动员和保留，还对整合素的激活有所影响，进而介导 HSC 的牢固黏附。除此之外，鞘氨醇-1-磷酸（S1P）和神经酰胺-1-磷酸（C1P）也提供化学梯度，引导 HSC 归巢到骨髓微环境。

在目前的研究中，增强 HSC 归巢的策略大致可以分为三类：细胞膜的调控、细胞质的调控和细胞核的调控。这些策略都在不同层面上影响和优化 HSC 的归巢过程，以期在临床上提高脐血移植的效果和效率。

（一）细胞膜的调控

细胞膜，作为半透膜，隔离了细胞与其外部环境。细胞膜由磷脂双分子层和众多的膜相关蛋白构成，脂质作为基本的结构元素，而蛋白质则负责执行特定的膜功能。脂筏是一种特殊的膜结构域，富含鞘糖脂和胆固醇，它在调节膜信号过程中扮演重要角色。

将 CXCR4 整合到脂筏中能够增强 HSC 对 CXCL12 梯度的感知，进一步增强 HSC 的归巢和植入能力。一项研究发现，短时间（4 h）的温和加热（39 ℃）可以增加膜脂筏的形成，导致 CXCR4 的聚集和与脂筏的共定位增加，并促进人脐血 HSC 在 NSG 小鼠移植模型中的归巢和植入。另一份报告指出，二甲基亚砜(DMSO)处理对 HSC 归巢有益，可能的机制是通过降低表面 CXCR4 的内化程度来实现的。

二肽基肽酶 4(DPP4)，也被称为细胞表面的 CD26，是另一种在细胞膜上发现的能调节 HSC 归巢的因子。它是一种 110 kDa 的丝氨酸蛋白酶，能在靶蛋白(包括细胞因子和趋化因子)的 N 端切割倒数第二个丙氨酸或脯氨酸。DPP4 以膜结合的形式广泛存在于肝脏、脾脏、肺和骨髓等组织细胞中，也可以可溶性形式存在于血清中。它在 HSC、HPC 以及 T 淋巴细胞的表面表达，是 HSC 和 T 细胞功能的重要调节因子，并可通过修饰 CXCL12 来调控 HSC 的归巢。DPP4 能生成截短形式的 CXCL12，这种形式的 CXCL12 失去了趋化功能，且能够阻断全长 CXCL12 的趋化作用。抑制 DPP4 的酶活能增加全长 CXCL12，从而增强人脐血 $CD34^+$ 细胞和小鼠骨髓细胞中 HSC 的归巢和植入。

西格列汀是 FDA 批准的一种口服 DPP4 活性抑制剂，已被用于增强白血病和淋巴瘤患者的单份脐血移植的植入效果。后来研究者发现 DPP4 同样可以截短许多其他造血调节细胞因子，因此如果能延长西格列汀的服用时间，可能进一步减少植入所需的时间。这些发现都进一步表明了细胞膜上的因子在调节 HSC 归巢中的重要性。

前列腺素 E2(PGE2)是一种在生理和病理系统中的重要介质。它对 HSC 有重要影响，使用其处理人和小鼠的 HSC，可以通过上调表面 CXCR4 水平来增强 HSC 的归巢和植入。一项临床试验研究了 PGE2 在脐血移植中的作用，结果令人振奋。PGE2 处理后，中性粒细胞恢复速度显著提高，且经过 PGE2 处理的脐带血单元在长期内占据主导地位。

在细胞膜上，PGE2 有四个特定的 G 蛋白偶联受体，分别是 EP1～EP4。其中，EP2 和 EP4 参与上调 CXCR4 和 CXCL12 的表达，促进 HSC 对 CXCL12 的趋化。因此，开发更好的 EP2 和 EP4 激动剂或许可以进一步增强 HSC 的归巢和植入。此外，在动物模型中，联合使用 PGE2 处理供体细胞和 DPP4 抑制剂处理受体，对增强小鼠骨髓植入致死辐射小鼠显示出叠加效应。这说明，联合使用两种不同的治疗模式有潜在的增强疗效。

钙感应受体(CaR)是一种细胞膜上的 G 蛋白偶联受体，可以介导细胞对细胞外钙的反应。研究发现，CaR 基因敲除的 HSC 在黏附于骨髓微环境方面存在缺陷，且在移植后无法适当地定位和植入。用 CaR 激动剂 cinacalcet 处理小鼠 HSC 可以通过提高 CXCR4 的细胞内信号传导来增强 HSC 的归巢和植入。由于 CXCR4 的 mRNA 和蛋白表达水平没有改变，这表明 cinacalcet 可能通过一种非传统的方式增强了 CXCR4 的信号传导。

在 HSC 归巢过程中，早期步骤包括 HSC 在骨髓内皮细胞的 P-选择素和 E-选择素上滚动。P-选择素和 E-选择素是 C 型凝集素，它们的配体需要适当的 α1,3-岩藻糖基化来形成成熟的糖基决定簇。已有证据表明，增加细胞表面的岩藻糖基化水平可以提高脐带血细胞在免疫缺陷小鼠中的植入效率。另一项临床试验中，通过使用二磷酸鸟苷岩藻糖和岩藻糖转移酶-Ⅵ来处理脐带血单元，以增强细胞表面岩藻糖化，结果表明，这种处理可以提高岩藻糖化细胞的移植效率。

（二）细胞质中的调节

在细胞质中，一系列分子信号通路和细胞结构元素参与调节干细胞归巢过程。包括 Rho 家族小 GTP 酶、ERK/MAPK 信号通路、整合素(integrins)，以及肌动蛋白和微管等细胞骨架组分。这些因素通过调节细胞形态和动态，增强或减弱细胞运动力，提供细胞的可塑性，从而影响干细胞的归巢能力。另一方面，细胞膜上的黏附分子和受体在细胞外信号转导至细胞内部的过程中也起关键作用。比如 integrins，它们可以与 ECM 相互作用，激活 Rho GTPases 等信号通路，从而协同驱动细胞的运动和定向迁移。CD44、VCAM-1 以及 EGF 受体等分子也有类似的作用，他们在细胞黏附、导向运动和干细胞的定位与分化过程中起关键作用。

还有一些研究显示，血氧酶 1(HO-1)在干细胞归巢过程中起到负调节作用。该酶是一种 ER 锚定酶，在抗氧化和炎症过程中发挥关键作用。当 HO-1 被敲除时，干细胞对 CXCL12 和 S1P 梯度的迁移能力增强。瞬时处理 HO-1 抑制剂(如 SnPP)也可以增强干细胞的趋化性和归巢能力。

此外，细胞内的 RNA 也在控制干细胞归巢能力中具有重要作用。通过转录后修饰，mRNA 以及非编码 RNA(例如 miRNA、piRNA 等) 能被识别和调节，它们可以通过一系列机制，如调控基因表达、RNA 切割和稳定化等过程，直接或间接影响干细胞的运动和归巢能力。

虽然在细胞质中调节干细胞归巢的研究仍处于初步阶段，但这些发现已为理解干细胞归巢的机制提供了深入的视角，并为基于干细胞的疗法开发提供了新的策略和方法。

（三）细胞核中的调节

糖皮质激素受体(glucocorticoid receptor，GR)是一种核受体，与糖皮质激素结合后，形成的复合物会被转运到细胞核中，作为转录因子启动下游基因的转录，调控多种生理过程。研究表明，糖皮质激素处理能显著提高人脐血 HSC 表面的 CXCR4 表达，从而增强 HSC 对 CXCL12 的趋化性，提高其归巢能力以及在 NSG 小鼠中的定植率。在这个过程中，激活的 GR 转移到细胞核，并与人脐血 HSC 中 CXCR4 启动子的糖皮质激素反应元件(GRE)结合，随后会招募 SRC1/p300 组蛋白乙酰转移酶复合物。这会导致 CXCR4 启动子区域的组蛋白 H4K5 和 H4K16 发生乙酰化，进而上调 CXCR4 的转录。如果敲除 SRC1 或 p300，就能抑制激活的 GR 对 CXCR4 表面表达的影响；如果用小分子抑制剂 C646 抑制 p300，就能阻断激活的 GR 的增强归巢作用。这些研究结果说明，激活的 GR 依赖于组蛋白乙酰化来促进 HSC 的归巢。

组蛋白去乙酰化酶(HDACs)是一类调节组蛋白乙酰化水平的重要酶类，它们能够去除赖氨酸上的乙酰基团，在细胞的生理过程中发挥着重要作用。研究发现，使用 HDACs 抑制剂处理人脐血 HSC 可以显著增加表面 CXCR4 的表达水平，提高对 CXCL12 的趋化性，并增强 HSC 的归巢和植入能力。

在哺乳动物中，共有 18 种 HDACs，根据序列相似性可分为五个亚家族(Ⅰ类、Ⅱa 类、Ⅱb 类、Ⅲ类和Ⅳ类)。其中，HDAC5 是一种特别参与调节 CXCR4 表达和 HSC 归巢的 HDAC。抑制 HDAC5 可以增加 CXCR4 启动子区域的组蛋白乙酰化水平以及细胞核中 p65 的乙酰化水平。NF-κB 亚单位 p65 是调节 CXCR4 表达的一个关键转录因子。p65 的乙酰化增强了其与 DNA 结合的活性，从而促进了靶基因的转录。阻断 NF-κB 信号可以抑制 HDAC5 对 CXCR4 表达的影响，并增强 HSC 的归巢能力。这些结果表明 NF-κB 信号在调节 HSC 归巢中起着重要作用，并证实了 HDAC5 对 HSC 归巢的负向调节作用。

另外，研究表明，增加 HIF-1α 的表达可以通过上调细胞表面 CXCR4 的表达来促进 HSC 的归巢和移植。这是因为 HIF-1α 与 CXCR4 启动子区域的缺氧反应元件结合，该元件位于 CXCR4 启动子区域的转录起始位点 1.3 kb 处。使用咖啡酸苯乙酯（CAPE）处理可诱导 HIF-1α 的表达，从而促进 HSC 的归巢和定植。咖啡酸苯乙酯可以增加 HIF-1α 蛋白水平和骨髓内皮细胞中的 CXCL12 表达。使用 PX-478 等抑制剂抑制 HIF-1α 可以抑制咖啡酸苯乙酯介导的 HSC 归巢能力的增强，进一步证明了 HIF-1α 在 HSC 归巢和定植过程中的重要性。

上述促进干细胞归巢的方法涵盖了细胞膜层面（如脂筏、DPP4、EP2 和 EP4、CaR）、细胞质层面（如 HO-1）和细胞核内层面（如 GR、HDAC5 和 HIF-1α）。此外，胞外基质蛋白以及 HSC 自身的力学特性也会影响细胞的运动和变形等行为。例如，当 HSC 细胞的刚度较为柔软时，可以增加其自身的变形和运动能力，有利于从原有的骨髓生态位迁移到外周血中。因此，通过调控干细胞与骨髓生态位之间的相互作用以及改善细胞的力学性质，可以进一步提升干细胞的归巢能力。这些研究为我们了解干细胞归巢的机制以及开发相关的治疗策略提供了重要的参考和启示。然而，还需要进一步深入的研究来探索这些调控机制，并在临床实践中验证其效果和可行性。

在临床应用中，哪种/些方法最适合进行 CBT 仍需要进一步确定。对供体脐带血单位进行短期处理的策略可能会显著增强 CBT 的效果，并有可能减少对干细胞体外扩增的需求。此外，通过组合使用不同的方法，可能可以进一步增强干细胞的归巢和定植效果，因此我们还需要更深入地理解不同方法之间的相互作用和协同效应，以便设计更有效的干细胞归巢增强策略。在未来的研究中，我们需要深入探索这些方法的临床可行性以及它们在提高干细胞归巢和定植方面的效果。临床实验可以评估这些方法在患者中的应用效果和安全性，以确定最适合临床应用的方法和组合方案。

通过对脐血干细胞进行基础研究，我们不仅深入了解了这些干细胞的生物学特性、体外扩增和分化途径等方面的内容，还认识到它们在组织工程、基因治疗和干细胞移植等领域具有广泛的应用前景。虽然目前仍面临一些挑战，但我们对脐血干细胞的技术和理论持续拓展充满信心。我们相信脐血干细胞将成为医疗保健中至关重要的资源。

作为医学从业者，我们应该在尊重伦理道德和法律的前提下，深入研究脐血干细胞及其应用，以使更多的患者从这些技术进步中受益。同时，我们也应该注重科学传播，让公众更加了解脐血干细胞相关技术的优势和劣势，以消除对该技术的误解和偏见。

总的来说，在推动脐血干细胞的基础研究和临床转化应用方面，我们需要继续发挥团队协作和合作机制的优势，吸引更多优秀的科研人才加入，将多领域、多学科的知识和技术有机结合起来，进一步促进生命健康事业的发展。只有这样，我们才能发挥脐血干细胞技术的最大潜力，并为疾病治疗和健康改善做出更大的贡献。

（倪　芳　吴明明）

第三节　脐血移植后免疫重建

一、免疫重建的意义

随着移植技术的进步和脐血库的建立，UCBT在临床实践中得到广泛应用。然而，移植后的免疫重建仍是影响移植成功和患者生存的关键因素之一。免疫重建的速度和移植相关并发症密切相关。在供体细胞植入之前，患者将经历2～4周的粒细胞缺乏期。严重中性粒细胞减少将导致细菌和真菌感染的高风险，此类感染通常发生在造血干细胞移植HSCT后的前30天内。HSCT后的30～100天之间，虽然供者中性粒细胞已经重建，但以T细胞为主的淋巴细胞亚群功能仍不全，免疫功能仍未重建，病毒再激活成为该阶段风险最高的感染，例如巨细胞病毒（cytomegalovirus，CMV）、人类疱疹病毒6（human herpesvirus-6，HHV-6）或Epstein-Barr病毒（EBV）。在此期间，急性移植物抗宿主病（acute graft versus host disease，aGVHD）也开始出现，随着移植后时间的推移，移植的T细胞数量和功能逐渐恢复，导致aGVHD的发生风险增加，主要累及皮肤、胃肠道及肝脏。

在HSCT 100天以后，非特异性免疫首先重建，非特异性免疫细胞包括自然杀伤（natural killer，NK）细胞、单核细胞和树突状细胞。NK细胞是移植后最早重建的免疫细胞亚群，由于部分单倍体造血干细胞移植（haploidentical hematopoietic stem cell transplantation，haplo-HSCT）前会进行T细胞去除处理，移植早期的抗肿瘤效应便主要依赖于NK细胞。NK细胞来源于造血祖细胞的分化和成熟，在移植后1个月内数量恢复并发挥移植物抗白血病（graft versus leukemia，GVL）效应。研究发现不同来源移植物均不影响移植后NK细胞恢复。单核细胞和树突状细胞数量通常在移植后30天恢复，然而单核细胞的功能是否能在1年内恢复尚不明确。总之，非特异性免疫细胞作为异基因造血干细胞移植（allogeneic hematopoietic stem cell transplantation，allo-HSCT）后的早期免疫防线，对于调节GVHD和GVL效应发挥重要作用。此后B细胞和T细胞的重建失衡将会导致急/慢性GVHD的发生，此时固有免疫以及调节性T（Treg）和B（Breg）细胞的增加有助于控制GVHD。

HSCT后的免疫重建对于预防复发和治愈恶性血液病至关重要，其主要通过GVL效应发挥作用。细胞毒性T细胞（$CD8^+$ T细胞）和NK细胞在此过程中发挥了主要作用，$CD8^+$ T细胞主要通过分泌颗粒酶B以及通过FAS配体介导的细胞凋亡来杀灭肿瘤细胞。在allo-HSC的情况下，供体和受体之间的NK细胞杀伤性免疫球蛋白样受体（killer-cell immunoglobulin-like receptors，KIR）和亚型组合可促进NK细胞活化，从而导致更有效的GVL同时不增强GVHD。

二、UCBT后中性粒细胞免疫重建及其作用

UCBT后，中性粒细胞绝对数（absolute number of neutrophils，ANC）的恢复是一个动

态的过程，其恢复时间和规律可能因个体差异、移植前预处理方案、移植物来源和质量、回输的总有核细胞数、$CD34^+$ 细胞数和移植后并发症等因素而有所不同。但通常会遵循以下趋势：在移植后的最初阶段，由于预处理化疗和放疗的影响，患者的 ANC 通常会显著下降，在移植后的第 1～2 周，ANC 通常达到最低点；移植后第 2～3 周，ANC 逐渐上升。因此，在此期间，患者感染的风险显著增加。主要包括细菌和真菌感染，在此阶段需要对相关指标进行密切监测并且根据患者病情需要进行抗感染治疗。ANC 植入时间定义为连续 3 天 ANC 超过 0.5×10^9/L 的第 1 天。近年来随着 UCBT 技术的不断改进，合适脐血的选择和预处理方案的优化等，UCBT 后中性粒细胞（neutrophils，NE）的植入率已经得到了显著提升，植入率高达 95%以上。中国科学技术大学附属第一医院移植中心（以下简称本中心）研究指出单份 UCBT 后 NE 的植入中位时间为 15～18 天，与 BM 或者 PB 来源的移植类型相比较，UCBT 患者 ANC 恢复时间仍然较长。通过多因素探究 UCBT 后 NE 植入延缓主要与移植前疾病缓解的状态以及每公斤体重输注细胞数量不足有关。假如恶性血液病患者在 UCBT 前处于完全缓解状态或者输注的脐血细胞数充足，那么这将会显著缩短细胞植入时间。多项研究表明，基于抗胸腺细胞球蛋白（antithymocyte globulin，ATG）的预处理与血液恶性肿瘤患者免疫重建缓慢、感染和复发率增加相关。因此，不再建议接受 UCBT 的恶性血液病患者使用 ATG。对于非恶性血液病的患者，应根据药代动力学，尽量减少移植期间和移植后 ATG 使用频率。然而，小剂量 ATG 在 UCBT 中的应用仍需进一步探讨。ANC 重建对于患者抗感染能力至关重要，而 UCBT 后较长的粒细胞缺乏期导致了感染的增加，因此，脐血体外扩增技术对于粒细胞恢复的价值已经逐渐被证实。研究表明通过添加小分子 UM171、烟酰胺、Notch 配体等，可以在体外扩增脐血的总细胞数和 $CD34^+$ 细胞数，而接受体外扩增移植物的患者 ANC 恢复时间显著缩短，细菌和真菌感染发生率明显下降。

三、UCBT 后 NK 细胞免疫重建及其作用

UCBT 后，NK 细胞相较于 T、B 淋巴细胞，最早获得重建。作者回顾性分析了 2018—2021 年在本中心首次完成单份 UCBT 的 131 例患者的免疫重建情况，发现 NK 细胞在 UCBT 后 30 天基本达到健康人群的水平，其绝对值达 $(0.25\pm0.04)\times10^9$/L。移植后第 3、6、9、12 月的 NK 细胞绝对值继续升高，并逐渐高于正常水平，分别为 $(0.27\pm0.02)\times10^9$/L、$(0.37\pm0.03)\times10^9$/L、$(0.34\pm0.04)\times10^9$/L、$(0.37\pm0.04)\times10^9$/L；但是随着受者 T、B 淋巴细胞的免疫重建，NK 细胞比例逐渐下降。UCB 包含两种 NK 细胞主要亚群，$CD16^+$ $CD56^{dim}$ 和 $CD16^-$ $CD56^{bright}$，此外，还有一些可以产生 NK 细胞祖细胞群。它们的普遍特征是表达了较低的黏附分子，例如 CD2、CD54 和 L-选择素，以及较高的抑制性受体，包括 KIR 和 NKG2A/CD94。UCBT 后早期，NK 细胞重建以 $CD3^-$ $CD16^+$ $CD56^{bright}$ 为主，该亚群 CD56 分子高表达，优先表达抑制性受体 CD94/NKG2A 且分泌大量的细胞因子（IFN-γ 等），其杀伤能力弱，KIR 表达水平不高，但是可发挥很强的免疫调节作用。此后，$CD3^-$ $CD16^+$ $CD56^{dim}$ KIR^+ NK 细胞数量逐渐增多，$CD3^-$ $CD16^+$ $CD56^{dim}$ NK 细胞亚群是直接由 $CD3^-$ $CD16^+$ $CD56^{bright}$ NK 细胞亚群发育成熟而来，在重建过程中发挥着重要的作用。该亚群表达颗粒酶、穿孔素、Fas 和 Fas 配体，并且具有很强的细胞毒活性。

NK 细胞具有免疫监视功能，可以通过自然杀伤活性、抗体依赖细胞介导的细胞毒效

应、合成并分泌多种细胞因子，从而杀伤靶细胞以发挥GVL效应，清除患者体内残留的白血病细胞，达到治愈白血病的目的。部分临床研究通过比较移植后患者NK细胞的数量发现，相较于未复发患者，复发患者外周血循环中NK细胞数量显著降低(0.11×10^9/L与0.03×10^9/L，$P=0.002$)。相关机制研究发现移植后早期复发AML患者骨髓中含有高水平活化型转化生长因子β_1(TGF-β_1)，明显抑制了NK细胞的mTORC1活性、线粒体氧化磷酸化、增殖和细胞毒性，导致NK细胞功能受损以及肿瘤细胞的免疫逃逸。当使用TGF-β_1受体抑制剂Galunisertib治疗后则能够恢复NK细胞的抗白血病功能。因此移植后重建出的骨髓NK细胞功能受损与allo-HSCT后的早期复发密切相关。

迄今为止，NK细胞受体领域研究已经揭秘了NK细胞如何选择性识别和裂解肿瘤、病毒感染细胞，其主要是通过抑制和激活NK细胞裂解靶细胞的主要细胞表面受体家族，包括杀伤细胞免疫球蛋白样受体(KIR)、C型凝集素和天然细胞毒性受体(NCR)，其中KIR对NK细胞的功能影响尤为重要。一项针对急性T淋巴细胞白血病(T-ALL)患者的研究中发现：当受体缺乏供体KIR配体时，脐带血供体的NK细胞将被激活从而对抗受体细胞。这种KIR的错配降低了UCBT后的复发(HR：0.19；$P=0.002$)并且提高了LFS(HR：0.18；$P=0.010$)和OS(HR：0.26；$P=0.048$)。

综上所述，NK细胞快速重建是UCBT后早期发挥GVL作用的重要环节，对改善移植预后具有重要的价值。通过对供受者KIR配型的筛选，可能指导选择更加适合的脐血从而促进移植后NK细胞重建，增加其GVL作用，降低复发。此项研究结果还需进一步扩大样本量深入研究。

四、UCBT后T细胞免疫重建及其作用

UCBT后的T细胞重建是一个缓慢的过程，通常在移植后1～6个月内，T细胞数量开始逐渐增加。T细胞的快速增长期通常发生在30天左右，同时在这个时间段前后也是aGVHD的高发时期，该阶段需要使用免疫抑制剂控制过度活化的T细胞从而维持稳态。因此使用免疫抑制剂是干预T细胞的重建过程的主要因素之一。

T细胞重建通常分两个阶段进行。第一个阶段涉及早期同种抗原驱动的记忆型T细胞的稳态增殖，这些细胞主要来源于移植物中尚未被耗尽的T细胞，或者来自移植前预处理后残留的宿主T细胞(即胸腺非依赖性的T细胞)。然而，这种模式只会产生有限的T细胞群体，并且其抗感染的T细胞受体(TCR)库也受到限制。与$CD4^+$ T细胞相比，$CD8^+$ T细胞的稳态增殖发生得更快，从而导致正常CD4∶CD8细胞比例的倒置(<2∶1)。这种扩增趋势在各种移植类型中基本一致。与BM和外周血造血干细胞(PBSC)相比，UCB主要含有未经历抗原的幼稚型(naïve)T细胞。因此，早期T细胞重建只能通过有限的naïve T细胞库的启动、激活和增殖。UCBT细胞的不成熟还与效应细胞因子(IFN-γ、TNF-α)及参与T细胞激活的转录因子(NFAT、STAT4和T-bet)表达的减少有关。因此，UCBT后免疫重建的早期T细胞严重减少，从而导致了机体免疫受损，对病毒感染的反应有限。

为了通过广泛的T细胞库进行长期有效的免疫重建，T细胞的第二扩增阶段就至关重要，该阶段的胸腺会产生新的naïve T细胞，这部分T细胞也是胸腺依赖性的。造血祖细胞由移植到骨髓中的干细胞生成，进入胸腺形成早期T祖细胞(ETP)。在胸腺中T细胞发育

成双阳性胸腺细胞（$CD4^+$ $CD8^+$）暴露于胸腺皮质上皮细胞上的主要组织相容性复合体（MHC）。只有那些以适当的亲和力与自身MHC结合的胸腺细胞才会被“阳性”选择，继续发育成单阳性T细胞；$CD4^+$ T细胞与MHC Ⅱ类分子、$CD8^+$ T细胞与MHC Ⅰ类分子相互作用。与自身MHC结合太强或太弱的双阳性胸腺细胞会发生凋亡。当胸腺细胞穿过胸腺髓质时，它们就会与自身抗原结合，胸腺细胞通过“阴性”选择被去除，从而阻止自身反应性T细胞的产生。带有近期胸腺迁移标记的naïve T细胞通常在UCB移植后3～6个月开始出现。Thomson等纳入30例接受UCBT的患者进行研究，研究结果显示UCBT后患者外周血$CD8^+$ T淋巴细胞数量恢复较快，约在UCBT 2个月后开始重建，9个月后恢复至正常水平；而$CD4^+$ T淋巴细胞数量恢复较慢，通常需要1年以上，从而使得$CD4^+$ T淋巴细胞/$CD8^+$ T淋巴细胞值倒置或低于正常参考值范围。与该研究结果类似，Niehues等进行的一项回顾性研究结果表明，63例患儿接受UCBT后，其外周血$CD8^+$ T淋巴细胞数量恢复需要约8个月，而$CD3^+$ T淋巴细胞与$CD4^+$ T淋巴细胞数量恢复则需要约11.7个月。有利于T细胞恢复的因素包括高相合程度的HLA配型、较高的有核细胞剂量以及移植前受体CMV血清学阴性。相反，ATG的使用和aGVHD会延迟T细胞的恢复，其中aGVHD延迟T细胞免疫重建的主要原因是影响了胸腺的恢复。

UCBT后T细胞免疫重建的主要价值包括抗感染和GVL作用，而发挥此功能不仅需要T细胞的数量重建，还需要T细胞的功能重建。T细胞的功能主要反映在TCR库的多样性上。曾经有研究表明，在老年患者中，由于缺乏具有广泛TCR库的$CD4^+$ naïve T细胞，导致机会性感染的风险增加，并且可能还会导致白血病复发的风险增加。另一项关于恶性肿瘤儿童的研究发现，移植后对任何一种疱疹病毒出现T细胞增殖反应的患者，白血病复发率更低，总生存期更高。于是学者们推测，优异的T细胞增殖反应代表了功能性的免疫重建，从而导致更有效的GVL活性。尽管UCBT的输注细胞数较少，但研究指出造血干细胞移植后2年CB受者的TCR多样性更高于BM受者。这也证明了UCBT的GVL效应更强。

在T细胞重建过程中，需要平衡重建速率和aGVHD的关系。UCBT后重建的T细胞不仅能够清除宿主体内的肿瘤细胞，同时也可以攻击宿主的正常组织。这些T细胞在炎症环境中被宿主抗原呈递细胞（APC）激活，激活后，同种反应性效应记忆T细胞通过直接细胞毒性或细胞因子介导的损伤，对靶组织（例如胃肠道、肝脏、皮肤或胸腺）造成组织损伤。UCBT后aGVHD的发生率相较于骨髓移植后更高，其原因可能是脐血中的naïve T细胞含量更高，naïve T细胞具有较高的TCR库多样性和较高的增殖能力，这将会导致识别宿主APC呈递同种异体抗原并启动同种异体免疫反应的潜力增加。而目前被广泛接受的是移植物中$CD4^+$ naïve T细胞与移植后较高的aGVHD发生率相关。与此相反，调节性T（Treg）细胞是$CD4^+$ T细胞的一个子集，主要转录因子是Foxp3，其功能是抑制免疫反应并维持自我耐受，Treg细胞产生白细胞介素10（IL-10）、TGF-β等细胞因子抑制T细胞的增殖和效应功能以及巨噬细胞的激活；还调节功能不同的T细胞亚群的分化，刺激免疫球蛋白A（IgA）抗体的产生，促进局部免疫和炎症反应消退后的组织修复。但在本中心的回顾性数据显示中Treg细胞重建呈缓慢上升趋势，且在UCBT后1年内无法恢复至正常基线水平。因此，多个移植中心尝试通过输注第三方的Treg细胞降低aGVHD发生率，输注有效的相关报道也提示这种过继性的细胞治疗可能会成为降低aGVHD、平衡稳态的一种新方法。

此外，$CD8^+$ T 细胞，此类细胞作为一种细胞毒性 T 细胞，在 UCBT 后主要参与了发挥 GVL 效应和抗感染功能。但在移植后的 6 个月至 1 年，UCBT 受者的 T 细胞亚群恢复速度较慢，$CD8^+$ 和 naïve $CD8^+$ 细胞的数量均低于骨髓移植的受者，这也和 UCBT 患者比 BM 受者对病毒和真菌感染的易感性更高有关。但在功能上，与 PBSCT 组相比，UCBT 组在移植后的早期阶段出现较高比例的激活的 $CD8^+$ T 细胞。这一结果将会增加移植物的 GVL 效应。谨慎地评估 $CD8^+$ T 细胞的克隆增殖模式将有助于我们评估患者病情的走向。$CD8^+$ T 细胞群主要由 $CD45RA^+$ $CCR7^-$ 终末分化的效应记忆 T 细胞组成，直到 UCBT 后 6 个月，抗原特异性 $CD8^+$ T 细胞的多功能性才能够重新建立。通过研究白血病复发的患者，发现 $PD\text{-}1^+$ $CD8^+$ T 细胞的频率明显较高。这项研究提示了 $PD\text{-}1^+$ $CD8^+$ T 细胞的频率升高可能与 UCBT 受者的白血病复发有关。因此免疫重建的评估应当更加细致，从而为患者提供更精准的术后指导。

双阴性 T(DNT)细胞作为一种特殊类型的 T 细胞，表达 CD3 而不表达 CD4、CD8 和 CD56 分子，具有抗肿瘤作用的同时兼具调节性 T 细胞的特征。在正常人群中 DNT 细胞仅占外周淋巴细胞的 1%～5%。本中心研究发现，在 UCBT 后 1 年内 DNT 细胞重建缓慢，未发生 aGVHD 的患者的 DNT 细胞可以在移植后 6 个月时重建至正常水平，而发生 aGVHD 的患者在 UCBT 后 1 年内 DNT 细胞重建障碍。并且在 1 个月时，DNT 细胞的绝对数和 aGVHD 严重程度负相关。这种 DNT 细胞植入延迟的情况同样出现在 cGVHD 发生时，研究发现，60 天时 DNT 的重建数目与 cGVHD 的严重程度之间存在负相关；Hillhouse 等也提出，DNT 细胞通过影响 B 细胞显著降低 cGVHD 的发生。

五、UCBT 后 B 细胞免疫重建及其作用

B 细胞在免疫系统中起着重要作用，通过产生免疫球蛋白来抵御感染，中和病原体和促进病原体清除。B 细胞重建发生在 UCBT 后的前 6 个月内，B 细胞恢复通常来自供者祖细胞而非成熟 B 细胞扩增。但免疫球蛋白的完全恢复需要更长的时间，在移植后 2 年 B 细胞功能仍受损及体液免疫缺陷。在 63 名接受 UCBT 的儿童中，B 细胞恢复的中位时间为 6 个月。移植后 1～2 个月首次检测到外周血中 $CD19^+$ $CD28^{high}$ $CD38^{high}$ 的 B 细胞，此时 B 细胞类型通常为过渡型。在接下来的 3～6 个月内，B 细胞中成熟的 $CD19^+$ $CD28^{int}$ $CD38^{int}$ 细胞的比例相应增加。

与成年人外周血 B 细胞相比，UCB 衍生的 B 细胞表现出较低水平的细胞反应分子，包括 CD21、CD22、CD40、CD62L、CD80、CD86 和 CCR7，从而降低了它们对 IL-10 和 CD40L 的反应性。抗体的长期产生需要记忆 B 细胞或长寿命浆细胞的持续存在。由于缺乏抗原暴露，并且几乎不存在 $CD27^+$ 的记忆型 B 细胞，因此该种免疫缺陷可能是 UCBT 后感染相关死亡率高的原因之一。通过单细胞测序分析 UCBT 后免疫重建规律，与 CMV 感染后治疗效果良好的患者相比，感染控制不良的患者体内 B 细胞数量不足，CMV 相关 B 细胞抗原受体(BCR)和抗 CMV 特异性免疫球蛋白 G(IgG)均存在缺陷。针对特异性抗原的免疫球蛋白水平通常会在第一年结束时升至正常水平。记忆型 B 细胞在再次抗原暴露时更快、更有效地产生抗体应答，这对于长期免疫效应至关重要。这种免疫记忆提供了持久的保护，使得患者在面对同一病原体时能够更好地应对感染。

allo-HSCT后早期，B淋巴细胞重建进程较为缓慢。造血干细胞（HSC）的来源和构成可影响allo-HSCT后患者的B淋巴细胞重建。另外，由于B淋巴细胞的发育高度依赖于骨髓微环境，而预处理方案、GVHD的发生及其治疗等因素却易导致骨髓微环境损害，从而影响B淋巴细胞重建。其中，GVHD是allo-HSCT后B淋巴细胞重建最主要的影响因素。

调节性B（Breg）细胞在UCBT后免疫重建中具有独特的优势。Breg细胞仅占成人外周血中B细胞的4%，且该表型随着年龄的增长而下降，但脐带血中有接近50%的B细胞呈现调节表型，UCBT后，患者体内产生的Breg细胞的百分比和绝对数相较外周血移植的患者明显更高。在用CD40L或BCR连接刺激后，Breg细胞会产生大量IL-10，抑制T细胞释放IFN-γ和IL-4，并能够介导涉及CD80、CD86和CTLA-4相互作用，这些特殊特征与UCBT后cGVHD发生率较低有关，并已成为治疗移植相关并发症的新前景。

总之，B细胞免疫重建在UCBT后对抗感染能力的提升，维持长期免疫效应至关重要，促进B细胞向功能记忆型细胞分化和突出Breg细胞的免疫调控，可以提高患者UCBT的成功率和生存质量。

六、UCBT后免疫重建的管理策略

（一）免疫重建管理的目标

（1）恢复免疫细胞数量：在UCBT后，患者的免疫细胞数量通常会受到预处理方案和移植后相关治疗的影响。重建目标是逐渐恢复正常的免疫细胞数量，包括T、B、NK细胞等。

（2）恢复免疫细胞功能：除了数量恢复，免疫细胞的功能也需要得到恢复。这包括T细胞TCR库的多样性、细胞毒性、免疫负调控和免疫效应细胞的均衡稳态；B细胞的抗体产生能力以及NK细胞的杀伤活性等。目标是确保免疫细胞在恢复数量的同时具备正常的功能，以对抗感染和原发病复发。

（3）避免或控制移植相关并发症：UCBT后可能会出现GVHD和感染等移植相关并发症。

免疫重建管理的目标是减少这些并发症的发生和严重程度，并采取措施进行早期的预防和治疗。总的来说，UCBT后免疫重建管理的目标是实现患者的持久免疫保护，减少并发症风险，并提高移植预后和生存质量。

（二）免疫重建管理的策略

1. 免疫监测

定期监测患者的免疫功能指标是管理免疫重建的重要方面。这可以包括监测细胞亚群，这种检测模式不应该只局限在如$CD4^+/CD8^+$ T细胞的数量。对免疫重建监测应该增加检测深度，包括各个类型的T细胞亚群，例如naïve、记忆分化、杀伤功能、负性调节、增值活化、耗竭凋亡等标志物应该纳入对免疫细胞的监测。此外其他免疫指标，如免疫球蛋白水平也可帮助医生评估患者的免疫状态，及时发现免疫缺陷并采取相应的措施。

2. 免疫抑制治疗调整

在UCBT后，患者常常需要接受免疫抑制治疗来预防GVHD。然而，过度的免疫抑制会增加感染风险。因此，管理策略应根据患者的具体情况和上述免疫监测结果，调整免疫抑制药物的剂量和类型，以在保护移植物的同时减少感染风险。

3. 疫苗接种

疫苗接种是免疫重建管理的重要组成部分。UCBT 后，患者的免疫记忆可能受到影响，因此，重新接种疫苗有助于提高其免疫保护力。疫苗包括：常规疫苗，如流感疫苗和肺炎球菌疫苗；特定疫苗，如风疹疫苗和水痘疫苗。专家共识建议在移植后 3～6 个月时开始接种疫苗，但对于原发性免疫缺陷疾病的移植患者以及中、重度 GVHD 患者暂缓接种各类疫苗。

4. 预防性抗感染治疗

针对特定感染的高风险患者，可能需要进行预防性抗感染治疗。根据感染的类型和患者的情况，可能会使用抗生素、抗真菌药物或抗病毒药物等，以预防或控制感染。

5. 支持性护理

提供良好的支持性护理对于免疫重建管理至关重要。这包括保持良好的营养状况、充足的休息和睡眠、避免暴露于可能引发感染的环境或物质，以及遵循良好的个人卫生习惯。

（三）新技术和干预手段对免疫重建的影响

目前，有几种新技术可以用于干预 UCBT 后的免疫重建，这些技术旨在改善患者的移植预后和免疫功能恢复。以下是其中一些常见的新技术：

(1) 增加细胞剂量：改进脐带血的收集和处理；脐带血中造血干细胞和祖细胞的离体扩增；用第三方供体细胞连同脐带血输注（选择半相合移植物作为第三方供体）。

(2) 改进造血干细胞的输送方式：脐带血直接骨内输注；抑制 CD26 肽酶增加基质衍生因子 1(SDF-1) (CXCL12)/CXCR4 之间的相互作用；岩藻糖预处理离体的造血干/祖细胞。

(3) 改进脐带血单位的选择：选择 HLA 匹配程度更高的脐血；检测供体特异性抗 HLA 抗体。

(4) 改良预处理方案：根据每个患者制定个性化预处理方案、使用非去 T 细胞的预处理方案。

(5) 在体外或体内扩增移植物中特定细胞亚群：NK 细胞、T 细胞、病原体特异性 T 细胞（CMV、EBV、腺病毒）、Treg 细胞等。

(6) 脐带血与辅助细胞共同输注：间充质干细胞（MSC）。

(7) 改善胸腺生成：白细胞介素 7(IL-7)、白细胞介素 2(IL-2)和白细胞介素 15(IL-15)、生长激素（GH）、胰岛素样生长因子 1(IGF-1)、角质形成细胞生长因子（KGF）、酪氨酸激酶抑制、FMS 样酪氨酸激酶受体Ⅲ配体（FLT-3-L）、干细胞刺激因子（SCF）、减少性类固醇激素的使用（雄激素、雌激素）、p53 抑制剂（PFT-β）。

这些新技术旨在改善 UCBT 后的免疫重建效果和移植预后，新技术的应用正处于不断发展和研究中。然而，部分技术目前还处于实验室研究和临床试验阶段，需要进一步地研究和验证，以确保其安全性和有效性。

（潘田中）

参考文献

[1] Ballen K K, Gluckman E, Broxmeyer H E. Umbilical cord blood transplantation: The first 25 years and beyond[J]. Blood, 2013, 122(4): 491-498.

[2] Broxmeyer H E, Farag S S, Rocha V. Cord blood hematopoietic cell transplantation [M]// Thomas' Hematopoietic Cell Transplantation. New Jersey: Wiley-Blackwell, 2015: 437-455.

[3] Gluckman E, Broxmeyer H A, Auerbach A D, et al. Hematopoietic reconstitution in a patient with Fanconi's anemia by means of umbilical-cord blood from an HLA-identical sibling[J]. N Engl J Med, 1989, 321(17): 1174-1178.

[4] Becker A J, Mc C E, Till J E. Cytological demonstration of the clonal nature of spleen colonies derived from transplanted mouse marrow cells[J]. Nature, 1963, 197: 452-454.

[5] Lansdorp P M, Dragowsk A W. Long-term erythropoiesis from constant numbers of $CD34^+$ cells in serum-free cultures initiated with highly purified progenitor cells from human bone marrow[J]. J Exp Med, 1992, 175(6): 1501-1509.

[6] Bianco P, Robey P G, Simmons P J. Mesenchymal stem cells: Revisiting history, concepts, and assays[J]. Cell Stem Cell, 2008, 2(4): 313-319.

[7] Phinney D G, Prockop D J. Concise review: Mesenchymal stem/multipotent stromal cells: the state of transdifferentiation and modes of tissue repair-current views[J]. Stem Cells, 2007, 25 (11): 2896-2902.

[8] Chamberlain G, Fox J, Ashton B, et al. Concise review: Mesenchymal stem cells: their phenotype, differentiation capacity, immunological features, and potential for homing[J]. Stem Cells, 2007, 25(11): 2739-2749.

[9] 罗梦园，穆永旭. 脐血间充质干细胞治疗的应用价值研究[J]. 基层医学论坛，2020，24(17)：2479-2480.

[10] Weissman I L, Shizuri J A. The origins of the identification and isolation of hematopoietic stem cells, and their capability to induce donor-specific transplantation tolerance and treat autoimmune diseases[J]. Blood, 2008, 112(9): 3543-3553.

[11] Mazo I B, Massberg S, Von Andrian U H. Hematopoietic stem and progenitor cell trafficking[J]. Trends in immunology, 2011, 32(10): 493-503.

[12] Anjos-Afonso F, Currie E, Palmer H G, et al. $CD34^-$ cells at the apex of the human hematopoietic stem cell hierarchy have distinctive cellular and molecular signatures[J]. Cell Stem Cell, 2013, 13(2): 161-174.

[13] Seita J, Weissman I L. Hematopoietic stem cell: Self-renewal versus differentiation[J]. Wiley Interdisciplinary Reviews: Systems Biology and Medicine, 2010, 2(6): 640-653.

[14] Panch S R, Szymanski J, Savani B N, et al. Sources of hematopoietic stem and progenitor cells and methods to optimize yields for clinical cell therapy[J]. Biology of Blood and Marrow Transplantation, 2017, 23(8): 1241-1249.

[15] Goodell M A, Rosenzweig M, Kim H, et al. Dye efflux studies suggest that hematopoietic stem cells expressing low or undetectable levels of CD34 antigen exist in multiple species[J]. Nature

Medicine，1997，3(12)：1337-1345.
[16] Bhatia M，Bonnet D，Murdoch B，et al. A newly discovered class of human hematopoietic cells with SCID-repopulating activity[J]. Nature Medicine，1998，4(9)：1038-1045.
[17] Abe T，Matsuoka Y，Nagao Y，et al. CD34-negative hematopoietic stem cells show distinct expression profiles of homing molecules that limit engraftment in mice and sheep[J]. International Journal of Hematology，2017，106：631-637.
[18] Sumide K，Matsuoka Y，Kawamura H，et al. A revised road map for the commitment of human cord blood CD34-negative hematopoietic stem cells[J]. Nature Communications，2018，9(1)：2202.
[19] Ito C Y，Kirouac D C，Madlambayan G J，et al. The AC133$^+$ CD38$^-$，but not the rhodamine-low，phenotype tracks LTC-IC and SRC function in human cord blood ex vivo expansion cultures[J]. Blood，2010，115(2)：257-260.
[20] Huang S，Terstappen L W M M. Lymphoid and myeloid differentiation of single human CD34$^+$，HLA-DR$^+$，CD38$^-$ hematopoietic stem-cells[J]. Blood，1994，83(6)：1515-1526.
[21] Calvanese V，Capellera-Garcia S，Ma F Y，et al. Mapping human haematopoietic stem cells from haemogenic endothelium to birth[J]. Nature，2022，604(7906)：534.
[22] Calvanese V，Nguyen A T，Bolan T J，et al. MLLT3 governs human haematopoietic stem-cell self-renewal and engraftment[J]. Nature，2019，576(7786)：281-286.
[23] Suda T，Takubo K，Semenza G L. Metabolic regulation of hematopoietic stem cells in the hypoxic niche[J]. Cell Stem Cell，2011，9(4)：298-310.
[24] Morrison S J，Kimble J. Asymmetric and symmetric stem-cell divisions in development and cancer[J]. Nature，2006，441(7097)：1068-1074.
[25] Himburg H A，Muramoto G G，Daher P，et al. Pleiotrophin regulates the expansion and regeneration of hematopoietic stem cells[J]. Nat Med，2010，16(4)：475-U163.
[26] Reya T，Duncan A W，Ailles L，et al. A role for Wnt signalling in self-renewal of haematopoietic stem cells[J]. Nature，2003，423(6938)：409-414.
[27] Lutolf M P，Doyonnas R，Havenstrite K，et al. Perturbation of single hematopoietic stem cell fates in artificial niches[J]. Integr Biol(Camb)，2009，1(1)：59-69.
[28] Zhao C，Blum J，Chen A，et al. Loss of beta-catenin impairs the renewal of normal and CML stem cells in vivo[J]. Cancer Cell，2007，12(6)：528-541.
[29] Kim J A，Kang Y J，Park G，et al. Identification of a stroma-mediated Wnt/beta-catenin signal promoting self-renewal of hematopoietic stem cells in the stem cell niche[J]. Stem Cells，2009，27(6)：1318-1329.
[30] Himburg H A，Doan P L，Quarmyne M，et al. Dickkopf-1 promotes hematopoietic regeneration via direct and niche-mediated mechanisms[J]. Nat Med，2017，23(1)：91-99.
[31] Nakamura-Ishizu A，Suda T. Dynamic changes in the niche with N-Cadherin revisited：The HSC "niche herein"[J]. Cell Stem Cell，2019，24(3)：355-356.
[32] 喻梦茹，范书玥，马晴雯，等. Wnt信号通路调控造血干细胞自我更新的研究进展[J]. 生命科学，2020，32(05)：413-423.
[33] 文瑞婷，张斌，陈虎. 造血干细胞体外扩增策略研究进展[J]. 中国实验血液学杂志，2020，28(03)：1038-1043.
[34] 徐世侠，唐湘凤. 脐血造血干细胞移植的临床研究进展[J]. 医学研究与教育，2021，38(03)：1-6.
[35] Boitano A E，Wang J，Romeo R，et al. Aryl hydrocarbon receptor antagonists promote the expan-

sion of human hematopoietic stem cells[J]. Science, 2010, 329(5997): 1345-1348.

[36] Fares I, Chagraoui J, Gareau Y, et al. Pyrimidoindole derivatives are agonists of human hematopoietic stem cell self-renewal[J]. Science, 2014, 345(6203): 1509-1512.

[37] Gattazzo F, Urciuolo A, Bonaldo P. Extracellular matrix: A dynamic microenvironment for stem cell niche[J]. Biochimica et Biophysica Acta(BBA)-General Subjects, 2014, 1840(8): 2506-2519.

[38] Boitano A E, Wang J, Romeo R, et al. Aryl hydrocarbon receptor antagonists promote the expansion of human hematopoietic stem cells[J]. Science, 2010, 329(5997): 1345-1348.

[39] Fares I, Chagraoui J, Gareau Y, et al. Cord blood expansion. Pyrimidoindole derivatives are agonists of human hematopoietic stem cell self-renewal[J]. Science, 2014, 345(6203): 1509-1512.

[40] Sauvageau G, Iscove N N, Humphries R K. In vitro and in vivo expansion of hematopoietic stem cells[J]. Oncogene, 2004, 23(43): 7223-7232.

[41] Bhatia M, Bonnet D, Kapp U, et al. Quantitative analysis reveals expansion of human hematopoietic repopulating cells after short-term ex vivo culture[J]. J Exp Med, 1997, 186(4): 619-624.

[42] Domen J, Weissman I L. Hematopoietic stem cells need two signals to prevent apoptosis; BCL-2 can provide one of these, Kitl/c-Kit signaling the other[J]. J Exp Med, 2000, 192(12): 1707-1718.

[43] Conneally E, Cashman J, Petzer A, et al. Expansion in vitro of transplantable human cord blood stem cells demonstrated using a quantitative assay of their lympho-myeloid repopulating activity in nonobese diabetic-scid/scid mice[J]. Proc Natl Acad Sci U S A, 1997, 94(18): 9836-9841.

[44] Zhang C C, Lodish H F. Cytokines regulating hematopoietic stem cell function[J]. Curr Opin Hematol, 2008, 15(4): 307-311.

[45] Wohrer S, Knapp D J, Copley M R, et al. Distinct stromal cell factor combinations can separately control hematopoietic stem cell survival, proliferation, and self-renewal[J]. Cell Rep, 2014, 7(6): 1956-1967.

[46] Sattler M, Winkler T, Verma S, et al. Hematopoietic growth factors signal through the formation of reactive oxygen species[J]. Blood, 1999, 93(9): 2928-2935.

[47] Ito K, Hirao A, Aral F, et al. Reactive oxygen species act through p38 MAPK to limit the lifespan of hematopoietic stem cells[J]. Nat Med, 2006, 12(4): 446-451.

[48] Takubo K, Goda N, Yamada W, et al. Regulation of the HIF-1alpha level is essential for hematopoietic stem cells[J]. Cell Stem Cell, 2010, 7(3): 391-402.

[49] Cipolleschi M G, Dello Sbarba P, Olivotto M. The role of hypoxia in the maintenance of hematopoietic stem cells[J]. Blood, 1993, 82(7): 2031-2037.

[50] Eliasson P, Rehn M, Hammar P, et al. Hypoxia mediates low cell-cycle activity and increases the proportion of long-term-reconstituting hematopoietic stem cells during in vitro culture[J]. Exp Hematol, 2010, 38(4): 301-310. e2.

[51] Mantel C R, O'Leary H A, Chitteti B R, et al. Enhancing hematopoietic stem cell transplantation efficacy by mitigating oxygen shock[J]. Cell, 2015, 161(7): 1553-1565.

[52] Finkel T. Signal transduction by mitochondrial oxidants[J]. J Biol Chem, 2012, 287(7): 4434-4440.

[53] Liu J, Cao L, Chen J, et al. Bmi1 regulates mitochondrial function and the DNA damage response pathway[J]. Nature, 2009, 459(7245): 387-392.

[54] Zhao Y, Carroll D W, You Y, et al. A novel redox regulator, MnTnBuOE-2-PyP(5+), enhances normal hematopoietic stem/progenitor cell function[J]. Redox Biol, 2017, 12: 129-138.

[55] Jang Y Y, Sharkis S J. A low level of reactive oxygen species selects for primitive hematopoietic stem cells that may reside in the low-oxygenic niche[J]. Blood, 2007, 110(8): 3056-3063.

[56] Miyamoto K, Araki K Y, Naka K, et al. Foxo3a is essential for maintenance of the hematopoietic stem cell pool[J]. Cell Stem Cell, 2007, 1(1): 101-112.

[57] Tothova Z, Kollipara R, Huntly B J, et al. FoxOs are critical mediators of hematopoietic stem cell resistance to physiologic oxidative stress[J]. Cell, 2007, 128(2): 325-339.

[58] Ito K, Hirao A, Arai F, et al. Regulation of oxidative stress by ATM is required for self-renewal of haematopoietic stem cells[J]. Nature, 2004, 431(7011): 997-1002.

[59] Juntilla M M, Patil V D, Calamito M, et al. AKT1 and AKT2 maintain hematopoietic stem cell function by regulating reactive oxygen species[J]. Blood, 2010, 115(20): 4030-4038.

[60] Antonchuk J, Sauvageau G, Humphries R K. HOXB4-induced expansion of adult hematopoietic stem cells ex vivo[J]. Cell, 2002, 109(1): 39-45.

[61] Sauvageau G, Thorsteinsdottir U, Eaves C J, et al. Overexpression of HOXB4 in hematopoietic cells causes the selective expansion of more primitive populations in vitro and in vivo[J]. Genes Dev, 1995, 9(14): 1753-1765.

[62] Amsellem S, Pflumio F, Bardinet D, et al. Ex vivo expansion of human hematopoietic stem cells by direct delivery of the HOXB4 homeoprotein[J]. Nat Med, 2003, 9(11): 1423-1427.

[63] Iriuchishima H, Takubo K, Matsuoka S, et al. Ex vivo maintenance of hematopoietic stem cells by quiescence induction through Fbxw7α overexpression[J]. Blood, 2011, 117(8): 2373-2377.

[64] Lis R, Karrasch C C, Poulos M G, et al. Conversion of adult endothelium to immunocompetent haematopoietic stem cells[J]. Nature, 2017, 545(7655): 439-445.

[65] Liu X, Zheng H, Yu W M, et al. Maintenance of mouse hematopoietic stem cells ex vivo by reprogramming cellular metabolism[J]. Blood, 2015, 125(10): 1562-1565.

[66] Sugimura R, Jha D K, Han A, et al. Haematopoietic stem and progenitor cells from human pluripotent stem cells[J]. Nature, 2017, 545(7655): 432-438.

[67] Ito K, Turcotte R, Cui J, et al. Self-renewal of a purified Tie^{2+} hematopoietic stem cell population relies on mitochondrial clearance[J]. Science, 2016, 354(6316): 1156-1160.

[68] Van Galen P, Kreso A, Mbong N, et al. The unfolded protein response governs integrity of the haematopoietic stem-cell pool during stress[J]. Nature, 2014, 510(7504): 268-272.

[69] Sigurdsson V, Takel H, Soboleva S, et al. Bile Acids protect expanding hematopoietic stem cells from unfolded protein stress in fetal liver[J]. Cell Stem Cell, 2016, 18(4): 522-532.

[70] Miharada K, Sigurdsson V, Karlsson S. Developmental pluripotency associated 5(Dppa5) regulates hematopoietic stem cell reconstitution capacity by modulating cellular metabolism and ER stress [J]. Blood, 2012, 120(21): 847.

[71] Gattazzo F, Urciuolo A, Bonaldo P. Extracellular matrix: A dynamic microenvironment for stem cell niche[J]. Biochim Biophys Acta, 2014, 1840(8): 2506-2519.

[72] Franke K, Pompe T, Bornhäuser M, et al. Engineered matrix coatings to modulate the adhesion of $CD133^+$ human hematopoietic progenitor cells[J]. Biomaterials, 2007, 28(5): 836-843.

[73] Feng Q, Chai C, Jiang X S, et al. Expansion of engrafting human hematopoietic stem/progenitor cells in three-dimensional scaffolds with surface-immobilized fibronectin[J]. J Biomed Mater Res A, 2006, 78(4): 781-791.

[74] Chua K N, Chal C, Lee P C, et al. Surface-aminated electrospun nanofibers enhance adhesion and expansion of human umbilical cord blood hematopoietic stem/progenitor cells[J]. Biomaterials,

2006, 27(36): 6043-6051.

[75] Engler A J, Sen S, Sweeney H L, et al. Matrix elasticity directs stem cell lineage specification[J]. Cell, 2006, 126(4): 677-689.

[76] Holst J, Watson S, Lord M S, et al. Substrate elasticity provides mechanical signals for the expansion of hemopoietic stem and progenitor cells[J]. Nat Biotechnol, 2010, 28(10): 1123-1128.

[77] Li Y, Ma T, Kniss D A, et al. Human cord cell hematopoiesis in three-dimensional nonwoven fibrous matrices: in vitro simulation of the marrow microenvironment[J]. J Hematother Stem Cell Res, 2001, 10(3): 355-368.

[78] Ferreira M S, Jahnen-Dechent W, Labude N, et al. Cord blood-hematopoietic stem cell expansion in 3D fibrin scaffolds with stromal support[J]. Biomaterials, 2012, 33(29): 6987-6997.

[79] Torisawa Y S, Spina C S, Mammoto T, et al. Bone marrow-on-a-chip replicates hematopoietic niche physiology in vitro[J]. Nat Methods, 2014, 11(6): 663-669.

[80] Williamson D J, Owen D M, Rossy J, et al. Pre-existing clusters of the adaptor Lat do not participate in early T cell signaling events[J]. Nat Immunol, 2011, 12(7): 655-662.

[81] Mcever R P, Zhu C. Rolling cell adhesion[J]. Annu Rev Cell Dev Biol, 2010, 26: 363-396.

[82] Lehr J E, Pienta K J. Preferential adhesion of prostate cancer cells to a human bone marrow endothelial cell line[J]. J Natl Cancer Inst, 1998, 90(2): 118-123.

[83] Schweitzer K M, Dräger A M, Van Der Valk P, et al. Constitutive expression of E-selectin and vascular cell adhesion molecule-1 on endothelial cells of hematopoietic tissues[J]. Am J Pathol, 1996, 148(1): 165-175.

[84] Winkler I G, Pettit A R, Raggatt L J, et al. Hematopoietic stem cell mobilizing agents G-CSF, cyclophosphamide or AMD3100 have distinct mechanisms of action on bone marrow HSC niches and bone formation[J]. Leukemia, 2012, 26(7): 1594-1601.

[85] Ma Q, Jones D, Borghesani P R, et al. Impaired B-lymphopoiesis, myelopoiesis, and derailed cerebellar neuron migration in CXCR4-and SDF-1-deficient mice[J]. Proc Natl Acad Sci U S A, 1998, 95(16): 9448-9453.

[86] Doan P L, Chute J P. The vascular niche: Home for normal and malignant hematopoietic stem cells[J]. Leukemia, 2012, 26(1): 54-62.

[87] Capitano M L, Hangoc G, Cooper S, et al. Mild heat treatment primes human $CD34^+$ cord blood cells for migration toward SDF-1α and enhances engraftment in an NSG mouse model[J]. Stem Cells, 2015, 33(6): 1975-1984.

[88] Malhotra S, Kincade P W. Wnt-related molecules and signaling pathway equilibrium in hematopoiesis[J]. Cell Stem Cell, 2009, 4(1): 27-36.

[89] Zhu E, Hu L, Wu H, et al. Dipeptidyl peptidase-4 regulates hematopoietic stem cell activation in response to chronic stress[J]. J Am Heart Assoc, 2017, 6(7).

[90] Khurana S, Margamuljana L, Joseph C, et al. Glypican-3-mediated inhibition of CD26 by TFPI: A novel mechanism in hematopoietic stem cell homing and maintenance[J]. Blood, 2013, 121(14): 2587-2595.

[91] Speth J M, Hoggatt J, Singh P, et al. Pharmacologic increase in HIF1α enhances hematopoietic stem and progenitor homing and engraftment[J]. Blood, 2014, 123(2): 203-207.

[92] Lam B S, Cunningham C, Adams G B. Pharmacologic modulation of the calcium-sensing receptor enhances hematopoietic stem cell lodgment in the adult bone marrow[J]. Blood, 2011, 117(4): 1167-1175.

[93] Frenette P S, Subbarao S, Mazo I B, et al. Endothelial selectins and vascular cell adhesion molecule-1 promote hematopoietic progenitor homing to bone marrow[J]. P Natl Acad Sci USA, 1998, 95(24): 14423-14428.

[94] Mazo I B, Gutierrez-Ramos J C, Frenette P S, et al. Hematopoietic progenitor cell rolling in bone marrow microvessels: Parallel contributions by endothelial selectins and vascular cell adhesion molecule 1[J]. J Exp Med, 1998, 188(3): 465-474.

[95] Li D T, Xue W Z, Li M, et al. VCAM-1(+) macrophages guide the homing of HSPCs to a vascular niche[J]. Nature, 2018, 564(7734): 119.

[96] Szade A, Szade K, Mahdi M, et al. The role of heme oxygenase-1 in hematopoietic system and its microenvironment[J]. Cell Mol Life Sci, 2021, 78(10): 4639-4651.

[97] Guo B, Huang X X, Cooper S, et al. Glucocorticoid hormone-induced chromatin remodeling enhances human hematopoietic stem cell homing and engraftment[J]. Nat Med, 2017, 23(4): 424-428.

[98] Huang X X, Guo B, Liu S, et al. Neutralizing negative epigenetic regulation by HDAC5 enhances human haematopoietic stem cell homing and engraftment[J]. Nat Commun, 2018, 9(1): 2741.

[99] Ni F, Yu W M, Wang X, et al. Ptpn21 controls hematopoietic stem cell homeostasis and biomechanics[J]. Cell Stem Cell, 2019, 24(4): 608-620. e6.

[100] Elmariah H, Brunstein C G, Bejanyan N. Immune reconstitution after haploidentical donor and umbilical cord blood allogeneic hematopoietic cell transplantation[J]. Life(Basel), 2021, 11(2): 1-15.

[101] Tomblyn M, Chiller T, Einsele H, et al. Guidelines for preventing infectious complications among hematopoietic cell transplantation recipients: a global perspective[J]. Biol Blood Marrow Transplant, 2009, 15(10): 1143-1238.

[102] Marty F M, Ljungman P, Chemaly R F, et al. Letermovir prophylaxis for cytomegalovirus in hematopoietic-cell transplantation[J]. N Engl J Med, 2017, 377(25): 2433-2444.

[103] Crawford D H, Mulholland N, Iliescu V, et al. Epstein-Barr virus infection and immunity in bone marrow transplant recipients[J]. Transplantation, 1986, 42(1): 50-54.

[104] Cutler C, Logan B, Nakamura R, et al. Tacrolimus/sirolimus vs tacrolimus/methotrexate as GVHD prophylaxis after matched, related donor allogeneic HCT[J]. Blood, 2014. 124(8): 1372-1377.

[105] Bolaños-Meade J, Reshef R, Fraser R, et al. Three prophylaxis regimens(tacrolimus, mycophenolate mofetil, and cyclophosphamide; tacrolimus, methotrexate, and bortezomib; or tacrolimus, methotrexate, and maraviroc) versus tacrolimus and methotrexate for prevention of graft-versus-host disease with haemopoietic cell transplantation with reduced-intensity conditioning: a randomised phase 2 trial with a non-randomised contemporaneous control group(BMT CTN 1203)[J]. Lancet Haematol, 2019, 6(3): e132-e143.

[106] Ratanatharathorn V, Nash R A, Przepiorka D, et al. Phase Ⅲ study comparing methotrexate and tacrolimus(prograf, FK506) with methotrexate and cyclosporine for graft-versus-host disease prophylaxis after HLA-identical sibling bone marrow transplantation[J]. Blood, 1998, 92(7): 2303-2014.

[107] Storek J, Wells D, Dawson M A, et al. Factors influencing B lymphopoiesis after allogeneic hematopoietic cell transplantation[J]. Blood, 2001, 98(2): 489-491.

[108] Barrett A J. Mechanisms of the graft-versus-leukemia reaction[J]. Stem Cells, 1997, 15(4):

248-258.

[109] Schetelig J, Baldauf H, Koster L, et al. Corrigendum: Haplotype motif-based models for KIR-genotype informed selection of hematopoietic cell donors fail to predict outcome of patients with myelodysplastic syndromes or secondary acute myeloid leukemia[J]. Front Immunol, 2020, 11: 584520.

[110] Yu J, Venstrom J M, Liu X-R, et al. Breaking tolerance to self, circulating natural killer cells expressing inhibitory KIR for non-self HLA exhibit effector function after T cell-depleted allogeneic hematopoietic cell transplantation[J]. Blood, 2009, 113(16): 3875-3884.

[111] Boudreau J E, Giglio F, Gooley T A, et al, KIR3DL1/HLA-B subtypes govern acute myelogenous leukemia relapse after hematopoietic cell transplantation[J]. J Clin Oncol, 2017, 35(20): 2268-2278.

[112] Seggewiss R, Einsele H. Immune reconstitution after allogeneic transplantation and expanding options for immunomodulation: an update[J]. Blood, 2010, 115(19): 3861-3868.

[113] Tong J, Xuan L, Sun Y, et al. Umbilical cord blood transplantation without antithymocyte globulin results in similar survival but better quality of life compared with unrelated peripheral blood stem cell transplantation for the treatment of acute leukemia—a retrospective study in China[J]. Biology of Blood and Marrow Transplantation, 2017, 23(9): 1541-1548.

[114] Moss P, Rickinson A. Cellular immunotherapy for viral infection after HSC transplantation[J]. Nat Rev Immunol, 2005, 5(1): 9-20.

[115] Sun G, Tang B, Song K, et al. Unrelated cord blood transplantation vs. HLA-matched sibling transplantation for adults with B-cell acute lymphoblastic leukemia in complete remission: superior OS for patients with long-term survival[J]. Stem Cell Res Ther, 2022, 13(1): 500.

[116] Sun G, Tang B, Wan X, et al. Chimeric antigen receptor T cell therapy followed by unrelated cord blood transplantation for the treatment of relapsed/refractory B cell acute lymphoblastic leukemia in children and young adults: superior survival but relatively high post-transplantation relapse[J]. Transplant Cell Ther, 2022, 28(2): 71 e1-71 e8.

[117] Michel G, Rocha V, Chevret S, et al. Unrelated cord blood transplantation for childhood acute myeloid leukemia: A Eurocord Group analysis[J]. Blood, 2003, 102(13): 4290-4297.

[118] Baden L R, Swaminathan S, Angarone M, et al. Prevention and treatment of cancer-related infections, version 2.2016, NCCN clinical practice guidelines in oncology[J]. J Natl Compr Canc Netw, 2016, 14(7): 882-913.

[119] Castillo N, García-Cadenas I, Barba P, et al. Early and long-term impaired T lymphocyte immune reconstitution after cord blood transplantation with antithymocyte globulin[J]. Biol Blood Marrow Transplant, 2017, 23(3): 491-497.

[120] Pascal L, Tucunduva L, Ruggeri A, et al. Impact of ATG-containing reduced-intensity conditioning after single-or double-unit allogeneic cord blood transplantation[J]. Blood, 2015, 126(8): 1027-1032.

[121] Zheng C, Luan Z, Fang J, et al. Comparison of conditioning regimens with or without antithymocyte globulin for unrelated cord blood transplantation in children with high-risk or advanced hematological malignancies[J]. Biol Blood Marrow Transplant, 2015, 21(4): 707-712.

[122] Admiraal R, Boelens J J. Antithymocyte globulin: steps toward individualized dosing[J]. Biol Blood Marrow Transplant, 2018, 24(3): 633-634.

[123] Saiyin T, Kirkham A M, Bailey A J M, et al. Clinical outcomes of umbilical cord blood transplan-

tation using ex vivo expansion: a systematic review and meta-analysis of controlled studies[J]. Transplant Cell Ther, 2023, 29(2): 129 e1-129 e9.

[124] Pan T, Ding P, Huang A, et al. Reconstitution of double-negative T cells after cord blood transplantation and its predictive value for acute graft-versus-host disease [J]. Chin Med J (Engl), 2023.

[125] Verneris M R, Miller J S. The phenotypic and functional characteristics of umbilical cord blood and peripheral blood natural killer cells[J]. Br J Haematol, 2009, 147(2): 185-191.

[126] Tanaka J, Sugita J, Asanuma S, et al. Increased number of $CD16^{+}$ CD56(dim) NK cells in peripheral blood mononuclear cells after allogeneic cord blood transplantation[J]. Hum Immunol, 2009, 70(9): 701-705.

[127] Jiang Y Z, Barrett A J, Goldman J M, et al. Association of natural killer cell immune recovery with a graft-versus-leukemia effect independent of graft-versus-host disease following allogeneic bone marrow transplantation[J]. Ann Hematol, 1997, 74(1): 1-6.

[128] Wang D, Sun Z, Zhu X, et al. GARP-mediated active TGF-β1 induces bone marrow NK cell dysfunction in AML patients with early relapse post-allo-HSC[J]. Blood, 2022.

[129] Kawahara Y, Ishimaru S, Tanaka J, et al. Impact of KIR-ligand mismatch on pediatric T-cell acute lymphoblastic leukemia in unrelated cord blood transplantation[J]. Transplant Cell Ther, 2022, 28(9): 598 e1-598 e8.

[130] Komanduri K V, St John L S, de Lima M, et al. Delayed immune reconstitution after cord blood transplantation is characterized by impaired thymopoiesis and late memory T-cell skewing[J]. Blood, 2007, 110(13): 4543-4551.

[131] Hollander G A, Krenger W, Blazar B R. Emerging strategies to boost thymic function[J]. Curr Opin Pharmacol, 2010, 10(4): 443-53.

[132] Clave E, Lisini D, Douay C, et al. Thymic function recovery after unrelated donor cord blood or T-cell depleted HLA-haploidentical stem cell transplantation correlates with leukemia relapse[J]. Front Immunol, 2013, 4: 54.

[133] Thomson B G, Robertson K A, Gowan D, et al. Analysis of engraftment, graft-versus-host disease, and immune recovery following unrelated donor cord blood transplantation[J]. Blood, 2000, 96(8): 2703-2711.

[134] Niehues T, Rocha V, Filipovich A H, et al. Factors affecting lymphocyte subset reconstitution after either related or unrelated cord blood transplantation in children-a Eurocord analysis[J]. Br J Haematol, 2001, 114(1): 42-48.

[135] Escalon M P, Komanduri K V. Cord blood transplantation: evolving strategies to improve engraftment and immune reconstitution[J]. Curr Opin Oncol, 2010, 22(2): 122-129.

[136] van Heijst J W, Ceberio I, Lipuma L B, et al. Quantitative assessment of T cell repertoire recovery after hematopoietic stem cell transplantation[J]. Nat Med, 2013, 19(3): 372-377.

[137] Cohen G, Carter S L, Weinberg K I, et al. Antigen-specific T-lymphocyte function after cord blood transplantation[J]. Biol Blood Marrow Transplant, 2006, 12(12): 1335-1342.

[138] Talvensaari K, Clave E, Douay C, et al. A broad T-cell repertoire diversity and an efficient thymic function indicate a favorable long-term immune reconstitution after cord blood stem cell transplantation[J]. Blood, 2002, 99(4): 1458-1464.

[139] Chang Y J, Zhao X Y, Huo M R, et al. Expression of CD62L on donor $CD4^{+}$ T cells in allografts: correlation with graft-versus-host disease after unmanipulated allogeneic blood and

marrow transplantation[J]. J Clin Immunol, 2009, 29(5): 696-704.

[140] Campbell D J, Koch M A. Phenotypical and functional specialization of FOXP3 + regulatory T cells[J]. Nat Rev Immunol, 2011, 11(2): 119-130.

[141] Di Ianni M, Falzetti F, Carotti A, et al. Tregs prevent GVHD and promote immune reconstitution in HLA-haploidentical transplantation[J]. Blood, 2011, 117(14): 3921-3928.

[142] Sugiyanto M, Gosal S, Kosim A, et al. Impact of the source of hematopoietic stem cells on immune reconstitution after transplantation: A systematic review[J]. Eur J Haematol, 2023, 111 (1): 4-14.

[143] Zhao X, Wang W, Nie S, et al. Dynamic comparison of early immune reactions and immune cell reconstitution after umbilical cord blood transplantation and peripheral blood stem cell transplantation[J]. Front Immunol, 2023, 14: 1084901.

[144] Merindol N, Champagne M A, Duval M, et al. CD8(+) T-cell reconstitution in recipients of umbilical cord blood transplantation and characteristics associated with leukemic relapse[J]. Blood, 2011, 118(16): 4480-4488.

[145] Juvet S C, Zhang L. Double negative regulatory T cells in transplantation and autoimmunity: recent progress and future directions[J]. J Mol Cell Biol, 2012, 4(1): 48-58.

[146] Ye H, Chang Y, Zhao X, et al. Characterization of $CD3^{+}CD4^{-}CD8^{-}$ (double negative) T cells reconstitution in patients following hematopoietic stem-cell transplantation[J]. Transpl Immunol, 2011, 25(4): 180-186.

[147] Hillhouse E E, Thiant S, Moutuou M M, et al. Double-negative T cell levels correlate with chronic graft-versus-host disease severity[J]. Biol Blood Marrow Transplant, 2019, 25(1): 19-25.

[148] Cunningham S, Hackstein H. Cord-blood-derived professional antigen-presenting cells: functions and applications in current and prospective cell therapies[J]. Int J Mol Sci, 2021, 22(11).

[149] Wang H, Liu H, Zhou L, et al. Cytomegalovirus-specific neutralizing antibodies effectively prevent uncontrolled infection after allogeneic hematopoietic stem cell transplantation[J]. iScience, 2022, 25(10): 105065.

[150] Sarvaria A, Basar R, Mehta R S, et al. IL-10 + regulatory B cells are enriched in cord blood and may protect against cGVHD after cord blood transplantation [J]. Blood, 2016, 128 (10): 1346-1361.

[151] Carpenter P A, Englund J A. How I vaccinate blood and marrow transplant recipients[J]. Blood, 2016. 127(23): 2824-2832.

[152] Xu N, Shen S, Dolnikov A. Increasing stem cell dose promotes posttransplant immune reconstitution[J]. Stem Cells Dev, 2017. 26(7): 461-470.

[153] Danby R, Rocha V. Improving engraftment and immune reconstitution in umbilical cord blood transplantation[J]. Front Immunol, 2014, 5: 68.

[154] Politikos I, Lavery J A, Hilden P, et al. Robust $CD4^{+}$ T-cell recovery in adults transplanted with cord blood and no antithymocyte globulin[J]. Blood Adv, 2020, 4(1): 191-202.

[155] Yu Z P, Ding J H, Sun A N, et al. A new conditioning regimen can significantly promote post-transplant immune reconstitution and improve the outcome of umbilical cord blood transplantation for patients[J]. Stem Cells Dev, 2019, 28(20): 1376-1383.

第三章　脐血移植的准备及实施

第一节　脐血移植的适应证

异基因造血干细胞移植（allogeneic hematopoietic stem cell transplantation，allo-HSCT）对恶性及非恶性血液病、先天性和代谢性疾病仍然是一种有效的根治方法。但大多数（约70%）患者并不总是可以寻得人类白细胞抗原（human leukocyte antigen，HLA）完全匹配的亲属捐献者，而且由于曾经的独生子女政策，在中国的捐献者更少，通过登记册找到匹配的无关捐赠者也很困难。非血缘脐血移植（unrelated umbilical cord blood transplantation，UCBT）的临床应用距今已有30余年历史，已被广泛用于临床，对比同为替代供者的单倍体移植体系，UCBT具有独特的特性及疗效。一系列将UCBT与其他移植物来源进行比较的临床队列研究进一步证实了UCBT的优势，慢性移植物抗宿主病（chronic graft-versus-host disease，cGVHD）发生率较低，移植物抗白血病（graft versus leukemia，GVL）效果更强。由于cGVHD通常影响术后生活质量，与其他移植体系相比，UCBT因cGVHD发病率低而具有良好的无GVHD和无复发生存率（GVHD-free relapse-free survival，GRFS）。对于需要行allo-HSCT但无HLA全相合匹配的亲缘或非血缘供者的患者，是一种重要的替代选择。

一、恶性血液病患者

（一）急性髓系白血病（acute myeloid leukemia，AML）

1. AML（非急性早幼粒细胞白血病，非APL）

A. AML（非APL）完全缓解（complete remission，CR）1。

a. 根据欧洲白血病网络/美国国立综合癌症网络（ELN/NCCN）风险分层得出的中高危患者（表3.1）；

b. 疗程治疗后达到CR1的患者；

c. AML患者表现为骨髓增生异常相关改变或治疗相关的髓系改变；

d. 具有以下特征之一的低危组型 AML 患者：在两个巩固周期后未能达到主要分子学反应(major molecular response，MMR)(RUNX1-RUNX1T1 减少＞3 log)或在 6 个月内失去 MMR；CBFB-MYH11/ABL 水平在两个巩固周期后的任何时候复发＞0.1%；CBF-AML 中存在 D816 KIT 突变；CEBPAbi + AML 两次巩固后微小残留病灶(minimal residual disease，MRD)阳性状态；NPM1 + AML 中 MRD 阳性状态。

B. AML(非 APL)≥CR2。

C. 未获得 CR 的 AML：难治及复发性各种类型 AML，如果不能获得 CR，可以进行挽救性 UCBT 治疗。

表 3.1　ELN 2022 风险分层

风险类别	遗传学异常
预后良好	t(8;21)(q22;q22.1)/*RUNX*1::*RUNX*1*T*1*a* inv(16)(p13.1q22)或 t(16;16)(p13.1;q22)/*CBFB*::*MYH*11[a] 无 *FLT*3-*ITD* 的 *NPM*1 突变[b] *CEBPA bZIP* 框内突变[c]
预后中等	*FLT*3-*ITD*　(不考虑等位基因比例或 NPM1 突变) t(9;11)(p21.3;q23.3)/*MLLT*3::*KMT*2*A*[d] 细胞遗传学和/或分子学异常未分类为预后良好或预后不良
预后不良	t(6;9)(p23.3;q34.1)/*DEK*::*NUP*214 t(v;11q23.3)/*KMT*2*A* 重排(不包括 *KMT*2*A*-*PTD*) t(9;22)(q34.1;q11.2)/*BCR*::*ABL*1 (8;16)(p11;p13)/*KAT*6*A*::*CREBBP* inv(3)(q21.3;q26.2)或 t(3;3)(q21.3;q26.2)/*GATA*2,*MECOM*(*EVI*1) t(3q26.2;v)/*MECOM*(*EVI*1)-重排 −5 或 del(5q)；−7；−17/abn(17p) 复杂核型(定义改变)[e]；Monosomal 核型 *ASXL*1、*BCOR*、*EZH*2、*RUNX*1、*SF*3*B*1、*SRSF*2、*STAG*2、*U*2*AF*1 或 *ZRSR*2 突变[f] *TP*53 突变(变异等位基因频率≥10%)

注：a：*KIT* 或 *FLT*3 突变不会改变风险类别。

b：*AMI* 伴 *NPM*1 突变和高危细胞遗传学异常的归类为预后不良组。

c：仅影响 *CEBPA* 基因 bZIP 结构域的框内突变(不论是单等位基因还是双等位基因突变)，与良好结局相关。

d：t(9;11)(p21.3;q23.3)的存在优先于罕见共存的高危基因突变。

e：复杂核型≥3 个不相关的染色体异常而无其他定义亚型的重现性遗传学异常；排除具有 3 个或更多三体(或多体)Ⅱ无结构异常的超二倍体核型。

f：*AML* 伴 *NPM*1 和上述高危分子异常之一，目前不改变风险类别。

2. 急性早幼粒细胞白血病(acute promyelocytic leukemia，APL)

A. 通过诱导治疗未能达到血液学 CR。

B. 复发的 APL(分子、细胞遗传学或血液学复发)，在再诱导后仍保持 PML-RARα 阳性。

（二）急性淋巴细胞白血病

1. 成人和青少年 Ph+ALL(年龄>14 岁)

A. Ph+ALL(CR1)。

B. Ph+ALL≥CR2。

C. 未获得 CR 的 Ph+ALL：可以采用现有可及的免疫细胞治疗如嵌合抗原受体 T 细胞(chimeric antigen receptor T cell，CAR-T)、抗体类药物如贝林妥欧单抗、奥加伊妥珠单抗(Ino)等或临床研究，然后桥接 UCBT。

2. Ph+ALL 患儿(年龄≤14 岁)

A. Ph+ALL(CR1)，尤其是对泼尼松反应差和 MRD 阳性的患者在治疗后 4～12 周的任何时间。

B. Ph+ALL≥CR2。

C. 未获得 CR 的 Ph+ALL：allo-HSCT 作为挽救性治疗，特别是 CAR-T 治疗，可以应用后过渡到脐血移植。

3. 成人和青少年 Ph-ALL(年龄>14 岁)

A. Ph-ALL(CR1)：特别是在 MRD+状态的患者或那些表现出高危风险因素的患者(年龄≥40 岁，初诊时白细胞计数高(T 系≥100×10^9/L，B 系≥30×10^9/L)，或细胞遗传学风险差，包括(亚二倍体、TP53 突变、KMT2A/IgH/HLF/ZNF384/MEF2D/MYC 基因重排、Ph-like、PAX5alt、IKZF1、复杂染色核型等)。

B. Ph-ALL≥CR2。

C. 未获得 CR 的 Ph-ALL：同(二)1. C。

4. Ph-ALL 患儿(年龄≤14 岁)

A. Ph-ALL(CR1)。

a. 在 28～30 天内不能达到血液学 CR 或 MRD>1%的患者；

b. 在巩固治疗后 MRD>0.01%(B-ALL)或 MRD>0.1%(T-ALL)的患者；

c. MLL/KMT2A+ALL 患者。

B. Ph-ALL≥CR2。

C. 未获得 CR 的 Ph-ALL：同(二)1. C。

（三）慢性粒细胞白血病

A. 对所有可用的第一代和第二代酪氨酸激酶抑制剂(tyrosine kinase inhibitors，TKI)不能耐受或耐药。

B. T315I 突变的 Bcr-Abl。

C. 加速或急变。

（四）骨髓增生异常综合征和骨髓增生异常/骨髓增殖性肿瘤

A. 国际预后积分系统(international prognostic scoring system，IPSS)(表 3.2)中危 2 级或高风险骨髓增生异常综合征(myelodysplastic syndrome，MDS)。

表 3.2 骨髓增生异常综合征国际预后积分系统(IPSS)

预后变量	积分				
	0	0.5	1	1.5	2
骨髓原始细胞(%)	<5	5～10	—	11～20	21～30
染色体核型[a]	好	中等	差	—	—
血细胞减少系列[b]	0～1	2～3	—	—	—

危险度分类	积分	中位生存(年)	25%转化 AML(年)
低危	0	6	9.4
中危-1	0.5～1	3.5	3.3
中危-2	1.5～2	1.2	1.1
高危	≥2.5	0.4	0.2

注:a:预后好核型:正常,－Y,del(5q),del(20q);预后中等核型:其余异常;预后差核型:复杂(≥3 个异常)或 7 号染色体异常。

b:中性粒细胞绝对计数<1.8×10^9/L,血红蛋白<100 g/L,血小板计数<100×10^9/L。

B. IPSS 低危或中危 MDS:严重中性粒细胞减少或血小板减少或输血依赖。

C. 慢性粒单核细胞白血病(chronic myelomonocytic leukemia,CMML):CMML 特异性预后评分系统(CMML-specific prognostic scoring system,CPSS)(表 3.3)中危 2 或高危。

D. 幼年型粒单核细胞白血病。

E. 不典型慢性粒细胞白血病(BCR-ABL 阴性),IPSS 中危 2 级或高危。

表 3.3 CMML 特异性预后评分系统

预后参数	分数		
	0	1	2
WHO 分型	CMML-1	CMML-2	—
FAB 分型	MD-CMML	MP-CMML	—
CMML 细胞遗传学危险度分组	低危	中危	高危
红细胞输注依赖	否	是	—

分组	积分	中位生存(月)
低危	0 分	72
中危-1	1 分	31
中危-2	2～3 分	13
高危	4～5 分	5

注:CMML 特定的细胞遗传学危险度分组:＋8、－7/7q－或复杂核型为高危组,正常核型或－Y 为低危组,除外高危和低危的所有染色体异常归为中危组。

（五）骨髓纤维化

根据动态国际预后评分系统（dynamic international prognostic scoring system，DIPSS）（表3.4）或DIPSS-plus评分为中危或高危的患者。

表3.4　国际预后积分系统（IPSS）和动态国际预后积分系统（DIPSS）

预后因素	IPSS积分	DIPSS积分	DIPSS-Plus积分
年龄＞65岁	1	1	—
有体质性症状	1	1	—
HGB＜100 g/L	1	2	—
WBC＞25×10^9/L	1	1	—
外周血原始细胞≥1%	1	1	—
PLT＜100×10^9/L	—	—	1
需要红细胞输注	—	—	1
预后不良染色体核型	—	—	1
DIPSS中危-1	—	—	1
DIPSS中危-2	—	—	2
DIPSS高危	—	—	3

注：预后不良染色体核型包括复杂核型或涉及+8、−7/7q−、i(17q)、−5/5q−、12p−、inv(3)或11q23重排的单个或2个异常。IPSS分组：低危（0分）、中危-1（1分）、中危-2（2分）、高危（≥3分）。DIPSS分组：低危（0分）、中危-1（1或2分）、中危-2（3或4分）、高危（5或6分）。DIPSS-Plus分组：低危（0分）、中危-1（1分）、中危-2（2或3分）、高危（4～6分）。

（六）多发性骨髓瘤

A. 年轻患者伴高危细胞遗传学改变，如t(4;14)；t(14;16)；17p−。

B. 初次自体HSCT后的疾病进展。

（七）霍奇金淋巴瘤

难治或复发型自体HSCT失败后。

（八）非霍奇金淋巴瘤

A. 慢性淋巴细胞白血病/小淋巴细胞淋巴瘤（chronic lymphocytic leukemia/small lymphocytic lymphoma，CLL/SLL）。

在没有新的可用药物的情况下，可以考虑在以下条件下为年轻患者进行UCBT：

a. 对现有药物不敏感或12个月内复发的患者;

b. 对自体HSCT或现有药物有反应但24个月内复发的患者;

c. 具有高危细胞遗传学或分子学因素的患者;

d. 出现Richter综合征症状的患者。

B. 其他:NHL患者,包括滤泡性淋巴瘤、弥漫大B细胞淋巴瘤(diffuse large B-cell lymphoma,DLBCL)、套细胞淋巴瘤、淋巴母细胞淋巴瘤和Burkitt淋巴瘤、外周T细胞淋巴瘤、NK/T细胞淋巴瘤难治、复发或≥CR2的患者,可进行UCBT。

二、非恶性血液病患者

(一) 重型再生障碍性贫血(severe aplastic anemia,SAA)

A. 新诊断的SAA:无同胞全合供者(matched sibling donor,MSDs),有经验的移植中心可以在患者及家属充分知情同意下选用UCBT。

B. 难治和/或复发的SAA:患者对免疫抑制治疗(immunosuppressive therapy,IST)无效或复发的(年龄<50岁,或年龄50~60岁,ECOG评分≤2)患者可行UCBT。

(二) 输血依赖的非重型再生障碍性贫血(transfusion dependence non-severe aplastic anemia,TD-NSAA)

成分输血指征:HGB≤60 g/L;PLT≤10×10^9/L,或PLT≤20×10^9/L伴有明显出血倾向。平均每8周至少1次成分输血且输血依赖持续时间≥4个月者称为TD-NSAA。TD-NSAA有向SAA转化风险。治疗指导原则同SAA。

(三) 阵发性睡眠性血红蛋白尿(paroxysmal nocturnal hemoglobinuria,PNH)

对于难治性、激素耐药或有激素禁忌证的患者,如合并骨髓衰竭、输血依赖、反复出现危及生命的血栓栓塞事件,合并骨髓衰竭患者对1个疗程的IST治疗无效或出现PNH克隆演变,导致MDS/AML。缺乏HLA相合同胞供者,保证一定阈值的有核细胞数和$CD34^+$细胞数情况下,可行UCBT。

(四) 地中海贫血

输血依赖型重型地中海贫血,包括重型地中海贫血、血红蛋白E合并地中海贫血、重型血红蛋白E病。在儿童(年龄2~6岁)进展到第3阶段之前,缺乏HLA相合同胞供者,保证一定阈值的有核细胞数和$CD34^+$细胞数情况下,可行UCBT。

(五) 范科尼贫血

输血依赖性范科尼贫血患者,缺乏HLA相合同胞供者,保证一定阈值的有核细胞数和$CD34^+$细胞数情况下,可行UCBT。

（六）噬血细胞综合征（hemophagocytic lymphohistiocytosis，HLH）

符合以下特征的患者：已证实为原发性 HLH 的患者；难治性/复发性 HLH；严重中枢神经系统受累的 HLH 患者。难治性/复发性高侵袭性淋巴瘤相关 HLH 和 EBV-HLH 患者则可能从 UCBT 中获益。

（七）其他

先天性免疫缺陷或代谢性疾病，包括严重联合免疫缺陷和黏多糖沉积症，慢性肉芽肿性疾病（chronic granulomatous disease，CDG）、极早发型炎症性肠病（very early onset inflammatory bowel disease，VEO-IBD）、X 连锁淋巴增生症（X-linked lymphoproliferative disorder，XLP）、Wiskott-Aldrich 综合征（Weiscott-Aldrich syndrome，WAS）、高 Ig 血症、重症先天性粒细胞缺乏症（severe congenital neutropenia，SCN）等，有经验的移植中心推荐选用 UCBT。

除了疾病类型因素外，所有符合 UCBT 患者的体能评估同样是判断是否合适采用 UCBT 的重要评估标准，多种风险评分已被用作预测异基因造血干细胞移植后患者预后的重要工具。所有患者均应采用 HCT-CI、Kanofsky 或 ECOG 评分进行术前评估。EBMT 评分可作为 allo-HSCT 后患者预后的预测，中国科学技术大学第一附属医院朱小玉移植团队建立了 UCBT 的预后风险模型，对 UCBT EMBT 风险评分进行单变量和多变量分析，以预测患者的预后。单变量结果显示，改良 UCBT EMBT 风险评分可显著预测 OS、LFS、NRM，但不能预测复发（$P<0.0001$）。此外，该模型中包括的预后变量与之前对 EBMT 风险评分的分析相同。结果显示，改良 UCBT EBMT 风险评分也是急性白血病患者 OS、LFS 和 NRM 发病率的唯一独立风险因素。白血病亚型和改良 UCBT EBMT 风险评分均为复发的独立危险因素。与 EBMT 评分相比，改良的 EBMT 评分在预测 UCBT 术后 OS、LFS 和 NRM 方面具有显著增加的判别特性而可能更适合作为 UCBT 患者的预后评估。除患者因素外，脐血本身因素同样需要纳入评估标准之中，由于使用低细胞剂量移植物的 UCBT 有移植延迟或失败的风险。因此，UCBT 并非适合所有患者，特别是移植前存在活动性感染、有多种合并症、脾脏肿大或高龄的患者。此外，标准的免疫预防使用钙调神经磷酸酶抑制剂，移植后早期需要持续有效的药物浓度来预防严重的急性移植物抗宿主病。对于基线肾功能严重受损（肾小球滤过率＜50 mL/min）或其他肾毒性风险因素的患者，这些药物可能难以安全用药。既往未进行细胞毒性化疗的移植患者，如骨髓发育不良和骨髓增生性疾病患者，以及脾肿大患者，移植失败的风险也会增加。

（宋阊迪）

第二节　脐血的选择

一、脐血配型原则

选择一份合适的脐血是非血缘脐带血移植(unrelated umbilical cord blood transplantation,UCBT)成功的第一步,脐血配型需要考虑以下因素:

(一) HLA 基因位点

人类白细胞抗原(human leukocyte antigen, HLA)基因位于人第 6 号染色体短臂 p21.31,根据其功能和分布可分为 HLA Ⅰ、HLA Ⅱ和 HLA Ⅲ三个区。脐血配型时需要的 HLA 基因位点包括 HLA Ⅰ类基因区的经典基因(HLA-A、HLA-B 和 HLA-C)和 HLA Ⅱ类基因区的经典基因(HLA-DR、HLA-DQ 和 HLA-DP)。IPD-KIR 网站(https://www.ebi.ac.uk/ipd/kir/)上可以查询供受者 HLA-B、HLA-C 和 HLA-DP 基因位点匹配情况,供受者 HLA-B、HLA-C 基因位点匹配结果分别为匹配(match)、宿主抗移植物(host-versus-graft,HVG)方向和移植物抗宿主(graft-versus-host,GVH)方向,供受者 HLA-DP 基因位点匹配结果分别为允许错配(permissive)、不允许错配(non-permissive,又分为 HVG 方向和 GVH 方向)。一项关于 HLA 错配对清髓性非亲缘供体造血干胞移植结局影响的多中心回顾性研究发现 7/8 相合 HVG 组急性移植物抗宿主病(acute graft-versus-host disease,aGVHD)发生率显著低于 7/8 相合 GVH 组($HR=0.43$, $P=0.0009$),与 8/8 相合组比较,7/8 相合 GVH 组和双向不合组(供受者纯合子错配)具有较高的移植相关死亡率(transplant related mortality,TRM)和更差的总生存率(overall survival, OS)和无病生存率(disease-free survival,DFS)。

与非血缘骨髓库供者不同,非血缘脐血配型对供受者 HLA 相合度要求较低,一般为 HLA-A、HLA-B、HLA-DRB1≥4/6 相合。为了降低移植失败风险,国家骨髓捐赠者计划(National Marrow Donor Program, NMDP)和国际血液和骨髓移植研究中心(Center for International Blood and Marrow Transplant Research, CIBMTR)指南建议 HLA 基因高分辨分型应包括 HLA-A、HLA-B、HLA-C、HLA-DRB1、HLA-DQB1 和 HLA-DPB1,供受者 HLA 基因匹配:HLA-A、HLA-B、HLA-DRB1≥4/6 相合,HLA-A、HLA-B、HLA-C、HLA-DRB1≥4/8 相合(其他中心建议在细胞数足够的情况下,HLA-A、HLA-B、HLA-C、HLA-DRB1≥3/8 相合也可选择)。英国脐血选择标准建议 HLA-A、HLA-B、HLA-C、HLA-DRB1:优先选择 HLA 8/8 相合且冷冻前 TNC>3.0×10^{7}/kg,其次选择 HLA≥7/8 相合且冷冻前 TNC>5.0×10^{7}/kg,HLA≥5～6/8 相合,相较于 HLA-A 或 HLA-B 错配,HLA-DRB1 错配可延迟中性粒细胞植入时间,增加Ⅱ～Ⅳ度 aGVHD 的发生率和非复发死亡率(non-relapse mortality,NRM),所以应尽量避免 HLA-DRB1 错配;在无其他合适配型时,HLA 4/8 相合也很少被考虑,3/8 相合不推荐选择。

HLA-C 在 HLA 配型中也是比较重要的，Eapen 等研究显示 HLA-A、HLA-B 和 HLA-DRB1 匹配，而 HLA-C 错配，或是 HLA-A、HLA-B 或 HLA-DRB1 单个位点不匹配而 HLA-C 错配均可增加 TRM（HR = 3.97，$P = 0.018$；HR = 1.70，$P = 0.029$）。因此供受者 HLA-C 应尽量避免错配。HLA-DQ 分子是移植中的经典疾病关联标志物，Petersdorf 等纳入 1988—2016 年接受无关供者造血干细胞移植治疗的恶性疾病患者 5684 例，第一组（G1）为任意 DQA1 * 02/03/04/05/06α 与 DQB1 * 02/03/04β 配对，第二组（G2）为任意 DQA1 * 01α 与 DQB1 * 05/06β 配对，相较于 G1G1 和 G2G2，G1G2 的复发率明显增加，G2 匹配与否均会增加复发率，G2 降低了 HLA 匹配和 HLA-DQ 不匹配移植后的 DFS。同时还应注意特殊位点避免错配，如供者或受者存在 HLA-B 51:01 或受者 HLA-C 14:02 均可增加出现重度 aGVHD 的风险，另外受者 HLA-C 14:02 错配与重度 aGVHD 和 TRM 存在相关性，若受者 HLA-C 14:02，供者此位点必须相合，若受者无 HLA-C 14:02，但供者有可作为备选。

中国科学技术大学附属第一医院移植中心自 2000 年已完成脐血移植 2000 余例，从最初的 HLA-A、HLA-B、HLA-DRB1 6 个位点逐渐发展完善至 HLA-A、HLA-B、HLA-C、HLA-DRB1、HLA-DQB1 和 HLA-DPB1 12 个位点。综合以往配型经验，建议 HLA-A、HLA-B 和 HLA-DRB1≥4/6 相合，HLA-A、HLA-B、HLA-C 和 HLA-DRB1≥4/8 相合，HLA-A、HLA-B、HLA-C、HLA-DRB1 和 HLA-DQB1≥5/10 相合。目前本中心虽暂未将 HLA-DPB1 是否相合作为关注重点，但有研究发现 HLA-DPB1 错配可降低白血病复发的风险（$P<0.001$）。

（二）TNC 和 $CD34^+$ 细胞数

HLA 基因匹配情况、脐血的有核细胞数（total nucleated cell，TNC），粒细胞-巨噬细胞菌落形成单位（granulocyte-macrophage colony-forming units，CFU-GM）和 $CD34^+$ 细胞数是影响造血和免疫恢复及移植效果的关键因素。

Eurocord 和其他研究基于以往回输脐血细胞数量均认同 TNC≥3×10^7/kg 或 $CD34^+$ 细胞数≥2×10^5/kg。NMDP/CIBMTR 建议单份脐血细胞数最小剂量为冷冻前 TNC≥2.5×10^7/kg，冷冻前 $CD34^+$ 细胞数≥1.5×10^5/kg，若单份脐血细胞数不足，可选用双份脐血，每份脐血冷冻前 TNC≥1.5×10^7/kg，冷冻前 $CD34^+$ 细胞数≥1.0×10^5/kg，应根据 HLA 基因匹配可选择性及脐血细胞数的剂量，综合考量何者作为脐血选择的首要因素。英国脐血选择标准推荐：

① 恶性血液病：冷冻前 TNC≥3.0×10^7/kg，解冻后 TNC≥$2.0\sim2.5\times10^7$/kg，冷冻前 $CD34^+$ 细胞数≥$1.0\sim1.7\times10^5$/kg，解冻后 $CD34^+$ 细胞数≥$1.0\sim1.2\times10^5$/kg。若回输的 TNC≥$1.0\sim2.0\times10^7$/kg，应考虑使用 $CD34^+$ 细胞数或 CFU-GM 来预测中性粒细胞植入时间，若回输脐血的细胞数均低于推荐量，应于 + 20 d 和 + 28 d 做供受者嵌合，根据是否出现以上情况来决定是否进行二次移植。

② 非恶性血液病：冷冻前 TNC≥3.5×10^7/kg，解冻后 TNC≥3.0×10^7/kg，冷冻前 $CD34^+$ 细胞数>1.7×10^5/kg，对于骨髓衰竭性疾病（如再生障碍性贫血等）冷冻前 TNC>5×10^7/kg。

在选择脐血细胞数时，其结果并不总是理想的。若无满足指南推荐标准的脐血，TNC

和 CD34$^+$ 细胞数，何者应作为首选呢？通常 TNC＞2.5～3×10^7/kg 可以有效避免植入失败，而即使 TNC＜2.5×10^7/kg，CD34$^+$ 细胞数＞1×10^5/kg 也可以植入成功。Nakasone 等回顾性分析了 2006 年至 2014 年间 1917 例接受首次单份 UCBT 的恶性血液病患者，所有患者移植的脐血 TNC＜2.5×10^7/kg，研究发现即使使用极低剂量 TNC(0.5～2.0×10^7/kg)的脐血，只要 CD34$^+$ 细胞数＞1×10^5/kg，就能使中性粒细胞和血小板植入佳，高剂量 TNC 低剂量 CD34$^+$ 组在移植后 3 个月内更易出现细菌性感染。中国科学技术大学附属第一医院移植中心回顾性分析数据表明，血 CD34$^+$ 细胞数≤1.78×10^5/kg 是 UCBT 后血小板植入延缓的独立危险因素。因此，如无最合适细胞数量的脐血可供选择，那么脐血的选择主要基于 CD34$^+$ 细胞数，而非 TNC。

各移植中心脐血细胞数的选择标准略有不同，脐血配型不仅需要考虑 TNC 和 CD34$^+$ 细胞数的最低剂量，同时还应考虑 CFU-GM(反映造血祖细胞增殖能力指标)及脐血复苏后的细胞活力，建议 TNC 活力≥85%，CD34$^+$ 细胞数活力≥95%。随着脐血细胞扩增技术的不断发展，脐血细胞数低的问题或将不再成为脐血移植的主要阻碍。

（三）DSA

抗供体特异性 HLA 抗体(donor-specific anti-HLA antibodies，DSA)的产生与患者过度输血、异基因造血干细胞移植史、感染等相关。抗供体特异性 HLA 抗体不仅是血小板输注无效(platelet transfusion refractoriness，PTR)、输血相关肺损伤等的主要原因，还是导致植入延迟/失败的重要因素。Ruggeri 等研究证实 UCBT 患者移植前存在 DSA，可导致植入延迟和植入失败(graft failure，GF)，同时会增加 TRM，降低生存率。一项来自于日本造血细胞移植学会(Japan Society for Hematopoietic Cell Transplantation，JSHCT)的回顾性研究如下：选取 343 例行单份脐带血移植(cord blood transplantation，CBT)的患者，分为 DSA 阳性组(25 例患者的平均荧光强度(Mean fluorescence intensity，MFI)≥1000)和 DSA 阴性组(318 例患者的 MFI＜1000)，CBT 后 60 天中性粒细胞植入的累积发生率：DSA 阴性组为 75.7%，DSA 阳性组为 56.0%($P=0.03$)，DSA 500≤MFI＜1000 对 CBT 无特殊影响。Tomoyasu 等研究发现 HLA-DQ、HLA-DP 存在 DSA，不仅会影响 CBT 植入，还可能增加细菌感染，进而降低 CBT 患者 OS。NMDP/CIBMTR 指南推荐：对于 DSA 阳性供者，恶性血液病应尽量避免选用，非恶性血液病不推荐选用。

非 DSA 的抗 HLA 抗体(anti-HLA antibody， AHA)阳性对 UCBT 的疗效影响如何呢？中国科学技术大学附属第一医院移植中心回顾性分析 2016 年 1 月至 2018 年 12 月 392 例行 UCBT 的恶性血液病患者，根据患者移植前 1 月内群体反应性抗体(population-reactive antibodies，PRA)筛查试验结果分为 AHA 阳性组(MFI≥500， $n=73$)和 AHA 阴性组(MFI＜500， $n=319$)。结果显示，非特异性 AHA 不影响移植疗效，包括植入、Ⅱ～Ⅳ aGVHD、NRM、OS、DFS 和 GRFS，但 AHA 阳性患者 PTR 发生率高。将 AHA 阳性患者根据 MFI 值分为 MFI≥5000 组和 MFI＜5000 组，研究发现，MFI≥5000 组 100 天 NRM 明显升高，OS 和 DFS 明显降低。多因素分析显示 MFI≥5000 是 NRM 和 OS、DFS 的独立危险因素。因此，患者在行 UCBT 前若 AHA MFI≥5000，建议先进行去抗体处理。

目前，降低或去除抗 AHA 的方法包括血浆置换、抗体吸附、抗 CD20 单克隆抗体(利妥昔单抗)、抗淋巴细胞多克隆抗体、蛋白酶体抑制剂(硼替佐米)、环磷酰胺、静脉注射丙种球蛋白等。

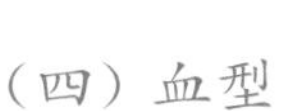

（四）血型

ABO 血型匹配结果有 4 种：

① 相合。

② 主要不合：供者红细胞的 ABO 血型抗原在受者红细胞上不表达，例如供者为 A 型、B 型或 AB 型，受者为 O 型。

③ 次要不合：供者红细胞的 ABO 血型抗体在受者红细胞上不表达，例如供者为 A 型、B 型或 O 型，受者为 AB 型。

④ 主次均不合：同时存在主要、次要 ABO 血型抗原不合，例如供者为 A 型，受者为 B 型。

早前 ABO 血型不合输血可能引起严重的溶血性输血反应，随着造血干细胞移植技术的不断发展和完善，ABO 血型错配不再是造血干细胞移植的禁忌。BMT 和 haplo-HSCT 等外周血异基因移植中供受者 ABO 血型错配可降低 OS，增加 TRM，使红系植入延迟，增加红细胞输注量，主次均不合可致纯红再生障碍性贫血。Tomonari 等研究发现供受者 ABO 血型相合或次要不合的 UCBT 血小板植入优于 ABO 血型主要不合或主次均不合 UCBT（$HR=1.88$，$P=0.013$），在移植过程中供受者 ABO 血型相合或次要不合输注血小板的频次少于 ABO 血型主要不合或主次均不合（$HR=0.80$，$P=0.040$）。输注红细胞的频次也低于 ABO 血型主要不合或主次均不合（$HR=0.74$，$P<0.005$）。

中国科学技术大学附属第一医院移植中心选取了 2019—2020 年清髓性预处理后行 UCBT 的恶性血液病患者 261 例，其中 80 例 ABO 血型相合，72 例 ABO 血型主要不合，72 例 ABO 血型次要不合，37 例 ABO 血型主次均不合，研究未发现供受者 ABO 血型错配对 UCBT 后的恶性血液病患者的植入、输血、OS 和无事件生存期（event-free survival，EFS）有影响。另一研究也未发现供受者 ABO 血型不合对 UCBT 患者的造血重建、aGVHD 发生率及 TRM 有影响。因此，供受者 ABO 血型可不作为选择脐血时的必需条件。

（五）性别

供受者性别不合的 haplo-HSCT 对恶性血液病患者 haplo-HSCT 后的主要临床结局无影响，但女供男与血小板植入延迟相关，同时也会增加 aGVHD 的发生率和 NRM，女供男的 BMT 会增加严重干眼症的发生率。而在 UCBT 中，供受者性别不合对移植疗效无显著性影响。中国科学技术大学附属第一医院移植中心回顾性单因素分析分析了 2011 年 2 月至 2015 年 12 月 207 例接受单份 UCBT 的 AML，女供男与 OS、LFS 和复发无统计学意义的差异，与较低的 NRM 存在正相关。Lister 等研究表明性别不合的 UCBT 用于治疗晚期恶性血液病，未发现供受者性别不合对植入、GVHD 和移植物抗白血病（graft-versus-leukemia，GVL）有影响。

因此，供受者性别相合与否非选择脐血时需要考虑的必要因素。

（六）KIRs

杀伤细胞免疫球蛋白样受体（killer-cell immunoglobulin-like receptors，KIRs）是一种主要表达于自然杀伤（natural killer，NK）细胞和部分 T 细胞表面的受体，通过识别与靶细胞表面的 MHC-Ⅰ类分子结合来调节 NK 细胞和 T 细胞的活性，发挥免疫调节的功能。

KIRs 基因型有 16 个：

① *CEN* 基因：2*DS*2、2*DL*2、2*DL*3、2*DP*1、2*DL*1、3*DL*1。

② *TEL* 基因：2*DS*4、3*DS*1、2*DS*1。

③ *CEN* 或 *TEL* 基因：2*DL*5、2*DS*3、2*DS*5。

④ Framework 基因：3*DL*3、3*DP*1、2*DL*4、3*DL*2。

HLA Ⅰ(-B,-C)基因常见配体包括 Bw4、Bw6、C1 和 C2。在 IPD-KIR 网站(https://www.ebi.ac.uk/ipd/kir/)上可以查询 KIRs 基因型，查询结果分为三个等级：一般(neutral)，较好(better)，最佳(best)，等级越高，移植后越可以提高 LFS，降低复发率。

KIRs 基因与 HLA Ⅰ基因的配体具有相关性。一项关于 iKIR 错配模型和供体 aKIRs 与接受 haplo-HSCT 的 AML 患者预后相关性的研究发现受者与供者 aKIRs 数量增多可降低 aGVHD 发生率(HR = 0.156，*P* = 0.019)和复发率(HR = 0.211，*P* = 0.037)。Martínez-Losada 等纳入 2002 年 9 月至 2011 年 10 月接受单份 UCBT 治疗恶性血液病患者 33 例，根据选择脐血 KIR 表达 2*DL*1、2*DL*2/2*DL*3 基因匹配情况，分为 KIR 配体缺失组(C1/C1 或 C2/C2)和无缺失组(C1/C2)，研究发现 KIR 配体缺失组可以降低 aGVHD 发生率(*P* = 0.04)和复发率(*P* = 0.025)；中国科学技术大学附属第一医院移植中心的研究也证实了 KIR 配体缺失为影响Ⅱ～Ⅳ度 aGVHD 发生的独立性保护因素(HR = 1.518，*P* = 0.036)。另一项研究发现供受者 KIR 3DL1 与受者 HLA-Bw4-80I 结合在 UCBT 中可增强 GVL 效应，从而改善急性白血病患者的预后。

综上所述，KIRs 与 HLA Ⅰ基因配体的关联性可能会影响行造血干细胞移植患者的预后，但目前其所引起的异体反应活性 NK 细胞的作用机制尚未完全清楚，仍需进一步验证。

(七) 脐血冻存时间

多项研究表明随着脐血冻存时间的延长会损失部分已分化成熟的活性细胞，但对细胞回收率、细胞活力和细胞功能无显著影响，选用不同冻存时间的脐血进行移植对患者的造血重建时间、GF 率和 aGVHD 等无显著差异。尽管如此，早前的冻存条件和技术不是很完备，结合本中心 20 余年临床实践，建议选择冻存时间在 10 年以内的脐血，同时还需注意尽量避免选择冻存时间较短的脐血，因为脐血供者随访时间较短，有些结局事件可能未观察到。

(八) NIMA

母系非遗传性抗原(non-inherited maternal antigen，NIMA)即脐血供者与其母亲存在相同的单倍型。若配型中患者和脐血供者 HLA 错配的基因恰好是脐血供者母亲未遗传的那个基因，即为 NIMA 匹配。近年来的研究表明，脐血供者存在 NIMA 不仅可以提高 UCBT 的生存率和中性粒细胞植入率，还可以降低复发率、GVHD 发生率和 TRM。目前脐血配型时，不会将 NIMA 作为必要匹配条件，且脐血库一般很少有脐血供者母亲的 HLA 基因分型。选择的脐血若存在 NIMA 情况，脐血库通常会出一份相关脐血查询补充说明。

二、总结

脐血配型应先考虑 HLA 基因匹配情况、TNC、$CD34^+$ 细胞数及 CFU-GM、DSA 等情

况，在满足前几项的情况下，如果可供选择的脐血较多，可进一步考虑血型、性别、红细胞清除率等因素，同时还应注意脐血遗传及传染性疾病检测结果和脐血库的资质。

（刘丽娜）

第三节　脐血移植前评估及准备

一、移植前评估

（一）移植前评估的重要性

移植前评估是降低移植后复发率和移植相关死亡率的关键，移植前的患者评估可决定患者是否可以移植以及移植的最佳时机。通过全面的评估可以判断患者是应该尽早移植、暂缓移植、不宜移植还是紧急移植，从而保证每个患者移植的合理性，最终使患者从移植中获益。

（二）移植患者身体状况评估

1. 年龄

年龄是影响移植疗效的主要原因，特别是年龄大的患者，既往患有其他疾病，如高血压、糖尿病等，加之既往化疗或放疗对患者身体造成了不同程度的伤害，均会增加移植的风险。对于儿童患者，预处理会对其神经认知发育产生影响，移植前应进行神经认知评估，对于表现差的患者，应建议取消移植。

2. 心脏和血管系统

通过心电图和超声心动图评估心脏功能，必要时行心脏冠脉成像或冠脉造影检查。患者年龄在 50 岁以上或既往接受了蒽环类药物是心脏并发症的危险因素；二维超声显示 EF 值低于 50%、既往有充血性心功能不全病史是严重心功能不全的高危因素，此类患者预处理方案应采用减低强度预处理，并避免使用心脏毒性药物。

3. 肺脏

在预处理前 1～2 周内完成肺部 CT 和肺功能检查。移植前有肺部病史，肺的弥散功能和 FEV/FVC 降低可预测移植后肺的并发症。如果患者近期诊断活动性肺结核，应推迟移植，抗结核治疗 3～6 个月，并请结核专业医师评估病情。既往已经正规治疗，在移植期间应采用异烟肼、乙胺丁醇和喹诺酮类抗生素三联预防，至免疫抑制剂停用 3～6 个月。

4. 消化道疾病

口腔的感染灶需要专科评估，牙科检查是需要的，若不是反复感染的坏死牙，尽量修补保留而不必过度拔牙，是否需要拔牙，要结合既往粒细胞缺乏期是否反复感染而定。对于肛周脓肿、肛裂、窦道或瘘管内外痔，应请肛肠科会诊，避免移植粒缺期出现肛周感染。对于经常慢性腹泻的患者，应进行电子结肠镜检查，排除克罗恩病、溃疡性结肠炎肠结核或 VRE 定植。对于慢性阑尾炎反复发作的患者，建议行阑尾切除术，如果是急性阑尾炎，没有反复发作，可以保守治疗。

5．肝脏

移植前应进行肝功能检测，因为移植过程中多种药物和GVHD都可能对肝脏造成损伤，最严重的并发症为肝小静脉闭塞病（veno-occlusive disease，VOD），如果患者有肝硬化或肝脏纤维化，应慎重考虑。重型再生障碍性贫血（severe aplastic anemia，SAA）或伴有铁过载患者，移植前需完善肝脏MRI检查，评估是否存在肝脏铁沉积，移植前做好祛铁治疗。对于乙型病毒性肝炎的患者，活动期应先治疗肝炎并适当推迟移植；HBsAg阳性携带者，若HBV-DNA阴性，可以接受移植；若HBV-DNA阳性，肝功能正常，应采用抗病毒治疗待病毒转阴后进行移植，并且在移植期间服用抗病毒药物治疗。对于HCV阳性的肝炎患者，待肝功能正常甚至病毒转阴后再进行移植。

6．肾脏

完善肾功能和尿常规检查，血肌酐水平成人宜小于1.5 mg/L，肌酐清除率高于60 mL/min。

7．营养评估

由于疾病本身对机体的消耗、放化疗及治疗的不良反应等因素，可导致患者在移植前即存在营养不良、消瘦；部分患者在移植前存在超重或肥胖，可能与患者活动减少及糖皮质激素的促进合成代谢、促进脂肪堆积有关。有研究显示，实际体重应在理想体重的95%～145%，低于95%或高于145%的患者预后不好，特别是低于85%的患者最差，因此，恶病质和病态的肥胖需要特别关注。对于肥胖的患者，若病情允许可适当推迟移植。

8．身体功能评估

采用Karnofsky积分系统对患者身体功能进行评估，分值越高表明体能状态越好。一般认为成人患者不应低于70分；儿童患者Lansly Play-Performace评分不低于60分。

9．心理状态评估

CBT是一个漫长的治疗过程，患者和家属应有较强的心理承受能力。特别是已经经历了恶性疾病的诊断及化疗后的患者，通常存在着焦虑、抑郁以及与癌症有关的负性情绪。不管在移植的各时期，焦虑、抑郁、创伤后应激障碍等不良心理状况均会降低患者生活质量，影响生存率。在移植前，要充分评估患者的心理状态，对于具有抑郁或其他精神方面的问题，需请专科医生进行评估。

二、移植前准备

（一）移植术前谈话

CBT术后早期并发症高，病情随时可能急剧恶化，术前进行充分的讨论，对患者和家属提供可信赖的信息非常重要。信息说明主要包括以下几个方面：

（1）准确的疾病诊断和移植适应证的告知。

（2）脐血信息的告知。

（3）移植过程可能出现的相关并发症如植入失败、植入延缓、感染、出血、GVHD等情况。

（4）移植后复发的情况。

(5) 移植后生活质量下降及不孕症等。

(6) 患者及家属移植过程和移植后的依从性教育。

移植前谈话的注意事项：部分患者及家属常常被成功率的数字所误导，高危患者，特别是老年人更要慎重对待，要对社会背景、患者经历、性格等进行全面评估，仅凭可能性就不建议进行移植。

(二) 入室前护理

脐血移植的全过程对每一位患者来说都是一种“磨难”，所以要有充分的思想准备和战胜病魔的决心，积极配合治疗和护理，才能提高成功率，以达到长期存活的目的。患者从决定移植到入住层流病房(图 3.1)，每个人的疾病和心理状态都有所不同，他们对在层流病房里的生活、治疗、移植经过及移植后的生活会有所担心、产生不安，护士会给予耐心细致的护理和健康指导。

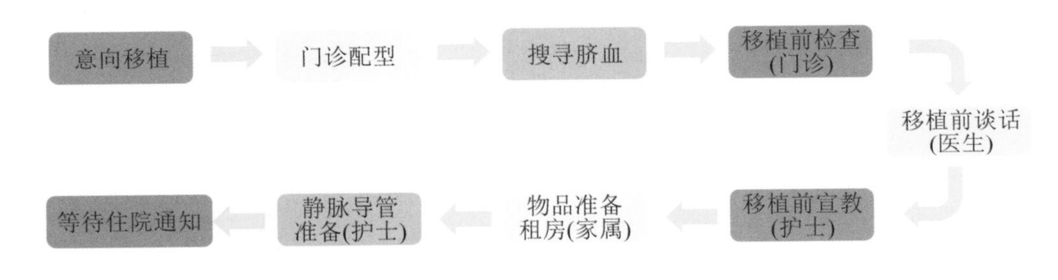

图 3.1　本中心患者入室前流程

1. 入室前健康宣教

本中心采用面对面授课的方式对患者及家属进行入室前健康宣教，如：介绍层流病房环境、医护团队、自备物品准备清单、无菌饮食制作方法、移植过程易发生的感染、出血等并发症的原因及护理措施，鼓励患者保持良好的心态，树立战胜疾病的信心。

2. 层流环境准备

(1) 清洁消毒环境

患者入室前采用 500～1000 mg/L 含氯消毒液擦拭层流室物体表面、室内墙壁及地面 3 遍。擦拭顺序为：室内顶→墙壁高部→室内物品(活动桌、床头柜、椅子等)→墙壁中低部→地面，由进门处向污物窗口方向擦拭。

(2) 物品入室方法

患者所有生活用品如被子、病员服、卫生纸等能耐受高温的物品，需采用双层包布包装经高压灭菌处理后投递到层流房内；不能耐受高温的物品，采用 500 mg/L 含氯消毒液浸泡或紫外线照射后入室。

(3) 工作人员入室方法

入室前淋浴，消毒手后更换无菌工作服，戴无菌口罩帽子，按要求更换拖鞋进入各区域。

(4) 物品摆放

物品按要求摆放于适当位置，便于患者使用，并避免阻挡回风过滤网，具体如图 3.2 所示。

(5) 消毒装置

每室、每区域均配备速效消手剂和一次性消毒湿巾。

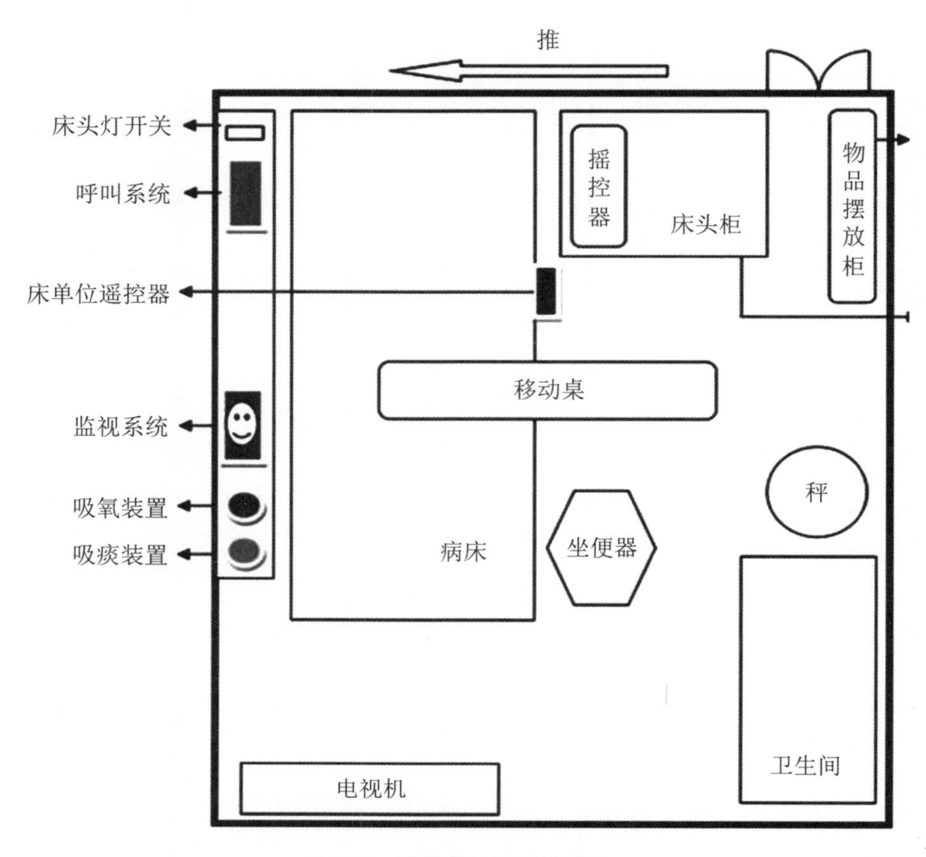

图 3.2 层流室物品摆放要求

3. 自备物品准备

具体见表 3.5。

表 3.5 患者自备物品清单

物品名称	数量	备注
棉被	1 件	150 cm×200 cm(1.5 千克左右,丝绵)
棉质垫絮	1 件	80 cm×200 cm(1.25 千克左右,丝绵或者棉絮均可)
棉质枕芯	1 件	
不锈钢盆	4 个	直径 38～40 cm(洗脸、洗澡、垃圾、擦地用)
	1 个	直径 41～42 cm(坐浴用)
300 mL 塑料杯	4 个	刷牙用(带盖、带刻度、带把手,高度不超多 10 cm)
350 mL 玻璃杯	3 个	喝水用(带盖、带刻度、带把手,高度不超多 10 cm)
300 mL 玻璃杯	3 个	喝果汁、牛奶用(带盖、带刻度、带把手,高度不超多 10 cm)
餐具	2 套	大、中、小号,玻璃或者陶瓷(带盖子),筷子、勺子各 2 套

续表

物品名称	数量	备注
餐盘	3个	长38～40 cm,宽29～30 cm,高2～3 cm
不锈钢铁盒	3个	用于放筷子、勺子、牙刷用
棉质方巾	9条	洗脸、洗脚及坐浴方巾各3条(不同颜色,浅色为宜)
棉质头巾	3条	需要者自备
安心裤	1包	生理期女性自备,整包装送
尿不湿	1包	幼儿自备,整包装送
刀切纸	1包	白色
卷纸	2提	白色,实心的
湿纸巾	2包	手口湿巾,不含酒精成分,无刺激的婴幼儿款
牙膏	1个	儿童款
牙刷	1把	软毛刷
口罩	1包	医用口罩
尿壶	1个	男性自备,透明带刻度
塑料量杯(1000 mL)	1个	透明带刻度
手电筒	1个	充电款或者自备电池
皮尺	1卷	1.5 m
指甲剪	1个	
微量电子秤	1个	精确到0.1 g,自带电池或者充电款
电子体重秤	1个	公斤秤,自带电池或者充电款
电动剃须刀	1个	双头或者三头,自带充电器
一次性无菌毛巾	1条	
一次性保鲜膜	1卷	
防滑塑料拖鞋	4双	
高压锅	1个	10 L容量,带蒸屉,制作饮食用
小推车	1个	送餐用
圆珠笔	1个	写标签用
标签贴	若干	标识用
防水记号笔	1支	写标识用
婴幼儿润唇膏	1个	
婴幼儿润肤露	2瓶	
电子体温计	1个	

4. 患者准备

(1) 清除全身感染病灶

入室前要求对患者全身皮肤及黏膜进行全面检查，特别要注意口腔、咽部、会阴部及肛周黏膜处有无感染病灶，感染病灶未清除前，患者不可入住层流室。

(2) 身体准备

入室前1～2天剃光头发，修剪指甲，清洁沐浴。

(3) 药浴入室

当天采用1.80%～2.20%葡萄糖酸氯己定消毒液行皮肤消毒(药浴)，水温38～40 ℃，室温调至24～26 ℃，注意保暖，避免受凉，预防跌倒。药浴前注意静脉置管的无菌保护，药浴时着重清洗耳后、颈部、腋下、脐部、腹股沟、会阴部等皮肤皱褶处，特别是男性患者龟头部位。药浴后，更换无菌衣裤，隔离衣拖鞋，无菌保护入层流室。

5. 静脉导管准备

血管通路装置的置入是脐血移植患者全程治疗的重要生命线，确保大剂量化疗药物、高渗肠外营养液和脐血干细胞的安全输注，同时保护周围静脉，满足患者治疗和康复的需要。在导管选择时，首选经外周静脉置入中心静脉导管(peripherally inserted central catheter，PICC)，次选植入式静脉输液港(implantable venous accessport，PORT)，最后选中心静脉导管(central venous catheter，CVC)。置管前需评估患者年龄、插管史、血细胞计数、凝血象、血管内径、疼痛耐受程度及有无心脏基础疾病等，根据患者情况选择最适配的导管。一般情况下，成人要置入单腔和双腔 power PICC 导管各一根，单腔 PICC 可保留1年，双腔导管出院时拔除；儿童可酌情置入2根单腔 PICC 导管，出院时拔除1根。

(黄　璐)

第四节　预处理方案

在造血干细胞移植前，患者须接受一个疗程的大剂量化疗或联合大剂量的放疗，这种治疗称为预处理(conditioning)。它的主要作用：① 为造血干细胞的植入腾出必要的空间；② 抑制或摧毁体内免疫系统，以免移植物被排斥；③ 尽可能清除基础疾病，减少复发。根据预处理方案对骨髓细胞的毒性，分为清髓性预处理(myeloablative conditioning, MAC)、减低强度预处理(reduced-intensity conditioning, RIC)和非清髓性预处理(nonmyeloablative conditioning, NMC)预处理方案。经典(即MAC)方案，一种是环磷酰胺(cyclophosphamide，Cy)/全身照射(total body irradiation，TBI)，TBI单次剂量≥5 Gy或总剂量≥8 Gy；一种是白消安(busulfan，Bu)/Cy，Bu总剂量 >8 mg/kg(口服或等效静脉剂量)；RIC方案，不同于MAC方案，因为烷基化剂或TBI的剂量减少了至少30%。这些方案通常将氟达拉滨(fludarabine，Flu)与减少剂量的烷基化、美法仑(melphalan，Mel)、Bu、塞替派(thiotepa，TT)相结合或减少剂量TBI与Flu相结合。而NMC方案，通过相对低的预处理强度达不到清髓的化疗、放疗剂量。主要方案包括 TBI≤2 Gy ± Flu，Flu ＋Cy ± 抗胸腺细胞球蛋白（anti-thymocyte globulin，ATG），Flu ＋ 阿糖胞苷（cytarabine，Ara-C）＋ 去甲氧柔红霉（idarubicin，Ida），克拉曲滨（cladribine）＋Ara-C，全淋巴照射（total lymphoid irradiation，TLI）＋ATG。

由于脐血中造血干/祖细胞数目少，移植的脐血总有核细胞数（total nucleated cell，TNC）和 $CD34^+$ 细胞数仅为骨髓/外周血移植的 1/10，在目前尚未突破脐血干细胞数量限制而改善植入的前提下，预处理方案是影响 UCBT 植入率的重要因素。能够清除患者免疫功能的预处理方案是保证 UCBT 植入的前提，所以我们一般首选以放疗（TBI 或全骨髓照射（total marrow irradiation，TMI））为主或以化疗为主的清髓性预处理方案。根据患者的基础疾病状态、脏器功能、年龄、是否有合并症等，部分患者也可考虑减低剂量预处理方案。NMC 方案，常用于年龄大、合并症多及脏器功能损伤的患者。

一、清髓性预处理方案

（一）以 TBI 为主的预处理方案

TBI 总剂量为 12.00～13.75 Gy（分 4～9 次照射），剂量率 5.00～7.00 cGy/min。由于单用 TBI 还不足以消灭体内的肿瘤细胞或抑制患者免疫功能，故常联合应用环磷酰胺、Flu、阿糖胞苷等药物。TBI 为主的预处理方案已成为多数移植中心脐血移植（umbilical cord blood transplantation，UCBT）的清髓性预处理标准方案。这些含高剂量分次 TBI 的方案在保证充分的抗白血病作用的同时也能彻底清除患者免疫功能，植入率均在 90%以上。螺旋断层放射治疗系统（TOMO）具有调制能力高、靶区适形度好以及螺旋断层式照射连续不间断等技术优势，基于 TOMO 的全骨髓和淋巴照射（total marrow and lymphoid irradiation，TMLI）与传统 TBI 相比，靶区剂量高而危及器官保护好，胃肠道反应小，中性粒细胞植入中位时间缩短，植入率更高。

（二）以化疗药物为主的预处理方案

Bu 是不含 TBI 清髓性预处理方案的基础。大剂量 Bu 虽然具有清髓作用，但对成熟淋巴细胞的毒性是有限的，故没有明显的免疫抑制作用，通常在 Bu/Cy 方案的基础上加用 Flu 或 TT 或 Ara-C 等促进植入。

TBI/Cy 和 Bu/Cy 是目前应用最广泛的两种清髓性 UCBT 预处理方案。早期，在口服 Bu 时代，由于吸收和代谢的变异性可能导致 Bu 血浆浓度 3 倍以上差异，因此关于两种方案比较的临床结果差异也较大。对于 AML 和 ALL 等特定类型的疾病，基于 TBI 的方案与口服 Bu 的方案相比似乎显示出微弱优势。Bu 静脉制剂则避免了口服剂型的首过效应以及血药浓度不稳定的缺点。欧洲血液和骨髓移植小组（EBMT）急性白血病工作组（ALWP）和国际骨髓移植登记处（CIBMTR）的研究显示，同胞全相合移植预处理方案中采用静脉 Bu 显示出与 TBI 同等的疗效，甚至在部分研究中具有更高的存活率。此前并没有研究比较脐血移植中静脉注射 Bu/Cy 与 TBI/Cy 的疗效差异。本中心发表的一项回顾性队列研究中，来自国内8家中心的331例单份UCBT患者，其中131例采用Bu/Cy为基础、200例采用TBI/Cy为基础的预处理方案。结果显示，TBI/Cy组粒细胞植入率高于Bu/Cy组（98.0%与91.6%，$P<0.001$）。但是Bu/Cy组粒细胞植入时间较TBI/Cy组短（16天与19天，$P<0.001$），两组的非复发死亡率、复发率和生存率均无明显差异。

ATG在单倍体或非血缘移植中已广泛应用，它可以促进植入并降低移植物抗宿主病（GVHD）的风险。但Pascal等的研究结果显示，在减强度的脐血移植中，不含ATG的预处理方案明显提高患者的生存率。多因素分析结果表明使用ATG对中性粒细胞植入无影响；其Ⅱ～Ⅳ度和Ⅲ～Ⅳ度aGVHD发生率均明显低于不含ATG组（$P<0.05$），但感染相关病死率以及移植后淋巴组织增生性疾病相关病死率均明显升高（$P<0.05$），3年OS明显低于不含ATG组（$P<0.0001$），慢性GVHD（cGVHD）发生率以及复发率两组间差异无统计学意义。本中心联合国内7家儿童移植中心的多中心研究回顾性分析了ATG在207例儿童高危或进展期恶性血液病脐血移植中的疗效。不含ATG的预处理组，血小板恢复较快，复发率较低，OS明显延长，而两组的GVHD及TRM相当。常规剂量ATG应用于UCBT不仅影响脐血造血干细胞植入且会导致移植后免疫重建延迟增加病毒、细菌等感染发生，弱化GVL效应。但低剂量、低血药浓度的ATG应用可能起到降低GVHD发生率的作用。我们在UCBT的传统预处理方案早期加入较小剂量的ATG（2 mg/kg，预处理第一天静脉滴注），前期该方案已应用于4例患者，所有患者均获得成功植入，无1例患者发生Ⅱ～Ⅳ度aGVHD，且所有患者免疫重建良好，无严重感染发生，但仍需进一步大宗病例的验证。基于PK/PD的个体化用药策略已引起许多学者的关注并在临床上得到探索性应用。有报道称，在单倍体移植中，ATG的AUC曲线下面积100～148.5 UE/（mL・d）为最佳暴露量。然而由于移植干细胞来源、预处理方案、GVHD预防策略以及患者体重和移植前绝对淋巴计数的差异，最佳的ATG药物浓度仍未形成一致性共识。

Mel也可作为化疗药物为主预处理方案的重要组成部分，可联合环磷酰胺、塞替派、低剂量TBI等来促进植入的同时，可以降低移植后的复发。一项单中心前瞻性研究评估了行Flu/Bu4/Mel方案预处理的51例高危髓系恶性肿瘤患者的疗效和安全性。具体方案为：Mel 40 mg/（m^2・d）应用2天，Flu 30 mg/（m^2・d）应用6天，静脉注射3.2 mg/（kg・d）的Bu应用4天。2年OS、NRM和复发率分别为55%、26%和20%。近期，也有研究比较Flu/Bu4/Mel和常规MAC（包括Bu/Cy和Cy/TBI）预处理治疗复发性或难治性AML的疗效。5年OS分别是45%和24%（$P=0.002$）。Flu/Bu4/Mel组复发率显著减低（HR，0.64；95% CI，0.42～0.96；$P=0.031$），而NRM两组相当。

另外，我中心发现，部分未缓解的AML或MDS患者行挽救性脐血移植，在传统预处理方案中早期加入小剂量地西他滨（20 mg/m^2×3 d），未增加移植相关毒性，且可促进血小板的植入，延长无GVHD无复发生存（GRFS），这可能与地西他滨免疫调节以及促进巨核细胞成熟的功能有关。对于年龄小于18岁的复发难治青少年急性B淋巴细胞白血病，应用CAR-T后桥接脐血移植，2年移植相关死亡率明显降低，2年OS（总生存），DFS（无病生存）以及GRFS均明显上升（P值分别为0.037，0.005，0.028和0.017）。

二、减低剂量预处理方案

减低强度预处理方案在欧美国家广泛应用，较常用的方案是环磷酰胺 50 mg/kg，Flu 150 mg/m^2，赛替派 10 mg/kg，TBI 400 cGy。该方案主要应用在 60 岁以下的成年人，包括急性白血病(68%)，MDS，MPD，NHL，3 年 OS 达 82%，PFS(无病生存)达 76%。然而在年龄>60 岁的患者中未使用该方案。年龄增加会导致 TRM(移植相关死亡)增加，并且该方案对于高造血细胞移植共病指数(hematopoietic cell transplantation comorbidity index，HCT-CI)的患者耐受性较差。另外一项研究适用于年龄稍大的患者，共入组了 31 个患者，包括白血病 MDS、淋巴瘤，中位年龄 57(21～68)岁，预处理方案采用 Flu 180 mg/m^2，Mel 100 mg/m^2，TBI 200 cGy，2 年 OS 达到 53%，2 年 PFS 达到 47%。以曲奥舒凡(Treosulfan)为基础的方案，应用曲奥舒凡 42 mg/m^2，Flu 150～200 mg/m^2联合 TBI 200 cGy，3 年 OS 达 66%，3 年 PFS 达 57%。Treosulfan 预计将于近年在美国获得批准，在这项临床试验中，Flu 的剂量为 200 mg/m^2，用于被认为有高植入失败风险的患者，包括骨髓增生异常综合征，骨髓增殖性疾病或白血病，且末次化疗时间距移植超过 3 个月的患者。在其他患者中，Flu 的剂量为 150 mg/m^2。

三、预处理方案强度的选择

同其他类型的移植一样，UCBT 预处理方案强度的选择应该根据患者的疾病危险度分层，疾病缓解的状态，以及患者应用高强度预处理方案可能带来造成的移植相关死亡风险来全面评估。在患有急性髓细胞白血病(AML)、骨髓增生异常综合征(MDS)和急性淋巴细胞白血病(ALL)的患者中，CBT 后的复发风险包括高风险细胞遗传学和分子学异常的存在以及 MRD(微小残留病)的存在，这部分患者可以从清髓性预处理中获益。较低的植入率和较高的疾病复发率是影响生存的主要原因。

对于疾病控制良好、对放化疗敏感的老年或并发症较多不能耐受清髓性预处理的患者，TRM 是影响生存的主要原因，RIC 可以获益。在判断 CBT 后患者 TRM 的风险时，重要的是需要考虑的患者特征包括年龄、HCT-CI 评分、体能状态、既往的治疗(如既往自体移植或化疗方案的数量)、脏器功能(尤其是肺和肾损伤)和特定的合并症(表 3.6)。HCT-CI 是至关重要的 CBT 后 TRM 的决定因素。HCT-CI≥3 分者移植相关死亡率明显升高。因此，在确定方案强度时应考虑 HCT-CI 评分(表 3.7)。

表 3.6　推荐的预处理强度标准

	高强度	中等强度	低强度
年龄(岁)	≤40	≤65	≤70
KPS 评分	≥90	≥80	≥70
心脏射血分数	≥50%	≥50%	≥40%
肺功能	DLCO(Hb)/FEV1≥60%		无氧气需求 DLCO(Hb)/FEV1≥50%

续表

	高强度	中等强度	低强度
肌酐清除率	≥60 mL/min	≥50 mL/min	≥50 mL/min
肝脏	AST/ALT≤3 倍基线值，尿素氮≤2 倍基线值		AST/ALT≤5 倍基线值，尿素氮≤2.5 倍基线值
HCT-CI	在选择预处理强度时应考虑 HCT-CI。但是，在高强度或中等强度预处理方案中，需要更多的数据来确定可接受的最高的 HCT-CI 分值。		
排除	既往行自体或异基因移植者	既往接受过高强度预处理方案移植者	

表 3.7　HCT-CI 合并症

合并症	HCT-CI 中合并症定义	HCT-CI 得分
心律失常	房颤或房扑，病态窦房结综合征，或室性心律失常	1
心脏病	冠状动脉疾病(一支或多支冠状动脉狭窄需要治疗、支架或旁路移植)，充血性心力衰竭，心肌梗死，或射血分数(EF)≤50%	1
炎性肠病	克罗恩病或溃疡性结肠炎	1
糖尿病	除饮食控制外，需要胰岛素或口服降糖药治疗	1
脑血管疾病	短暂性脑缺血发作或脑血管意外	1
精神障碍	需要精神病学咨询或治疗的抑郁或焦虑	1
轻度肝疾病	慢性肝炎，胆红素＞正常值上限(ULN)～1.5×ULN，或 AST/ALT＞ULN～2.5×ULN	1
肥胖	BMI＞35 kg/m^2	1
感染	要求在第 0 天以后继续进行抗菌治疗	1
风湿病	系统性红斑狼疮(SLE)，类风湿关节炎(RA)，多肌炎，混合性结缔组织病(CTD)，风湿性多肌痛	2
消化性溃疡	需要治疗	2
中重度肾疾病	血清肌酐＞2 mg/dL，进行透析，或先前肾移植	2
中度肺疾病	一氧化碳弥散量(DLCO)和(或)FEV1 66%～80%或轻度活动的呼吸困难	2
先前实体瘤	先前任何时间治疗史，不包括非黑色素瘤皮肤癌	3
心瓣膜病	除外二尖瓣脱垂	3

续表

合并症	HCT-CI 中合并症定义	HCT-CI 得分
心律失常	房颤或房扑，病态窦房结综合征，或室性心律失常	1
重度肺疾病	DLCO 和(或)FEV1≤65%或休息时呼吸困难或需要吸氧	3
中重度肝疾病	肝硬化，胆红素>1.5×ULN，或 AST/ALT>2.5×ULN	3

常规 MAC/RIC 评估体系存在局限性，比如具有降低非血液学毒性的新药（例如塞替派）如今被频繁使用，在当前的 RIC/MAC 分类方案中未考虑其不同的毒性；忽略了用于免疫清除的嘌呤类似物（如 Flu、氯法拉滨）或用于降低复发风险的疾病特异性药物（如阿糖胞苷、VP-16）的额外强度，因此 ALWP 提出应用移植预处理方案指数（transplant conditioning intensity，TCI）评分来评估预处理方案强度。TCI 评分里把将当前 RIC/MAC 分类中未考虑的药物（如嘌呤类似物、环磷酰胺、阿糖胞苷、依托泊苷和卡莫司汀）纳入其中。它将所有的治疗按照剂量分为三个级别。TBI、Bu、曲奥舒凡以及 Mel 的最低剂量定为 1 分，每增加一个级别增加 1 分；而赛替派、Flu、克拉曲滨、环磷酰胺、司莫司汀、阿糖胞苷以及依托泊苷的最低剂量定为 0.5 分，每增加一个级别增加 0.5 分（表 3.8）。TCI 评分分为低（1～2 分）、中（2.5～3.5 分）、高（4～6 分）三组，与 RIC/MAC 分组相比较，TCI 分组能更好地预测早期（第 100 天和 180 天）NRM、2 年 NRM 和 REL（复发）。同时也关注到 TCI 分值在 2.5～3.5 分者，也被称为减低毒性预处理，其中近一半（54%）患者接受了 MAC 治疗，另外 46%的患者接受了 RIC 方案。在单变量分析中表明，这部分患者无论是接受 MAC 治疗还是 RIC 治疗，100 天 NRM（非复发死亡）、180 天 NRM、总 NRM、REL（复发）、LFS（无白血病生存）和 OS 均无明显差异。

表 3.8　移植预处理方案中常见药物的强度积分

预处理方案中常见药物	剂量分层			每个剂量水平增加的分值
	低	中	高	
TBI(Gray)	≤5	6～8	≥9	1
Bu(mg/kg)	≤6.4 iv & ≤8 po	9.6 iv & 12 po	12.8 iv & 16 po	1
曲奥舒凡(g/m^2)	30	36	42	1
Mel(mg/m^2)	<140	≥140	≥200	1
TT(mg/kg)	<10	≥10	≥20	0.5
Flu(mg/m^2)	≤160	>160		0.5
氯法拉滨(mg/m^2)	≤150	>150		0.5
Cy(mg/kg)	<90	≥90		0.5
司莫司汀(mg/m^2)	≤250	280～310	≥350	0.5
Ara-C(g/m^2)	<6	≥6		0.5
依托泊苷(mg/kg)	<50	≥50		0.5

预处理方案的适当与否对于移植的成败至关重要，合适的预处理方案是在保证植入的前提下能降低复发率且具有可承受的预处理毒性。对于UCBT来说，除考虑对恶性细胞的清除外，加强对受者的免疫抑制是保证植入的前提。制定预处理方案时在遵循基本原则的前提下应注意个体化调整。

（姚　雯）

第五节　脐血的输注

一、背景

脐血采集后，使用冷冻保护剂（CPAs）和控制冷却速率的方法降低对其冷冻损伤。脐血干细胞在冻存保护剂二甲基亚砜（DMSO）的保护下冻存在深低温（－196 ℃）液氮中数十年仍能保存干细胞的存活率。

冻存脐血输注前，采用水浴复温的方法将冻存脐血复温至液体状态通过中心静脉输注给受者。脐血放入盛有37 ℃温水的恒温水浴箱中，2～3 min解冻完毕。Broxmeyer等的研究显示，在低温下DMSO对脐血是没有毒性的，但在4 ℃下即会损伤干/祖细胞，致使干/祖细胞随体外时间延长而大量死亡，而且长时间室温放置，造血祖细胞（HPCs）会聚集成团。袋内脐血在水浴复温过程中受热不均匀，存在明显的热应力损伤，且要经历CPAs的溶质效应、胞内冰晶形成和冰重结晶等，致使约20%的干细胞损伤和功能丧失。另外，脐血在复温过程中还会受到水浴温度、复温手法、复温时间和复温速率等的影响，存在脐血复温不均匀和不彻底发生低温输注风险。

为了预防干细胞损失，复温后的脐血应尽快输注，因此，急性输注不良反应发生率高达22%～79%，主要以高血压、肉眼血红蛋白尿为主，甚至危及患者生命，主要考虑由冻存剂（DMSO）和解冻后细胞聚集，以及破碎红细胞、受损粒细胞等成分引起。

我们前期研究发现，规范复温方法和延长输注时间至20 min既能保证脐血干细胞的活性，又可规避严重输注不良反应的发生。因此，做好脐血复温、输注及不良反应的预防和处理非常重要。

二、脐血复温方法

（1）工作人员复温前应确认液氮罐的温度，脐血的袋数及总体积，并经两人交叉核对脐血信息。

（2）用0.5%含氯消毒剂湿拖复温室的地面和物体表面。

（3）用75%的酒精擦拭消毒水浴箱。

（4）复温用水准备：复温用水量约10 L，水温37 ℃。

(5) 解冻复温时间：脐血从 −196 ℃液氮放置 −80 ℃的气相解冻 5 min。从气相放入 37 ℃温水里平稳抖动，禁忌搓揉损伤干细胞，复温时间 2 min。

(6) 做好防破袋和无菌保护。

(7) 留取标本进行检测。

(8) 水浴箱放尽水后，用 75%酒精毛巾擦拭水浴箱消毒备用。

三、脐血输注护理

(一) 脐血输注前护理

(1) 患者评估

评估患者生命体征，预处理期间胃肠道反应及进食情况，血小板计数，心理状态，配合程度，前一日的出入量，输血过敏史等。保证患者血压正常，脐血回输前避免使用利尿剂，导致血容量不足，增加不良反应的发生。

(2) 输注环境准备

室温控制在 22～24 ℃，湿度为 50%～60%，避免人员流动。

(3) 静脉通路准备

脐血由中心静脉导管输注，输注全程严格遵守无菌技术操作规范。输注前 5 min 暂停泵入环孢素 A 等药物，以无菌生理盐水缓慢静滴维持输液通畅。输注导管侧铺无菌巾。输血器连接“三通”后用无菌生理盐水排气，备 20 mL 注射器 2 支，其中 1 支接“三通”接口，另 1 支抽 10 mL 无菌生理盐水放无菌巾上备用。

(4) 患者准备

专人陪伴使患者放松心情。协助患者适量饮水，排空大小便，指导输注过程配合张口深呼吸。

(5) 其他

输注脐血前 1 h 予地塞米松 2～5 mg 静脉滴注，预防过敏反应。

(二) 脐血输注中护理

1. 不良反应监测和处理

监测患者体温、脉搏、血压、血氧饱和度。给予氧气吸入、嘱患者张口呼吸，放松心情。密切关注患者主诉及不良反应发生。根据患者不良反应发生情况，及时遵医嘱予硝苯地平舌下含服、利尿剂静脉推注、甘露醇快速静滴，氧气吸入等降血压、脱水降颅压、缓解头痛等对症处理。

2. 预防堵管

脐血输注过程严格遵守无菌操作，保证静脉输注通路的密闭性。输注前 3～5 min 内脐血滴速在 10～15 滴/分，患者无不适调至 30～40 滴/分，20 min 输完。脐血滴注速度明显缓慢时，护士戴无菌手套，用 20 mL 注射器连接“三通”，旋转“三通”接头，先用无菌生理盐水冲管，评估和保证导管通畅，然后用力适中抽取脐血 10 mL，再缓慢、匀速推注脐血。每次抽取脐血量不得超过 15 mL，用力不可过度，避免造成注射针筒脱离及干细胞受过滤网挤压破坏。脐血输毕后，用无菌生理盐水充分冲管后保持原速输注。

（三）脐血输注后护理

遵医嘱予输注碳酸氢钠、呋塞米、甘露醇等碱化、强迫利尿、缓解疼痛等及时对症处理。提前告知患者输注后小便颜色改变以免其恐慌，督促并协助患者多饮水，鼓励勤排尿。脐血输后留取第一次肉眼血尿标本行尿常规和尿五蛋白检测。

四、脐血输注风险分析

对脐血解冻、复温和输注前、中、后可能出现的风险进行分析，防患于未然。

（一）脐血袋破袋的风险

解冻过程做好脐血破袋防护，取出液氮里的脐血袋放置在 −80 ℃气相中 5 min，使脐血袋表面的液氮变为气态，以免液氮滴落冻伤操作人员及减少温差大造成破袋危险。打开防护脐血的金属盒时动作要熟练，轻取轻放，避免损伤脐血袋。

（二）低温输注的风险

复温时间相同的条件下，复温后脐血的温度与复温水温及水量有关。为了避免脐血干细胞受到温度的热力损伤，复温水温选择适宜于干细胞生存的条件——37 ℃。复温时间不超过 2 min（90～120 s），既保证脐血在最短时间内复苏完全又避免二甲基亚砜对干细胞的毒害。由于国内每袋冻存脐血在 25～40 mL，体积相差较大，在复温时间、复温水温相同的条件下，可能导致脐血复温不彻底，存在低温输注的问题。

（三）静脉导管堵管风险

脐血干细胞为人工采集，与机采的外周血干细胞相比，脐血含有较多量的纤维蛋白、白细胞、血小板等血液成分，经冻存、复温后部分有形细胞破裂成细胞碎片，在纤维蛋白作用下聚集成肉眼可见的凝块，导致脐血输注不畅甚至堵管。近年国内脐血采集和冻存技术也在不断改进和规范，经采集冻存的脐血纯度更高、体积明显较前减少。经输血器输注并正确使用“三通”输液装置可有效过滤凝块，避免发生堵管。

（四）并发高血压的风险

脐血输注时易并发高血压和头痛，及时对症处理大都可在 2～6 h 内症状得到缓解，仅有少部分患者输注脐血并发头痛症状持续 3～4 周才有好转。输血器过滤网孔径为（200 ± 20）μm，很有可能输注了通过输血器过滤网的小凝块堵塞脑部毛细血管，导致局部组织供血不足、缺氧、水肿引起高血压和头痛。脐血输注当天确保患者血小板在一定数量水平，避免高血压导致脑出血风险发生。

（五）并发肾功能损伤的风险

冻存脐血经历冻存、复温处理，输注的脐血有部分红细胞破碎，游离出血红蛋白，经小便排出形成血红蛋白尿。血型不合或冻存体积大含有较多的红细胞，在输注时可能发生急性溶血反应导致血红蛋白尿。患者脐血输后的尿检普遍存在短暂的尿五蛋白改变，一般 24 h 后基本好转，这与脐血是否造成肾组织损伤有待进一步研究。输注前 24 h 给予患者静脉补液以维持足够的血液循环容量，输注后及时碱化、强迫利尿，加快代谢废物排出，血红蛋白尿均可 2 h 左右好转。

五、脐血输注不良反应的影响因素

近年有国外资料表明脐血输注时间在 10～15 min，但快速输注会导致患者产生各种急性不良反应。不良反应从Ⅰ级到Ⅴ级（参照 National Cancer Institute Common Toxicity Criteria (NCI-CTC) version 3.0），包括：胃肠道反应（恶心、呕吐、腹痛、腹泻等）、心血管反应（头痛、高血压、低血压、心动过缓、心律失常等）、呼吸系统症状（呼吸有大蒜味、胸闷、呼吸困难、急性肺水肿等）、神经系统症状（抽搐、手脚发麻、癫痫发作、意识丧失等）、泌尿系统症状（血红蛋白尿、急性肾损伤等）、皮肤反应（皮疹、皮肤潮红等）及过敏、溶血反应等，甚至导致患者输注死亡。

（一）输注速度对患者不良反应的影响

我国脐血冻存技术使每袋脐血终体积在 25～40 mL 之间，含总有核细胞数高达 2.5×10^9，均含有一定量的红细胞，DMSO 浓度为 10%。临床快速输注导致单位时间内输入高浓度、高渗透压、低温度以及含有大量破碎红细胞的脐血经肾小球滤过时会对肾脏产生损伤。因此，临床快速输注是脐血输注不良反应及严重程度的关键因素。

（二）不良反应与单位时间内输入高浓度脐血的渗透压高低相关

任何原因引起的高渗血症早期，都会引起细胞脱水收缩，细胞脱水的效应主要表现在中枢神经系统，收缩的神经元会受到牵拉导致膜电位改变而致神经功能失常，引发脏器再灌注损伤，改变脏器缺氧缺血。高浓度脐血快速输注可致高渗状态，延长输注时间可以缓解血浆高渗透压程度，从而降低头痛、胸闷、腹痛等不良反应发生率和发生程度。

（三）不良反应与输入的脐血温度相关

正常体温是机体进行新陈代谢和生命活动的必要条件。－196 ℃ 冻存的脐血在 37 ℃ 温水中解冻 2 min 左右，使得干细胞状态由固态达到液态，但脐血的温度仍远低于体温，导致患者出现寒战、肌肉痉挛，通过压力反射器增加收缩血管物质的分泌量，刺激交感神经兴奋，释放儿茶酚胺，增加血管收缩性，动静脉收缩，影响血流量，导致血压急剧升高，心动过速，心肌缺血，甚至肾功能衰竭。患者会发生剧烈头痛、胸闷、心悸、呼吸困难，甚至无尿等。在相同水温和复温时间内，提高复温水量可以降低输注不良反应。

（四）不良反应与脐血含破碎红细胞的量有关

脐血内的红细胞，经冻存、解冻、复温后部分成为红细胞碎片。通过充分的补液、碱化尿液及利尿处理，2～3 次血红蛋白尿后小便逐渐变清。快速输注可导致单位时间输入较多的破碎红细胞阻塞肾小管影响肾小球的滤过功能，甚至发生急性肾功能衰竭。通过口服或静脉充分补液可以有效减轻血红蛋白尿的程度。

（五）不良反应与单位时间输入 DMSO 浓度的关系

DMSO 不良反应的产生与药物浓度有关，当输入 10%或更低浓度 DMSO 时就可以出现高血钠和组织水肿。冻存脐血的 DMSO 终浓度约为 10%，当快速输入体内的 DMSO 浓度高可能会导致肺、脑、肠道等血运丰富组织的急性水肿，患者常有剧烈头痛、胸闷、呼吸困难、肠道痉挛等不适的发生。输注时嘱咐患者深呼吸快速排除肺泡毛细血管内的 DMSO 可以预防输注不良反应的发生。

深低温冻存脐血在输注前经规范复温可以最大程度保护脐血干细胞的存活率，保障脐血顺利植入。20 min 脐血输注时间以及输注前、中、后风险管理已在临床应用于近 1500 例患者，既保证了脐带血干细胞的植入，又降低了输注不良反应的发生率和严重程度，保证了移植患者的安全。

（吴　云）

参考文献

［1］ Holtan S G, DeFor T E, Lazaryan A, et al. Composite end point of graft-versus-host disease-free, relapse-free survival after allogeneic hematopoietic cell transplantation[J]. Blood, 2015, 125(8): 1333-1338.

［2］ Zheng C C, Zhu X Y, Tang B L, et al. Clinical separation of cGvHD and GvL and better GvHD free/relapse-free survival(GRFS) after unrelated cord blood transplantation for AML[J]. Bone Marrow Transplant, 2017, 52(1): 88-94.

［3］ Sharma P, Purev E, Haverkos B, et al. Adult cord blood transplant results in comparable overall survival and improved GRFS vs matched related transplant[J]. Blood Adv, 2020, 4(10): 2227-2235.

［4］ Tong J, Xuan L, Sun Y, et al. Umbilical cord blood transplantation without antithymocyte globulin results in similar survival but better quality of life compared with unrelated peripheral blood stem cell transplantation for the treatment of acute leukemia-a retrospective study in China[J]. Biol Blood Marrow Transplant, 2017, 23(9): 1541-1548.

［5］ Dohner H, Estey E, Grimwade D, et al. Diagnosis and management of AML in adults: 2017 ELN recommendations from an international expert panel[J]. Blood, 2017, 129(4): 424-447.

［6］ Zhu H H, Zhang X H, Qin Y Z, et al. MRD-directed risk stratifcation treatment may improve outcomes of t(8; 21) AML in the frst complete remission: results from the AML05 multicenter trial[J]. Blood, 2013, 121(20): 4056-4062.

［7］ Hu G H, Cheng Y F, Lu A D, et al. Allogeneic hematopoietic stem cell transplantation can improve the prognosis of high-risk pediatric t(8; 21) acute myeloid leukemia in frst remission based on MRD-guided treatment[J]. BMC Cancer, 2020, 20(1): 553.

[8] Duan W, Liu X, Jia J, et al. The loss or absence of minimal residual disease of <0.1% at any time after two cycles of consolidation chemotherapy in CBFBMYH11-positive acute myeloid leukaemia indicates poor prognosis[J]. Br J Haematol, 2021, 192(2): 265-271.

[9] Qin Y Z, Jiang Q, et al. The impact of the combination of KIT mutation and minimal residual disease on outcome in t(8; 21) acute myeloid leukemia[J]. Blood Cancer J, 2021, 11(4): 67.

[10] Cho B S, Min G J, Park S S, et al. Prognostic values of D816V KIT mutation and peritransplant CBFB-MYH11 MRD monitoring on acute myeloid leukemia with CBFB-MYH11[J]. Bone Marrow Transplant, 2021, 56(11): 2682-2689.

[11] Ishikawa Y, Kawashima N, Atsuta Y, et al. Prospective evaluation of prognostic impact of KIT mutations on acute myeloid leukemia with RUNX1-RUNX1T1 and CBFB-MYH11[J]. Blood Adv, 2020, 4(1): 66-75.

[12] Wang J, Lu R, Wu Y, et al. Detection of measurable residual disease may better predict outcomes than mutations based on next-generation sequencing in acute myeloid leukaemia with biallelic mutations of CEBPA[J]. Br J Haematol, 2020, 190(4): 533-544.

[13] Jiang H, Li C, Yin P, et al. AntiCD19 chimeric antigen receptor-modifed T-cell therapy bridging to allogeneic hematopoietic stem cell transplantation for relapsed/refractory B-cell acute lymphoblastic leukemia: an open-label pragmatic clinical trial[J]. Am J Hematol, 2019, 94(10): 1113-1122.

[14] Zhang Y, Chen H, Song Y, et al. Chimeric antigens receptor T cell therapy as a bridge to haematopoietic stem cell transplantation for refractory/relapsed B-cell acute lymphomalastic leukemia[J]. Br J Haematol, 2020, 189(1): 146-152.

[15] Jin X, Cao Y, Wang L, et al. HLA-matched and HLA-haploidentical allogeneic CD19-directed chimeric antigen receptor T-cell infusions are feasible in relapsed or refractory B-cell acute lymphoblastic leukemia before hematopoietic stem cell transplantation[J]. Leukemia, 2020, 34(3): 909-913.

[16] Wang N, Hu X, Cao W, et al. Efcacy and safety of CAR19/22 T-cell cocktail therapy in patients with refractory/relapsed B-cell malignancies[J]. Blood, 2020, 135(1): 17-27.

[17] NCCN guideline: myelodysplastic syndromes. Version 1.2021[EB/OL]. (2023-12-30). http://www.nccn.org.

[18] NCCN guideline: MPN. Version 1.2020[EB/OL]. (2023-12-30). http://www.nccn.org.

[19] NCCN guideline: multiple myeloma. Version 3.2021[EB/OL]. (2023-12-30). http://www.nccn.org.

[20] NCCN guideline: HD. Version 1.2020[EB/OL]. (2023-12-30). http://www.nccn.org.

[21] Duarte R F, Labopin M, Bader P, et al. Indications for haematopoietic stem cell transplantation for haematological diseases, solid tumours and immune disorders: current practice in Europe, 2019[J]. Bone Marrow Transplant, 2019, 54(10): 1525-1552.

[22] Zhu X, Huang L, Zheng C, et al. European group for blood and marrow transplantation risk score predicts the outcome of patients with acute leukemia receiving single umbilical cord blood transplantation[J]. Biology of Blood and Marrow Transplantation, 2017, 23(12): 2118-2126.

[23] Hurley C K, Woolfrey A, Wang T, et al. The impact of HLA unidirectional mismatches on the outcome of myeloablative hematopoietic stem cell transplantation with unrelated donors[J]. Blood, 2013, 121(23): 4800-4806.

[24] Dehn J, Spellman S, Hurley C K, et al. Selection of unrelated donors and cord blood units for

hematopoietic cell transplantation：guidelines from the NMDP/CIBMTR[J]. Blood，2019，134(12)：924-934.

[25] Hough R，Danby R，Russell N，et al. Recommendations for a standard UK approach to incorporating umbilical cord blood into clinical transplantation practice：an update on cord blood unit selection，donor selection algorithms and conditioning protocols[J]. British journal of haematology，2016，172(3)：360-370.

[26] Kanda J，Hirabayashi S，Yokoyama H，et al. Effect of multiple HLA locus mismatches on outcomes after single cord blood transplantation[J]. Transplantation and Cellular Therapy，2022，28(7)：398.e391-398.e399.

[27] Eapen M，Klein J P，Sanz G F，et al. Effect of donor-recipient HLA matching at HLA-A，-B，-C，and -DRB1 on outcomes after umbilical-cord blood transplantation for leukaemia and myelodysplastic syndrome：A retrospective analysis[J]. The Lancet Oncology，2011，12(13)：1214-1221.

[28] Petersdorf E W，Bengtsson M，Horowitz M，et al. HLA-DQ heterodimers in hematopoietic cell transplantation[J]. Blood，2022，139(20)：3009-3017.

[29] Morishima S，Kashiwase K，Matsuo K，et al. High-risk HLA alleles for severe acute graft-versus-host disease and mortality in unrelated donor bone marrow transplantation[J]. Haematologica，2016，101(4)：491-498.

[30] Yabe T，Azuma F，Kashiwase K，et al. HLA-DPB1 mismatch induces a graft-versus-leukemia effect without severe acute GVHD after single-unit umbilical cord blood transplantation[J]. Leukemia，2018，32(1)：168-175.

[31] Gluckman E：Ten years of cord blood transplantation：From bench to bedside[J]. British journal of haematology，2009，147(2)：192-199.

[32] Nakasone H，Tabuchi K，Uchida N，et al. Which is more important for the selection of cord blood units for haematopoietic cell transplantation：The number of CD34-positive cells or total nucleated cells? [J]. British Journal of Haematology，2019，185(1)：166-169.

[33] Wu Y，Zhang Z，Tu M，et al. Poor survival and prediction of prolonged isolated thrombocytopenia post umbilical cord blood transplantation in patients with hematological malignancies[J]. Hematological Oncology，2022，40(1)：82-91.

[34] Ruggeri A，Rocha V，Masson E，et al. Impact of donor-specific anti-HLA antibodies on graft failure and survival after reduced intensity conditioning-unrelated cord blood transplantation：A Eurocord，Société Francophone d'Histocompatibilité et d'Immunogénétique (SFHI) and Société Française de Greffe de Moelle et de Thérapie Cellulaire(SFGM-TC) analysis[J]. Haematologica，2013，98(7)：1154-1160.

[35] Fuji S，Oshima K，Ohashi K，et al. Impact of pretransplant donor-specific anti-HLA antibodies on cord blood transplantation on behalf of the Transplant Complications Working Group of Japan Society for Hematopoietic Cell Transplantation[J]. Bone Marrow Transplantation，2020，55(4)：722-728.

[36] Jo T，Arai Y，Hatanaka K，et al. Adverse effect of donor-specific anti-human leukocyte antigen (HLA) antibodies directed at HLA-DP/-DQ on engraftment in cord blood transplantation[J]. Cytotherapy，2023，25(4)：407-414.

[37] Wu Y，Tang B，Song K，et al. The clinical influence of preformed nonspecific anti-HLA antibodies on single-unit umbilical cord blood transplantation in patients with haematological malignancies[J]. British Journal of Haematology，2022，198(4)：e63-e66.

[38] Kimura F, Kanda J, Ishiyama K, et al. ABO blood type incompatibility lost the unfavorable Impact on outcome in unrelated bone marrow transplantation[J]. Bone Marrow Transplantation, 2019, 54(10): 1676-1685.

[39] Lee J H, Lee K H, Kim S, et al. Anti-A isoagglutinin as a risk factor for the development of pure red cell aplasia after major ABO-incompatible allogeneic bone marrow transplantation[J]. Bone marrow Transplantation, 2000, 25(2): 179-184.

[40] Tomonari A, Takahashi S, Ooi J, et al. Impact of ABO incompatibility on engraftment and transfusion requirement after unrelated cord blood transplantation: A single institute experience in Japan [J]. Bone Marrow Transplantation, 2007, 40(6): 523-528.

[41] Chen Y, Wan X, Cao Y, et al. ABO incompatibility does not affect transfusion requirements or clinical outcomes of unrelated cord blood transplantation after myeloablative conditioning for haematological malignancies[J]. Blood, transfusion = Trasfusione del sangue, 2022, 20(2): 156-167.

[42] 严家炜,孙光宇,张磊,等.供受者ABO血型不合对单份非血缘脐血造血干细胞移植早期疗效的影响[J].中华血液学杂志,2015(12):999-1004.

[43] Kamoi M, Ogawa Y, Uchino M, et al. Donor-recipient gender difference affects severity of dry eye after hematopoietic stem cell transplantation[J]. Eye(London, England), 2011, 25(7): 860-865.

[44] 胡姗姗,吴一波,朱盼盼,等.供患者性别组合对恶性血液病患者单倍体造血干细胞移植结局的影响[J].中华血液学杂志,2022(12): 992-1002.

[45] 于文静,王昱,许兰平,等.供受者性别组合对急性白血病单倍体相合造血干细胞移植预后的影响[J].中华血液学杂志,2018(5):398-403.

[46] Zhu X, Huang L, Zheng C, et al. European Group for Blood and Marrow Transplantation Risk Score Predicts the Outcome of Patients with Acute Leukemia Receiving Single Umbilical Cord Blood Transplantation[J]. Biology of Blood and Marrow Transplantation: Journal of the American Society for Blood and Marrow Transplantation, 2017, 23(12): 2118-2126.

[47] Lister J, Gryn J F, McQueen K L, et al. Multiple unit HLA-unmatched sex-mismatched umbilical cord blood transplantation for advanced hematological malignancy[J]. Stem Cells and Development, 2007, 16(1): 177-186.

[48] Zhang Y, Ye C, Zhu H, et al. Association of iKIR-mismatch model and donor aKIRs with better outcome in haploidentical hematopoietic stem cell transplantation for acute myeloid leukemia[J]. Frontiers in Immunology, 2022, 13: 1091188.

[49] Martínez-Losada C, Martín C, Gonzalez R, et al. Patients Lacking a KIR-Ligand of HLA Group C1 or C2 Have a Better Outcome after Umbilical Cord Blood Transplantation[J]. Frontiers in Immunology, 2017, 8: 810.

[50] 方婷婷,朱小玉,汤宝林,等.KIR/HLA受配体模式对血液病患者单份非血缘脐血移植预后的影响[J].中华血液学杂志,2020(03):204-209.

[51] Fang X, Zhu X, Tang B, et al. Donor KIR3DL1/receptor HLA-Bw4-80I Combination Reduces Acute Leukemia Relapse after Umbilical Cord Blood Transplantation without in Vitro T-cell Depletion[J]. Mediterranean Journal of Hematology and Infectious Diseases, 2021, 13(1): e2021005.

[52] 章毅,朱华,金焕英,等.液氮冻存时间对605份脐血造血干细胞质量和临床移植效果的影响[J].中华血液学杂志,2015(1):1-3.

[53] 黄璐,宋瑰琦,吴云,等.深低温冻存不同时间对脐血细胞质量的影响[J].中国实验血液学杂志,

2013,21(1):177-180.

[54] Rocha V, Spellman S, Zhang M J, et al. Effect of HLA-matching recipients to donor noninherited maternal antigens on outcomes after mismatched umbilical cord blood transplantation for hematologic malignancy[J]. Biology of Blood and Marrow Transplantation: Journal of the American Society for Blood and Marrow Transplantation, 2012, 18(12): 1890-1896.

[55] 章建丽,周晓瑜,金爱云. 造血干细胞移植患者心理状况及干预进展[J]. 中国实用护理杂志,2019,35(20):1595-1601.

[56] Johnson P C, Bhatt S, Reynolds M J, et al. Association between baseline patient-reported outcomes and complications of hematopoietic stem cell transplantation[J]. Transplant Cell Ther, 2021, 27(6): 496.e1-496.e5.

[57] 张玲玲,李兰花,张叶楠. 改良药浴在造血干细胞移植患者中的应用研究[J]. 护理与康复,2021,20(8):41-43.

[58] 王静,张莹,姜利利,等. 两种血管通路装置在造血干细胞移植过程中的临床效果[J]. 中华临床营养杂志, 2018,26(2):110-114.

[59] Barker J N, Kurtzberg J, Ballen K, et al. Optimal practices in unrelated donor cord blood transplantation for hematologic malignancies[J]. Biol Blood Marrow Transplant, 2017, 23(6): 882-896.

[60] 王钦瑶,沈建军,刘磊,等. TBI 与 TMLI 联合化疗在非血缘脐血移植中应用的对比研究[J]. 安徽医科大学学报,2021,56(10):1640-1645.

[61] Sun Z, Uu H, Luo C, et a1. Better outcomes of modifled myeloablative conditioning without antithymocyte globulin versus myeloablative conditioning in cord blood transplantation for hematological malignancies: A retrospective(development) and a prospective(validation) study[J]. Int J Cancer, 2018, 143(3):699-708.

[62] Schiltmeyer B, Klingebiel T, Schwab M, et al. Population pharmacokinetics of oral busulfan in children[J]. Cancer Chemother Pharmacol, 2003, 52(3): 209-216.

[63] Tran H T, Madden T, Petropoulos D, et al. Individualizing high-dose oral busulfan: Prospective dose adjustment in a pediatric population undergoing allogeneic stem cell transplantation for advanced hematologic malignancies[J]. Bone Marrow Transplant, 2000, 26(5): 463-470.

[64] Copelan E A, Hamilton B K, Avalos B, et al. Better leukemia-free and overall survival in AML in first remission following cyclophosphamide in combination with busulfan compared with TBI[J]. Blood, 2013, 122(24): 3863-3870.

[65] Bredeson C, LeRademacher J, Kato K, et al. Prospective cohort study comparing intravenous busulfan to total body irradiation in hematopoietic cell transplantation[J]. Blood, 2013, 122(24): 3871-3878.

[66] Kebriaei P, Anasetti C, Zhang M J, et al. Intravenous busulfan compared with total body irradiation pretransplant conditioning for adults with acute lymphoblastic leukemia[J]. Biol Blood Marrow Transplant, 2018, 24(4): 726-733.

[67] Tang B, Zhu X, Zheng C, et a1. Retrospective cohort study comparing the outcomes of intravenous busulfan vs total-body irradiation after single cord blood transplantation[J]. Bone Marrow Transplant, 2019, 54(10): 1614-1624.

[68] Pascal L, Tucunduva L, Ruggeri A, et al. Impact of ATG-containing reduced-intensity conditioning after single-or double-unit allogeneic cord blood transplantation[J]. Blood, 2015, 126: 1027-1032.

[69] Zheng C, Luan Z, Fang J, et al. Comparison of conditioning regimens with or without antithymocyte globulin for unrelated cord blood transplantation in children with high-risk or advanced hematological malignancies[J]. Biol Blood Marrow Transplant, 2015, 21: 707-712.

[70] Wang H, Zhao Y, Fang S, et al. Optimal active anti-thymocyte globulin exposure associated with minimum risk of virus reactivation and comparable acute graft-versus-host disease under adult myeloablative haploidentical peripheral blood stem cell transplantation[J]. Transplant Cell Ther, 2022, 28(6): 332. e1-332.

[71] Wang H, Wang N, Wang L, et al. Targeted dosing of anti-thymocyte globulin in adult unmanipulated haploidentical peripheral blood stem cell transplantation: A single-arm, phase 2 trial[J]. Am J Hematol, 2023, 98(11): 1732-1741.

[72] Yamamoto H, Uchida N, Yuasa M, et al. A novel reduced-toxicity myeloablative conditioning regimen using full-dose busulfan, flfludarabine, and melphalan for single cord blood transplantation provides durable engraftment and remission in nonremission myeloid malignancies[J]. Biol Blood Marrow Transplant, 2016, 22(10): 1844-1850.

[73] Shimomura Y, Hara M, Hirabayashi S, et al. Comparison of flfludarabine, a myeloablative dose of busulfan, and melphalan vs conventional myeloablative conditioning regimen in patients with relapse and refractory acute myeloid leukemia in non-remission status[J]. Bone Marrow Transplant 2021, 56(9): 2302-2304.

[74] Yao W, Chu X, Fang X, et al. Decitabine prior to salvaged cord blood transplantation for acute myeloid leukaemia/myelodysplastic syndrome not in remission[J]. J Clin Pharm Ther, 2020, 45(6): 1372-1381.

[75] Sun G, Tang B, Wan X, et al. Chimeric antigen receptor T cell therapy followed by unrelated cord blood transplantation for the treatment of relapsed/refractory B cell acute lymphoblastic leukemia in children and young adults: Superior survival but relatively high post-transplantation relapse[J]. Transplant Cell Ther, 2022, 28(2): 71. e1-71. e8.

[76] Barker J N, Devlin S M, Naputo K A, et al. High progression-free survival after intermediate intensity double unit cord blood transplantation in adults[J]. Blood Adv, 2020, 4(23): 6064-6076.

[77] DeFilipp Z, Li S, Avigan D, et al. A phase Ⅱ study of reduced-intensity double umbilical cord blood transplantation using flfludarabine, melphalan, and low-dose total body irradiation[J]. Bone Marrow Transplant, 2020, 55(4): 804-810.

[78] Milano F, Gutman J A, Deeg H J, et al. Treosulfan-based conditioning is feasible and effective for cord blood recipients: A phase 2 multicenter study[J]. Blood Adv, 2020, 4(14): 3302-3310.

[79] Döhner H, Estey E, Grimwade D, et al. Diagnosis and management of AML in adults: 2017 ELN recommendations from an international expert panel[J]. Blood, 2017, 129(4): 424-447.

[80] Milano F, Gooley T, Wood B, et al. Cord-blood transplantation in patients with minimal residual disease[J]. N Engl J Med, 2016, 375(22): 944-953.

[81] Oliver D C, Cassaday R D, Ermoian R P, et al. Myeloablative cord blood transplantation yields excellent disease free survival in patients with acute lymphoblastic leukemia[J]. Blood, 2016, 128(22): 4693.

[82] Metheny L, Politikos I, Ballen K K, et al. Guidelines for adult patient selection and conditioning regimens in cord blood transplant recipients with hematologic malignancies and aplastic anemia[J]. Transplant Cell Ther, 2021, 27(4): 286-291.

[83] Carré M, Porcher R, Finke J, et al. Role of age and hematopoietic cell transplantation-specific

comorbidity index in myelodysplastic patients undergoing an allotransplant: A retrospective study from the chronic malignancies working party of the European group for blood and marrow transplantation[J]. Biol Blood Marrow Transplant, 2020, 26(3): 451-457.

[84] Spyridonidis A, Labopin M, Savani B N, et al. Redefining and measuring transplant conditioning intensity in current era: A study in acute myeloid leukemia patients[J]. Bone Marrow Transplant, 2020, 55(6): 1114-1125.

[85] 吴云,谯川南,程洁慧,等.深低温冻存脐血的回输及护理[J].中国实用护理杂志,2010,(9B):15-18.

[86] Mayani H, Wagner J E, Broxmeyer H E. Cord blood research, banking, and transplantation: Achievements, challenges, and perspectives[J]. Bone Marrow Transplant, 2020, 55(1): 48-61.

[87] 张宁.低温保护剂抑制冰晶生成的机理研究[D].大连:大连理工大学,2013.

[88] 栾松华,王红新,刘代红,等.输血器输注造血干细胞对细胞植入"零"影响的论证研究[J].中国输血杂志,2019,32(3):292-294.

[89] Akel S, Regan D, Wall D, et al. Current thawing and infusion practice of cryopreserved cord blood: The impact on graft quality, recipient safety, and transplantation outcomes[J]. Transfusion, 2014, 54(11): 2997-3009.

[90] Castillo N, García-Cadenas I, García O, et al. Few and nonsevere adverse infusion events using an automated method for diluting and washing before unrelated single cord blood transplantation[J]. Biol Blood Marrow Transplant, 2015, 21(4): 682-687.

[91] Konuma T, Ooi J, Takahashi S, et al. Cardiovascular toxicity of cryopreserved cord blood cell infusion[J]. Bone Marrow Transplant, 2008, 41(10): 861-865.

[92] Ikeda K, Ohto H, Okuyama Y, et al. Adverse events associated with infusion of hematopoietic stem cell products: A prospective and multicenter surveillance study[J]. Transfusion Medicine Reviews, 2018, 32(3): 186-194.

[93] 黄璐,宋瑰琦,吴云,等.深低温冻存脐血复苏后输注导致高血压的影响因素分析[J].护理学报,2012,19(12A):1-3.

[94] Huang L, Song G Q, Wu Y, et al. Optimal length of time of cryopreserved umbilical cord blood infusion after thawing[J]. Hematology, 2014, 19(2): 73-79.

[95] 吴云,宋瑰琦,涂美娟,等.冻存脐血复温后输注时间对脐血移植患者输注不良反应及植入效果的影响[J].安徽医学,2014,35(4):416-419.

第四章　脐血移植术后常见并发症的处理

第一节　植入失败

植入失败(graft failure,GF)是异基因造血干细胞移植(allogeneic hematopoietic stem cell transplantation,allo-HSCT)术后的严重并发症,移植后植入失败的发生率可达1%～25%,根据不同的移植类型及原发病差异显著,可分为原发性植入失败(缺乏供者细胞的首次植入)和继发性植入失败(供体细胞首次植入后排斥)两种。虽然目前已有多种方案用于预防移植排斥,但GF仍然是限制allo-HSCT疗效的主要障碍,该部分患者预后极差。本节主要阐述GF的定义、发病机制、相关危险因素及基础研究进展。

一、定义

HSCT后中性粒细胞植入定义为连续3天外周血中性粒细胞绝对值(absolute neutrophil count,ANC)$>0.5\times10^9/L$的第1天。血小板植入定义为无血小板输注情况下血小板计数连续7天$>20\times10^9/L$的第1天。

原发性植入失败(primary graft failure,PGF)定义为外周血或骨髓HSCT后28天,连续3天ANC$<0.5\times10^9/L$,且无复发。非血缘脐血移植(unrelated umbilical cord blood transplantation,UCBT)较其他移植类型造血重建显著延迟,因此,UCBT后原发性GF定义为移植后42天ANC仍未植入。继发性植入失败(secondary graft failure)是指在移植后粒系植入后,再次出现的连续7天ANC$<0.5\times10^9/L$,伴有供体嵌合状态的丢失或者无复发情况下供者嵌合率<5%。

二、发病率及不良预后

GF的发生率可达1%～25%,根据不同的移植类型及原发病差异显著。血液系统良性疾病移植后GF的累积发病率明显较高于恶性疾病。

GF常表现为血细胞持续性严重减低,使用清髓性预处理方案的患者,其中性粒细胞无法恢复至正常水平，实施二次 HSCT 是唯一的选择；而接受减低强度预处理的患者，其自体细胞可能会恢复。长期随访发现，原发性移植失败、原发性移植失败后自体重建和继发性移植失败的 5 年 OS 率均显著下降，分别为 18%、11%和 13%。

三、发病机制

（一）细胞介导的移植物抗宿主反应

GF 可能是由于预处理后残留的宿主免疫介导的经典同种异体免疫反应导致的结果，主要参与的细胞包括宿主 T 细胞、NK 细胞、调节性 T 细胞（regulatory T cells，Tregs）。

1. 宿主 T 细胞

残留的宿主 T 细胞被认为是介导移植物抗宿主反应的最突出的效应细胞，该反应在 HLA 不匹配或匹配的移植中均可发生。后一种情况是由于 T 细胞针对次要组织相容性抗原的反应。例如男性特异性 H-Y 抗原代表了参与移植物排斥反应的 MiHA 靶点，增加了性别不匹配移植中发生 GF 的风险。参与 T 细胞介导的移植物排斥反应的分子途径尚未完全确定，可能是多重通路相互作用，宿主 $CD8^+$ T 细胞可以通过不依赖于穿孔素、FasL、TNFR-1 和 trail 依赖的细胞毒性的替代效应途径，引起 MHC 匹配 MIHA 错配的供体移植排斥。

2. NK 细胞

残留的宿主 NK 细胞在早期的动物模型研究中证实可以消除供体干细胞增殖。NK 细胞介导的移植排斥，主要在 MHC 错配移植中发生，是 MHC 分子“自我丢失”后引发 NK 细胞杀伤效应启动的结果。当供者 NK 细胞上表达的杀伤免疫球蛋白受体（killer immunoglobulin-like receptors，KIRs）无法被宿主细胞与同源 MHC Ⅰ类分子配体结合时，就会发生排斥反应，这种效应可能部分依赖于穿孔素介导的细胞毒性作用。也有研究报道供体 NK 细胞可以促进造血干细胞（hematopoietic stem cells，HSCs）的植入。小鼠试验结果提示供体 NK 细胞的过继转移促进了 HSCs 的移植，部分原因是消除了残留的宿主效应免疫细胞对移植物的排斥作用。在行 HLA 单倍体移植的患者中也观察到类似的现象，即移植物抗宿主方向的 KIR 配体不相合性移植对急性髓系白血病（acute myeloid leukemia，AML）患者的移植排斥具有显著的保护作用。

3. Treg

$CD4^+$ $CD25^+$ Tregs 是参与免疫和造血功能的关键免疫调节细胞。在同基因移植环境下，Treg 消融增强了移植后早期的造血功能，而在移植时联合使用 Treg 则抑制了骨髓生成。相反，在异基因移植环境中，宿主和供体 Treg 对移植都具有促进作用。动物实验中使用抗 CD25 单抗去除 Treg，显著增强了小鼠的异体排斥反应。因此，宿主型 Treg 的过继转移改善了异体骨髓移植的长期移植率。体内成像结果显示，颅骨和小梁骨髓内膜表面上 HSC 与宿主 Treg 呈明显共定位，当 Treg 缺失后 HSCs 出现丢失，表明 Treg 在对星状干细胞龛的生成和维持中起直接作用。这种效应似乎本质上依赖于 Treg 产生的 IL-10，采用单克隆抗体阻断 IL-10 或使用从 IL-10 KO 小鼠中分离的 Treg 可以抑制 Treg 介导的 HSC 的保护作用。文献报道供体 Treg 促进移植物植入，而不引起 GVHD。在 MHC 不匹配的 BMT 小鼠模型中，将供体 Treg 共同移植到亚致死条件下的受体中，既能减少造血祖细胞的早期排斥、改善长期供体嵌合，也不诱导 GVHD 的发生。此外，其他诱导 Treg 在体内扩增的分子也显示出改善移植的潜力，如角质形成细胞生长因子（KGF）。在 MHC 匹配的 HSCT 小鼠模型中，KGF 可增加 Treg 的频率及增强其在小鼠体内的免疫抑制能力。

（二）抗体介导的移植物抗宿主反应

同种异体 HSCT 后供者特异性抗体（donor-specific HLA antibodies，DSA）介导的 GF 目前存在争议。抗 HLA 抗体是针对Ⅰ类和Ⅱ类 HLA 抗原的抗体，在妊娠、输血或实体器官移植期间暴露于外源抗原后形成。促炎状态，如感染等也与这些抗体的扩增有关。DSA 的鉴定和分析随着技术的进步而不断改进，目前主要采用交叉匹配和固相免疫分析法进行检测。大多数文献报道认为，DSA 会增加脐血移植及单倍体移植的移植失败率，但具体机制尚不明确。Nordlander 等研究结果显示移植前血清中存在抗 $CD34^{+}$/VEGFR-2^{+} 细胞的抗体的患者 GF 发生率更高。Ciurea 等研究结果提示高 DSA 水平（＞5000 MFI）及存在与补体结合 DSA 抗体（C1q 阳性）的患者发生原发性 GF 的风险更高。在一项日本脐血移植中心的报道里，脐血移植前 DSA 水平（＞1000 MFI）即可导致脐血移植植入率显著降低。因此，应在移植前评估异体患者是否存在 DSA 以及 DSA 的水平对于移植成功十分关键。

四、危险因素

根据文献报道，非恶性血液病及遗传代谢性疾病、低 HLA 相合程度、减低剂量预处理方案、低 $CD34^{+}$ 细胞输注等与 GF 发生相关。

（一）疾病类型

Olsson 等研究发现，非恶性血液病患者 GF 的发生率比恶性血液病患者高 3 倍。既往研究显示重度再生障碍性贫血（severe aplastic anemia，SAA）在异体移植术后 GF 发生率较高。在清髓性异基因造血细胞干细胞移植中，与 AML 患者相比，慢性淋巴细胞白血病（chronic lymphocyte leukemia，CLL）和慢性髓系白血病（chronic myeloid leukemia，CML）患者发生原发性 GF 的风险增加。骨髓增殖性疾病和骨髓增生异常综合征患者的脾脏肿大也是 GF 的一个危险因素。此外，血液系统恶性肿瘤患者的晚期疾病状态也与 GF 的发生相关。

（二）HLA 相合程度

与 HLA 相合的亲缘供体相比，HLA 相合的无关供体和不全相合的供体均可导致 GF 发生率增加。在一项研究中，接受清髓性预处理的 HLA 同卵同胞移植术的白血病患者中 GF 发生率为 0.1%，而接受 HLA 不全相合移植的患者中 GF 发生率明显增高至 5%。

（三）预处理

采用非清髓预处理方案的患者比清髓性预处理（myeloablative conditioning，MAC）方案的患者 GF 发生率更高。一项大型回顾性研究纳入 23272 例血液病患者，分析结果显示，在首次接受清髓性预处理的 allo-HSCT 的恶性血液病患者中 GF 发生率为 5.5%，且接受骨髓干细胞移植的患者 GF 发生率显著高于接受外周血干细胞移植的患者(2.5%与 7.3%，$P<0.001$)。PGF 的危险因素包括马法兰/环磷酰胺预处理方案。全身照射(total body marrow irradiation，TBI)可促进接受低 HLA 相合(≤4/6)或存在抗 HLA 抗体的 UCBT 患者移植术后中性粒细胞植入。此外，移植后环磷酰胺(posttransplant cyclophosphamide，PT-Cy)的使用，可在降低 GVHD 发生率的同时提高植入率。

(四) 移植物

据报道，低剂量干细胞输注的 allo-HSCT 与移植物失败的发生率增加有关。给予 $CD34^+$ 干细胞剂量$<3\times10^6$/kg 的患者移植物失败的发生率为 12%，显著高于接受更高细胞剂量的患者的 1%～7%。总有核细胞量$>2.5\times10^8$/kg 与移植物失败风险降低显著相关。干细胞来源对与移植后植入相关；与骨髓移植物相比，外周血中 PGF 的发生率明显降低。接受 UCBT 的患者 GF 造血重建延迟显著，GF 发生率较其他移植物类型移植显著增加。

(五) 其他

病毒感染、供者高龄、骨髓造血微环境损伤等与植入失败相关。

五、治疗

对于在移植后第 3 周不能实现血液学恢复的患者，应重新评估药物治疗、持续的疾病和病毒感染。建议停用所有非必要的对干细胞有潜在的抑制作用和毒性的药物，如利奈唑胺、阿昔洛韦、更昔洛韦等，并在移植后第 28 天前进行骨髓检查。目前推荐粒细胞集落刺激因子(G-CSF)治疗来支持骨髓，在一项回顾性研究中，大多数 PGF 患者(95%)对 G-CSF 治疗有反应，77%的患者在停用 G-CSF 后持续了这种反应。在 G-CSF 支持后 3 天内，白细胞计数增加到 0.1×10^9/L 以上的患者，可获得持续应答。对于在 HSCT 后第 28 天无法实现血液学恢复的患者，实施的治疗方案包括：

① 注入冷冻保存的自体干细胞。

② 供者淋巴细胞输注。

③ 寻找替代供体以提供额外的干细胞或进行第二次同种异基因干细胞移植。

④ 以评估研究治疗和临床试验。

在一项为期 18 年包括 1630 名 HCT 移植患者的回顾性分析中，对于植入失败患者 1.4%的患者给予了保守治疗，31.8%的患者使用细胞刺激因子，8.7%的患者给予免疫抑制剂，29.0%的患者给予了动员供体白细胞输注，29.0%的患者进行了第二次 HCT。几种方案的 5 年生存率比较，保守治疗方案为 0%，生长因子支持率为 18.2%，免疫抑制为 33.3%，动员供者淋巴细胞输注为 30.0%，第二次 HCT 为 40.0%。据中国一脐血移植中心报道，对于 CBT 后 PGF 者接受了未经处理的单倍相同外周血(PB)和降低强度调节(RIC)骨髓移植作为挽救性治疗效果良好。在中位随访 43 个月后，17 例患者中有 10 例在 CR 中仍然存活。180 天时 TRM 的累积发生率为 29.4%。3 年 OS 和无白血病生存率的概率为 57.5%。其结果表明，在 RIC 方案下未处理的单倍体 PB 和 BM 移植是一种有效的治疗方法。

(方欣臣)

第二节　植入前综合征

一、定义

2003 年 Takaue 等观察到接受减低强度预处理(reduced-intensity conditioning,RIC)方案的 UCBT 患者中,约 70%的患者植入前会出现发热和皮疹,部分患者伴有液体潴留,类似于植入综合征(engraftment syndrome,ES),后 Kishi 等发现了同样的临床表现,将此称为"早期炎症反应综合征(early inflammatory syndrome,EIS)。后基于相关的一些临床回顾性分析,Lee 将这种新观察到的临床综合征,称为植入前综合征(pre-engraftment syndrome,PES)。

造血干细胞移植术后常见的免疫反应包括:非感染性发热(体温≥38.3 ℃)、非药物引起的皮疹、无菌性水样腹泻(稀水便≥2 次/天,连续 3 天)、黄疸(血清总胆红素>34 pmol/L)、肺水肿或体重增加>10%的基础体重等。根据发生的时间不同,移植后免疫反应分为:植入前、围植入期和植入后。植入前免疫反应(pre-engraftment immune reactions,PIR),指发生时间≥植入前 6 天的免疫反应,而植入前 5 天之内的反应被定义为植入综合征(ES),植入后综合征定义为 GVHD。近年来,PES 统一定义为发生在中性粒细胞植入之前的免疫反应。PES 是 allo-HSCT 术后,特别是 UCBT 后较常见的免疫反应,但发病机制不明。

二、流行病学特征及危险因素

(一)植入前综合征的流行病学特征

目前文献报道的 PES 发生率在各个移植中心差异较大,UCBT 后 PES 发生率为 20%~78%。Kishi 等最早在 2005 年报道 57 例 RIC-UCBT 患者中,35 例在中性粒细胞植入之前第 9 天(6~13 天)出现 PES,另有 3 例未植入患者同样出现了类似反应。Park 等报道 381 例患者接受 UCBT(其中清髓 261 例,非清髓 120 例),102 例患者符合 PES 的诊断(占 26.8%),PES 平均出现在 UCBT 后第 11 天,其中 6 例患者未植入。双份脐血移植(double-unit UCBT, dUCBT)体系中,Kevin 报道了 52 例患者接受 dUCBT(其中清髓 12 例,非清髓 4 例)中 16 例患者(31%)符合 PES 诊断,平均出现在 UCBT 后 9 天(5~12 天)。Kanda 等对 57 例双份 UCBT 患者进行分析,其中 44 例符合 PES 的诊断,累计发生率达 77%(66%~88%),PES 平均在 UCBT 后 12 天(4~22 天)出现。Wang 等报道 81 例 UCBT 中 51 例(63%)患者符合 PES 诊断标准。

（二）植入前综合征的危险因素

Park等对381例患者（102例PES，279例未发生PES）进行多因素分析，发现疾病处于低危患者、采用清髓性预处理方案、未采用甲氨蝶呤或糖皮质激素为基础的GVHD预防方案和输注的总有核细胞数（total nuclear cell，TNC）$>5.43\times10^{7}$/kg均是PES发生的高危因素。Lee等将UCBT后PES患者与未发生PES的患者进行对比研究，两组之间在年龄、性别、体重、ABO血型是否相合、HLA是否相合、输注的细胞数和粒细胞集落刺激因子（G-CSF）使用的时间之间均未见差异。DUCBT体系中，Kevin等对52例双份脐血移植（double UCBT，dUCBT）患者进行分析（其中16例发生PES，36例未发生PES），年龄、性别、体重、恶性血液病类型、预处理方案、TNC和HLA相合程度等方面均未见明显差异。但Kanda等发现dUCBT患者中，无论单因素分析还是多因素分析，采用环孢素为基础的预防GVHD方案的患者PES发生率（100%）明显高于他克莫司为基础预防GVHD方案组患者（63%）（95%CI：47%～79%）（单因素：$P=0.03$；多因素：$P=0.02$），认为可能与移植的GVHD预防方案不同或是否使用抗胸腺细胞球蛋白（ATG）等有关。Hong分析了176例HSCT治疗的患者，其中30例患者出现了PES或ES，dUCBT中（90%）全身照射（total body irradiation，TBI）为基础的预处理方案和未接受糖皮质激素为基础的GVHD预防方案是PES发生的高危因素。上述研究提示清髓性预处理方案能够彻底清除受者的免疫系统，有利于供者免疫细胞特别是T细胞的植入，可能是PES发生的机制之一。另外，采用更强的GVHD预防方案，PES的发生率也会降低，也证实了PES实际上是UCBT过程中发生的一系列免疫反应。

三、病理生理学特征

最早学者认为PES是由细胞因子风暴介导的一系列炎症反应，Lee等发现PES的临床表现与传统的急性GVHD（aGVHD）机制相似但又不同，预处理后造成的组织损伤快速引起多种促炎症因子的分泌，植入前免疫反应的发生更多的与过多的细胞因子分泌有关，而非免疫效应细胞活化引起，非真正的aGVHD。同时提出毛细血管渗漏综合征的病理生理学可能是PES原因的假说。患者放化疗会损伤胃肠道内皮层，使LPS等免疫刺激微生物产物进入循环。这些分子可以刺激炎症细胞因子（TNF-α，IL-1），导致炎性细胞因子的二次释放（细胞因子风暴）。此外，潜在的毒性物质，如G-CSF和冷冻保护剂DMSO、表达促炎细胞因子的供体干细胞和同种异体反应性供体T细胞，也可以增强细胞因子风暴，从而有助于增加血管对液体和低分子量物质的渗透性。此外，CB中NK细胞的比例远远高于外周血，$CD56^{hi}$细胞是NK细胞的一个亚群，通过分泌IFN-γ、TNF-α、粒细胞单核细胞（GM）-CSF、IL-5、IL-10和IL-13等细胞因子对其促炎作用发挥重要作用，此外，CB细胞比骨髓来源的细胞具有显著更高的坏死介导的细胞毒性活性，这也可能导致UCBT后CLS或PES的高发生率。Konuma团队采集了CBT术后2周、4周及8周的患者血清样本，检测了21个细胞因子（IL-1β，IL-2，IL-4，IL-5，IL-6，IL-8，IL-9，IL-10，IL-12p70，IL-13，IL-17A，IL-17F，IL-18，IL-21，IL-22，IL-23，IL-33，monocyte chemoattractant protein（MCP）-1，IFN-α，IFN-γ，及TNF-α），发现CBT后2周IL-5和IL-6的升高与CBT后PES发生显著相关。本中心通过分析 UCBT 后受者外周血,发现 PES 患者外周血供者嵌合及单核细胞显著增加。体外分别将脐血和外干的 $CD14^+$ 单核细胞磁珠分选后,进行单细胞测序,测序结果表明,这些脐血来源的单核细胞具有炎症性特征,产生 GM-CSF 和 IL-6 等促炎性细胞因子,同时脐血来源的单核细胞也高表达 GM-CSF 受体,经 GM-CSF 刺激产生更高水平的 IL-6。UCBT 后,单核细胞在受者体内迅速扩增,血清中 GM-CSF 和 IL-6 水平均升高,导致 PES 的发生。在机制研究的基础上,团队开展了托珠单抗(特异性阻断 IL-6 受体单克隆抗体)治疗激素治疗无效的重症 PES 患者的单中心单臂开放性临床试验(注册号:ChiCTR1800015472),临床研究发现,使用托珠单抗进行干预治疗,可以明显控制重症 PES 患者的临床症状,提高患者的生存率。本研究不仅揭示了 UCBT 后 PES 的病理机制,还为重度 PES 患者提供了一种治疗策略,对进一步提高 UCBT 的疗效和推动其广泛应用具有重要指导意义。由于在脐血中发现外周血中没有的单核细胞的炎性特征,推测脐血单核细胞表现出炎症特征,可能从脐血中提取的单核细胞在妊娠分娩前被激活。GM-CSF 受体复合物主要在髓系细胞中表达,在 PES 过程中,该细胞因子可能被单核细胞靶向,而 GM-CSF 引起脐血移植物中的单核细胞产生促炎介质,导致 PES 通常发生在 UCBT 之后。

四、临床表现及对预后的影响

(一)临床症状及体征

非感染性发热及非药物性充血性皮疹是 PES 最为特异性的临床表现,此外腹泻、体重增加在 PES 中常见,肺水肿、肝肾功能损害等在 PES 中相对较少。Park 等研究发现 102 例符合 PES 诊断的患者,常见的临床症状包括非感染性发热(占 93.9%)、充血性皮疹(占 81.8%)、非感染性腹泻(占 29.3%)、体重增加>3%(占 27.3%)、肺水肿(占 13.3%)、中枢神经系统症状(占 8.0%)、低氧血症(占 8.7%)。非感染性发热一般出现在移植后第 7 天(3~41 天),之后在平均第 10 天出现皮疹(2~34 天)。大多数 PES 患者伴皮疹出现,为特征性红色充血性皮疹。然而不同研究结果显示 PES 患者皮疹组织病理不同。Kishi 等取了 6 名 PES 患者皮肤进行组织学检查,发现血管扩张及真皮细胞间水肿不伴有淋巴细胞浸润;而 Lee 等的研究发现 PES 患者皮肤组织病理学显示与急性 GVHD 特点相似,即表皮角质化细胞酸性坏死和基底层空泡样改变伴血管周围淋巴细胞浸润。其他较常见的症状包括非感染性腹泻,指连续 3 天每天至少 2 次稀水样腹泻且未发现任何病原微生物。水钠潴留导致的体重增加,一般指体重大于基础体重的 3%,即 PES 发生时的体重与移植当天体重相比较。Kishi 等报道,接受减低强度 UCBT 后,35 例并发 PES 的患者中有 14 例(占 40%)体重大于基础体重的 3%,说明体重增加是 PES 的重要临床表现之一。此外,35 例并发 PES 的患者中有 10 例(占 28.6%)血清总胆红素>34 μmol/L。部分发生 PES 患者有低氧血症和肺部浸润。Kevin 等报道的 16 例发生 PES 患者中有 11 例(占 69%)发生低氧血症和肺部浸润。Kyle 回顾了 22 例发生 PES 患者中 13 例出现了临床低氧症状,最常见的影像学表现是弥漫性毛玻璃样混浊伴双侧胸腔积液,考虑非心源性肺水肿,可能原因是毛细血管渗漏综合征。

(二)植入前综合征的诊断标准

PES 缺乏特异的病理学、组织学改变或者生化标记,其诊断目前尚无统一标准。多数学者将 PES 定义为：中性粒细胞植入前(≥6 天)非感染性发热，体温≥38.3 ℃，广谱抗生素治疗无效；非药物所致的红斑性充血性皮疹、腹泻、黄疸(血清总胆红素>34 μmol/L)、体重大于基础体重的 3%等免疫反应均定义为 PES。由于 PES 与 ES 的临床特征之间无明显差异，故目前 PES 的诊断标准主要参考 ES 的标准。2001 年，Spitzer 推荐下列诊断标准(ES 标准)：

(1) 主要诊断标准：

① 体温≥38 ℃，无明确的感染源。

② 非药物所致的红斑性皮疹，累及全身皮肤 25%以上。

③ 表现为弥漫性肺部浸润或非心源性肺水肿伴有缺氧症状。

(2) 次要诊断标准。

① 肝功能异常，总胆红素≥34 μmol/L 或转氨酶≥基值 2 倍以上。

② 肾功能不全，肌酐≥基值 2 倍以上。

③ 体重增加≥基础体重的 2.5%。

④ 不能用其他原因解释的一过性脑病。

确诊 ES 需满足 3 条主要诊断标准或 2 条主要标准加 1 条以上次要标准。

(三) 植入前综合征与预后

1. PES 对植入的影响

Lee 等发现发生 PES 的 UCBT 患者中位粒细胞中位植入时间(17.5±6.36，13～22 天)明显快于未发生 PES 患者(32.14±15.12，12～61 天)($P=0.143$)，但 Kyle 等报道发生 PES 的 UCBT 患者中位植入时间(27.5 天)要晚于未发生 PES 患者(20 天)。Wang 等对 81 例 UCBT 的患者进行临床分析(51 例伴有 PES，30 例无 PES)，发现 PES 组中性粒细胞累积植入率高于未发生 PES 组，分别为 91.9%(95% CI：84.7%～99.8%)与 76.7%(95%CI：62.9%～93.4%)；中性粒细胞中位植入时间 PES 组与未发生 PES 组相似，分别为 19.5 天(12～39 天)与 18 天(12～37 天)。Park 等回顾性分析了 381 例接受 UCBT 的患者，其中发生 PES 患者 102 例(26.8%)，其中性粒细胞中位植入时间为 19 天(9～92 天)，与未发生 PES 患者无明显差异(18 天，7～84 天)。发生原发性植入失败 78 例(占 20.5%)，发生 PES 患者中 7 例出现原发性植入失败(占 6.9%)，未发生 PES 患者出现原发性植入失败 71 例(占 25.4%)。多因素分析研究发现，未发生 PES 是原发性植入失败的高危因素(相对危险度(RR)5.50；95%CI：2.24～13.49；$P<0.01$)。Isobe 等发现 UCBT 患者发生与未发生 PES 患者粒系植入时间无显著差异，但发生 PES 患者移植后 3 个月外周血淋巴细胞恢复较快($P=0.040$)。

2. PES 对 GVHD 的影响

Frangoul 等报道 326 例 UCBT 患者中，发生 PES 患者的Ⅱ～Ⅳ度及Ⅲ～Ⅳ度的 aGVHD 显著增加($P<0.01$)，同时增加了 cGVHD 的发生($P=0.002$)，Wang 等报道 UCBT 后发生 PES 与 aGVHD 的发生率呈正相关，Ⅱ～Ⅳ度 aGVHD 100 天累计发生率：发生 PES 组患者为 51.5%(95% CI：38.0%～70.0%)明显高于与未发生 PES 组患者 17.0%(95%CI：6.9%～41.7%)($P=0035$)。多因素分析提示 PES 是发生 aGVHD 的重要高危因素(风险比(HR)4.5；95% CI：1.03～13.4；$P=0.041$)；在 59 例生存超过 100 天的患者中，cGVHD 在 PES 组与未发生 PES 组之间无明显差异(25.1%与 29.3%，$P=0.753$)。提出 PES 可能是 aGVHD 的早期形式，也可能是与 aGVHD 相互重叠的免疫反应。Park 等

也通过多因素研究发现 PES 是Ⅱ～Ⅳ度 aGVHD 发生的高危因素(RR 1.84;95%CI:1.11～3.06; $P=0.02$);100 天内Ⅱ～Ⅳ度 aGVHD 累计发生率在 PES 组及未发生 PES 组中分别为 56.0%和 34.4%($P<0.01$);PES 发生得越早,Ⅱ～Ⅳ度 aGVHD 发生率就越高,PES 的发生时间与 aGVHD 发生率成正相关。同时发现 PES 患者与 aGVHD 在脏器功能的受累方面具有连续性,PES 时伴有皮疹的患者容易并发皮肤 aGVHD(RR 2.97;95%CI:103～851; $P=0.04$)。PES 伴有胆红素升高的患者之后容易出现肝脏的 aGVHD(RR 4.63;95% CI:1.36～15.7; $P=0.01$),而 PES 症状为腹泻的患者与Ⅱ度以上的肠道 aGVHD 无明显相关,同时未发现 PES 与 cGVHD 之间有相关性。Isobe 与 Kevin 等则认为 PES 的发生与 aGVHD 及 cGVHD 无显著相关。

3. 植入前综合征与移植相关死亡率及复发的关系

Lee 等发现 PES 患者的 5 年生存率为 71.43%,无 PES 患者为 49.59%,虽差距较大,但 OS 没有显著差异($P=0.417$),结果与 Kevin 及 Frangoul 等的发现一致。Park 等通过对 UCBT 患者 3 年的随访观察,发现 3 年 TRM 在 PES 组与未发生 PES 组之间均未见明显差异;但是 PES 组患者发生早期细菌感染(移植后 28 天内)的比例要高于未发生 PES 组患者(21.0%与 12.6%, $P=0.05$)。且巨细胞病毒(CMV)感染在 PES 组比例也高于未发生 PES 组患者(57.4%与 42.5%, $P=0.01$),3 年累计复发率在 PES 组明显低于未发生 PES 组,分别为 16.9%和 31.7%,但两者之间无明显统计学意义($P=0.08$)。各移植中心的报道均显示 PES 对患者的移植相关死亡(TRM)、复发率、总体生存率(OS)、无病生存率(DFS)无显著影响。但是未将 PES 进行危险度分型,即轻症 PES 和重症 PES 对 TRM 或预后的影响如何目前尚未见报道。关于 PES 与复发之间的相关性,2011 年中日韩 UCBT 会上(会议资料),日本虎之门医院回顾性分析了 2002 年 1 月 1 日至 2008 年 8 月 31 日期间 365 例进行 UCBT 的患者,PES 发生率 62.2%,重症 PES 发生率 26.4%。他们对未发生 PES 组、轻症 PES 组及重症 PES 组进行 OS 及 DFS 的比较,结果发现轻症 PES 组无论是 OS 还是 DFS,都明显高于其他两组,且具有统计学意义。可见如果早期或过分干预移植后早期免疫反应,移植患者的复发率可能会升高,从而认为 PES 的发生可能同时诱导了移植物抗白血病(GVL)作用,尤其是对轻症 PES 患者降低移植后的复发率。Isobe 则发现 PES 与髓系恶性肿瘤的复发显著相关,可获得更高的 DFS。PES 是 UCBT 过程中常见的一种特异性的免疫反应。PES 的发病机制可能与补体系统、供者 T 细胞的早期嵌合或者单核巨噬细胞系统具有一定的相关性,进一步研究以明确其发病机制对临床具有重要的意义。临床上,目前缺乏对 PES 的严重程度的定义及分级,同时重症 PES 与 TRM 的关系和 PES 与疾病复发之间是否具有相关性均不明确,需要进行临床研究以回答这些问题。

五、预防及治疗

发生 PES 时糖皮质激素的使用可使部分患者症状得到缓解,但由于 PES 发生在粒细胞极度缺乏期,甲强龙(methylprednisolone, MP)等糖皮质激素的使用将明显增加患者感染的风险,所以 MP 的合理使用显得格外重要。Kevin J. 等对 16 名 UCBT 后 PES 患者进行 MP 治疗,中位剂量为 1 mg/kg,所有患者 48 小时内高热症状均缓解并伴随皮疹消退,该研究所有 PES 患者对 MP 治疗均敏感。但目前 PES 缺乏特异性治疗手段与统一的临床指南,以静脉滴注 MP 为主，剂量为 1 mg/(kg·d)左右，主要根据医师与移植中心的经验用药。本中心开展了一项 UCBT 后 PES 危险度分级和分层干预的临床试验(ChiCTR-ONC-16009013)，将 UCBT 后发生 PES 患者根据是否存在以下两个高危因素：① 发生时间早(移植后 5～6 天)；② 3 个及以上临床症状(发热、皮疹、非感染性腹泻、肝功能异常、肾功能损害、非感染性及非心源性弥漫性肺水肿和低氧血症或者无法用其他原因解释的一过性脑病)进行评分，1 个高危因素为 1 分，将 PES 患者分为 0 分(无高危因素)、1 分(有 1 个高危因素)和 2 分(有 2 个高危因素)。根据 PES 预后积分系统，进行 MP 为基础的干预性治疗：0 分患者采用 MP 0.5 mg/(kg·d)进行治疗，1 分患者以 1 mg/(kg·d)的 MP 进行治疗，2 分患者以 2 mg/(kg·d)的 MP 进行治疗。经过上述剂量的 MP 治疗后进行评估，如果治疗 3 天 PES 相关症状进展、治疗 5 天症状不缓解或者治疗 7 天症状仅得到部分改善，则立即加用二线免疫抑制剂抗 CD25 单克隆抗体(舒莱)进行挽救治疗(用法用量：12 mg/m^2，第 1、3、7、14 天或第 1、4、8、15 天，共 4 次)。如患者 PES 症状得到有效控制，MP 按照每周总量 10% 逐渐减量。减量过程中如出现症状波动，则根据情况酌情增加 MP 用量或加用二线治疗。结果表明，中度和重度 PES 患者应用 MP 分层干预治疗后，180 天 TRM 明显降低，OS、DFS 和 GRFS 明显升高(未发表数据)。根据 PES 危险度分级采用不同剂量 MP 分层干预治疗，轻度 PES 患者采用小剂量 MP 可以促进植入，减少原发性植入失败并降低疾病复发率；重度 PES 则以足剂量 MP 治疗，以减少重度 PES 迁延至重度 aGVHD，从而导致 TRM 升高。最终提高 UCBT 患者的长期生存率。

六、总结和展望

本中心采用的强化清髓不含 ATG 的 UCBT 治疗恶性血液病技术体系，PES 的发生率高达 70.6%。UCBT 后 2 周 IL-5 和 IL-6 水平的升高可以预测 PES 的发生。PES 危险度分级及不同剂量 MP 分层干预治疗在不影响脐血植入的情况下，明显降低 PES 患者尤其是重度 PES 患者的 TRM，进一步改善中重度 PES 患者的生存预后。现有的 PES 危险度积分系统仍需进一步完善，如何更早预测和识别重症 PES 的发生，制定更为有效的干预手段防治重度 PES 的发生，改善重度 PES 患者的生存预后，有待进一步深入探讨。

(宋阎迪)

第三节　移植后持续孤立性血小板减少

一、定义

移植后持续孤立性血小板减少(prolonged isolated thrombocytopenia，PIT)，定义为造血干细胞移植 60 天后，除血小板外其他谱系均已植入(中性粒细胞绝对值(absolute neutrophil count，ANC）连续 3 天大于 0.5×10^9/L，血红蛋白＞70 g/L，脱离输血支持），血小板（platelet，PLT）持续小于 20×10^9/L 或未脱离血小板输注，STR-PCR 显示完全供体嵌合状态且排除原发病复发。

二、发生率

PIT 是 allo-HSCT 术后常见并发症之一，其发生率达 5%～48.6%，其中北京大学人民医院单倍体移植后 PIT 的发生率为 10.1%。由于脐血细胞数量有限，与其他类型 allo-HSCT 相比，UCBT 后血小板植入延迟显著，本中心回顾性分析 244 例恶性血液病患者接受 UCBT 后的血小板重建情况，结果显示 PIT 发生率约 20.1%（49/244）。

三、危险因素

国内外多项研究表明，患者年龄（＞25 岁）、供者类型（脐血移植、无关供体）、$CD34^+$ 细胞输注数量、人白细胞抗原（human leukocyte antigen，HLA）相合程度、Ⅱ～Ⅳ度急性移植物抗宿主病（graft-versus-host disease，GVHD）、病毒（EB 病毒，巨细胞病毒等）感染、铁过载、药物（更昔洛韦、芦可替尼等），肝静脉闭塞症等因素与 PIT 的发生相关。本中心研究结果表明，较低 $CD34^+$ 细胞输注量（$\leqslant1.78\times10^5$/kg）、Ⅱ～Ⅳ度急性 GVHD、移植前较低的血小板计数（$\leqslant100\times10^9$/L）、较长的中性粒植入时间（≥17 天）是 UCBT 后 PIT 发生的独立危险因素。

四、病因及发病机制

（一）巨核细胞生成、分化异常及成熟障碍

典型的造血是通过长期造血干细胞（long-term HSC，LT-HSC）、短期造血干细胞（short-term HSC，ST-HSC）、多能造血祖细胞（multipotent progenitor，MPP）逐步分化为各级定向祖细胞，再向下分化为成熟细胞群体，如巨核系红系祖细胞（megakaryocyte-erythroid progenitor，MEP）可分化为巨核细胞（megakaryocyte，MK），伴随着 MK 核内的有丝分裂、胞质成熟及前血小板的形成，最终产生血小板。研究报道多能祖细胞 2（MPP2）可直接分化为 MK，且骨髓中存在可直接分化为 MK 及产生血小板的 HSC 群体。在 MK 生成、分化及成熟的过程中，任何环节出现问题都可能导致 PIT 的发生。

Kong 等研究显示 PIT 患者的 $CD34^+$ 细胞比例显著下降。Liu 等研究发现在巨核诱导条件下，PIT 患者的造血干/祖细胞（HSC/HPCs）向巨核细胞分化能力下降，巨核细胞生成数量减少，同时检测到 PIT 患者多种炎症相关细胞因子升高（如 IGFBP1、RANTES），提示炎症相关细胞因子可能使 HSC 向 MK 分化受损。Zhang 等检测 allo-HSCT 后 PIT 患者骨髓 MK 倍体，结果显示与非 PIT 患者相比，PIT 患者骨髓中低倍体 MK（$\leqslant8N$）明显增多（$55.63\%\pm18.62\%$ 与 $44.63\%\pm19.38\%$，$P=0.036$），高倍体 MK 比例明显减少（$16N$：10.02 ± 5.60 与 17.72 ± 7.23，$P<0.001$；$\geqslant32N$：$9.18\%\pm7.63\%$ 与 $20.28\%\pm15.71\%$，

$P=0.01$)，提示 PIT 与 MK 成熟障碍有关。其次，体外培养研究发现，诱导脐血或外周血来源 $CD34^+$ 细胞向 MK 分化，脐血来源 MK 多倍体化和产生血小板数量减少且延迟。这可能是 UCBT 后血小板植入较其他类型移植植入延迟的原因之一。

（二）血小板生成异常及破坏增多

除了巨核细胞倍性减少及成熟障碍引起的血小板减少，血小板本身破坏增加、功能异常也可能导致 allo-HSCT 后 PIT 的发生。Zhang 等发现 PIT 患者血小板表面涎酸显著减少，血清中唾液酸酶 NEU1 含量增多且活性增强，促使血小板表面糖蛋白(GPⅠbα)去涎酸化增强，进而促进 BCL-2 家族蛋白的表达，启动线粒体依赖的凋亡通路，加速血小板的凋亡。同时该研究发现，来源于 THP-1 细胞系的巨噬细胞更优先吞噬去涎酸化的血小板，提示 PIT 患者中血小板去涎酸化增加与血小板凋亡和吞噬相关。Yamzaki 等研究显示 PIT 患者血浆糖萼素指数(glycocalicin index，GCI，评估血小板更新情况)及血小板生成素(TPO)水平较无 PT 患者增加，而产生抗血小板膜糖蛋白抗体的循环 B 细胞数量与血小板计数呈负相关，提示 PIT 的发生与血小板的破坏增多有关。

（三）骨髓造血微环境

骨髓造血微环境由骨内膜微环境及血管微环境构成，包括成骨细胞、破骨细胞、间充质干细胞(MSC)、内皮细胞、血管周细胞等。Kong 等研究发现 PIT 患者骨髓内皮细胞($CD45^- CD34^+ VEGFR2^+$)及管周细胞($CD45^- CD34^- CD146^+$)较造血良好组明显减少，表明血管微环境组分受损可能导致 PIT 的发生。体外试验证实 MSC 可调控 MK 的成熟及血小板形成。Kong 等发现 PIT 患者骨髓中 MSC 增殖能力下降，活性氧(ROS)水平增高，对 MK 生成的支持作用下降，而给予 ROS 清除剂(NAC)时，可改善 PIT 患者骨髓来源 MSC 对 MK 生成的支持作用，该研究表明骨髓中 ROS 导致的 MSC 数量减少及功能受损可能是 PIT 的发病机制之一。

（四）骨髓免疫微环境

免疫细胞(如淋巴细胞、巨噬细胞等)及其分泌的细胞因子是影响造血的重要组分。Zhang 等采用多参数流式细胞术分析了 PIT 患者骨髓及外周血，结果显示 $CD8^+ CX3CR1^+$ T 细胞增多与 PIT 相关，可抑制 MK 的凋亡，引起血小板减少。此外根据研究报道，PIT 与骨髓中 Th1、Tc1 比例增多，Th17 异常极化有关；也与活化的 $CD4^+$ T 及 $CD8^+$ T 细胞增多、IL17 分泌增加相关；IFN-γ 的升高及 IL-4 水平的降低也可能参与了 PIT 的发生。

巨噬细胞可分为经典型巨噬细胞(M1)及替代性活化巨噬细胞(M2)，两者对 MK 的发育作用并不完全相同，M1 抑制 MK 的发育，M2 促进 MK 的成熟与血小板的产生，研究发现 PIT 患者 M1 型巨噬细胞增多，而 M2 型巨噬细胞减少，导致 PI3K-AKT 通路受抑制，进而抑制 MK 的生成，导致 PIT 发生。

五、对移植疗效的影响

移植后血小板减少与危及生命的出血事件显著相关，严重影响患者的长期生存。Tang

等回顾性分析了93例单倍体移植术后发生PIT的患者，与对照组相比（$n=279$），其3年移植相关死亡率（transplant-related mortality，TRM）显著升高（32.3%与12.9%，$P<0.001$）。本中心的回顾性研究结果显示UCBT后PIT患者预后差，其2年OS、无白血病生存率（leukemia-free survival，LFS）、无GVHD及无复发率（GRFS）显著下降，TRM显著增高（OS：57.1%与88.6%，$P<0.001$；LFS：53.1%与81.9%，$P<0.001$；GRFS：22.4%与59.8%，$P<0.001$；TRM：32.7%与3.1%，$P<0.001$）。

六、预防及治疗

目前移植后血小板减少的预防及治疗尚无共识，除纠正病因、支持治疗外，临床多采用及针对促进MK生成、成熟及释放、改善骨髓微环境等方面的治疗，治疗效果不一。

（一）促血小板生成及释放

促血小板生成素（thrombopoietin，TPO）可作用于造血干/祖细胞、MK表面的促血小板生成素受体（c-mpl），通过激活JAK/STAT、RAS等信号通路，促进造血干/祖细胞的扩增及向MK的分化，MK的成熟及血小板的生成。目前临床上常用的治疗药物包括重组人TPO（rh-TPO）及TPO受体激动剂（TPO-RAs），如艾曲泊帕、海曲泊帕、阿伐曲泊帕及罗米司亭。

本中心一项随机对照临床研究（注册号：ChiCTR-IPR-16009357），首次将rhTPO应用于接受UCBT的恶性血液病患者。研究结果表明，移植后14天至28天应用rhTPO能有效促进UCBT后血小板植入，明显减少UCBT患者血小板输注量。

自2010年起，罗米司亭及艾曲泊帕开始报道用于治疗allo-HSCT血小板减少，但不同患者间治疗效果差异较大，完全缓解（CR：连续7天血小板$\geqslant 50\times10^9$/L且无血小板输注依赖）率波动在50%～100%。关于海曲泊帕及阿伐曲泊帕用于治疗allo-HSCT后血小板减少的报道较少。Zheng等纳入17例接受allo-HSCT的恶性血液病患者，自移植后+1天至达到CR服用海曲泊帕（7.5 mg/d），结果显示与历史对照相比，海曲泊帕组移植后+21天血小板累积植入率明显增高（88%与65%，$P=0.003$）。

（二）$CD34^+$分选的干细胞输注

Haen等对20例异基因移植术后并发造血功能不良（PGF）的患者输注同一供者来源的$CD34^+$干细胞[中位细胞数：4.6×10^6/kg（$1.9\sim9.1\times10^6$/kg）]，观察到在输注后平均62天，88%患者获得血小板植入。

（三）间充质干细胞输注

间充质干细胞可分化为成骨细胞、脂肪细胞等，对骨髓造血起支持作用。一项随机Ⅱ期临床试验显示单倍体移植联合MSC（$3\sim5\times10^5$/kg）可促进移植后血小板恢复，联合输注MSC组100天内血小板$>50\times10^9$/L的时间短于对照组（22天与28天，$P=0.036$），且基质来源因子1α（SDF-1α）及TPO水平明显增高。Liu等对20例异基因移植术后出现PGF患者输注1～3次第三方供者骨髓来源的间充质干细胞（1×10^6/kg），17例患者分别在输注后中位24天和42天血小板数值达20×10^9/L及50×10^9/L。Zhu等则将阿伐曲泊帕联合

MSC治疗移植后血小板减少(13例SFPR,3例PIT),阿伐曲泊帕的起始剂量为20 mg/d,根据血小板计数调药,联合每4～6周输注1次脐血来源MSC(1×10^6/kg),结果显示CR率为81.3%,治疗后获得CR的中位数为32天(7～426天)。

(四) 去甲基化药物

地西他滨为DNA去甲基化药物,低剂量时可抑制DNA甲基化作用。Han等将异基因移植术后22例PIT患者,随机分为地西他滨组和传统治疗组,传统治疗组接受包括rhTPO、强的松和丙种球蛋白等治疗,地西他滨组在常规治疗的基础上加用小剂量地西他滨(15 mg/m^2,第1～3天)治疗。结果显示地西他滨组治疗反应率较对照组明显增高(100%与27.3%,$P=0.001$),治疗后4周后,地西他滨组患者PLT数值及骨髓中MK数量明显增高,两组在移植相关并发症等方面无明显差异。此外,Han等在一项随机多中心临床试验中验证了地西他滨治疗难治性PIT的有效性,结果显示地西他滨联合rhTPO、地西他滨单药组、传统治疗组的有效率分别为66.7%、73.3%及19.4%。

(五) N-乙酰-L-半胱氨酸(NAC)

Kong等研究发现PIT患者骨髓内皮祖细胞、MSC的功能异常,其ROS水平明显升高,致迁移和血管生成能力下降,MSC支持造血能力下降,应用N-乙酰-L-半胱氨酸(NAC)治疗,可改善内皮祖细胞及MSC数量和功能,促进MK生成。此外,该团队发起了一项Ⅲ期开放性随机试验,纳入120例预处理前14天(前24天)骨髓内皮细胞(ECs)比例<0.1%的患者,按2∶1随机进入NAC组($n=80$例)或无预防组($n=40$例),NAC组患者自移植前24天至移植后60天口服NAC(400 mg/d,3次/日),两组在移植后60天内均不接受TPO或TPO-RAs的治疗,研究结果显示NAC组移植后+60天PGF及PIT的发生率明显低于无预防组(7.5%与22.5%,$P=0.021$),且能改善该组骨髓中EC及$CD34^+$细胞数量,降低ROS水平。

(六) 仿生微环境扩增人巨核偏向造血干细胞

PIT是限制UCBT的主要瓶颈,随着基于仿生微载体的HSC体外扩增技术的发展,为解决该瓶颈问题提供了可能。本中心与清华大学杜亚楠教授团队合作,应用体外构建仿生微环境支架阵列芯片,共培养造血干/祖细胞和MSCs,组装3D仿生骨髓造血微环境,将可生物降解的仿生微环境整体通过骨髓腔移植至接受致死剂量辐照的小鼠体内,可快速促进小鼠造血重建,并促进巨核细胞和血小板生成。此外,Gao及Du等基于仿生微环境载体构建了MK分化偏移(MK-biased)的HSC体外扩增体系,MK-biased HSC富集在$CD34^+$ $CD38^-$ $CD45RA^-$ $CD90^+$ $CD49f^{low}$ $CD62L^-$ $CD133^-$亚群。该研究为预防或治疗UCBT后PIT打开了思路。

(七) 其他

研究报道可使用抗CD20单克隆抗体、细胞因子如重组趋化因子5、重组人白介素-11等促进血小板生成。

七、展望

allo-HSCT 后合并血小板减少显著影响患者的长期生存，TPO-RAs 被大多数移植中心作为首选治疗方案，目前已有多项关于 TPO-RAs 用于促进 allo-HSCT 后血小板植入或治疗 PIT 的临床试验正在开展，同时基于 MK-biased HSC 扩增技术的发展为解决 allo-HSCT 后 PIT 提供了新思路，有望使更多患者受益。

（黄爱杰）

第四节　移植物抗宿主病

一、疾病的定义

GVHD 是指在 allo-HSCT 术后，供者免疫细胞对受者组织上表达的多态性组织相容性抗原产生免疫应答而引起的临床综合征。传统分类根据 GVHD 发生于移植后 100 天之内或之外，分为急性 GVHD（acute GVHD，aGVHD）和慢性 GVHD（chronic GVHD，cGVHD），但该种分类方法忽视了两种疾病在发生机制和病理生理学特征上的差异，因此在临床上具有一定局限性。美国国立卫生研究院（NIH）结合症状的发生时间和临床特征，通常将发生在移植后 100 天内的以皮肤、消化道、肝脏为主要靶器官的炎症反应定义为 aGVHD，同时根据具体发生时间，分为经典型、迁延/复发/迟发型，而发生在 100 天后类似多种自身免疫性疾病的炎症反应定义为 cGVHD。当患者同时存在 aGVHD 和 cGVHD 表现时，诊断为重叠综合征。当患者在供者淋巴细胞输注（donor lymphocyte infusion，DLI）后出现 aGVHD，其诊断时间以 DLI 为计时起点，其他与移植后 aGVHD 诊断标准相同。

二、流行病学特征及危险因素

（一）急性 GVHD 流行病学特征

随着 HSCT 应用的推广，在过去的 20 年间全球移植例数在飞速增长，其中 allo-HSCT 占总例数的 60%以上。GVHD 是 allo-HSCT 术后最常见并发症之一，同时也是引起移植术后非复发死亡的重要原因。据统计，40%～60%的患者在移植术后可发生 aGVHD。根据移植物来源的不同，各移植类型的 aGVHD 发生率有较大差异。在同胞全相合移植中，Ⅱ～Ⅳ和Ⅲ～Ⅳ度 aGVHD 发生率分别为 13%～35%和 5.0%～7.7%；在非血缘外周血干细胞移植中，Ⅱ～Ⅳ和Ⅲ～Ⅳ度 aGVHD 发生率分别为 12.5%～47.0%和 6.6%～13.5%；在 UCBT 中，Ⅱ～Ⅳ和Ⅲ～Ⅳ度 aGVHD 发生率分别为 28.0%～30.6%和 15.0%～19.4%。

在单倍体造血干细胞移植中，Ⅱ～Ⅳ和Ⅲ～Ⅳ度 aGVHD 发生率分别为 18.5%～43.9%、7.9%～13.8%。

（二）慢性 GVHD 流行病学特征

慢性 GVHD 是 allo-HSCT 术后影响患者生活质量的重要因素，其总体发生率为 30%～70%，UCBT 术后 cGVHD 发生率显著低于其他移植类型。根据既往报道，UCBT 后 2 年或 3 年累积 cGVHD 发生率为 7%～23%，且多数为 aGVHD 迁延或重叠综合征，新发的经典 cGVHD 极少。Gutman J. A.等分析了 51 例 UCBT 患者与 57 例非血缘外周血干细胞移植患者的临床资料，发现 UCBT 术后患者 3 年总体 cGVHD 累积发生率及中重度 cGVHD 发生率显著低于接受非血缘外周血干细胞移植的患者(32%与 68%，8%与 44%，$P=0.0017, 0.0006$)，两组患者累积复发率及长期生存率无统计学意义的差异。

（三）GVHD 对预后的影响

移植后 GVHD 的发生显著影响患者预后。根据国际血液和骨髓移植研究中心（CIBMTR）2020 年统计数据，在美国同胞全相合或非亲缘移植中，GVHD 占移植后非复发死亡原因百分比分别为 13%和 14%，是非复发死亡的最常见原因。其中，Ⅲ～Ⅳ度 aGVHD 是导致患者移植后死亡的主要因素。EBMT 移植组于 2022 年回顾了 102557 例在不同年限接受同胞或非血缘干细胞移植的恶性血液病患者其 aGVHD 的发生率变化及对生存率的影响，结果显示 2011—2015 年间，Ⅲ～Ⅳ度 aGVHD 发生率为 11%，患者 3 年总生存率仅为 29%。

（四）急性 GVHD 发生的危险因素

目前研究发现多种危险因素与 aGVHD 的发生相关，其中最重要的就是供受者之间的 HLA 抗原相合度。主要组织相容性抗原（MHC）位于人第六号染色体短臂上，其与体内细胞免疫和体液免疫的发生息息相关。供受者之间 HLA 相合度越高，患者植入成功率越高，术后 aGVHD 发生率越低，这与既往报道的 aGVHD 在同胞 HLA 相合干细胞移植后发生率最低是一致的。但即使是同胞相合的干细胞移植，患者术后仍有较低概率的 aGVHD 发生，这可能与供受者间次要组织相容性抗原介导的免疫反应相关。次要组织相容性抗原是细胞内蛋白质降解产生的多肽，在异基因移植后，被宿主的抗原提呈细胞（antigen presentation cell，APC）通过 MHCⅡ类分子呈递给供者 T 淋巴细胞，触发 aGVHD。当移植物来源于非亲缘供者时，伴随着供受者间 HLA 不相合程度的增加，患者 aGVHD 发生率随之增高。aGVHD 发生的其他危险因素包括女性供者（尤其在单倍体移植中），患者年龄 35 岁以上，使用含全身照射（total body irradiation，TBI）的预处理方案，移植前共患病（HCT-CI 指数）以及预防方案等均与 aGVHD 的发生密切相关。在一项纳入 2985 例恶性肿瘤患者的研究中，发现 aGVHD 的发生率和严重程度随移植前 HCT-CI 评分的增加而增加，同时移植前 HCT-CI 高得分患者，其发生 aGVHD 后死亡率增加。目前关于移植物来源对于 aGVHD 的影响仍无共识，多数研究认为动员的外周血干细胞，其移植后发生 aGVHD 的风险高于骨髓来源的干细胞移植和 UCBT。

（五）慢性 GVHD 发生的危险因素

慢性 GVHD 发生的危险因素类似于 aGVHD，例如 HLA 相合度，有多次妊娠史的女性供者，接受外周血来源的干细胞移植，老年患者在早期存在 aGVHD 病史等均可增加 cGVHD 的风险，而移植物来源于脐血则是 cGVHD 的保护性因素。

三、病理生理学特征

急性 GVHD 的发生可总结为 3 个经典步骤，即致敏期，激活期及效应期。既往多个研究已证实不同的预处理方案影响移植后 aGVHD 的发生，尤其是清髓性预处理方案较减低强度预处理，可显著增加 aGVHD 的发生率。致敏期，即在预处理期，患者接受的放、化疗可引起体内组织损伤，释放炎症因子，激活宿主的 APC，同时这些 APC 也会大量分泌如肿瘤坏死因子（tumor necrosis factor，TNF）α、白细胞介素（interleukin，IL）6 等细胞因子，引起肠道上皮细胞损伤，屏障破坏，导致内毒素转移及肠道菌群的紊乱，进一步放大免疫反应；干细胞回输后，这些细胞因子及局部募集的 APC 将激活移植物携带的 $CD4^+$ 及 $CD8^+$ T 淋巴细胞，引起细胞增殖和活化，即为激活期；活化的 T 淋巴细胞通过分泌细胞因子或细胞毒反应导致靶器官损伤，即为效应期。组织凋亡是 aGVHD 的典型组织学特征，受累的细胞多是参与组织增殖的上皮细胞，包括表皮和上皮的基底细胞，肠上皮细胞，肝胆管上皮细胞等。

近年来除上述对 aGVHD 发生、发展过程中细胞因子、免疫细胞亚群变化的研究外，关于固有免疫和适应性免疫应答的表观遗传学研究也越来越深入。目前研究发现在 aGVHD 发生过程中，APC 的表观遗传学改变主要涉及组蛋白去乙酰化（HDAC），因此通过应用 HDAC 抑制剂，可抑制 APC 分泌多种炎症因子，如 IL-12、IL-23 等；在 T 细胞激活过程中主要涉及 DNA 甲基化、组蛋白去乙酰化、组蛋白甲基化（EZH2）和线粒体组蛋白去乙酰化（SIRT3），这些改变可影响 T 细胞的增殖、活化；肠道上皮细胞在 aGVHD 过程也会发生遗传学改变，如 H4 组蛋白去乙酰化，这将影响丁酸盐受体及转运体水平和上皮细胞结构的完整性。我们相信随着对发生机制研究的不断深入，将来预防和控制 aGVHD 的手段将更加精准、有效。

慢性 GVHD 则是一种更为复杂的免疫反应综合征，其病理生理学特征为组织纤维化。目前认为供者 B 淋巴细胞、Th1、Th17 淋巴细胞功能上调，巨噬细胞功能增强以及调节型 T 淋巴细胞重建缓慢是 cGVHD 发生发展的主要原因。根据患者生理学特征，将 cGVHD 的发生分为三个阶段：组织损伤引起的持续性炎症反应（第一阶段），炎症反应引起胸腺损伤，导致患者体内 T、B 淋巴细胞功能失衡及免疫耐受丧失（第二阶段），最终引起靶器官的组织纤维化（第三阶段）。cGVHD 的组织学表现通常为苔藓样改变、干燥、管腔狭窄或硬化，由于 cGVHD 的三个阶段可贯序或同时发生，因此患者的临床表现呈现多样性。

四、临床表现

（一）急性 GVHD 临床表现

急性 GVHD 的诊断和分级依赖于皮肤、消化道和肝脏的临床表现和受累情况。其中皮肤是 aGVHD 最常累及器官，其次为消化道和肝脏。

皮肤 GVHD 最常见的早期表现为充血性斑丘疹，通常分布于双颊、耳朵、颈背、肩部、手掌和脚底。这些皮疹常常被描述为类似于阳光灼伤样改变。尽管大多数轻度的皮肤 aGVHD 会自然消退，但有些皮疹可能持续存在并发展为严重的 aGVHD，表现为广泛的红皮病、脱屑，或出现水泡。在临床上，皮肤 aGVHD 需与某些病毒感染或药物使用引起的皮疹相鉴别，例如患者在服用环孢素时，其副作用可导致痤疮，而以面红为主要表现者，需排除感染引起的急性病容，以避免漏诊、误诊。目前皮肤 aGVHD 缺乏特征性病理改变，可表现为 Langerhans 细胞消失，滤泡受累，细胞内水肿，或基底细胞坏死。

消化道 aGVHD 是次要最常累及器官，可累及上消化道及下消化道。上消化道常见表现为食物不耐受、恶心、呕吐和消化不良，下消化道常见表现为水样腹泻、腹痛，严重者出现便血及肠道运动功能障碍导致肠梗阻。因症状缺乏特异性，常出现诊断及鉴别诊断困难。由于肠道感染多发生在移植后 100 天内，因此表现为腹泻的患者常需要完善大便培养以排除肠道感染；此外，部分预处理方案中含有的化疗药物，例如美法仑、环磷酰胺等，也可引发腹痛、腹泻表现。因此，肠道 aGVHD 的确诊依赖于消化内镜检查及组织病理改变。在内镜检查中，多数肠道 aGVHD 患者可观察到肠壁水肿、黏膜脱落、局部出血和溃疡的形成，尤其在回肠和升结肠最为突出，而组织病理改变可观察到隐窝细胞消失。

肝脏是 aGVHD 中相对较少受累脏器，但一旦发生肝脏 aGVHD，患者预后往往极差。肝脏 aGVHD 的主要特征为胆汁淤积性黄疸，患者表现为高胆红素血症，伴或不伴有肝脏酶谱的升高。由于在移植后早期，药物引起的肝功能异常、败血症、肝窦静脉闭塞症和部分病毒感染均可导致转氨酶或胆红素升高，因此鉴别诊断在肝脏 aGVHD 的诊断中尤为困难。MAGIC 诊断标准中认为在其他脏器合并 aGVHD 前出现黄疸，同时 aGVHD 发生之后黄疸无进一步升高，在缺乏肝穿的情况下不应诊断为肝脏 aGVHD；如果 aGVHD 发生时或发生之后出现了黄疸，在无其他可解释黄疸的因素时可诊断肝脏 aGVHD。组织活检是诊断肝脏 aGVHD 的金标准。肝脏 aGVHD 患者多出现核极性丧失、过度翻转和细胞质的嗜酸性改变，淋巴细胞浸润胆道上皮，同时可见胆汁的堆积和管状胆管的堵塞，而不出现胆管增生。

急性 GVHD 还可出现一些非典型表现，包括淋巴细胞增多，胸腺萎缩，外周血多系细胞减少（特别是血小板减少）和低丙种球蛋白血症（主要是 IgA）。眼睛也会受到影响，包括畏光、出血性结膜炎，眼睑下垂，肾脏则可能出现肾炎、肾病综合征等。

由于消化道和肝脏 aGVHD 是影响患者早期移植相关死亡的重要因素，诊断明确和及时治疗尤为重要，在本节内容中我们归纳了临床上常见的关于消化道和肝脏 aGVHD 的鉴别诊断，具体如表 4-1 所示。

表 4-1　消化道和肝脏 aGVHD 的常见鉴别诊断

上消化道	下消化道	肝脏 aGVHD		
		移植后早期黄疸	胆汁淤积	肝酶升高
药物[a]	预处理后遗效应（＜20 天）	感染性胆管炎（与 IL-6、TNF-α 释放有关）	感染性胆管炎（与 IL-6、TNF-α 释放有关）	嗜肝病毒性炎
预处理后遗效应（＜20 天）	病毒感染（CMV、腺病毒、星状病毒、诺如病毒及轮状病毒）	药物性肝损	胆道阻塞（泥沙样、结石、肿瘤及壶腹部病毒感染）	其他病毒（HSV、腺病毒）
HSV 感染	细菌感染（艰难梭菌）	VOD	药物性肝损	药物性肝损
Hp 感染伴溃疡	寄生虫（鞭毛虫及隐孢子虫）			缺氧性肝炎（VOD、呼吸衰竭、休克）
颅内压升高	药物（硫酸镁、MMF、抗胆碱能药及阿片类）			
胃蜂窝织炎				

注：a. 常见引起上消化道症状的药物包括亚胺培南西司他汀、MMF、膦甲酸钠等。
HSV：单纯疱疹病毒；VOD：肝静脉闭塞症；Hp：幽门螺杆菌；MMF：吗替麦考酚酯。

（二）慢性 GVHD 临床表现

慢性 GVHD 的临床表现更为复杂，表现为多系统自身免疫性疾病的临床征象。临床上最常累及的系统为皮肤、肝脏、消化道和肺部，其他受累器官包括毛发、眼睛、口腔、生殖器、关节筋膜或骨关节等。美国国家卫生研究院（NIH）于 2004 年发表的 cGVHD 共识中将各个受累器官的 cGVHD 临床征象分为诊断性，区分性，以及急、慢性 GVHD 可同时出现的共同性征象。例如在皮肤中，出现皮肤异色病，扁平苔藓样病变，硬皮病即为诊断性征象，口腔出现活动受限即为诊断性征象，消化道出现食管硬化或狭窄为诊断性征象，具体各受累器官表现可参考共识。移植术后患者出现至少 1 项 cGVHD 的诊断性征象，或至少 1 项 cGVHD 的区分性征象伴有同一或其他器官支持 cGVHD 的辅助检查（如组织病理、实验室检查、肺功能结果等）阳性，则可诊断 cGVHD。在脐血移植术后，cGVHD 通常仅局限于黏膜系统，皮肤是最常见累及器官，其次为轻度的眼睛和口腔病变，而不同于其他移植类型，硬皮病，关节挛缩或肺部病变通常极少发生。

（三）急性 GVHD 分级和危险度分层

急性 GVHD 的常用分级标准包括改良的 Glucksberg 标准、MAGIC 标准及 IBMTR 标准，具体见表 4.2～表 4.4。目前临床上应用最广泛的为 MAGIC 分级标准，其根据皮肤、肝脏、消化道的临床表现及其严重程度对各脏器进行分级，同时综合脏器累及情况进行分度，再者 MAGIC 标准中增加了消化道 aGVHD 中儿童腹泻量的规定，临床应用相对客观，可重复性好。在aGVHD发生时，临床上除外根据诊断标准对患者进行疾病分级、分度外，还需要根据aGVHD后发生移植相关死亡的风险，对患者进行危险度分层，常用分层方法包括Minnesota危险度评分和MAGIC危险度评分。Minnesota评分是基于初始累及脏器的数量及其严重程度而建立，将aGVHD发生时累及肝脏、累及3个靶器官，单纯皮肤受累4级或下消化道3～4级（MAGIC分级标准）以及累及2个靶器官且合并下消化道2级评估为高危，其余患者为标危。MAGIC危险度评分是基于外周血血清学标志物水平而建立，根据患者aGVHD发生时或移植后+7天外周血中细胞因子水平（TNFR1、Reg3a、sST2）对患者进行Ann Arbor评分（1～3分），得分越高患者，预计发生aGVHD后接受治疗获得疾病完全缓解的概率越低，早期死亡率越高。

表4-2 急性移植物抗宿主病(GVHD)分级标准：改良的Glucksberg标准

项目	皮肤	肝脏	胃肠道
分级			
1级	皮疹面积＜25%[a]	总胆红素2～3 mg/dL	腹泻量＞500 mL/d[b] 或持续性恶心[c]
2级	皮疹面积25%～50%	总胆红素3.1～6 mg/dL	腹泻量＞1000 mL/d
3级	皮疹面积＞50%，全身红斑	总胆红素6.1～15 mg/dL	腹泻量＞1500 mL/d
4级	全身红皮病伴大疱形成	总胆红素＞15 mg/dL	严重腹痛和(或)肠梗阻
分度			
Ⅰ度	1～2级		
Ⅱ度	1～3级	1级	1级
Ⅲ度		2～3级	2～4级
Ⅳ度	4级		

注：a：使用9分法或烧伤图表确定皮疹程度；b：腹泻量适用于成人，儿童(≤14岁)患者腹泻量应基于体表面积计算；c：持续恶心并有胃/十二指肠GVHD的组织学证据。

表4-3 GVHD分级标准：国际联盟(MAGIC)分级标准

项目	皮肤（仅活动性红斑）	肝脏（总胆红素）	上消化道	下消化道
分级				
0级	无	＜2 mg/dL	无或间歇性恶心、呕吐或厌食	成人：＜500 mL/d或＜3次[a]/天 儿童：＜10 mL/(kg·d)或＜4次/天
1级	＜25%[a]	2～3 mg/dL	持续性恶心、呕吐或厌食	成人：500～999 mL/d或3～4次/天 儿童：10～19.9 mL/(kg·d)或4～6次/天
2级	25%～50%	3.1～6 mg/dL		成人：1000～1500 mL/d或5～7次/天 儿童：20～30 mL/(kg·d)或7～10次/天

续表

项目	皮肤(仅活动性红斑)	肝脏(总胆红素)	上消化道	下消化道
3级	＞50%	6.1～15 mg/dL		成人:＞1500 mL/d或＞7次/天 儿童:＞30 mL/(kg·d)或＞10次/天
4级	广泛红斑(＞50%)伴水疱形成或表皮剥脱(＞5%)	＞15 mg/dL		严重腹痛伴或不伴肠梗阻或血便(无论排便量多少)
分度[b]				
0度	无任何脏器处于1～4级			
Ⅰ度	1～2级			
Ⅱ度	3级	1级	1级	1级
Ⅲ度	0～3级	2～3级	0～1级	2～3级
Ⅳ度	4级	4级	0～1级	4级

注:a:成人排便200 mL算1次,儿童排便3 mL/kg算1次;b:基于最严重的靶器官受累;儿童:≤14岁。

表4-4　GVHD分级标准:IBMTR分级标准

指数	皮肤受累		肝脏受累		胃肠道受累	
		皮疹范围	分级(最大)	总胆红素(μmol/L)	分级(最大)	腹泻量(mL/d)
A	1	＜25%	0	＜34	0	＜500
B	2	25%～50%	1～2	34～102	1～2	550～1500
C	3	＞50%	3	103～255	3	＞1500
D	4	水疱	4	＞255	4	严重腹痛和肠梗阻

(四)慢性GVHD分级和危险度分层

慢性GVHD的评估标准则采用2014年NIH建立的积分系统,其对8个受累器官(皮肤、口腔、眼部、消化道、肝脏、肺、关节和筋膜、生殖器)功能和对日常活动的影响进行严重程度划分:0分指无症状;1分指无严重功能受损,对日常活动无影响;2分指对日常活动有明显影响但无残疾;3分指对日常活动有严重影响伴有严重残疾,后综合各器官评分将cGVHD分为轻度、中度、重度。在cGVHD发生时,欧洲血液和骨髓移植协会(EBMT)通过对接受同胞、非血缘和脐血移植的白血病及骨髓增生异常综合征患者进行分析,归纳出了12项与cGVHD预后相关的危险因素,包括患者移植时年龄,移植时疾病状态,早期

aGVHD 病史，cGVHD 发生时间，发生时 KPS 评分，血清胆红素水平，外周血淋巴细胞、嗜酸性粒细胞和血小板数值，供受者性别错配，HLA 相合度以及 aGVHD 预防方案。根据得分高低对患者进行危险度分组，得分越高，预后越差。

五、预防及治疗

（一）急性 GVHD 的预防

根据 aGVHD 发生的病理生理学特征，可在致敏期、激活期和效应期使用针对性药物进行预防和治疗。在致敏期，通过体外分选，体内应用 ATG 去除移植物中的供者 T 淋巴细胞，或者使用针对某些细胞因子如 IL-6 或 TNF-α 的拮抗剂降低组织损害；在激活期，使用钙调磷酸酶抑制剂（CNI），如环孢素、他克莫司，抗代谢类药物，如甲氨蝶呤（MTX）、霉酚酸酯（MMF）、环磷酰胺（CY），TOR 信号通路抑制剂，如西罗莫司，蛋白酶体抑制剂，如硼替佐米，抑制 T 细胞激活；在效应期，使用细胞因子、趋化因子和整合素的拮抗剂，如托珠单抗（IL-6 单克隆抗体）、依那西普（TNF-α 融合蛋白）、马拉维诺（趋化因子受体拮抗剂）、维得利珠单抗（整合素拮抗剂）等，抑制靶器官损伤。

根据移植类型的不同，急性 GVHD 预防采用不同的组成方案。同胞相合或非血缘造血干细胞移植，钙调磷酸酶（环孢素或他克莫司）联合抗代谢类药物（甲氨蝶呤或吗替麦考酚酯）是预防急性 GVHD 的常规方案，其中对于同胞相合的外周血干细胞移植或非血缘移植患者，建议在预防方案中加用兔抗人胸腺细胞球蛋白（rATG）。对于单倍体造血干细胞移植，目前国际上有多个预防体系，包括我国北京大学人民医院建立的北京方案，采用环孢素联合霉酚酸酯、甲氨蝶呤和 rATG 联合预防；Baltimore 方案，采用他克莫司联合霉酚酸酯、移植后环磷酰胺联合预防；以及 Genova 方案，采用环孢素联合霉酚酸酯、移植后环磷酰胺联合预防等。对于脐血移植，2021 年美国血液学协会发表了关于 aGVHD 的预防和治疗建议，提出脐血移植术后最常用的 aGVHD 预防方案是钙调磷酸酶联合霉酚酸酯，其他可用方案包括他克莫司联合西罗莫司以及西罗莫司联合霉酚酸酯。常用的钙调磷酸酶类药物包括环孢素和他克莫司。环孢素是一种小分子药物，通过与细胞内的环孢菌素结合，导致 T 细胞受体激活下游的钙依赖性信号通路受阻，并最终抑制 IL-2 的产生和 T 细胞的激活。他克莫司是一种高度疏水性的大环内酯类抗真菌剂，通过与 FKBP-12 结合，与 Ca^{2+}、钙调蛋白和钙神经蛋白形成一个五聚体。这种复合物可抑制钙调蛋白的磷酸酶活性，下调 IL-2 基因转录，阻止活化的 T 淋巴细胞核转录因子的去磷酸化能力，抑制辅助性 T 细胞前体向活化型转变。体外实验证实他克莫司的免疫抑制能力比环孢素高 50～100 倍，但由于剂型有限，早期维持稳定的药物浓度困难，多数国内的移植中心仍选用环孢素作为钙调磷酸酶的首选。目前本中心脐血移植初始 aGVHD 预防方案均采用环孢素联合霉酚酸酯，环孢素从移植前 1 天开始使用，初始剂量为 2.5～3 mg/(kg·d)，持续静脉泵入，后根据血药浓度调整剂量，移植后第 1 个月维持平均浓度在 250～350 ng/mL，1 个月后维持谷浓度在 100～150 ng/mL，根据患者情况在移植后 3 个月开始逐渐减量，至移植后 6 个月左右停用，部分良性疾病患者可应用至移植后 1 年。霉酚酸酯从移植后 1 天开始应用，初始剂量为 30 mg/(kg·d)(分 2 次使用)，在回输后 21 天或者中性粒细胞植入后开始减量，多数患者在移植后 3 月停用。由于环孢素作为预防 aGVHD 方案中的基石，应尽可能保证该药在患者移植后早期能持续应用，故使用期间应密切监测患者的肾功能，在患者出现尿酸升高时即应开始警惕肾功能损害，若出现血肌酐升高，需快速降低环孢素用量以避免出现严重肾功能损伤，待肌酐与尿酸水平恢复后，可逐渐加量。在美国血液学协会建议中还提出，脐血移植术后早期需避免应用甲氨蝶呤等影响骨髓造血功能恢复的药物，同时不推荐使用抗胸腺细胞球蛋白(ATG)预防。但是，小剂量 ATG 在本中心 UCBT 治疗重型再生障碍性贫血(SAA)患者中已有尝试，在不影响脐血植入的同时，降低 aGVHD 的发生，尚需大样本病例进一步验证。另外，对于移植后环磷酰胺在 UCBT 中的有效性还有待证实。

（二）慢性 GVHD 的预防

慢性 GVHD 的预防是作为干细胞移植过程的一个总体统筹，而并不是专门针对 cGVHD 设计，包括对移植物来源的选择，免疫抑制剂方案和采用调节性细胞治疗的方式等。目前有报道在造血恢复后通过每月规律输注间充质干细胞共 4 个疗程可有效预防单倍体移植术后 cGVHD 的发生。间充质干细胞通过促进调节性 T 细胞的增殖活化、调节 Th1/Th2 细胞比例发挥免疫调节的作用，另外可上调 $CD27^{+}$ 记忆 B 细胞数值，降低血清 B 细胞激活因子(BAFF)水平而诱导免疫耐受。

（三）急性 GVHD 的治疗

脐血移植术后急性 GVHD 的一线治疗与其他类型移植并无不同，均为糖皮质激素，其可通过抑制 APC 和 T 细胞中 NF-κB、Toll-like 受体(TLR)通路的活化，调控 APC 的分化和成熟，诱导 Th2 及调节性 T 细胞的产生，抑制 Th1 及 Th17 的分化，减少组织中趋化因子和黏附分子的产生，从而多途径抑制 aGVHD 的发展。根据 2022 年版 NCCN 指南，所有新发 aGVHD 患者在排除其他原因引起的皮疹、呕吐、腹泻、肝功能异常后，Ⅰ度 aGVHD(根据改良的 Glucksberg 标准)建议维持或重新使用初始免疫抑制剂方案，可局部使用糖皮质激素外用药物代替全身静脉用药，Ⅱ～Ⅳ度 aGVHD 患者在保持初始免疫抑制剂有效血药浓度的状态下，加用糖皮质激素治疗，不建议在非临床试验的情况下合并用药。国内常用糖皮质激素为甲基泼尼松龙(MP)，多数初始使用剂量为 1～2 mg/(kg·d)。2015 年 Mielcarek M. 发表的研究认为，根据患者在发生 aGVHD 时的危险度分层使用不同剂量的强的松(0.5～2 mg/(kg·d))，可有效控制 aGVHD 的同时避免激素过量带来的副作用。研究中采用改良的 Glucksberg 标准进行器官分级，将Ⅱ～Ⅳ度 aGVHD 患者分为Ⅱa 和Ⅱb～Ⅳ度两组，其中有上消化道症状，每日腹泻量低于 1 L/d，皮疹＜50%平均体表面积(BSA)，无肝脏受累患者为Ⅱa 组；其余腹泻量大于 1 L/d，皮疹≥50% BSA，或肝脏受累患者为Ⅱb～Ⅳ组。Ⅱa 组患者使用强的松 0.5 mg/(kg·d)较 1 mg/(kg·d)，不增加使用二线药物治疗发生率；Ⅱb～Ⅳ度组患者使用强的松 1 mg/(kg·d)较 2 mg/(kg·d)，明显增加二线药物治疗发生率，因此对于Ⅱ度 aGVHD 患者需要在发生时通过危险度分层，判断最佳的激素用量，从而获得最佳疗效。患者在接受激素治疗达到症状明显好转后开始减量，但目前最佳减量速率尚未确定，2012 年美国血液与骨髓移植学会(ASBMT)建议应根据患者早期对激素治疗的反应和症状持续时间进行个体化调整，推荐每 3～5 天激素减量 0.2 mg/kg，在 MP 达到每日总剂量 16～24 mg 时减量应缓慢。虽然糖皮质激素作用途径广泛，但由于该类药物可降低组织耐受性，延缓损伤的愈合和再生，可能加重 aGVHD 过程中感染风险，因此各移植中心也在不断探索不含激素的一线 aGVHD 治疗方案。近期，血液和骨髓移植临床试验网络(BMT CTN)报道了一项多中心Ⅱ期临床试验，针对 122 例新诊断 Minnesota 危险度分层为标危的 aGVHD 患者采用西罗莫司或强的松(2 mg/(kg·d))作为初始治疗，发现两组患者在治疗后 28 天和 56 天完全缓解率，部分缓解率和治疗失败率均相当，但西罗莫司组患者在移植后 1 年停用所有免疫抑制剂率明显高于强的松组，但该试验中仅 1 例患者合并 2 级下消化道 aGVHD，1 例患者合并 1 级肝脏 aGVHD，因此在高危患者中西罗莫司替代糖皮质激素治疗的有效性还有待进一步确认。对于主要累及下消化道和肝脏的高危 aGVHD 患者，西雅图哈金森癌症研究中心根据患者腹泻量、血清白蛋白水平和黄疸程度分为低危、高危和极高危，对腹泻量远小于 1 L/d、血清白蛋白水平稳定的低危患者，可采用低剂量强的松(0.5 mg/(kg·d))作为初始治疗；对腹泻量在 1 L/d 左右，轻度黄疸，白蛋白水平下降超过 0.5 g/dL 的高危患者，建议采用强的松 2 mg/(kg·d)作为初始治疗；对于腹泻量远大于 1 L/d 或合并重度黄疸的患者，建议在强的松 2 mg/(kg·d)的基础上加用 ATG 治疗。

(四) 激素耐药的急性 GVHD 治疗

在一线激素治疗后，约 50%患者在治疗过程中表现为激素治疗无效或依赖，这部分患者的预后明显劣于激素治疗敏感的患者，既往多个研究表明，大多数激素治疗无效的 aGVHD 患者在诊断后 6 个月内死亡，2 年生存率仅 25%～30%。根据 EBMT-NIH-CIBMTR 指南，患者在强的松 2 mg/(kg·d)或等量的其他糖皮质激素治疗 3～5 天后评估疾病进展，5～7 天评估疾病无改善或治疗 28 天评估疗效未达 CR，诊断为激素耐药的 aGVHD (SR-aGVHD)，而在一线糖皮质激素治疗不能减量或减量过程中 aGVHD 再激活定义为激素依赖。目前认为肠道的 SR-aGVHD 发生机制如下：首先，在长期的糖皮质激素治疗下，肠道菌群失调，致病性大肠杆菌增多；其次，糖皮质激素可抑制供者 T 细胞鸟氨酸脱羧酶(ODC)活性，导致多胺代谢物减少，调节型 T 细胞亚群下调以及 IL-22、干扰素 γ 产生增多；另外，炎症因子和糖皮质激素都可引起中性粒细胞浸润，增加组织内活性氧水平，最终上述机制可通过前馈反应，共同导致组织损伤，促使 SR-aGVHD 的发生。NCCN 指南中对于 SR-aGVHD 治疗药物的一类推荐为芦可替尼，这也是目前 FDA 唯一批准的适用于 12 岁及以上 SR-aGVHD 患者的药物。在一项名为 REACH-1 的Ⅱ期多中心单臂前瞻性临床试验中，共纳入 71 名患者，其中 49 人合并Ⅱ～Ⅳ度 SR-aGVHD，所有患者给予芦可替尼 5 mg bid 联合 MP 的治疗方案。研究发现在第 28 天，总反应率(ORR)为 55%，其中Ⅱ度患者为 83%，Ⅲ度患者为 41%，Ⅳ度患者为 43%。在所有患者中，27%获得完全缓解。在随后开展的Ⅲ期随机对照的 REACH-2 研究中，进一步比较了芦可替尼与其他最佳可及性治疗的疗效，在该研究中，芦可替尼第 28 天的 ORR 较高(62%与 39%，$P<0.001$)，完全缓解率分别为 34% 和 19%。同时，芦可替尼组与对照组相比，第 56 天的持续 ORR 也较高(40%与 22%，$P<0.001$)。研究中芦可替尼组患者较对照组血栓发生率和贫血、巨细胞病毒感染发生率升高，但无统计学意义的差异。在 REACH-1 研究中，患者发生死亡或接受新的 aGVHD 治疗的中位时间为 5.7 个月，在 REACH-2 研究中，芦可替尼组患者无失败生存期的中位时间为 5 个月。为进一步发现 SR-aGVHD 的最优治疗方案，各移植中心也在不断探寻中。2020 年 Zhao Y. 等开展了一项使用芦可替尼联合依那西普治疗Ⅲ～Ⅳ度 SRaGVHD的前瞻性临床研究，共纳入64名患者。该研究中，患者治疗后第28天总反应率为87.5%，完全缓解率达73.4%，2年生存率为61.2%。所有患者发生3/4级贫血，白细胞减少，血小板减少和巨细胞病毒再激活的发生率分别为29.7%，26.6%，39.1%和50.0%。2022年北京大学人民医院开展的一项多中心940例SR-aGVHD患者使用巴利昔单抗单药或联合治疗的真实世界研究，发现联合用药较单药治疗并未提高患者治疗后28天的总反应率，同时对于Ⅱ度SR-aGVHD患者，可给药至3次进行疗效评估，Ⅲ～Ⅳ度SR-aGVHD患者，可给药至5次进行疗效评估。Zhao K.等开展的一项198例SR-aGVHD患者多中心、随机对照的Ⅲ期临床研究中，99例患者接受巴利息单抗联合CNI治疗，99例患者在此基础上联合4次间充质干细胞输注。间充质干细胞输注组患者，其28天总反应率和56天持续缓解率均较对照组增高(82.8%与70.7%，78.8%与64.6%)，同时2年累积cGVHD发生率明显降低(39.5%与62.7%)，该研究证实了对于SR-aGVHD患者，在其他二线治疗的基础上联合间充质干细胞输注，可明显提高患者反应率，同时降低后期cGVHD的发生。对于UCBT术后合并SR-aGVHD的治疗方案目前仍无共识，一般遵循各移植中心的用药原则，单用或联合使用巴利息单抗、芦可替尼、益赛普、抗胸腺细胞球蛋白(ATG)、间充质干细胞等，鼓励患者参加临床试验。

(五)慢性GVHD的治疗

脐血移植术后慢性GVHD的治疗原则亦与其他移植类型类似，并非所有cGVHD患者均需接受治疗。根据2014年NIH建立的积分系统，轻度cGVHD患者可观察或接受局部治疗，≥3个器官受累或单个受累器官2分以上患者应考虑进行全身治疗。轻度皮肤cGVHD不建议全身免疫抑制剂应用，可局部使用糖皮质激素或钙调磷酸酶类外用药，其中糖皮质激素类药物对皮肤硬化和苔藓样改变效果较好，钙调磷酸酶类药物对红疹及瘙痒效果较好。另外，在治疗期间需注意褶皱部位的护理，可局部应用润肤剂缓解干燥，同时治疗期间尽量避免暴露于紫外线。中重度cGVHD的一线治疗方案为糖皮质激素0.5～1 mg/(kg·d)联合或不联合CNI，在脐血移植中，更多患者选择小剂量糖皮质激素联合CNI或西罗莫司作为初始治疗，既往研究认为脐血移植术后cGVHD患者接受一线治疗后有效率高于其他非亲缘移植类型。糖皮质激素在患者症状缓解后开始减量，有别于aGVHD，cGVHD减量需遵循缓慢减量，足够疗程，尽量使用足够控制cGVHD症状的剂量，目前多数推荐的是Paul J. Martin教授等采用的每2周减量20%～30%，具体可采用隔日减量的方法。对于糖皮质激素联合其他药物治疗，建议首先减量激素，其他药物每2～4周减量1次，每3～9个月减停1种免疫抑制剂，总用药疗程为1～3年。对于肝脏cGVHD患者，建议在全身糖皮质激素应用的基础上给与大剂量熊去氧胆酸30～40 mg/(kg·d)，有助于刺激胆汁分泌，减少胆汁淤积，由于其副作用小，目前本中心对于怀疑存在肝脏cGVHD患者均早期应用大剂量熊去氧胆酸抢先治疗。对于肺部cGVHD患者，往往表现为闭塞性细支气管炎(bronchiolitis obliterans，BO)，该组患者治疗效果极差，且严重影响患者长期生存率。既往报道中BO多发生与移植后2年内，部分患者发生更晚，在cGVHD患者中占14%，其高危因素包括供者或受者年龄较大，供受者HLA相合度低，使用含白消安的预处理方案，移植物来源于外周血，移植后100天内有呼吸道合胞病毒或副流感病毒感染史等。患者早期多无症状，后出现进行性加重的呼吸困难、干咳或喘息等，其诊断依赖于肺功能检查和呼气相高分辨肺

CT扫描，患者在肺功能检查中多出现1秒用力呼气容积下降和残气量增加，表现为阻塞性通气功能障碍，而在呼气相高分辨肺CT扫描中可见终末气道内气体潴留。目前对于BO患者的治疗，不推荐长期使用糖皮质激素，而使用FAM方案联合短程激素应用，具体为雾化吸入氟替卡松联合阿奇霉素、孟鲁司特钠口服，初始泼尼松1 mg/(kg·d)治疗，后每周减量0.25 mg/(kg·d)以达到快速减量。在FAM方案中，吸入氟替卡松可在气道局部发挥抗炎作用，阿奇霉素可抑制IL-8的产生和中性粒细胞活化，孟鲁司特可阻断白三烯的活性，减少炎症细胞的趋化和激活，同时可能下调成纤维细胞的增殖和胶原沉积。一项纳入36例BO患者的前瞻性研究中，通过给予FAM方案联合短程激素治疗，94%的患者在治疗后3个月疾病稳定或改善，治疗后6个月的总生存率达97%。由于FAM方案无明显药物副作用，BO患者建议长期使用，同时减少其他全身免疫抑制剂的使用。

对于在治疗过程中出现以下情况的患者需考虑启动二线治疗：

① 在治疗后出现既往累及器官症状加重或出现新器官受累。

② 在用药1月后患者症状和体征无明显改善。对于单独使用激素治疗的患者，在治疗后2周症状进展或6～8周无改善，需考虑激素耐药。

③ 在治疗2月后激素不能减量到1 mg/(kg·d)。

出现上述情况均需考虑启动二线治疗，常用药物包括甲氨蝶呤、芦可替尼、伊布替尼、西罗莫司、利妥昔单抗、伊马替尼、间充质干细胞、霉酚酸酯、硫唑嘌呤、沙利度胺等，目前二线治疗的优选治疗方案并无相关标准，需根据各移植中心经验选用。伊布替尼是FDA首个批准的接受一线或多线治疗失败cGVHD患者的治疗用药，其推荐用量为420 mg/d。既往研究表明，在与激素同时使用时，可明显减少激素用量及延长缓解时间。2021年，FDA批准芦可替尼用于治疗一线或两线全身治疗失败的12岁及以上cGVHD患者。在一项多中心随机对照的临床研究中(REACH-3，NCT03112603)，共纳入329例移植后激素治疗失败的cGVHD患者，通过1∶1随机分配，研究比较了芦可替尼10 mg bid与最佳可及性治疗的有效性。该研究发现，患者接受芦可替尼治疗后总有效率明显高于对照组(70%与57%)，中位持续缓解时间延长(4.2个月与2.1个月)，其最常见的血液学不良反应为贫血和血小板减少，最常见的非血液学不良反应是感染和巨细胞病毒激活。其他二线治疗药物的有效性和安全性尚需要大规模的随机对照试验进行验证。

六、总结和展望

GVHD中特异性生物学标志物的认识是目前的热门领域，是建立起患者临床症状与疾病生物、分子学特征的桥梁。在aGVHD中，目前认识到的重要标志物包括TNFR1、sST2、REG3α、IL-8、INF-α、GF、TIM3、IL-6等，并建立了基于TNFR1、Reg3α、sST2水平的MAGIC危险度分层，通过发现更多理想的生物学标志物，可能更早地预测患者发生aGVHD的风险及判断其预后，指导个体化治疗方案。目前已有多个前瞻性研究，在患者MAGIC危险度分层的基础上选择不同的初始药物治疗，分析其疗效及患者预后，我们相信这些临床试验的结果对各移植类型都将发挥良好的指导作用。在cGVHD中发现的与疾病相关的生物学标志物，大多数与aGVHD相同，但也有部分仅见于cGVHD，如CXCL9、CXCL10、CXCL11、CD163、MMP-3等。然而，关于cGVHD发生的分子生物学机制仍有很

多空白，因此尚未在cGVHD中建立可靠的基于生物学标志物的危险度分层，以及患者何时进行标志物检测尚未确定，但我们相信，不断缩小患者临床症状和疾病生物学特征之间的差距，将极大地促进个体化cGVHD的监测和控制。

总体来说，GVHD是allo-HSCT术后一项常见并发症，Ⅲ～Ⅳ度aGVHD及SR-GVHD仍是导致患者移植相关死亡的重要原因。在治疗过程中，识别和监测特异性生物学标志物，有利于对急性GVHD进行预测和危险度分层，从而选择适宜的初始治疗进行及时干预，以期降低重度aGVHD和SR-GVHD的发生，改善患者预后。近年来，随着对GVHD发生机制研究的不断深入，更多的靶向药物开始在疾病的预防和治疗中发挥重要作用，但多数研究仍处于基础科研或临床试验阶段，其安全性及有效性仍有待证实。目前临床上常用的免疫抑制剂在抑制过度免疫反应的同时，可能增加患者感染或原发病复发风险，如何在移植术后有效控制GVHD，而不影响移植物抗白血病(graft versus leukemia，GVL)效应，是每一位从事造血干细胞移植的医师要面对的重要课题。由于脐血中免疫细胞的免疫原性较低，其移植后cGVHD发生率显著低于其他移植类型，同时脐血拥有更强的GVL效应，是分离GVHD和GVL的良好移植类型，其具体机制有待进一步探索。然而，为不影响脐血植入，临床上采用的GVHD预防方案较弱，移植后aGVHD发生率仍较高，如何在不影响植入的前提下降低早期免疫反应仍是临床亟待解决的问题，随着对aGVHD病理生理学过程认识的加深，我们相信未来会产生更加行之有效的预防方案。

（吴　月）

第五节　感　　染

一、疾病的定义

由于脐血细胞数量有限，脐血移植后患者造血及免疫重建缓慢，中性粒细胞缺乏时间长，感染是患者非疾病复发死亡的主要原因之一，若未及时采取有效的治疗手段，会导致感染相关死亡率增加，影响患者的预后。发热是感染的主要临床表现之一，《中国中性粒细胞缺乏伴发热患者抗菌药物应用指南(2020版)》对发热进行了定义：腋下温度≥37.7 ℃(口腔温度≥38.0 ℃)超过1小时，或者单次腋下温度≥38.0 ℃(口腔温度≥38.3 ℃)，为避免微生物侵入，尽量避免检测量直肠温度。

二、流行病学特征及危险因素

(一) 细菌感染的流行病学特征及危险因素

细菌感染是UCBT患者死亡的最重要原因之一。我国细菌的病原谱和国外数据基本一致，不同中心的数据略有差异，但均以革兰氏阴性杆菌为主，其次为革兰氏阳性菌。既往研究报道，血液病患者中，中性粒细胞减少症者和非中性粒细胞减少症者中，细菌感染的流行病学特征略有不同；中性粒细胞减少患者，革兰氏阴性菌比例显著高于非中性粒细胞减少患者（分别为 70.4% 和 55.0%，$P<0.01$）；铜绿假单胞菌、大肠埃希菌、鲍曼不动杆菌、肺炎克雷伯菌及嗜麦芽窄食单胞菌等为最常见革兰氏阴性病原体。肠球菌、金黄色葡萄球菌及链球菌属等为常见的革兰氏阳性球菌。血流感染（bacterial bloodstream infection，BSI）是常见的感染类型，一项日本的研究结果显示，UCBT 后 30 天内，BSI 累积发生率为 12%，中位发病时间为 UCBT 后 +6 天（-1 天至 +13 天），所有 BSI 均发生在粒细胞缺乏期。

多重耐药（multidrug resistance，MDR）的出现是 HSCT 患者面临的巨大挑战，最具挑战性的 MDR 菌株为：MDR 肠杆菌科（产超广谱 β 内酰胺酶和耐碳青霉烯的菌株）、铜绿假单胞菌和耐万古霉素肠球菌（vancomycin-resistant enterococcus，VRE）。碳青霉烯耐药肠杆菌科细菌（carbapenem resistant Enterobacteriaceae，CRE）导致移植相关死亡率增加。2019 年 5 月至 2021 年 12 月，郑州大学第一附属医院血液内科共 185 例恶性血液病患者在移植期间采集直肠拭子，定期筛查 CRE，CRE 定植率为 23.8%，最常见的病原菌为耐碳青霉烯类大肠埃希菌和耐碳青霉烯类肺炎克雷伯菌；其中 10 例患者发生 CRE 相关血流感染，CRE 相关血流感染预后不佳，30 天内死亡率为 50.0%。

UCBT 患者存在以下感染危险因素，如移植前疾病处于未缓解状态、采用清髓性预处理方案、长时间留置中心静脉导管、免疫重建延迟等。移植的预处理破坏了天然的黏膜防御屏障（如口腔及胃肠道黏膜），并可能造成脏器损害；同时，患者长时间处于粒细胞缺乏状态，使用大剂量免疫抑制剂，最终导致感染相关性死亡率升高。脐血有核细胞数量有限，与外周血干细胞移植相比，UCBT 造血及免疫重建迟，患者感染风险增加。此外，合并Ⅲ～Ⅳ度急性移植物抗宿主病（acute graft versus host disease，aGVHD）患者需要长时间接受包括糖皮质激素在内的多种免疫抑制剂治疗，BSI 发生率显著增加，因此，aGVHD 亦是影响 CBT 预后的独立危险因素。

（二）真菌感染的流行病学特征及危险因素

侵袭性真菌病（invasive fungal diseases，IFD）是 HSCT 常见并发症，其中 UCBT 和单倍体造血干细胞移植（haploid hematopoietic stem cell transplantation，haplo-HSCT）发生率较高，约为 17%，自体移植 IFD 发生率相对较低，文献报道不足 2%。IFD 是影响 haplo-HSCT 后患者 1 年生存率的独立预后不良因素，移植后 IFD 发生的危险因素包括无关供者或 CBT、移植时白血病处于未缓解状态、移植前存在 IFD、移植晚期（+100 天后）合并Ⅱ～Ⅳ级 aGVHD 和广泛的慢性移植物抗宿主病（chronic graft versus host disease，cGVHD）等。IFD 起病隐匿，确诊依赖于无菌部位体液/组织阳性培养和/或组织病理结果，最常见的两种致病菌为曲霉菌和念珠菌，其中真菌血症多为念珠菌，而肺部 IFD 多为曲霉菌，最常见感染部位是肺部。

20 世纪 90 年代前，haplo-HSCT 患者未采取有效的抗真菌预防措施，念珠菌感染率高达 18%～20%。随着氟康唑的应用，系统性念珠菌感染的发生率显著降低，真菌感染的流行病学特征亦发生转变，由氟康唑敏感的白色念珠菌转变为氟康唑耐药的非白色念珠菌。2018 年欧洲血液和骨髓移植小组（European group for blood and marrow transplantation，

EBMT）统计了2000年至2012年间接受haplo-HSCT的28542例急性白血病患者，移植早期（移植100天内），共347例患者（1.2%）发生了念珠菌血症，有效的抗真菌预防策略已将念珠菌血症的发生率降至1.2%，但念珠菌血症仍然是影响移植患者OS和NRM的独立危险因素。此外，日本的一项研究统计了2009—2020年期间接受了抗真菌预防措施的血液病患者中，40例发生了念珠菌突破性感染，29例（72.5%）患者为移植相关念珠菌血症，其中18例发生在预处理及植入前，其他11例患者发生在植入后；季也蒙假丝酵母为最多检出病原菌（32.5%），其次为近平滑念珠菌（30.0%）；HSCT患者念珠菌突破性感染30天死亡率为55.2%，严重影响了患者的生存。国内CAESAR研究纳入了1401例造血干细胞移植病例，其中临床诊断和确诊IFD且病原学明确的患者共51例，36例（70.6%）为曲霉菌，14例（27.5%）为念珠菌，毛霉菌感染相对罕见。

近20年霉菌感染的流行病学特征同样发生了转变，侵袭性曲霉病是最常见的IFD类型，但毛霉菌等其他相对罕见的病原体检出率逐年增加。中国台湾的一项研究统计了2003年1月至2014年12月期间接受allo-HSCT的245例成人急性白血病患者中，17例（6.94%）患者发生了侵袭性霉菌感染，曲霉属是最常见的病原体；侵袭性霉菌感染的高危因素包括无关供体移植（风险比为5.11）、吸烟（风险比为3.55）及中度至重度cGVHD（风险比为3.76）等。北京大学人民医院的一项研究，统计了2010年1月至2020年12月期间接受异基因造血干细胞移植患者肺毛霉菌病的发病率，共21例患者诊断为肺毛霉菌病，其中6例（28.6%）患者存在肺外受累病灶，包括5例患者合并中枢神经系统受累，1例患者合并皮肤软组织受累；感染的中位时间移植后96天；最常见的病原体是根霉（63.2%），突破感染占90.5%；21例患者中15例患者在1年内死亡；因此，haplo-HSCT受者肺毛霉菌病以突破性感染为主，严重影响了患者预后。

（三）病毒感染的流行病学特征及危险因素

造血干细胞移植后病毒再激活很常见，常见的病毒包括巨细胞病毒（CMV）、人疱疹病毒6型（HHV-6）、乙肝病毒（HBV）、腺病毒（Adenovirus）及EB病毒（Epstein-Barr virus，EBV）等，由于本中心CBT预处理方案中不包含ATG，因此EB病毒再激活相对少见。

人类巨细胞病毒又称人类疱疹病毒5（HHV5），拥有双链DNA结构，属于β疱疹病毒家族，我国健康成年人中CMV感染率可达到90%以上。其传播方式多样，在免疫功能正常时其感染无症状且具有自限性，最终会在体内潜伏性存在；当宿主的免疫系统受损时，例如：HIV感染、器官移植、造血干细胞移植等会造成病毒不受控地复制，导致临床疾病。造血干细胞移植后的CMV感染是移植后主要的病毒感染并发症，并且以再激活为主。《托马斯造血干细胞移植》第5版中显示根据移植供受者类型，CMV感染率由低到高依次为：自体移植（Auto）＜相关供者移植（MRD）＜无关供者移植（URD）＜脐血移植（UCBT）。据临床统计：UCBT后240天内CMV感染率高达88.6%，相比于外周干细胞移植而言，UCBT后CMV感染的持续时间较长、生存结局较差，CMV病发生率为2.3%，CMV病死亡率高达75%。根据我国的异基因造血干细胞移植患者巨细胞病毒感染管理中国专家共识，CMV感染高危因素包括：年龄≥40岁、CMV IgG阳性、GVHD预防方案（PT-Cy方案、大剂量ATG或阿伦单抗）、Ⅱ度以上急性GVHD及应用大剂量糖皮质激素（泼尼松，用量≥1 mg/kg）等。

HHV-6病毒分为HHV-6A和HHV-6B，推荐使用HHV-6 DNA定量PCR的方法检测HHV-6病毒。HHV-6感染包括原发性HHV-6感染和HHV-6再激活，原发性HHV-6感染是指首次在既往无感染表现的患者中检测出HHV-6病毒复制，HHV-6再激活是指既往存在感染患者再次检出HHV-6再激活。通常认为HHV-6A无致病性，移植患者中常表现为HHV-6B再激活，文献报道haplo-HSCT受者HHV-6B再激活很常见，UCBT是HHV-6B再激活的一个重要危险因素，若haplo-HSCT受者移植后每周监测血浆HHV-6 DNA，30%～70%患者出现HHV-6再激活，主要集中在移植后2～6周，大多数情况下持续时间<3周；HHV-6再激活表现为HHV-6血症或者终末期器官疾病。日本的一项研究回顾性分析了2004年4月至2013年12月期间，236例血液病患者接受的haplo-HSCT，其中138例(58.5%)发生HHV-6再激活；多变量分析结果显示，HHV-6再激活与aGVHD发生率(风险比为1.87，$P=0.01$)、CMV再激活(风险比为2.24，$P<0.001$)和NRM(风险比为2.73，$P=0.007$)密切相关。HHV-6B病毒再激活临床可表现为发热、肺部感染、骨髓抑制、心肌炎、脑炎等；此外，还可能导致骨髓造血延迟，特别是血小板植入延迟，严重时可能导致植入失败。HHV-6B脑炎的危险因素：HHV-6B病毒血症是一个主要危险因素，定量PCR的方法检测外周血HHV-6B DNA，病毒负荷≥1000/mL时对HHV-6B脑炎诊断具有一定的预测价值。此外，无关供者、UCBT、合并Ⅱ～Ⅳ度的aGVHD并接受了大剂量的激素治疗及植入前综合征等，均为HHV-6B脑炎的危险因素。UCBT受者HHV-6B脑炎发生率为8%～10%，而骨髓或外周血干细胞移植受者的HHV-6B脑炎发病率仅为0.5%～1.2%。

在我国乙肝病毒携带率为5%～6%，其中15～29岁人群携带率为4.38%；haplo-HSCT是血液系统疾病患者HBV再激活的独立危险因素，原因包括了清髓性预处理方案、钙调磷酸酶抑制剂和大剂量糖皮质激素、免疫重建延迟等因素。香港大学的一项研究，在2011年9月至2014年11月，对乙型肝炎表面抗原(HBsAg)阴性、乙型肝炎核心抗原(anti-HBc)抗体阳性haplo-HSCT受者，开展了前瞻性研究观察HBV再激活，研究结果发现，297例haplo-HSCT受者中，85例(28.7%)为HBsAg阴性、抗HBc阳性，其中62例患者招募纳入统计分析；2年的HBV-DNA累及检出率为40.8%，检出的中位时间为44周；HBV再激活危险因素包括：年龄≥50岁(风险比为8.2，$P=0.004$)和慢性移植物抗宿主病(风险比为5.3，$P=0.010$)。意大利的一项回顾性多中心研究结果显示，HBsAg阳性的患者，接受haplo-HSCT后若未预防性抗病毒治疗，移植后2年的HBV再激活发生率可高达81%。

腺病毒是一种无包膜的双链DNA病毒，目前已经鉴定出60多种腺病毒类型，分为A～G七个亚组。腺病毒病是指临床具有腺病毒病相关的症状和体征，同时活检标本或肺泡灌洗液或脑脊液检测出腺病毒。腺病毒感染是在HSCT患者中发病率较高，可以引起结肠炎、肺炎、肝炎、肾炎、出血性膀胱炎、结膜炎及脑炎等终末器官病变。土耳其的一项回顾性研究，纳入2014年1月至2017年12月的153例HSCT儿童患者(年龄≤18岁)，使用PCR方法动态监测血浆、粪便和尿液样本腺病毒负荷；结果显示，50例(32.67%)患者腺病毒-DNA为阳性，血浆、粪便和尿液样本的腺病毒-DNA阳性率分别为8.92%(145/1625)、40.25%(64/159)和25%(2/8)，血浆腺病毒-DNA阳性和腺病毒-DNA阴性患者的死亡率分别为23.68%和6.95%($P=0.014$)，因此，血浆腺病毒-DNA阳性是移植早期存活率的潜在影响因素。此外,我国的一项研究回顾性分析了3个移植中心2019年1月至2021年3月,调查通过mNGS诊断为腺病毒感染患者的临床特征及预后,结果发现,976例接受了单倍体造血干细胞移植患者中,仅7例患者通过mNGS技术诊断为腺病毒感染,临床表现包括脑炎、肝炎、膀胱炎和肺炎;7例患者中仅1例治疗后腺病毒-DNA转阴,其余6例患者均死于腺病毒感染。

三、病理生理学特征

(一) 细菌感染病理生理学特征

细菌感染的临床表现取决于患者的免疫状态及细菌的毒力。生理状态下,宿主和微生物之间动态平衡,又称为微生态平衡。病理状态下,细菌破坏宿主黏膜屏障,在宿主体内繁殖并播散,分泌内毒素或外毒素等,引起组织炎症反应。

(二) 真菌感染病理生理学特征

空气中的曲霉菌孢子最常通过呼吸道侵犯支气管和肺,眼、皮肤及外耳道等肺外器官侵犯相对少见,严重时可播散全身。免疫抑制的情况下,曲霉孢子附壁发芽,引起机体炎症反应,早期表现为弥漫性渗出,晚期为坏死及肉芽肿形成。菌丝可以穿透血管可引起血管炎及血栓,引起组织缺血、坏死。

(三) 病毒感染病理生理学特征

目前的研究认为HBV再激活的起始因素是机体失去对HBV复制的调控能力;免疫力正常的情况下,HBV特异性T细胞控制HBV复制,B细胞通过产生抗HBV抗体抑制HBV感染在肝细胞间的传播。当患者使用免疫抑制后,抑制了T细胞和B细胞的功能,HBV-DNA体内扩增,导致HBV再激活,最终攻击肝细胞,导致肝功能异常。

(四) CMV再激活病理生理学特征

CMV病毒依靠包膜糖蛋白与宿主细胞的受体结合、进入多种细胞:上皮细胞、内皮细胞、成纤维细胞、$CD34^+$造血祖细胞等。一旦病毒进入细胞,就开始一系列的时间空间特异性的裂解基因表达并以此形成病毒的感染。病毒通过合成各种蛋白和小干扰RNA进行免疫逃避。尽管如此,在免疫功能正常者体内,病毒仅能以亚临床状态下持续存在,在特定细胞内长期维持潜伏状态。能够建立宿主的终身潜伏感染是疱疹病毒的一个重要生物学特征,其再活化时也称CMV的内源性感染。潜伏期的长期维持与再激活的发生受到细胞固有功能的调节,主要即时早期启动子的激活和抑制是其中的关键决定步骤。对于移植后患者来讲,潜伏病毒发生再激活和免疫控制失调是引起疾病的两个关键因素。其中,移植时同种异体的刺激和促炎因子参与驱动病毒再激活、移植后免疫系统和血液系统的重建为病毒从潜伏期到高度活跃的复制期提供了适宜的环境。此外,病毒还可以从增殖位点被外周单核细胞和循环内皮细胞运送到身体外周部位,形成多器官的CMV播散。

四、临床表现

（一）血流感染

血流感染(bloodstream infection,BSI)是造血干细胞移植常见且严重的并发症,患者常表现为发热、严重时可能出现循环衰竭,影响了患者预后。细菌感染的血培养检查阳性率较低,文献报道造血干细胞移植后,血培养阳性率不足20%。首次发热时,在使用抗生素治疗前,必须送检双份血培养,以提高血培养检测效率;有CVC导管时,一份血培养采集外周静脉血,另一份标本从CVC导管采集;无CVC导管时,采集2处不同部位外周静脉血。我国的一项回顾性研究分析了2013年1月至2017年12月期间接受allo-HSCT的397例患者,粒细胞缺乏期共294例患者出现发热,52例患者确诊为BSI,BSI的发生率为17.7%(52/294);共检出的60株病原菌,革兰氏阴性菌43株(71.67%)、革兰氏阳性菌10株(16.67%)、真菌7株(11.67%);最常见的细菌分别为大肠杆菌、肺炎克雷伯菌和铜绿假单胞菌。超广谱β-内酰胺酶(ESBL)检出率为40.0%,CRE检出率为17.9%。另一项回顾性研究,分析了2015年1月至2020年6月期间接受HSCT的1141例患者,其中105例(9.2%)患者出现122次BSI,65.9%病原菌为革兰氏阴性菌,24.8%病原菌为革兰氏阳性菌,9.3%病原菌为真菌;MDR占所有病原体的70%以上;植入后BSI的死亡率显著高于植入前(56.7%与32.7%,$P=0.005$)。

绝大多数活动性念珠菌血症患者血培养呈阳性,血培养阴性常见于深部念珠菌感染未入血、间歇性念珠菌血症和浓度极低的念珠菌血症。此外,2021年欧洲血液和骨髓移植组织(IDWP-EBMT)回顾性分析了2000—2015年49852例患者接受HSCT的非白血病患者念珠菌血症的临床特征;研究结果显示,420例患者发生了念珠菌血症,累积发病率为0.85%;其中65.5%患者念珠菌血症发生在移植后30天内;7天的死亡率为6.2%,5年的OS和NRM分别为50.5%和28.2%。因此,念珠菌血症是影响移植患者预后的危险因素。

（二）肺部感染

肺部感染在HSCT受者中非常常见,常表现为咳嗽、咳痰、呼吸困难,严重时可能出现呼吸衰竭,部分肺部感染患者可能呼吸道症状不明显,明确诊断依赖于影像学检查,包括胸部X射线、计算机断层扫描(CT)和磁共振成像(MRI)等;影像学检查可以动态监测感染部位、病灶数量及病灶大小,并评估治疗疗效。肺泡灌洗液(broncho alveolar lavage fluid,BALF)的GM试验对肺部感染的早期诊断更具有临床指导价值。宏基因组二代测序技术(metagenomics next-generation sequencing,mNGS)不依赖于常规培养,缩短了检测时间,具有一定的敏感性;提高了罕见病原体的诊断水平,在抗菌药物治疗方案的制定中具有一定的临床指导价值,但该技术仍处于起步阶段,目前尚未推荐作为常规检测项目。mNGS需要结合传统的微生物学检查手段,提高诊断效能。

上海交通大学附属医学院的一项临床研究统计了2019年8月至2021年6月期间101例合并肺部感染的allo-HSCT患者,共采集134例支气管肺泡灌洗液(BALF)进行检测;研究结果显示,90.30%患者诊断为肺部感染,细菌都是最常见的病原体,最常见的细菌为铜绿假单胞菌(6.39%)和肺炎克雷伯菌(3.01%),最常见的真菌为肺孢子菌(8.27%)和念珠菌(2.25%)。haplo-HSCT 受者的肺毛霉菌病是一种罕见的侵袭性真菌感染,死亡率极高,北京大学人民医院的一项回顾性研究统计了 2010 年 1 月至 2020 年 12 月期间,21 例确诊的肺毛霉菌病,6 例(28.6%)患者出现肺外累及,其中 5 例患者合并中枢神经系统毛霉菌感染,1 例患者合并皮肤软组织毛霉菌感染;中位感染时间为移植后 96 天;临床表现多样性,其中包括发热(76.2%)、咳嗽(85.7%)、呼吸困难(19.0%)、胸痛(38.1%) 和咯血(61.9%);最常见的病原体是根霉(63.2%)。

(三) 中枢神经系统感染

国际血液和骨髓移植研究中心的一项研究回顾性分析了 2007—2015 年间 27532 例造血干细胞移植患者的信息,其中 165 例患者移植 6 个月脑脊液中检测出中枢神经系统病毒,最常见的为 HHV-6 病毒(73%),其次是 EB 病毒(10%)、CMV 病毒(3%)等。HHV-6B 脑炎是一种严重的并发症,也是 haplo-HSCT 受者脑炎最常见的病因,HHV-6B 脑炎多发生在移植后 2～6 周内,移植后 3 周左右发病最为常见。HHV-6B 脑炎是 CBT 严重的并发症,《2017 欧洲白血病感染会议指南:恶性血液病以及造血干细胞移植后 HVV-6 感染的管理》指出,HHV-6B 脑炎的诊断需满足以下条件:① 脑脊液中检测出 HHV-6 DNA,且临床同时存在癫痫发作、短期记忆丧失或精神状态改变;② 排除其他感染性及非感染性病因;③ 排查 HHV6 染色体整合(是 HHV6 病毒先天性感染的一种方式,指 HHV6 基因整合到患者染色体中)。HHV-6B 脑炎的主要累及的病变部位为颞叶和海马体,颞叶病灶常表现为癫痫发作,局灶性神经功能缺损罕见;其他的神经系统症状包括头痛、谵妄和神经认知能力下降;约 60%的 HHV-6B 脑炎患者 MRI 检查可发现颞叶病灶;合并脊髓炎患者,可出现瘙痒症和脊髓累及平面感觉障碍。

五、预防及治疗

(一) 保护措施

建立完善的院内感染管理机制和流程,定期对百级空气层流病房内物品及医护人员手进行现场采样,进行细菌培养明确有无耐药菌。UCBT 受者应入住具备高效颗粒空气过滤系统的百级空气层流病房,保证单独的卫生设施,避免交叉传播,中性粒细胞植入前绝对无菌饮食。加强肛周及口腔护理,注意无菌操作,加强对中心静脉导管护理,避免导管相关感染。此外,手卫生是避免病原菌在医患之间传播的重要手段,接触患者前后,医护人员均需做好手部消毒。UCBT 后中性粒细胞恢复延迟,本中心在移植后第 6 天开始使用粒细胞集落刺激因子(G-CSF),缩短中性粒细胞缺乏持续的时间,促进中性粒细胞植入,从而减少细菌和真菌感染。

(二) 预防策略

有效的预防策略可以减少移植后感染的发生,预防策略需要兼顾细菌、真菌(包括肺孢子虫病等)、病毒(包括巨细胞病毒、单纯疱疹病毒和乙肝病毒)等。

1．细菌预防策略

常见的感染部位包括了BSI、呼吸道感染、肛周及口腔感染等，既往研究证实，含全身放疗（total body irradiation，TBI）的预处理方案及长时间的中性粒细胞减少是UCBT受者发生BSI的独立危险因素；革兰氏阴性菌是BSI最常见的病原菌，其次为革兰氏阳性菌；合并多重耐药菌（multi-drug resistant，MDR）的BSI患者预后不佳。此外，肺部感染是造血干细胞移植后常见并发症，肺泡盥洗液送检病原微生物检测是安全有效的诊断手段，细菌是最常见的病原体；最后，细菌性脑膜炎是UCBT受者相对罕见但严重的并发症，病原菌多为革兰氏阳性菌，严重影响了患者预后。因此，需要采取预防策略，降低移植后感染，特别是BSI和肺部感染的发生频率，从而降低感染相关死亡率。最佳的启动预防时机及预防疗程目前尚无定论，但既往指南推荐细菌预防的疗程应覆盖整个中性粒细胞缺乏阶段，直至中性粒细胞植入（中性粒细胞植入的定义为连续3天中性粒细胞绝对值$>0.5\times10^9$/L的第1天）或者造血恢复的临床依据；最常见推荐的药物为喹诺酮类药物，如左氧氟沙星，替代的药物为环丙沙星；当患者无法耐受喹诺酮类药物时，可选用青霉素或者头孢类药物，如头孢唑肟或者阿莫西林/克拉维酸钾。是否需要预防性使用广谱抗菌药物兼顾革兰氏阳性病原体，目前临床仍存在一定的争议，经验性抗球菌治疗患者可能并不受益。此外，口服万古霉素可以有效预防艰难梭菌感染（clostridium difficile infection，CDI），且不增加GVHD及疾病复发的风险。

2．真菌预防策略

移植前应完善肺部CT检查，了解有无隐匿性肺部真菌感染；必要时还需完善鼻窦CT，排查鼻窦部位的真菌感染。预防策略分为初级预防和次级预防，初级预防是指具有高危因素患者，预先使用抗真菌药物预防IFD的发生，UCBT因植入延缓，为IFD的高危因素，应使用覆盖曲霉的抗真菌药物如泊沙康唑和伏立康唑等进行抗真菌预防。次级预防是指既往临床诊断或者确诊IFD患者，接受HSCT治疗时，预防方案为既往IFD治疗有效的药物。唑类药物与钙拮抗剂如环孢素等存在药物相关作用，使用期间需要进行血药浓度监测。对于存在aGVHD接受全身类固醇激素治疗的患者，真菌预防的疗程需要适当延迟，直至停用类固醇激素。建议移植后1个月开始服用复方磺胺甲噁唑预防肺孢子虫，直至患者停止免疫抑制或$CD4^+$淋巴细胞计数恢复至0.2×10^9/L以上至少6个月。

3．病毒预防策略

目前预防策略兼顾的病毒主要为CMV、HSV、水痘带状疱疹病毒（VZV）和HBV。CBT受者若未接受阿昔洛韦预防，感染HSV和VZV的风险极高。HSV和VZV预防的疗程为开始化疗直至UCBT后至少3年，推荐的药物为伐昔洛韦或阿昔洛韦。目前带状疱疹疫苗（Shingrix）预防UCBT后带状疱疹的安全性及有效性临床数据相对较少，有待大样本的临床研究进一步验证。此外，CBT受者CMV血症及CMV病相对常见，CMV病死亡率较高，建议CMV血清阳性UCBT受者移植后第7天开始接受来特莫韦的预防，持续至少移植后100天。目前CMV预防的最佳持续时间尚未确定，在造血和免疫重建延迟或者合并aGVHD情况下，CBT患者移植100天以后来特莫韦的预防仍受益。同时需要密切监测CMV病毒血症，移植100天内推荐每周2次进行CMV-PCR检测，移植100天后可延长检测频率，直到患者停用全身皮质类固醇且3次检测结果均为阴性。

HBsAg阳性受者是haplo-HSCT后HBV再激活的高危人群，文献报道预防性使用拉米夫定(100 mg/d)可将 HBsAg 阳性的 haplo-HSCT 受者 HBV 激活的风险降低至 5%;此外,预防性使用恩替卡韦(0.5 mg/d)同样可以降低 HBsAg 阳性的 haplo-HSCT 受者 HBV 激活的风险。我国的一项单中心研究回顾性分析了 2008 年 3 月至 2014 年 3 月,259 例 HBsAg 阳性患者接受的 haplo-HSCT,最终 216 例患者纳入回顾性研究,其中,97 例患者预防要是选择恩替卡韦,119 例患者预防药物选择拉米夫定。研究结果发现,恩替卡韦组 HBV 再激活引起的严重肝炎的累积发生率更低,因此,相比拉米夫定,恩替卡韦具有更强的抗病毒功效,可能是 HBsAg 阳性 haplo-HSCT 受者更好的抗病毒选择。此外,预防性使用拉米夫定或者恩替卡韦并不影响中性粒细胞或血小板的植入,但需要在大样本量研究验证。HBsAg 阴性但 HBc 阳性患者,建议应用恩替卡韦、富马酸替诺福韦酯或者富马酸丙酚替诺福韦抗病毒治疗。HBV 抗病毒预防的持续时间目前尚未达成共识,国外指南多建议免疫抑制治疗停止后的 6～12 个月停止治疗。《异基因造血干细胞移植后防治乙型肝炎病毒再激活的中国专家共识(2023 年版)》指出患者 HBV 感染患者,至少移植前 1 周开始抗病毒治疗,可选用恩替卡韦、富马酸替诺福韦二吡呋酯或者富马酸丙酚替诺福韦等药物,停药时间为停免疫抑制剂后 18 个月。

(三) 治疗

1. 细菌感染治疗策略

(1) UCBT 患者发热后,在危险分层评估后,立即给予抗菌药物治疗,同时完善微生物检查,无需等待检查结果,避免感染加重。恰当的经验性抗细菌治疗可以降低感染相关死亡率,改善患者预后;经验性治疗需要考虑本科室的致病菌和耐药菌流行病学特征,原则上需要覆盖可迅速威胁生命的最常见病原菌;可根据后续取得微生物检查结果,调整用药。《中国中性粒细胞缺乏伴发热患者抗菌药物应用指南(2020 版)》指出,低危患者可在门诊给予初始经验性治疗,口服或者或静脉注射抗菌药物;密切观察患者的临床症状和体征,若病情加重,尽快收至病房治疗。高危患者的初始治疗需选用可以覆盖严重革兰氏阴性杆菌的广谱抗菌药物,当出现以下情况之一时,需要联合抗球菌药物治疗:

① 最终鉴定结果前,培养为革兰氏阳性球菌。

② 血流动力学不稳定。

③ 皮肤软组织感染。

④ 影像学提示存在严重肺部感染。

⑤ 导管相关感染等。

(2) 治疗疗程

细菌性肺炎、鼻窦炎、皮肤软组织感染和革兰氏阳性球菌血症的治疗疗程为 7～14 天,革兰氏阴性杆菌血症的治疗疗程为 10～14 天,心内膜炎和深部组织感染的治疗疗程>4 周或临床症状和体征完全消失,肠球菌引起的血流感染治疗疗程为体温正常后再持续 5～7 天,耐甲氧西林金黄色葡萄球菌血流感染的治疗疗程至少 14 天,临床合并迁徙性病灶时需要延长治疗时间。

(3) CRE 治疗

联合用药可根据情况选择以下方案:

① 多黏菌素为基础的治疗策略:如多黏菌素 + 碳青霉烯类(MIC≤8 mg/L),或 + 替加

环素,或+磷霉素;多黏菌素包括多黏菌素 B 硫酸盐和多黏菌素 E 硫酸盐。肾功能正常患者,多黏菌素 B 硫酸盐使用剂量为 0.75～1.25 mg/kg,q12h,多黏菌素 E 硫酸盐使用剂量 100～150 万单位/天,分 2～3 次使用。多黏菌素有肾毒性,需要动态监测肾功能。

② 替加环素为基础的治疗策略:替加环素+碳青霉烯类(MIC≤8 mg/L)或+氨基糖苷类,或+磷霉素,或+多黏菌素。替加环素首剂100 mg,随后 50 mg,每 12 h 使用 1 次;由于脑脊液和血液中浓度很低,一般不推荐治疗 CRE 中枢及血流感染。

③ 碳青霉烯类为基础的治疗策略:碳青霉烯类+多黏菌素,或+替加环素,或+氨基糖苷类,或+喹诺酮类。CRE 菌株需对碳青霉烯类的 MIC≤8 mg/L,当 MIC>8 mg/L 时,不推荐选用碳青霉烯类为基础的 2 药联合方案。

④ 其他治疗策略:头孢他啶/阿维巴坦+氨曲南、替加环素+氨曲南等。

⑤ 3 药联合方案:替加环素+多黏菌素+碳青霉烯类(MIC≤8 mg/L)。

(4) 耐万古霉素的肠球菌(包括屎肠球菌和粪肠球菌)的治疗,推荐的使用药物包括替加环素、利奈唑胺和达托霉素等。

2. 真菌感染治疗策略

(1) 经验性治疗和诊断驱动治疗

经验性治疗的启动时机为 UCBT 患者持续粒细胞缺乏伴发热,接受广谱抗菌药物治疗 4～7 d 无效。UCBT 早期入住层流病房,空气过滤系统可以过滤空气中的曲霉菌,因此层流病房内以念珠菌感染为主;对既往存在曲霉菌感染的患者,需要警惕曲霉菌的复燃。UCBT 患者 IFD 病原菌曲霉菌最为常见,经验性治疗药物需要选用覆盖曲霉菌的广谱抗真菌药物。若患者已接受广谱抗真菌药物预防,IFD 的经验治疗选择仍不明确,建议及时更换抗真菌药物或者联合用药。诊断驱动治疗是指未确定 IFD 和拟诊 IFD 患者接受抗真菌治疗。与经验治疗比较,诊断驱动治疗尤其适用于 IFD 低危患者,其优势在于避免过度使用抗真菌治疗,显著降低抗真菌治疗使用率,对总体生存率无显著影响。推荐使用药物包括:伏立康唑(负荷剂量 6 mg/kg,q12h,维持剂量 4 mg/kg,q12h)、卡泊芬净(负荷剂量 70 mg/d,维持剂量 50 mg/d)、米卡芬净(100～150 mg/d)、两性霉素B(0.5～1.5 mg/(kg・d))和脂质体两性霉素 B(3 mg/(kg・d))。

(2) 念珠菌血症的目标治疗

念珠菌血症患者应尽量拔除中心静脉置管,抗真菌治疗疗程应持续至临床症状和体征恢复正常,血培养转阴后至少 2 周。起始治疗建议使用卡泊芬净(负荷剂量 70 mg/d,维持剂量 50 mg/d)、米卡芬净(100 mg/d)、阿尼芬净(负荷剂量200 mg/d,维持剂量 100 mg/d)。非重症患者合并氟康唑敏感的念珠菌血症可考虑使用氟康唑静脉或口服治疗,负荷剂量为 800 mg(12 mg/kg),然后每天 400 mg(6 mg/kg)。光滑念珠菌血症,首选治疗药物为棘白菌素类,其次为脂质体两性霉素 B;只有氟康唑敏感时,才考虑使用大剂量氟康唑 800 mg/d(12 mg/kg)或者 200～300 mg(3～4 mg/kg)每日 2 次。

(3) 播散性念珠菌病的目标治疗

初始治疗建议使用脂质体两性霉素 B(3～5 mg/(kg・d))或棘白菌素类(米卡芬净,100 mg/d;卡泊芬净,负荷剂量 70 mg/d,维持剂量 50 mg/d;或阿尼芬净,负荷剂量 200 mg/d,维持剂量 100 mg/d)。治疗数周病情稳定且氟康唑敏感时,可改为口服氟康唑序贯治疗,剂量为 400 mg/d(6 mg/kg)。慢性播散性念珠菌病患者如原发病需要化疗或者进行造血干细胞移植术，治疗期间需接受有效抗真菌治疗，避免感染复发。粒缺期播散性念珠菌病或者严重感染患者，推荐两性霉素 B 及其脂质体、棘白菌素类、伏立康唑等药物联合使用。播散性念珠菌病抗真菌治疗疗程长，常需要数月，治疗至血培养转阴且影像学提示病灶完全吸收。

（4）中枢神经系统念珠菌病的目标治疗

建议使用伏立康唑脂和质体两性霉素 B 治疗，注意监测肝肾功能。中枢神经系统念珠菌病治疗疗程长，需治疗至临床症状、体征且影像学恢复正常后至少 4 周。

（5）侵袭性曲霉菌的目标治疗

临床诊断和确诊 IA 的患者，常规推荐为单药抗真菌药物治疗，但单药治疗无法耐受或治疗失败、耐药真菌感染等患者，可联合用药。推荐使用艾沙康唑（负荷剂量 200 mg，q8h，使用 6 次，维持剂量 200 mg，qd），伏立康唑（负荷剂量6 mg/kg，q12h，维持剂量 4 mg/（kg・q12h），备选药物为脂质体两性霉素 B（3～5 mg/（kg・d））、米卡芬净（100～150 mg/d）、卡泊芬净（负荷剂量 70 mg/d，维持剂量 50 mg/d）。此外，接受 HSCT 患者，棘白菌素类联合伏立康唑或脂质体两性霉素 B 可能提高治疗疗效，改善 IA 患者预后。

（6）其他治疗

中性粒细胞数量和宿主免疫抑制状态是 IFD 的危险因素，临床加用粒细胞集落刺激因子及适当减停免疫抑制剂有助于 IFD 的治疗。此外，为取得组织学诊断、去除残留病灶、急性咯血等情况时，可考虑手术切除病灶。

3．病毒感染治疗策略

（1）HHV-6B 脑炎

既往研究发现，预防性使用更昔洛韦或膦甲酸钠，并未显著降低 HHV-6B 脑炎的发生，因此，不推荐使用抗病毒药物预防性 HHV-6B 脑炎。对于疑似 HHV-6B 脑炎患者需要今早启动抗病毒治疗，目前推荐使用的一线治疗药物为更昔洛韦或膦甲酸钠，肾功能正常患者更昔洛韦使用剂量为 10 mg/（kg・d）（分 2 次使用），膦甲酸钠的使用剂量为 180 mg/（kg・d）（分 3 次使用，间隔 8 h）。西多福韦肾毒性强，中枢渗透性差，但很少有病例报告检测出耐药菌株，特别是对更昔洛韦的耐药菌株，因此为二线推荐治疗药物。日本的一项研究回顾性分析了 2007 年 1 月至 2011 年 12 月接受了 haplo-HSCT 的 6593 例患者，145 例患者确诊为 HHV-6 脑炎，其中 133 例患者接受了抗病毒治疗，74 例患者接受了膦甲酸钠抗病毒治疗，49 名患者接受了更昔洛韦抗病毒治疗，10 名患者接受了膦甲酸钠联合更昔洛韦的治疗。早期治疗阶段，中枢神经系统症状改善方面，膦甲酸钠疗效优于更昔洛韦，因此推荐使用膦甲酸钠抗病毒治疗；若膦甲酸钠因肾损伤或其他原因无法使用，建议使用更昔洛韦抗病毒治疗；严重 HHV-6B 脑炎患者，推荐膦甲酸钠和更昔洛韦联合使用。HHV-6 病毒特异性 T 细胞免疫疗法是一种新兴的技术，但需要大样本的临床研究证实其安全性和有效性。

（2）CMV 感染的抢先治疗

抢先治疗即为了预防 CMV 病发生而针对 CMV 病毒血症采取的治疗。常规治疗为：在移植后 180 天内或存在免疫抑制的更长时间内，当监测到病毒载量达到所设定的阈值，则通过抗病毒药（更昔洛韦、缬更昔洛韦或膦甲酸）进行抢先治疗。停药时间为连续 2 次检测 CMV-DNA 呈阴性或连续 2 次低于抢先治疗阈值。一般首选静脉注射更昔洛韦或口服缬更昔洛韦，当患者对更昔洛韦反应差或伴有严重细胞减少可以选用膦甲酸作为一种替代用药。2020 年欧洲血液和骨髓移植学会在全世界 180 多个移植中心调查显示：抢先治疗的阈值设定因不同移植中心而异，其中1000 copies/mL较常用，我们移植中心目前也以1000 copies/mL作为启动抢先治疗的阈值。临床上，除了抗病毒药物还会辅以免疫抑制剂减量、高效价丙球输注等措施以增强患者自身免疫力来抵御病毒。难治性CMV血症的治疗称二线治疗：CMV特异性细胞毒性淋巴细胞（CMV-CTL）的过继治疗已经被批准用于难治性CMV感染或耐药性CMV感染，未来NK细胞、γδT细胞等细胞疗法也有望成为治疗难治性或耐药性CMV感染的潜在疗法。

六、总结和展望

脐血细胞数量有限，造血及免疫重建延迟，UCBT后感染发生率较高，已经成为CBT非复发死亡的主要原因之一。UCBT后感染按照感染病原菌的类型，分为细菌、真菌、病毒及寄生虫感染；此外，按照感染的部位，分为呼吸系统感染、血流感染、中枢神经系统感染、泌尿系统感染及肠道感染等。移植早期阶段，血流感染最常见，其中以细菌为主，病原菌多为革兰氏阴性菌；移植中晚期，真菌及病毒感染明显增多。UCBT患者需要采取有效的预防感染策略，此外，结合患者的临床表现、实验室检查和病原学检查，提高诊断效能，采取有效的抗感染治疗策略，可以提高治疗疗效。疫苗及免疫过继治疗是近年来新兴的治疗手段，但仍需要大样本的临床研究验证其疗效。

（强　萍　颜冰冰）

第六节　出血性膀胱炎

一、疾病的定义

根据美国国家癌症研究所癌症术语词典，出血性膀胱炎（hemorrhagic cystitis，HC）被定义为“膀胱内膜发炎并开始出血的一种状况，可见血尿。症状包括排尿时疼痛和烧灼感，感觉需要经常排尿，以及无法控制尿液的流动”。HC可能由抗癌药物、放射治疗、感染或接触化学物质（如染料或杀虫剂）引起。造血干细胞移植（HSCT）后的HC一般是指膀胱内的急性或慢性弥漫性出血，多由预处理损伤、BK病毒（BK polyomavirus，BKV）激活、供者来源免疫重建等多因素共同引起，与继发于泌尿系感染、结石及肿瘤等的出血无关，是HSCT术后常见且重要并发症，常延长患者住院时间，降低其生活质量，严重者可引起梗阻性肾功能衰竭，甚至威胁患者生命。根据HSCT后的发生时间，HC可分为早发性HC和迟发性HC，早发性HC通常发生在预处理方案期间或结束后48 h内，迟发性HC通常始于中性粒细胞植入期（第2～4周）或HSCT后的第2～3月。同时存在的出血性凝血异常、严重血小板减少症和黏膜炎症是任何类型HC的易感因素。

二、流行病学特征及危险因素

根据不同的危险因素和是否采取预防措施，HSCT 后 HC 报道的发生率在 5%～70%之间，但大多数文献报道的发生率在 5%～30%之间。观察到的 HSCT 后 HC 的发生率成人患者(7%～54%)高于儿童患者(8%～25%)，同种异基因 HSCT(7%～25%)高于自体 HSCT(0%)，特别是移植后环磷酰胺(CTX)预防移植物抗宿主病(GVHD)的单倍体 HSCT 更高(19%～54%)。HSCT 后 HC 的主要危险因素有：

① 病毒感染：高水平的 BKV 病毒血症和病毒尿症，巨细胞病毒(CMV)、腺病毒(ADV)、人乳头状多瘤病毒(HPV)、JC 病毒以及人类疱疹病毒 6(HHV-6)感染引起的病毒血症和病毒尿症。

② 干细胞来源：与接受骨髓移植的患者相比，接受脐带血移植和外周血干细胞移植的患者发生 HSCT 后 HC 的风险更高，单倍体 HSCT 后 HC 的风险显著高于同胞全合 HSCT。

③ 无亲缘关系供体。

④ 急性 GVHD。

⑤ 预处理方案：与低强度预处理相比，清髓性预处理导致 HC 的风险更高，CTX、大剂量白消安和抗胸腺细胞球蛋白(ATG)等药物是独立的危险因素。

⑥ 性别：雌激素有稳定微血管以及对膀胱黏膜有保护作用，所以男性发生 HC 的风险高于女性。

⑦ 年龄：>7 岁的患者比更年幼的儿童患 BKV 相关 HC 的风险更高。可能年幼患儿泌尿系统及中枢神经系统发育不成熟，排尿频繁导致药物在膀胱内停留时间缩短，减少毒性代谢产物对膀胱黏膜的刺激和损伤，从而降低了 HC 的发生率。

在一项儿科研究中，尿液 BKV 载量为>10^7基因组当量(gEq)/mL，对 HC 的敏感性为 86%，特异性为 60%，而血液 BKV 载量为>10^3 gEq/mL，对 HC 的敏感性为 100%，特异性为 86%。本中心回顾性分析了 234 例无 ATG 的清髓预处理单份脐血移植患者的临床资料，64 例(27.4%)患者发生迟发性 HC，中位发病时间为 40.5(8～154)天，15 例(6.4%)患者逐渐发展为Ⅲ～Ⅳ级迟发性 HC，成人迟发性 HC 的发生率(31.0%)略高于儿童(23.7%)($P=0.248$)，人类白细胞抗原(HLA)相合程度≤6/8($HR=2.624$，$P=0.028$)是迟发性 HC 的独立危险因素。

三、病理生理学特征

早发性 HC 的发生主要与预处理放化疗损伤有关，尤其是含 CTX 的预处理方案，它是药物代谢产物和放疗对膀胱黏膜的直接毒性作用的结果。CTX 代谢产物丙烯醛与膀胱黏膜上皮结合引起黏膜损伤，出现充血、水肿、坏死，形成溃疡和膀胱出血。CTX 的毒性作用与其剂量呈正相关。放疗可引起超氧自由基的形成，引起弥漫性黏膜水肿与炎症，从而发生 HC。同时，放化疗所致的骨髓抑制，血小板计数下降加重膀胱出血。

迟发性 HC 主要与病毒感染有关，BKV 与迟发性 HC 关系报道最多，高水平的 BKV 病毒尿症>10^7 gEq/mL 增加 BKV 相关 HC 风险，其他病毒如 ADV(日本)和 CMV(中国)也有报道。然而,高水平的 BKV 病毒尿症并不是 BKV 相关 HC 所特有的,因为所有 HSCT 患者中>80%会出现高水平的 BKV 病毒尿症,而只有 5%～20%会出现 BKV 相关 HC。在肾移植患者中也发现类似的高 BKV 尿负荷,其中大多数患者不会发生膀胱炎或大量血尿。目前认为迟发性 HC 的发生有多种病因共同参与,如病毒感染、清髓预处理、HLA 不匹配无关供体、GVHD 和免疫反应等,各种因素如何参与,确切的发病机制尚不完全清楚。Leung 等提出 HSCT 后 HC 发病机制的多步骤假说:

① 预处理时放化疗致尿路上皮损伤。

② 泌尿系上皮细胞亚临床损伤、免疫抑制剂的应用及自身免疫细胞被清除提供了 BKV 复制的有利环境。

③ BKV 大量复制,潜伏尿路上皮细胞内。

④ 病毒进一步损伤泌尿系上皮细胞,上皮细胞脱落。

⑤ 尿液渗漏至黏膜下层。

⑥ 造血重建后,供者淋巴细胞恢复抗 BKV 免疫,攻击表达病毒抗原的尿路上皮细胞(免疫重建炎症综合征),加剧膀胱黏膜炎症性损伤和出血。

四、临床表现及诊断

(一) 临床表现及分级

HC 临床表现轻重不一,典型表现为镜下或肉眼血尿,伴或不伴尿频、尿急、尿痛等膀胱刺激症状,严重者可引起尿路梗阻、肾衰竭。血尿定义为尿液中存在异常血液,即在显微镜下每高倍视野超过三个红细胞。根据血尿严重程度,HC 临床分级如下:Ⅰ度,镜下血尿;Ⅱ度,肉眼血尿;Ⅲ度,肉眼血尿伴血凝块;Ⅳ度,肉眼血尿伴血凝块阻塞尿道,需用仪器进行血块清除。Ⅰ～Ⅱ度为轻度,Ⅲ～Ⅳ度为重度。早发性 HC 一般症状较轻(Ⅰ～Ⅱ度多见),病程自限,而迟发性 HC 多症状重(Ⅱ度及以上为主),且常迁延不愈,病程持续 1 周至数月不等,通常 4 周左右。

(二) 诊断

HC 的诊断主要依靠临床表现,同时需排除其他引起膀胱出血的疾病如尿路感染、泌尿系结石或肿瘤、血小板减少或凝血异常所致的出血等,女性还需排除妇科疾病及生理月经期等。为明确诊断,在出现膀胱刺激症状时,多进行以下辅助检查:

① 尿常规:可见镜下血尿,或肉眼血尿,不支持细菌感染。

② 尿细菌及真菌培养:一般均为阴性。

③ 血、尿病毒学检查:如 BKV、CMV、ADV 等。

④ 膀胱镜检查及活检:是最可靠的方法,膀胱镜表现为膀胱黏膜局部或弥漫性出血及炎症性改变。并可对可疑病变处行活检,以排除其他膀胱内器质性病变。HC 活检的病理改变为黏膜水肿、出血性炎症、肌间质出血。但膀胱镜及活检属有创检查,需慎重选择。

⑤ 膀胱 B 超检查:属无创性检查,可见膀胱壁增厚、血凝块等。

⑥ 膀胱 CT 或 MRI 检查:可显示膀胱内是否有血凝块。

后三项辅助检查多在出现严重的难治性或原因不明的 HC 时可考虑进行。

五、预防及治疗

（一）预防

HSCT 后 HC 的预防依赖于旨在减少尿路上皮损伤的高量水化和膀胱冲洗，特别是在使用基于 CTX、白消安和全身照射的清髓性预处理时。在烷化剂给药期间和给药后的第 2 天，高量水化并强迫利尿，是最重要的预防措施。一般水化在 CTX 用药前 4 h 开始，3000 mL/(m^2・d)，其中 5%的碳酸氢钠溶液 80～100 mL/(m^2・d)，维持尿 pH 7.0～8.0，直至停用 CTX 后 48～72 h，目标尿量＞100 mL/(m^2・h)。强迫利尿不仅能稀释尿液，还能缩短丙烯醛暴露于膀胱的时间，从而防止毒性作用。在高量水化期间，应密切监测患者的体液平衡，包括体重。在一项前瞻性随机研究中，与标准水化 2 mL/(kg・h)加美司钠相比，高量水化 4 mL/(kg・h)加强迫利尿预防 HC 并无优势(23.7%与 26.8%)。持续膀胱冲洗可以通过稀释化疗的有毒代谢物和减少它们与尿路上皮的接触来减轻 HC。在一项前瞻性研究中，在首剂 CTX 给药前 12 h 至末次 CTX 给药后 48 h，通过三通 Foley 导尿管，用生理盐水以 300 mL/h 的速度进行持续膀胱冲洗，与历史对照相比，进行膀胱冲洗并没有导致 HC 的总体减少，尽管 HC 的平均持续时间和住院时间缩短了。这些干预措施的主要缺点是高量水化的液体过载风险和三通 Foley 定位的侵入性。

对于接受基于 CTX 或异环磷酰胺方案的患者，美司钠(2-巯基乙磺酸钠)可有效预防 HC 的发生。美司钠与 CTX 有毒代谢产物丙烯醛结合，形成无毒化合物。美司钠还能减少尿中丙烯醛的形成，而它本身毒性很低。推荐美司钠首次剂量为 CTX 剂量的 20%，在 CTX 之前 0 h 给药，随后的剂量将在 CTX 给药后 3 h、6 h、9 h 和 12 h 给予(总计为 CTX 剂量的 120%)。美司钠的半衰期为 90 min，而 CTX 的半衰期为 7 h，在化疗期间，美司钠必须存在于膀胱中才能有效，所以美司钠持续输注较间断用药效果更好。CTX 代谢物达到无毒水平的时间，通常发生在 CTX 给药结束后 8～12 h，在此期间应继续美司钠治疗。

大多数 HSCT 后 HC 都与 BKV 有关，但目前没有特异的抗病毒预防措施。体外数据显示喹诺酮类药物有一定的抗 BKV 活性，但用于预防 HC 的结论不一。在一项前瞻性研究中，自预处理开始，预防性应用环丙沙星至 56 天或直到 BKV 转阴，与历史对照组相比，环丙沙星预防未能降低 HC 的发生率。鉴于对 BKV 复制和 HC 严重程度没有显著影响，且许多 BKV 感染患者并未发展为 HC，以及抗菌药物的选择性耐药，不建议使用氟喹诺酮类药物预防 HC。

（二）治疗

HSCT 后 HC 的治疗包括最佳的支持治疗，局部治疗，抗病毒治疗，免疫治疗，旨在加速受损尿路上皮愈合过程的非特异性措施，以及手术治疗等。

1．支持治疗

对所有 HC 患者首先给予加强水化、碱化及强迫利尿，尤其维持夜间和凌晨尿量；按需使用膀胱解痉和止痛药物，如托特罗定、奥昔布宁、阿片类镇痛药(吗啡、芬太尼、曲马多)；成分输血，维持血小板计数≥(20～50)×10^9/L，血红蛋白≥60～80 g/L；低丙种球蛋白血症的替代治疗；尽量避免使用止血药物，防止形成血凝块加重病情。

2. 膀胱冲洗和局部治疗

对Ⅲ～Ⅳ度 HC 采用生理盐水通过三腔导尿管持续膀胱冲洗，防止新的血凝块形成，冲洗速度一般 80～140 滴/min，逐步减慢冲洗速度。导尿管频繁阻塞者需要放置耻骨上导尿管。儿童患者要注意膀胱膨胀或破裂的风险。膀胱灌注各种化合物如福尔马林、明矾、硝酸银、地塞米松、庆大霉素、前列腺素 E2、去甲肾上腺素、氨基己酸、透明质酸钠、重组人粒细胞-巨噬细胞集落刺激因子、西多福韦、环丙沙星或利巴韦林等治疗已被报道有效，但经验仍然有限。为防止持续膀胱灌注引发感染，可以预防性使用抗生素。在一项单中心回顾性研究中，膀胱镜下将纤维蛋白胶应用于受损膀胱黏膜以达到止血目的，完全缓解率为 83%，大多数病例仅使用一两次即可解决。

3. 抗病毒治疗

(1)西多福韦

西多福韦是一种核苷类似物，可抑制多种病毒 DNA 合成，从而抑制病毒复制，如 BKV、CMV、疱疹病毒和 ADV 等，其活性代谢物具有 15～65 h 的长半衰期，允许每周给药 1 次。其主要缺点是肾毒性，丙磺舒可抑制西多福韦被肾小管上皮细胞吸收，可通过水化和丙磺舒来降低毒性。静脉注射西多福韦 3～5 mg/(kg・周)联合丙磺舒，直至临床反应或最多 4 周，完全临床反应率 74%。另有报道，使用低剂量西多福韦 0.5～1.5 mg/(kg・周)而不联合丙磺舒，也取得了相当疗效，完全临床反应率 83%。为克服肾毒性风险，使用西多福韦 5 mg/(kg・周)稀释在 60 mL 生理盐水中，通过尿管膀胱灌注 1 h，尽管会有膀胱痉挛和不适，但是局部给药几乎没有肾脏毒性，有效率可达 43%～88%。

(2) 来氟米特

来氟米特是一种兼具抗炎、免疫抑制和抗病毒活性的抗代谢药物。Chen 等针对 14 名 HSCT 后 HC 患者的回顾性研究中，使用来氟米特的完全缓解率为 50%，部分缓解率为 35.7%，患者对来氟米特的耐受性良好。Park 等报道，来氟米特在 4 例支持治疗失败的严重 BKV 相关 HC 患者中，2 例完全缓解，2 例部分缓解，未出现严重的胃肠道不良事件或血细胞减少。来氟米特 100 mg/d 共 3 天作为负荷剂量，之后 20 mg/d 维持 20 天，无活跃急性 GVHD 表现者酌情减少其他免疫抑制剂。

(3) 第三方病毒特异性 T 淋巴细胞

过继转输由合格的第三方供体产生的病毒特异 T 淋巴细胞(VSTs)可以作为一种立即可用的现成产品为 HSCT 受者提供广泛的抗病毒保护。在一项Ⅱ期研究中，Tzannou 等报告了在至少两次常规治疗失败的患者中，单次输注现成 VSTs 的累积临床缓解率为 92%，在接受 BKV 相关 HC 治疗的 14 名患者中，有 13 名患者在第 6 周肉眼血尿完全消失。通过表位分析跟踪 VSTs 显示第三方来源的功能性 VSTs 持续长达 12 周。Olson 等报道 59 例异基因 HSCT 后发生 BKV 相关 HC 的患者，接受 HLA 匹配最接近的第三方 BKV 特异性细胞毒性 T 淋巴细胞(CTLs)，BKV-CTL 输注反应迅速，第 14 天总有效率为 67.7%，45 天的总有效率增加至 81.6%。第三方来源 VSTs 相较于供者来源 VSTs 更易获取，治疗反应更好，毒性小。

(4) 氟喹诺酮

氟喹诺酮类药物通过抑制拓扑异构酶限制病毒在尿路上皮细胞中的复制。一些研究表

明，使用氟喹诺酮类药物可减少BK病毒尿症和病毒血症。然而，没有明确的证据表明它是否会转化为临床获益。它们的有效性尚未在临床试验中得到评估，它们在BKV相关HC治疗中的作用值得怀疑。

4. 免疫治疗

免疫反应在迟发性HC发病过程中可能起重要作用，故当充分水化、碱化及抗病毒等疗效不理想时，可考虑应用免疫治疗。如仍存在病毒感染也可以在抗病毒治疗的基础上，加用小剂量糖皮质激素。Mo等对83例抗感染无效的迟发性HC患者给予泼尼松1 mg/(kg·d)，最高剂量50 mg，或等效剂量地塞米松、甲泼尼龙，7～10天后评估疗效，病情好转后渐减量，CR率高达77%，中位达CR时间为17天，而未接受激素治疗的7例患者均未达CR。

5. 高压氧治疗

高压氧(hyperbaric oxygenation，HBO)是利用2.1～2.4倍绝对大气压的加压氧气来治疗组织损伤。HBO治疗增加组织氧合和血管内皮生长因子，促进毛细血管生成和成纤维细胞增殖，减少水肿和纤维化，改善肉芽和上皮化，导致受损组织的愈合从而达到治疗HC的效果。HBO治疗每次90～115 min，每日1次，直到症状完全缓解或未观察到进一步改善，通常8～20个疗程，一般不超过40个疗程，完全缓解率44%～100%。HBO治疗是一种相对安全的方式，最常见的副作用是中耳气压伤，这是可逆性的，严重的副作用罕见。

6. 间充质干细胞

间充质干细胞(MSCs)被广泛认为具有强大的免疫调节活性，以及刺激病变或受损组织的修复和再生。MSCs治疗迟发性HC的机制尚不明确，可能与其诱导组织修复、调控急性GVHD及抗感染作用有关。Tong等应用脐带血来源MSCs治疗13例BKV相关的重度迟发性HC患儿，均获得缓解，总有效率高达100%。赵珂等报道20例难治性迟发性HC在常规治疗基础上，采用第三方骨髓来源MSCs治疗，17例患者获得CR，1例获得PR，总反应率90%。MSCs以每次1.0×10^6/kg、每周1次输注，直至症状改善或连用4次无效停用。

7. 雌激素

有少数报道认为雌激素(如倍美力)对治疗HC有效，但在一项随机病例对照研究中并未显示口服结合雌激素在治疗HC方面有任何益处。

8. 手术治疗

对以上措施仍不能控制的重度HC，则需考虑外科手段干预：① 膀胱镜下血块清除；② 膀胱电凝术；③ 膀胱切开纱布填塞术；④ 选择性膀胱动脉栓塞；⑤ 双侧经皮肾造瘘的膀胱上尿流改道术，尿流改道可能保护损伤的膀胱黏膜免受尿激酶和膀胱膨胀的不利影响；⑥ 膀胱切除术，对于难治性病例，手术切除膀胱通常是最后迫不得已的办法，只有少数病例报道膀胱切除术的预后良好。

六、总结和展望

总之，尽管在HSCT后HC的流行病学、危险因素及发病机制等方面取得了很大进展，但这种并发症仍然是一种未被满足的致残性临床需求，它严重影响患者的生活质量，对成功的移植结局构成潜在威胁，而预防和治疗选择有限。由于缺乏可靠的高质量临床数据，没有公认的预防和治疗HSCT后HC的标准方案。研究的重点正逐渐从传统的治疗策略转向新的策略，如细胞免疫治疗 VSTs 和 MSCs，这种新型细胞疗法的初步结果令人鼓舞。随着对其病理生理学的进一步了解，未来可能会出现新的治疗靶点，从而彻底改变 HSCT 后 HC 的治疗模式。

（韩永胜）

参 考 文 献

[1] Ferrà C，Sanz J，Díaz-Pérez M A，et al. Outcome of graft failure after allogeneic stem cell transplant：study of 89 patients[J]. Leuk Lymphoma，2015，56(3)：656-662.

[2] Au W Y，Chan E C，Lie A K，et al. Poor engraftment after allogeneic bone marrow transplantation：role of chimerism analysis in treatment and outcome[J]. Ann Hematol，2003，82(7)：410-415.

[3] Rondón G，Saliba R M，Khouri I，et al. Long-term follow-up of patients who experienced graft failure postallogeneic progenitor cell transplantation. Results of a single institution analysis[J]. Biol Blood Marrow Transplant，2008，14(8)：859-866.

[4] Nakamura H，Gress R E. Graft rejection by cytolytic T cells. Specificity of the effector mechanism in the rejection of allogeneic marrow[J]. Transplantation，1990，49(2)：453-458.

[5] Voogt P J，Fibbe W E，Marijt W A，et al. Rejection of bone-marrow graft by recipient-derived cytotoxic T lymphocytes against minor histocompatibility antigens[J]. Lancet，1990，335(8682)：131-134.

[6] Zilberberg J，Feinman R，Korngold R. Strategies for the identification of T cell-recognized tumor antigens in hematological malignancies for improved graft-versus-tumor responses after allogeneic blood and marrow transplantation[J]. Biol Blood Marrow Transplant，2015，21(6)：1000-1007.

[7] Vogt M H，Goulmy E，Kloosterboer F M，et al. UTY gene codes for an HLA-B60-restricted human male-specific minor histocompatibility antigen involved in stem cell graft rejection：characterization of the critical polymorphic amino acid residues for T-cell recognition[J]. Blood，2000，96(9)：3126-3132.

[8] Komatsu M，Mammolenti M，et al. Antigen-primed CD8⁺ T cells can mediate resistance，preventing allogeneic marrow engraftment in the simultaneous absence of perforin⁻，CD95L⁻，TNFR1⁻，and TRAIL-dependent killing[J]. Blood，2003，101(10)：3991-3999.

[9] Lapidot T，Faktorowich Y，Lubin I，et al. Enhancement of T-cell-depleted bone marrow allografts in the absence of graft-versus-host disease is mediated by CD8⁺ CD4⁻ and not by CD8⁻ CD4⁺ thymocytes[J]. Blood，1992，80(9)：2406-2411.

[10] Kiessling R，Hochman P S，Haller O，et al. Evidence for a similar or common mechanism for natural killer cell activity and resistance to hemopoietic grafts[J]. Eur J Immunol，1977，7(9)：655-663.

[11] Sun K，Alvarez M，Ames E，et al. Mouse NK cell-mediated rejection of bone marrow allografts exhibits patterns consistent with Ly49 subset licensing[J]. Blood，2012，119(6)：1590-1598.

[12] Bennett M，Taylor P A，Austin M，et al. Cytokine and cytotoxic pathways of NK cell rejection of

class I-deficient bone marrow grafts: influence of mouse colony environment[J]. Int Immunol, 1998, 10(6): 785-790.

[13] Murphy W J, Bennett M, Kumar V, et al. Donor-type activated natural killer cells promote marrow engraftment and B cell development during allogeneic bone marrow transplantation[J]. J Immunol, 1992, 148(9): 2953-2960.

[14] Ruggeri L, Capanni M, Urbani E, et al. Effectiveness of donor natural killer cell alloreactivity in mismatched hematopoietic transplants[J]. Science, 2002, 295(5562): 2097-2100.

[15] Barao I, Hanash A M, Hallett W, et al. Suppression of natural killer cell-mediated bone marrow cell rejection by CD4+ CD25+ regulatory T cells[J]. Proc Natl Acad Sci U S A, 2006, 103(14): 5460-5465.

[16] Fujisaki J, Wu J, Carlson A L, et al. In vivo imaging of Treg cells providing immune privilege to the haematopoietic stem-cell niche[J]. Nature, 2011, 474(7350): 216-219.

[17] Hanash A M, Levy R B. Donor CD4+ CD25+ T cells promote engraftment and tolerance following MHC-mismatched hematopoietic cell transplantation[J]. Blood, 2005,105(4): 1828-1836.

[18] Bruinsma M, van Soest P L, Leenen P J, et al. Keratinocyte growth factor improves allogeneic bone marrow engraftment through a CD4+ Foxp3+ regulatory T cell-dependent mechanism[J]. J Immunol, 2009, 182(12): 7364-7369.

[19] Cazarote H B, Shimakura S, Valdameri J S, et al. Complement-fixing donor-specific anti-HLA antibodies and kidney allograft failure[J]. Transpl Immunol, 2018, 49: 33-38.

[20] Jaspers A, Baron F, Willems E, et al. Erythropoietin therapy after allogeneic hematopoietic cell transplantation: A prospective, randomized trial[J]. Blood, 2014, 124(1): 33-41.

[21] Sullivan H C, Liwski R S, Bray R A, et al. The road to HLA antibody evaluation: Do not rely on MFI[J]. Am J Transplant, 2017, 17(6): 1455-1461.

[22] Ruggeri A, Rocha V, Masson E, et al. Impact of donor-specific anti-HLA antibodies on graft failure and survival after reduced intensity conditioning-unrelated cord blood transplantation: A Eurocord, Société Francophone d'Histocompatibilité et d'Immunogénétique (SFHI) and Société Française de Greffe de Moelle et de Thérapie Cellulaire(SFGM-TC) analysis[J]. Haematologica, 2013, 98(7): 1154-1160.

[23] Chang Y J, Zhao X Y, Xu L P, et al. Donor-specific anti-human leukocyte antigen antibodies were associated with primary graft failure after unmanipulated haploidentical blood and marrow transplantation: a prospective study with randomly assigned training and validation sets[J]. J Hematol Oncol, 2015, 8: 84.

[24] Nordlander A, Mattsson J, Sundberg B, et al. Novel antibodies to the donor stem cell population CD34+/VEGFR-2+ are associated with rejection after hematopoietic stem cell transplantation[J]. Transplantation, 2008, 86(5): 686-696.

[25] Ciurea S O, Thall P F, Milton D R, et al. Complement-binding donor-specific anti-HLA antibodies and risk of primary graft failure in hematopoietic stem cell transplantation[J]. Biol Blood Marrow Transplant, 2015, 21(8): 1392-1398.

[26] Fuji S, Oshima K, Ohashi K, et al. Impact of pretransplant donor-specific anti-HLA antibodies on cord blood transplantation on behalf of the Transplant Complications Working Group of Japan Society for Hematopoietic Cell Transplantation[J]. Bone Marrow Transplant, 2020, 55(4): 722-728.

[27] Olsson R, Remberger M, Schaffer M, et al. Graft failure in the modern era of allogeneic hematopoietic SCT[J]. Bone Marrow Transplant, 2013, 48(4): 537-543.

[28] Storb R, Thomas E D, Buckner C D, et al. Marrow transplantation for aplastic anemia[J]. Semin Hematol, 1984, 21(1): 27-35.

[29] Cluzeau T, Lambert J, Raus N, et al. Risk factors and outcome of graft failure after HLA matched and mismatched unrelated donor hematopoietic stem cell transplantation: A study on behalf of SFGM-TC and SFHI[J]. Bone Marrow Transplant, 2016, 51(5): 687-691.

[30] Gluckman E, Koegler G, Rocha V. Human leukocyte antigen matching in cord blood transplantation[J]. Semin Hematol, 2005, 42(2): 85-90.

[31] Cluzeau T, Lambert J, Raus N, et al. Risk factors and outcome of graft failure after HLA matched and mismatched unrelated donor hematopoietic stem cell transplantation: A study on behalf of SFGM-TC and SFHI[J]. Bone Marrow Transplant, 2016, 51(5): 687-691.

[32] Olsson R F, Logan B R, Chaudhury S, et al. Primary graft failure after myeloablative allogeneic hematopoietic cell transplantation for hematologic malignancies[J]. Leukemia, 2015, 29(8): 1754-1762.

[33] Copelan E A. Hematopoietic stem-cell transplantation[J]. N Engl J Med, 2006, 354(17): 1813-1826.

[34] Cheuk D K. Optimal stem cell source for allogeneic stem cell transplantation for hematological malignancies[J]. World J Transplant, 2013, 3(4): 99-112.

[35] Bittencourt H, Rocha V, Filion A, et al. Granulocyte colony-stimulating factor for poor graft function after allogeneic stem cell transplantation: 3 days of G-CSF identifies long-term responders [J]. Bone Marrow Transplant, 2005, 36(5): 431-435.

[36] Park J H, Lee J H, Lee J H, et al. Incidence, management, and prognosis of graft failure and autologous reconstitution after allogeneic hematopoietic stem cell transplantation[J]. J Korean Med Sci, 2021, 36(23): e151.

[37] Tang B L, Zhu X Y, Zheng C C, et al. Successful early unmanipulated haploidentical transplantation with reduced-intensity conditioning for primary graft failure after cord blood transplantation in hematologic malignancy patients[J]. Bone Marrow Transplant, 2015, 50(2): 248-252.

[38] Lee Y H, Lee S W, Noh K T, et al. Early inflammatory syndrome following cord blood stem cell transplantation[J]. Korean J Hematol, 2004, 39: 66-70.

[39] Kishi Y, Kami M, Miyakoshi S, et al. Early immune reaction after reduced-intensity cord-blood transplantation for adult patients[J]. Transplantation, 2005, 80(1): 34-40.

[40] Lee Y H, Lim Y J, Kim J Y, et al. Pre-engraftment syndrome in hematopoietic stem cell transplantation[J]. J Korean Med Sci, 2008, 23(1): 98-103.

[41] Wang X, Liu H, Li L, et al. Pre-engraftment syndrome after unrelated donor umbilical cord blood transplantation in patients with hematologic malignancies[J]. Eur J Haematol, 2012, 88(1): 39-45.

[42] Park M, Lee S H, Lee Y H, et al. Pre-engraftment syndrome after unrelated cord blood transplantation: a predictor of engraftment and acute graft-versus-host disease[J]. Biol Blood Marrow Transplant, 2013, 19(4): 640-646.

[43] Spitzer T R. Engraftment syndrome following hematopoieticstem cell transplantation[J]. Bone Marrow Transplant, 2001,27(9): 893-898.

[44] Patel K J, Rice R D, Hawke R, et al. Pre-Engraftment syndrome after double unit cord blood transplantation: A distinct syndrome not associated with acute graft-versus-host disease[J]. Biol Blood Marrow Transplant, 2010, 16(3): 435-440.

[45] Kanda J, Kaynar L, Kanda Y, et al. Pre-engraftment syndrome after myeloablative dual umbilical cord blood transplantation: Risk factors and response to treatment[J]. Bone Marrow Transplantation, 2013, 48(7): 926-931.

[46] Hong K T, Kang H J, Kim N H, et al. Peri-engraftment syndrome in allogeneic hematopoietic SCT[J]. Bone Marrow Transplantation, 2013, 48(4): 523-528.

[47] Ferrara J L, Levine J E, Reddy P, et al. Graft-versus-host disease[J]. Lancet, 2009, 373(9674): 1550-1561.

[48] Couriel D, Caldera H, Champlin R, et al. Acute graft-versus-host disease: Pathophysiology, clinical manifestations, and management[J]. Cancer, 2004, 101(9): 1936-1946.

[49] Welniak L A, Blazar B R, Murphy W J. Immunobiology of allogeneic hematopoietic stem cell transplantation[J]. Annu Rev Immunol, 2007, 25: 139-170.

[50] Hill G R. Inflammation and bone marrow transplantation[J]. Biol Blood Marrow Transplant, 2009, 15(1): 139-141.

[51] Lee J H, Lee J H, Kim D Y, et al. Pre-engraftment graft-versus-host disease after allogeneic hematopoietic cell transplantation for acute leukemia[J]. Eur J Haematol, 2011, 87(2): 172-181.

[52] Konuma T, Kohara C, Watanabe E, et al. Cytokine profiles of pre-engraftment syndrome after single unit cord blood transplantation for adult patients[J]. Biol Blood Marrow Transplant, 2017, 23(11): 1932-1938.

[53] Jin L, Sun Z, Liu H, et al. Inflammatory monocytes promote pre-engraftment syndrome and tocilizumab can therapeutically limit pathology in patients[J]. Nature Communications, 2021, 12(1): 4137.

[54] Vega-Sanchez R. et al. Placental blood leukocytes are functional and phenotypically different than peripheral leukocytes during human labor[J]. J Reprod Immunol, 2010, 84(11): 100-110.

[55] Srikhajon K. et al. A new role for monocytes in modulating myometrial inflammation during human labor[J]. Biol Reprod, 2014, 91(1): 10.

[56] Faas M M, Spaans F, De Vos P. Monocytes and macrophages in pregnancy and pre-eclampsia[J]. Front Immunol, 2014, 5: 298.

[57] Becher B, et al. High-dimensional analysis of the murine myeloid cell system[J]. Nat Immunol, 2014, 15(12): 1181-1189.

[58] Becher B, Greter M. Acquitting an APC: DCs found "not guilty" after trial by ablation[J]. Eur J Immunol, 2012, 42(10): 2551-2554.

[59] Lee Y H, Rah W J. Pre-engraftment syndrome: clinical significance and pathophysiology[J]. Blood Res, 2016, 51(3): 152-154.

[60] Brownback K R, Simpson S Q, et al. Pulmonary manifestations of the pre-engraftment syndrome after umbilical cord blood transplantation[J]. Ann Hematol, 2014, 93(5): 847-854.

[61] Isobe M, Konuma T, Kato S, et al. Development of pre-engraftment syndrome, but not acute graft-versus-host disease, reduces relapse rate of acute myelogenous leukemia after single cord blood transplantation[J]. Biol Blood Marrow Transplant, 2019, 25: 11871196.

[62] Frangoul H, Wang L, Harrell F E, et al. Pre-engraftment syndrome after unrelated cord blood transplant is a strong predictor of acute and chronic graft-versus-host disease[J]. Biol Blood Marrow Transplant, 2009, 15(11): 1485-1488.

[63] Wang X, Liu H, Sun Z, et al. Pre-engraftment syndrome after unrelated donor umbilical cord blood transplantation in patients with hematologic malignancies[J]. Eur J Haematol, 2012, 88(1):

39-45.

[64] Patel K J, Rice R D, Hawke R, et al. Pre-engraftment syndrome after double unit cord blood transplantation: A distinct syndrome not associated with acute graft-versus-host disease[J]. Biol Blood Marrow Transplant, 2010, 16(3): 435-440.

[65] Kanda J, Kaynar L, et al. Pre-engraftment syndrome after myeloablative dual umbilical cord blood transplantation: Risk factors and responseto treatment[J]. Bone Marrow Transplant, 2013, 48(7): 926-931.

[66] Meerim P, Lee S H, Lee Y H, et al. Pre-engraftment syndrome after unrelated cord blood transplantation: A predictor of engraftment and acute graft-versus-host disease[J]. Biol Blood Marrow Transplant, 2013, 19(4): 640-646.

[67] Hong K T, Kang H J, et al. Peri-engraftment syndrome in allogeneic hematopoietic SCT[J]. Bone Marrow Transplant, 2013; 48(4): 523-528.

[68] Nishio N, Yagasaki H, Takahashi Y, et al. Engraftment syndrome following allogeneic hematopoietic stem cell transplantation in children[J]. Pediatr Transplant, 2009, 13(7): 831-837.

[69] Pascal L, Tucunduva L, Ruggeri A, et al. Impact of ATG-containing reduced-intensity conditioning after single-or double-unit allogeneic cord blood transplantation[J]. Blood, 2015, 126(8): 1027-1032.

[70] Tang F F, Sun Y Q, Mo X D, et al. Incidence, risk factors, and outcomes of primary prolonged isolated thrombocytopenia after haploidentical hematopoietic stem cell transplant[J]. Biol Blood Marrow Transplant, 2020, 26(8): 1452-1458.

[71] Mahat U, Rotz S J, Hanna R. Use of thrombopoietin receptor agonists in prolonged thrombocytopenia after hematopoietic stem cell transplantation[J]. Biol Blood Marrow Transplant, 2020, 26(3): e65-e73.

[72] Liu C, Yang Y, Wu D, et al. Inflammation-associated cytokines IGFBP1 and RANTES impair the megakaryocytic potential of HSCs in PT patients after allo-HSCT[J]. Biol Blood Marrow Transplant, 2018, 24(6): 1142-1151.

[73] Zhang X H, Wang G X, Zhu H H, et al. Recruitment of CD^{+} T cells into bone marrow might explain the suppression of megakaryocyte apoptosis through high expression of $CX3CR1^{+}$ in prolonged isolated thrombocytopenia after allogeneic hematopoietic stem cell transplantation[J]. Ann Hematol, 2015, 94(10): 1689-1698.

[74] Wu Y, Zhang Z, Tu M, et al. Poor survival and prediction of prolonged isolated thrombocytopenia post umbilical cord blood transplantation in patients with hematological malignancies[J]. Hematol Oncol, 2022, 40(1): 82-91.

[75] Rodriguez-Fraticelli A E, Wolock S L, Weinreb C S, et al. Clonal analysis of lineage fate in native haematopoiesis[J]. Nature, 2018, 553(7687): 212-216.

[76] Noetzli L J, French S L, Machlus K R. New insights into the differentiation of megakaryocytes from hematopoietic progenitors[J]. Arterioscler Thromb Vasc Biol, 2019, 39(7): 1288-1300.

[77] Kong Y, Shi M M, Zhang Y Y, et al. N-acetyl-L-cysteine improves bone marrow endothelial progenitor cells in prolonged isolated thrombocytopenia patients post allogeneic hematopoietic stem cell transplantation[J]. Am J Hematol, 2018, 93(7): 931-942.

[78] Zhang X, Fu H, Xu L, et al. Prolonged thrombocytopenia following allogeneic hematopoietic stem cell transplantation and its association with a reduction in ploidy and an immaturation of megakaryocytes[J]. Biol Blood Marrow Transplant, 2011, 17(2): 274-280.

[79] Mattia G, Vulcano F, Milazzo L, et al. Different ploidy levels of megakaryocytes generated from peripheral or cord blood CD34$^+$ cells are correlated with different levels of platelet release[J]. Blood, 2002, 99(3): 888-897.

[80] Zhang X H, Wang Q M, Zhang J M, et al. Desialylation is associated with apoptosis and phagocytosis of platelets in patients with prolonged isolated thrombocytopenia after allo-HSCT[J]. J Hematol Oncol, 2015, 8: 116.

[81] Yamazaki R, Kuwana M, Mori T, et al. Prolonged thrombocytopenia after allogeneic hematopoietic stem cell transplantation: associations with impaired platelet production and increased platelet turnover[J]. Bone Marrow Transplant, 2006, 38(5): 377-384.

[82] Kong Y, Hu Y, Zhang X H, et al. Association between an impaired bone marrow vascular microenvironment and prolonged isolated thrombocytopenia after allogeneic hematopoietic stem cell transplantation[J]. Biol Blood Marrow Transplant, 2014, 20(8): 1190-1197.

[83] Cheng L, Qasba P, Vanguri P, et al. Human mesenchymal stem cells support megakaryocyte and pro-platelet formation from CD34$^+$ hematopoietic progenitor cells[J]. J Cell Physiol, 2000, 184(1): 58-69.

[84] Kong Y, Song Y, Tang F F, et al. N-acetyl-L-cysteine improves mesenchymal stem cell function in prolonged isolated thrombocytopenia post-allotransplant[J]. Br J Haematol, 2018, 180(6): 863-878.

[85] Song Y, Shi M M, Zhang Y Y, et al. Abnormalities of the bone marrow immune microenvironment in patients with prolonged isolated thrombocytopenia after allogeneic hematopoietic stem cell transplantation[J]. Biol Blood Marrow Transplant, 2017, 23(6): 906-912.

[86] Kong Y, Wang Y T, Cao X N, et al. Aberrant T cell responses in the bone marrow microenvironment of patients with poor graft function after allogeneic hematopoietic stem cell transplantation[J]. J Transl Med, 2017, 15(1): 57.

[87] Wang Y T, Kong Y, Song Y, et al. Increased type 1 immune response in the bone marrow immune microenvironment of patients with poor graft function after allogeneic hematopoietic stem cell transplantation[J]. Biol Blood Marrow Transplant, 2016, 22(8): 1376-1382.

[88] Zhao H Y, Zhang Y Y, Xing T, et al. M2 macrophages, but not M1 macrophages, support megakaryopoiesis by upregulating PI3K-AKT pathway activity[J]. Signal Transduct Target Ther, 2021, 6(1): 234.

[89] Gilreath J, Lo M, Bubalo J. Thrombopoietin receptor agonists(TPO-RAs): drug class considerations for pharmacists[J]. Drugs, 2021, 81(1): 1285-1305.

[90] Tang B, Huang L, Liu H, et al. Recombinant human thrombopoietin promotes platelet engraftment after umbilical cord blood transplantation[J]. Blood Adv, 2020, 4(16): 3829-3839.

[91] Bento L, Canaro M, Bastida J M, et al. Thrombocytopenia and therapeutic strategies after allogeneic hematopoietic stem cell transplantation[J]. J Clin Med, 2022, 11(5):1364.

[92] Zheng X, Zhang H, Guo W, et al. Herombopag promotes platelet engraftment and decreases platelet transfusion after allogeneic hematopoietic stem cell transplantation[J]. Eur J Haematol, 2023, 110(5): 527-533.

[93] Haen S P, Schumm M, Faul C, et al. Poor graft function can be durably and safely improved by CD34$^+$-selected stem cell boosts after allogeneic unrelated matched or mismatched hematopoietic cell transplantation[J]. J Cancer Res Clin Oncol, 2015, 141(12): 2241-2251.

[94] Liu K, Chen Y, Zeng Y, et al. Coinfusion of mesenchymal stromal cells facilitates platelet recov-

ery without increasing leukemia recurrence in haploidentical hematopoietic stem cell transplantation：a randomized，controlled clinical study[J]. Stem Cells Dev，2011，20(10)：1679-1685.

[95] Liu X，Wu M，Peng Y，et al. Improvement in poor graft function after allogeneic hematopoietic stem cell transplantation upon administration of mesenchymal stem cells from third-party donors：a pilot prospective study[J]. Cell Transplant，2014，23(9)：1087-1098.

[96] Zhu L，Liu J，Kong P，et al. Analysis of the efficacy and safety of avatrombopag combined with MSCs for the treatment of thrombocytopenia after allogeneic hematopoietic stem cell transplantation[J]. Front Immunol，2022，13：910893.

[97] Han Y，Tang Y，Chen J，et al. Low-dose decitabine for patients with thrombocytopenia following allogeneic hematopoietic stem cell transplantation：A pilot therapeutic study[J]. JAMA Oncol，2015，1(2)：249-251.

[98] Tang Y，Chen J，Liu Q，et al. Low-dose decitabine for refractory prolonged isolated thrombocytopenia after HCT：A randomized multicenter trial[J]. Blood Adv，2021，5(5)：1250-1258.

[99] Wang Y，Kong Y，Zhao H Y，et al. Prophylactic NAC promoted hematopoietic reconstitution by improving endothelial cells after haploidentical HSCT：A phase 3，open-label randomized trial [J]. BMC Med，2022，20(1)：140.

[100] Liang H，Ao Y，Li W，et al. Injectable bone marrow microniches by co-culture of HSPCs with MSCs in 3D microscaffolds promote hematopoietic reconstitution from acute lethal radiation[J]. Bioact Mater，2023，22：453-465.

[101] Li Y，He M，Zhang W，et al. Expansion of human megakaryocyte-biased hematopoietic stem cells by biomimetic Microniche[J]. Nat Commun，2023，14(1)：2207.

[102] Ratanatharathorn V，Carson E，Reynolds C，et al. Anti-CD20 chimeric monoclonal antibody treatment of refractory immune-mediated thrombocytopenia in a patient with chronic graft-versus-host disease[J]. Ann Intern Med，2000，133(4)：275-279.

[103] Machlus K R，Johnson K E，Kulenthirarajan R，et al. CCL5 derived from platelets increases megakaryocyte proplatelet formation[J]. Blood，2016，127(7)：921-926.

[104] Xu X J，Niu X M，Guo Z W，et al. Effects of recombinant human interleukin 11 on hematological malignancy after allogeneic hematopoietic cell transplantation[J]. Zhonghua Yi Xue Za Zhi，2011，91(2)：100-102.

[105] Jagasia M H，Arora M，Flowers M E，et al. Risk factors for acute GVHD and survival after hematopoietic cell transplantation[J]. Blood，2012，119(1)：296-307.

[106] 中华医学会血液学分会干细胞应用学组. 中国异基因造血干细胞移植治疗血液系统疾病专家共识(Ⅲ)：急性移植物抗宿主病(2020年版)[J]. 中华血液学杂志，2020，41(7)：529-536.

[107] Xu L，Chen H，Chen J，et al. The consensus on indications，conditioning regimen，and donor selection of allogeneic hematopoietic cell transplantation for hematological diseases in China-recommendations from the Chinese Society of Hematology[J]. J Hematol Oncol，2018，11(1)：33.

[108] Gutman J A，Ross K，Smith C，et al. Chronic graft versus host disease burden and late transplant complications are lower following adult double cord blood versus matched unrelated donor peripheral blood transplantation[J]. Bone Marrow Transplant，2016，51(12)：1588-1593.

[109] Greinix H T，Eikema D J，Koster L，et al. Improved outcome of patients with graft-versus-host disease after allogeneic hematopoietic cell transplantation for hematologic malignancies over time：an EBMT mega-file study[J]. Haematologica，2022，107(5)：1054-1063.

[110] Sorror M L，Martin P J，Storb R F，et al. Pretransplant comorbidities predict severity of acute

graft-versus-host disease and subsequent mortality[J]. Blood, 2014, 124(2): 287-295.

[111] Zeiser R, Blazar B R. Pathophysiology of chronic graft-versus-host disease and therapeutic targets [J]. N Engl J Med, 2017, 377(26): 2565-2579.

[112] Cooke K R, Luznik L, Sarantopoulos S, et al. The biology of chronic graft-versus-host disease: A task force report from the national institutes of health consensus development project on criteria for clinical trials in chronic graft-versus-host disease[J]. Biol Blood Marrow Transplant, 2017, 23 (2): 211-234.

[113] Jung J W, Han S J, Song M K, et al. Tear cytokines as biomarkers for chronic graft-versus-host disease[J]. Biol Blood Marrow Transplant, 2015,21(12): 2079-2085.

[114] 莫晓冬,许兰平,刘开彦,等.肝酶学改变与急性移植物抗宿主病严重程度的相关性研究[J].中华血液学杂志,2009,30(12): 816-820.

[115] Filipovich A H, Weisdorf D, Pavletic S, et al. National Institutes of Health consensus development project on criteria for clinical trials in chronic graft-versus-host disease: I. Diagnosis and staging working group report[J]. Biol Blood Marrow Transplant, 2005, 11(12): 945-956.

[116] Fatobene G, Storer B E, Salit R B, et al. Disability related to chronic graft-versus-host disease after alternative donor hematopoietic cell transplantation[J]. Haematologica, 2019, 104(4): 835-843.

[117] Jagasia M H, Greinix H T, Arora M, et al. National institutes of health consensus development project on criteria for clinical trials in chronic graft-versus-host disease: I. The 2014 diagnosis and staging working group report[J]. Biol Blood Marrow Transplant, 2015, 21(3): 389-401 e1.

[118] Arora M, Klein J P, Weisdorf D J, et al. Chronic GVHD risk score: A center for international blood and marrow transplant research analysis[J]. Blood, 2011, 117(24): 6714-6720.

[119] Bonifazi F, Solano C, Wolschke C, et al. Acute GVHD prophylaxis plus ATLG after myeloablative allogeneic haemopoietic peripheral blood stem-cell transplantation from HLA-identical siblings in patients with acute myeloid leukaemia in remission: Final results of quality of life and long-term outcome analysis of a phase 3 randomised study[J]. Lancet Haematol, 2019, 6(2): e89-e99.

[120] Walker I, Panzarella T, Couban S, et al. Pretreatment with anti-thymocyte globulin versus no anti-thymocyte globulin in patients with haematological malignancies undergoing haemopoietic cell transplantation from unrelated donors: A randomised, controlled, open-label, phase 3, multicentre trial[J]. Lancet Oncol, 2016, 17(2): 164-173.

[121] Fuchs E J. HLA-haploidentical blood or marrow transplantation with high-dose, post-transplantation cyclophosphamide[J]. Bone Marrow Transplant, 2015, 50(2): S31-S36.

[122] Raiola A M, Angelucci E, Sica S, et al. Haploidentical bone marrow transplants with post transplant cyclophosphamide on day +3 +5: The Genova protocol[J]. Blood Rev, 2022: 101031.

[123] Ponce D M, Politikos I, Alousi A, et al. Guidelines for the prevention and management of graft-versus-host disease after cord blood transplantation[J]. Transplant Cell Ther, 2021, 27(7): 540-544.

[124] Gao L, Zhang Y, Hu B, et al. Phase Ⅱ multicenter, randomized, double-blind controlled study of efficacy and safety of umbilical cord-derived mesenchymal stromal cells in the prophylaxis of chronic graft-versus-host disease after HLA-haploidentical stem-cell transplantation[J]. J Clin Oncol, 2016, 34(24): 2843-2850.

[125] Mielcarek M, Furlong T, Storer B E, et al. Effectiveness and safety of lower dose prednisone for

initial treatment of acute graft-versus-host disease: A randomized controlled trial[J]. Haematologica, 2015, 100(6): 842-848.

[126] McDonald G B. How I treat acute graft-versus-host disease of the gastrointestinal tract and the liver[J]. Blood, 2016, 127(12): 1544-1550.

[127] Song Q, Nasri U, Zeng D. Steroid-refractory gut graft-versus-host disease: What we have learned from basic immunology and experimental mouse model[J]. Front Immunol, 2022, 13: 844271.

[128] Zhao Y, Wu H, Shi J, et al. Ruxolitinib combined with etanercept induce a rapid response to corticosteroid-refractory severe acute graft vs host disease after allogeneic stem cell transplantation: Results of a multi-center prospective study[J]. Am J Hematol, 2020, 95(9): 1075-84.

[129] Mo X D, Hong S D, Zhao Y L, et al. Basiliximab for steroid-refractory acute graft-versus-host disease: A real-world analysis[J]. Am J Hematol, 2022, 97(4): 458-69.

[130] Zhao K, Lin R, Fan Z, et al. Mesenchymal stromal cells plus basiliximab, calcineurin inhibitor as treatment of steroid-resistant acute graft-versus-host disease: a multicenter, randomized, phase 3, open-label trial[J]. J Hematol Oncol, 2022, 15(1): 22.

[131] Arora M, Nagaraj S, Wagner J E, et al. Chronic graft-versus-host disease(cGVHD) following unrelated donor hematopoietic stem cell transplantation(HSCT): higher response rate in recipients of unrelated donor(URD) umbilical cord blood(UCB)[J]. Biol Blood Marrow Transplant, 2007, 13(10): 1145-1152.

[132] Flowers M E, Martin P J. How we treat chronic graft-versus-host disease[J]. Blood, 2015, 125(4): 606-615.

[133] Williams K M, Cheng G S, Pusic I, et al. Fluticasone, azithromycin, and montelukast treatment for new-onset bronchiolitis obliterans syndrome after hematopoietic cell transplantation[J]. Biol Blood Marrow Transplant, 2016, 22(4): 710-716.

[134] Zeiser R, Polverelli N, Ram R, et al. Ruxolitinib for Glucocorticoid-Refractory Chronic Graft-versus-Host Disease[J]. N Engl J Med, 2021, 385(3): 228-38.

[135] Kimura M, Yamamoto H, Uchida N, et al. Stenotrophomonas maltophilia bloodstream infections in adult recipients of umbilical cord blood transplantation[J]. Transplant Cell Ther, 2021, 27(3): 269. e261-269. e267.

[136] Linder K A, McDonald P J, Kauffman C A. Infectious complications after umbilical cord blood transplantation for hematological malignancy[J]. Open Forum Infect Dis, 2019, 6(2): ofz037.

[137] Olson A L, Politikos I, Brunstein C, et al. Guidelines for infection prophylaxis, monitoring and therapy in cord blood transplantation[J]. Transplant Cell Ther, 2021, 27(5): 359-362.

[138] Montoro J, Sanz J, Lorenzo J I, et al. Invasive fungal disease in patients undergoing umbilical cord blood transplantation after myeloablative conditioning regimen[J]. Eur J Haematol, 2019, 102(4): 331-340.

[139] Hamilton F, Evans R, Ghazal P, et al. Patients with transplantation have reduced mortality in bacteraemia: Analysis of data from a randomised trial[J]. J Infect, 2022, 85(1): 17-23.

[140] Muhsen I N, Galeano S, Niederwieser D, et al. Endemic or regionally limited bacterial and viral infections in haematopoietic stem-cell transplantation recipients: A worldwide network for blood and marrow transplantation(WBMT) Review[J]. Lancet, Haematol 2023, 10(4): e284-e294.

[141] Zhu J, Zhou K, Jiang Y, et al. Bacterial pathogens differed between neutropenic and non-neutropenic patients in the same hematological ward: An 8-year survey[J]. Clin Infect Dis, 2018, 67(2): S174-S178.

[142] Tomonari A, Takahashi S, Ooi J, et al. Bacterial bloodstream infection in neutropenic adult patients after myeloablative cord blood transplantation: Experience of a single institution in Japan [J]. Int J Hematol, 2007, 85(3): 238-241.

[143] Satlin M J, Walsh T J. Multidrug-resistant enterobacteriaceae, pseudomonas aeruginosa, and vancomycin-resistant enterococcus: Three major threats to hematopoietic stem cell transplant recipients[J]. Transpl Infect Dis, 2017, 19(6).

[144] Cao W, Zhang J, Bian Z, et al. Active screening of intestinal colonization of carbapenem-resistant enterobacteriaceae for subsequent bloodstream infection in allogeneic hematopoietic stem cell transplantation[J]. Infect Drug Resist, 2022, 15: 5993-6006.

[145] Han Q Z, Chen Y, Yang H, Incidence of blood stream infections of 1265 patients with hematopoietic stem cell transplantation and analysis of pathogenic bacteria[J]. Zhonghua Xue Ye Xue Za Zhi, 2017, 38(11): 930-933.

[146] Ge J, Yang T, Zhang L, et al. The incidence, risk factors and outcomes of early bloodstream infection in patients with malignant hematologic disease after unrelated cord blood transplantation: a retrospective study[J]. BMC Infect Dis, 2018, 18(1): 654.

[147] Watanabe M, Kanda J, Hishizawa M, et al. Impact of cumulative steroid dose on infectious diseases after allogenic hematopoietic stem cell transplantation[J]. Transpl Infect Dis, 2019, 21(2): e13049.

[148] Castillo N, García-Cadenas I, Barba P, et al. Early and long-term impaired T lymphocyte immune reconstitution after cord blood transplantation with antithymocyte globulin[J]. Biol Blood Marrow Transplant, 2017, 23(3): 491-497.

[149] Admiraal R, Lindemans C A, van Kesteren C, et al. Excellent T-cell reconstitution and survival depend on low ATG exposure after pediatric cord blood transplantation[J]. Blood, 2016, 128(23): 2734-2741.

[150] Lindemans C A, Chiesa R, Amrolia P J, et al. Impact of thymoglobulin prior to pediatric unrelated umbilical cord blood transplantation on immune reconstitution and clinical outcome[J]. Blood, 2014, 123(1): 126-132.

[151] Inoue Y, Okinaka K, Fuji S, et al. Severe acute graft-versus-host disease increases the incidence of blood stream infection and mortality after allogeneic hematopoietic cell transplantation: Japanese transplant registry study[J]. Bone Marrow Transplant, 2021, 56(9): 2125-2136.

[152] Kontoyiannis D P, Marr K A, Park B J, et al. Prospective surveillance for invasive fungal infections in hematopoietic stem cell transplant recipients, 2001-2006: overview of the Transplant-Associated Infection Surveillance Network(TRANSNET) Database[J]. Clin Infect Dis, 2010, 50(8): 1091-1100.

[153] Maertens J A. Invasive fungal infections[M]// Carreras E, Dufour C, Mohty M, et al. The EBMT handbook: Hematopoietic stem cell transplantation and cellular therapies. Cham(CH): Springer, 2019: 273-280.

[154] Girmenia C, Raiola A M, Piciocchi A, et al. Incidence and outcome of invasive fungal diseases after allogeneic stem cell transplantation: A prospective study of the Gruppo Italiano Trapianto Midollo Osseo(GITMO)[J]. Biol Blood Marrow Transplant, 2014, 20(6): 872-880.

[155] Cesaro S, Tridello G, Blijlevens N, et al. Incidence, risk factors, and long-term outcome of acute leukemia patients with early candidemia after allogeneic stem cell transplantation: A study by the acute leukemia and infectious diseases working parties of European society for blood and marrow

transplantation[J]. Clin Infect Dis, 2018, 67(4): 564-572.

[156] Nishida R, Eriguchi Y, Miyake N, et al. Breakthrough candidemia with hematological disease: Results from a single-center retrospective study in Japan, 2009-2020[J]. Med Mycol, 2023, 61(6).

[157] Sun Y, Meng F, Han M, et al. Epidemiology, management, and outcome of invasive fungal disease in patients undergoing hematopoietic stem cell transplantation in China: A multicenter prospective observational study[J]. Biol Blood Marrow Transplant, 2015, 21(6): 1117-1126.

[158] Puerta-Alcalde P, Garcia-Vidal C. Changing epidemiology of invasive fungal disease in allogeneic hematopoietic stem cell transplantation[J]. J Fungi(Basel), 2021, 7(10).

[159] Chien S H, Liu Y C, Liu C J, et al. Invasive mold infections in acute leukemia patients undergoing allogeneic hematopoietic stem cell transplantation[J]. J Microbiol Immunol Infect, 2019, 52(6): 973-982.

[160] Bao J, Liu C, Dong Y, et al. Clinical manifestations of pulmonary mucormycosis in recipients of allogeneic hematopoietic stem cell transplantation: A 21-case series report and literature review [J]. Can Respir J, 2022, 2022: 1237125.

[161] Dioverti M V, Razonable R R, Hayden R T, et al. Cytomegalovirus[J]. Microbiology Spectrum, 2016, 4(4).

[162] Lilleri D, Fornara C, Chiesa A, et al. Human cytomegalovirus-specific $CD4^+$ and $CD8^+$ T-cell reconstitution in adult allogeneic hematopoietic stem cell transplant recipients and immune control of viral infection[J]. Haematologica, 2008, 93(2): 248-256.

[163] Tong J, Sun Z, Liu H, et al. Risk factors of CMV infection in patients after umbilical cord blood transplantation: A multicenter study in China[J]. Chin J Cancer Res, 2013, 25(6): 695-703.

[164] 中华医学会血液学分会干细胞应用学组，等. 异基因造血干细胞移植患者巨细胞病毒感染管理中国专家共识(2022 年版)[J]. 中华血液学杂志，2022，43(8)：617-623.

[165] Ogata M, Kikuchi H, Satou T, Human herpesvirus 6 DNA in plasma after allogeneic stem cell transplantation: incidence and clinical significance[J]. J Infect Dis, 2006, 193(1): 68-79.

[166] Hill J A, Boeckh M, Leisenring W M, et al. Human herpesvirus 6B reactivation and delirium are frequent and associated events after cord blood transplantation[J]. Bone Marrow Transplant, 2015, 50(10): 1348-1351.

[167] Zerr D M, Corey L, Kim H W, et al. Clinical outcomes of human herpesvirus 6 reactivation after hematopoietic stem cell transplantation[J]. Clin Infect Dis, 2005, 40(7): 932-940.

[168] Ward K N, Hill J A, Hubacek P, et al. Guidelines from the 2017 European Conference on Infections in Leukaemia for management of HHV-6 infection in patients with hematologic malignancies and after hematopoietic stem cell transplantation[J]. Haematologica, 2019, 104(11): 2155-2163.

[169] Ogata M, Uchida N, Fukuda T, et al. Clinical practice recommendations for the diagnosis and management of human herpesvirus-6B encephalitis after allogeneic hematopoietic stem cell transplantation: The Japan Society for Hematopoietic Cell Transplantation[J]. Bone Marrow Transplant, 2020, 55(6): 1004-1013.

[170] Ogata M, Satou T, Kadota J, et al. Human herpesvirus 6 (HHV-6) reactivation and HHV-6 encephalitis after allogeneic hematopoietic cell transplantation: A multicenter, prospective study [J]. Clin Infect Dis, 2013, 57(5): 671-681.

[171] Scheurer M E, Pritchett J C, Amirian E S, et al. HHV-6 encephalitis in umbilical cord blood transplantation: A systematic review and meta-analysis[J]. Bone Marrow Transplant, 2013, 48

(4): 574-580.

[172] Ogata M, Fukuda T. Teshima T: Human herpesvirus-6 encephalitis after allogeneic hematopoietic cell transplantation: What we do and do not know[J]. Bone Marrow Transplant, 2015, 50(8): 1030-1036.

[173] Liu J, Liang W, Jing W, et al. Countdown to 2030: Eliminating hepatitis B disease, China[J]. Bull World Health Organ, 2019, 97(3): 230-238.

[174] Cui F, Shen L, Li L, et al. Prevention of chronic hepatitis B after 3 decades of escalating vaccination policy, China[J]. Emerg Infect Dis, 2017, 23(5): 765-772.

[175] Seto W K, Chan T S, Hwang Y Y, et al. Hepatitis B reactivation in occult viral carriers undergoing hematopoietic stem cell transplantation: A prospective study[J]. Hepatology, 2017, 65(5): 1451-1461.

[176] Locasciulli A, Bruno B, Alessandrino E P, et al. Hepatitis reactivation and liver failure in haemopoietic stem cell transplants for hepatitis B virus(HBV)/hepatitis C virus(HCV) positive recipients: A retrospective study by the Italian group for blood and marrow transplantation[J]. Bone Marrow Transplant, 2003, 31(4): 295-300.

[177] Runde V, Ross S, Trenschel R, et al. Adenoviral infection after allogeneic stem cell transplantation(SCT): Report on 130 patients from a single SCT unit involved in a prospective multi center surveillance study[J]. Bone Marrow Transplant, 2001, 28(1): 51-57.

[178] Peker B O, Tüysüz Kintrup G, Sağlık İ, et al. Follow-up of human adenovirus viral load in pediatric hematopoietic stem cell transplant recipients[J]. Clin Transplant, 2021, 35(3): e14209.

[179] Wu Q, Wu Y, et al. Adenovirus infection diagnosed by metagenomic next-generation sequencing after haploidentical hematopoietic stem cell transplantation: A multicenter study in China[J]. Transpl Infect Dis, 2023, 25(2): e14054.

[180] Wu Y, Huang H, Luo Y. Management of hepatitis B virus in allogeneic hematopoietic stem cell transplantation[J]. Front Immunol, 2020, 11: 610500.

[181] Vanarsdall A L, Johnson D C. Human cytomegalovirus entry into cells[J]. Curr Opin Virol, 2012, 2(1): 37-42.

[182] Sissons J G, Bain M, Wills M R. Latency and reactivation of human cytomegalovirus[J]. J Infect, 2002, 44(2): 73-77.

[183] Berry R, Watson G M, Jonjic S, et al. Modulation of innate and adaptive immunity by cytomegaloviruses[J]. Nat Rev Immunol, 2020, 20(2): 113-127.

[184] Dupont L, Reeves M B. Cytomegalovirus latency and reactivation: Recent insights into an age old problem[J]. Rev Med Virol, 2016, 26(2): 75-89.

[185] Plachter B, Sinzger C, Jahn G. Cell types involved in replication and distribution of human cytomegalovirus[J]. Adv Virus Res, 1996, 46: 195-261.

[186] Rodríguez L, Ethier M C, Phillips B, et al. Utility of peripheral blood cultures in patients with cancer and suspected blood stream infections: A systematic review[J]. Support Care Cancer, 2012, 20(12): 3261-3267.

[187] Zeng Q, Xiang B, Liu Z. Profile and antibiotic pattern of blood stream infections of patients receiving hematopoietic stem cell transplants in southwest China[J]. Infect Drug Resist, 2022, 15: 2045-2054.

[188] Cao W, Guan L, Li X, et al. Clinical analysis of bloodstream infections during agranulocytosis after allogeneic hematopoietic stem cell transplantation[J]. Infect Drug Resist, 2021, 14:

185-192.

[189] Chen W, Zhao Y, Luo Y, et al. Clinical characteristics, microbiology, and risk factors for mortality of pre-engraftment and post-engraftment bloodstream infection in hematopoietic stem cell transplantation recipients[J]. Infect Drug Resist, 2022, 15: 6893-6905.

[190] Cesaro S, Tridello G, Knelange N S, et al. Impact of early candidemia on the long-term outcome of allogeneic hematopoietic stem cell transplant in non-leukemic patients: An outcome analysis on behalf of IDWP-EBMT[J]. Bone Marrow Transplant, 2021, 56(7): 1563-1572.

[191] Duarte R F, Sánchez-Ortega I, Cuesta I, et al. Serum galactomannan-based early detection of invasive aspergillosis in hematology patients receiving effective antimold prophylaxis[J]. Clin Infect Dis, 2014, 59(12): 1696-1702.

[192] Petraitiene R, Petraitis V, Bacher J D, et al. Effects of host response and antifungal therapy on serum and BAL levels of galactomannan and(1→3)-β-D-glucan in experimental invasive pulmonary aspergillosis[J]. Med Mycol, 2015, 53(6): 558-568.

[193] Dai Z, Cai M, Yao Y, et al. Comparing the diagnostic value of bronchoalveolar lavage fluid galactomannan, serum galactomannanan, and serum 1, 3-β-d-glucan in non-neutropenic respiratory disease patients with invasive pulmonary aspergillosis[J]. Medicine(Baltimore), 2021, 100(14): e25233.

[194] Liu Y, Zhang R, Yao B, et al. Metagenomics next-generation sequencing provides insights into the causative pathogens from critically ill patients with pneumonia and improves treatment strategies[J]. Front Cell Infect Microbiol, 2022, 12: 1094518.

[195] Tsitsiklis A, Osborne C M, Kamm J, et al. Lower respiratory tract infections in children requiring mechanical ventilation: A multicentre prospective surveillance study incorporating airway metagenomics[J]. Lancet Microbe, 2022, 3(4): e284-e293.

[196] Shen Z, Wang Y, Bao A, et al. Metagenomic next-generation sequencing for pathogens in bronchoalveolar lavage fluid improves the survival of patients with pulmonary complications after allogeneic hematopoietic stem cell transplantation[J]. Infect Dis Ther, 2023.

[197] Abidi M Z, Hari P, Chen M, et al. Virus detection in the cerebrospinal fluid of hematopoietic stem cell transplant recipients is associated with poor patient outcomes: A CIBMTR contemporary longitudinal study[J]. Bone Marrow Transplant, 2019, 54(8): 1354-1360.

[198] Zerr D M: Human herpesvirus 6 and central nervous system disease in hematopoietic cell transplantation[J]. J Clin Virol, 2006, 37(Suppl 1): S52-56.

[199] Ogata M, Oshima K, Ikebe T, et al. Clinical characteristics and outcome of human herpesvirus-6 encephalitis after allogeneic hematopoietic stem cell transplantation[J]. Bone Marrow Transplant, 2017, 52(11): 1563-1570.

[200] Zerr D M, Fann J R, Breiger D, et al. HHV-6 reactivation and its effect on delirium and cognitive functioning in hematopoietic cell transplantation recipients[J]. Blood, 2011, 117(19): 5243-5249.

[201] Hill J A, Boeckh M J, Sedlak R H, et al. Human herpesvirus 6 can be detected in cerebrospinal fluid without associated symptoms after allogeneic hematopoietic cell transplantation[J]. J Clin Virol, 2014, 61(2): 289-292.

[202] Ueki T, Hoshi K, Hiroshima Y, et al. Analysis of five cases of human herpesvirus-6 myelitis among 121 cord blood transplantations[J]. Int J Hematol, 2018, 107(3): 363-372.

[203] Forslöw U, Remberger M, Nordlander A, et al. The clinical importance of bronchoalveolar lav-

age in allogeneic SCT patients with pneumonia[J]. Bone Marrow Transplant, 2010, 45(5): 945-950.

[204] Oyama T, Kageyama K, Araoka H, et al. Clinical and microbiological characteristics of bacterial meningitis in umbilical cord blood transplantation recipients[J]. Int J Hematol, 2022, 116(6): 966-972.

[205] Lehrnbecher T, Fisher B T, Phillips B, et al. Guideline for antibacterial prophylaxis administration in pediatric cancer and hematopoietic stem cell transplantation[J]. Clin Infect Dis, 2020, 71(1): 226-236.

[206] Ganetsky A, Han J H, Hughes M E, et al. Oral vancomycin prophylaxis is highly effective in preventing clostridium difficile infection in allogeneic hematopoietic cell transplant recipients[J]. Clin Infect Dis, 2019, 68(12): 2003-2009.

[207] Alonso C D, Braun D A, Patel I, et al. A multicenter, retrospective, case-cohort study of the epidemiology and risk factors for clostridium difficile infection among cord blood transplant recipients[J]. Transpl Infect Dis, 2017, 19(4).

[208] Xue E, Xie H, Leisenring W M, et al. High incidence of herpes zoster after cord blood hematopoietic cell transplant despite longer duration of antiviral prophylaxis[J]. Clin Infect Dis, 2021, 72(8): 1350-1357.

[209] Dahi P B, Perales M A, Devlin S M, et al. Incidence, nature and mortality of cytomegalovirus infection after double-unit cord blood transplant[J]. Leuk Lymphoma, 2015, 56(6): 1799-1805.

[210] Green M L, Leisenring W, Xie H, et al. Cytomegalovirus viral load and mortality after haemopoietic stem cell transplantation in the era of pre-emptive therapy: a retrospective cohort study[J]. Lancet Haematol, 2016, 3(3): e119-127.

[211] Lau G K, He M L, Fong D Y, et al. Preemptive use of lamivudine reduces hepatitis B exacerbation after allogeneic hematopoietic cell transplantation[J]. Hepatology, 2002, 36(3): 702-709.

[212] Aoki J, Kimura K, Kakihana K, et al. Efficacy and tolerability of Entecavir for hepatitis B virus infection after hematopoietic stem cell transplantation[J]. Springerplus, 2014, 3: 450.

[213] Shang J, Wang H, Sun J, et al. A comparison of lamivudine vs entecavir for prophylaxis of hepatitis B virus reactivation in allogeneic hematopoietic stem cell transplantation recipients: a single-institutional experience[J]. Bone Marrow Transplant, 2016, 51(4): 581-586.

[214] Buzo B F, Ramos J F, Marques Rossetti R A, et al. Hepatitis B virus among hematopoietic stem cell transplant recipients: Antiviral impact in seroconversion, engraftment, and mortality in a Latin American center[J]. Transpl Infect Dis, 2020, 22(2): e13243.

[215] Terrault N A, Lok A S F, McMahon B J, et al. Update on prevention, diagnosis, and treatment of chronic hepatitis B: AASLD 2018 hepatitis B guidance[J]. Clin Liver Dis(Hoboken), 2018, 12(1): 33-34.

[216] EASL. 2017 Clinical Practice Guidelines on the management of hepatitis B virus infection[J]. J Hepatol, 2017, 67(2): 370-398.

[217] 中华医学会血液学分会造血干细胞移植应用学组，等. 异基因造血干细胞移植后防治乙型肝炎病毒再激活的中国专家共识(2023年版)[J]. 中华血液学杂志，2023，44(6)：441-445.

[218] Cordonnier C, Pautas C, Maury S, et al. Empirical versus preemptive antifungal therapy for high-risk, febrile, neutropenic patients: A randomized, controlled trial[J]. Clin Infect Dis, 2009, 48(8): 1042-1051.

[219] Candoni A, Caira M, Cesaro S, et al. Multicentre surveillance study on feasibility, safety and

efficacy of antifungal combination therapy for proven or probable invasive fungal diseases in haematological patients: The SEIFEM real-life combo study[J]. Mycoses, 2014, 57(6): 342-350.

[220] Ogata M, Takano K, Moriuchi Y, et al. Effects of prophylactic foscarnet on human herpesvirus-6 reactivation and encephalitis in cord blood transplant recipients: A prospective multicenter trial with an historical control group[J]. Biol Blood Marrow Transplant, 2018, 24(6): 1264-1273.

[221] Tunkel A R, Glaser C A, Bloch K C, et al. The management of encephalitis: Clinical practice guidelines by the Infectious Diseases Society of America[J]. Clin Infect Dis, 2008, 47(3): 303-327.

[222] de Souza Franceschi F L, Green J, Cayci Z, et al. Human herpesvirus 6 is associated with status epilepticus and hyponatremia after umbilical cord blood transplantation[J]. Can J Infect Dis Med Microbiol, 2014, 25(3): 170-172.

[223] Tzannou I, Papadopoulou A, Naik S, et al. Off-the-shelf virus-specific T cells to treat BK virus, human herpesvirus 6, cytomegalovirus, epstein-barr virus, and adenovirus infections after allogeneic hematopoietic stem-cell transplantation[J]. J Clin Oncol, 2017, 35(31): 3547-3557.

[224] Hakki M, Aitken S L, Danziger-Isakov L, et al. American society for transplantation and cellular therapy series: #3—prevention of cytomegalovirus infection and disease after hematopoietic cell transplantation[J]. Transplantation and Cellular Therapy, 2021, 27(9): 707-719.

[225] Takami A, Mochizuki K, Ito S, et al. Safety and efficacy of foscarnet for preemptive therapy against cytomegalovirus reactivation after unrelated cord blood transplantation[J]. Transplant Proc, 2007, 39(1): 237-239.

[226] Dong M Y, Tang B L, Zhu X Y, et al. Protective effects of cytomegalovirus DNA copies >== 1000/mL for AML patients in complete remission after single cord blood transplantation[J]. Infect Drug Resist, 2020, 13: 373-383.

[227] Tzannou I, Papadopoulou A, Naik S, et al. Off-the-shelf virus-specific T cells to treat BK Virus, human herpesvirus 6, cytomegalovirus, Epstein-Barr virus, and adenovirus infections after allogeneic hematopoietic stem-cell transplantation[J]. Journal of Clinical Oncology, 2017, 35(31): 3547.

[228] National Cancer Institute. NCI dictionary of cancer terms[EB/OL]. 2023-06-20. https://www.cancer. gov/publications/dictionaries/cancer-terms? cdrid=695987.

[229] Carreras E, Dufour C, Mohty M, et al. The EBMT handbook: Hematopoietic stem cell transplantation and cellular therapies[M]. Switzerland: Springer Nature Switzerland AG, 2020: 387-392.

[230] Kenyon M, Babic A. The European blood and marrow transplantation. Textbook for nurses[M]. Switzerland: Springer International Publishing AG, 2018: 163-195.

[231] Cesaro S, Dalianis T, Rinaldo C H, et al. ECIL guidelines for the prevention, diagnosis and treatment of BK polyomavirus-associated haemorrhagic cystitis in haematopoietic stem cell transplant recipients[J]. J Antimicrob Chemother, 2018, 73(1): 12-21.

[232] Han T T, Xu L P, Liu D H, et al. Cytomegalovirus is a potential risk factor for late-onset hemorrhagic cystitis following allogeneic hematopoietic stem cell transplantation[J]. Am J Hematol, 2014, 89(1): 55-61.

[233] 郑凤美，付海霞，韩婷婷，等. 亲属单倍型与同胞全合异基因造血干细胞移植后患者出血性膀胱炎的临床特征比较[J]. 中华血液学杂志，2017，38(8)：656-661.

[234] Karagun B S, Aygunes U, Eken A, et al. Risk assessment for BK virus-associated hemorrhagic cystitis after pediatric hematopoietic stem cell transplant: A single-center retrospective cross-sec-

tional study[J]. Exp Clin Transplant, 2021, doi: 10. 6002/ect. 2021. 0104.

[235] 何云燕. 造血干细胞移植后出血性膀胱炎的诊疗[J]. 临床儿科杂志, 2022, 40(1):8-13.

[236] Cesaro S, Tridello G, Pillon M, et al. A prospective study on the predictive value of plasma BK virus-DNA load for hemorrhagic cystitis in pediatric patients after stem cell transplantation[J]. J Pediatric Infect Dis Soc, 2015, 4(2): 134-142.

[237] Jiang H, Geng L, Wan X, et al. Incidence and risk factors of late-onset hemorrhagic cystitis after single umbilical cord blood transplantation with myeloablative conditioning regimen[J]. Int J Hematol, 2021, 114(3): 381-389.

[238] Leung A Y, Yuen K Y, Kwong Y L. Polyoma BK virus and haemorrhagic cystitis in haematopoietic stem cell transplantation: A changing paradigm[J]. Bone Marrow Transplant, 2005, 36(11): 929-937.

[239] Decker D B, Karam J A, Wilcox D T. Pediatric hemorrhagic cystitis[J]. J Pediatr Urol, 2009, 5 (4):254-264..

[240] 黄晓军. 实用造血干细胞移植[M]. 2 版. 北京:人民卫生出版社, 2019: 311-314.

[241] Petca R C, Popescu R I, Toma C, et al. Chemical hemorrhagic cystitis: Diagnostic and therapeutic pitfalls (Review)[J]. Exp Ther Med, 2021, 21(6): 624.

[242] Bedi A, Miller C B, Hanson J L, et al. Association of BK virus with failure of prophylaxis against hemorrhagic cystitis following bone marrow transplantation[J]. J Clin Oncol, 1995, 13(5): 1103-1109.

[243] Hadjibabaie M, Alimoghaddam K, Shamshiri A R, et al. Continuous bladder irrigation prevents hemorrhagic cystitis after allogeneic hematopoietic cell transplantation[J]. Urol Oncol, 2008, 26 (1): 43-46.

[244] Phipps C, Ng H Y, Appan P, et al. BK-virus prophylaxis: Still no answer[J]. Bone Marrow Transplant, 2013, 48(10): 1362-1363.

[245] Jandial A, Mishra K, Sandal R, et al. Management of BK virus-associated haemorrhagic cystitis in allogeneic stem cell transplant recipients[J]. Ther Adv Infect Dis, 2021, 8: 1-13.

[246] Tirindelli M C, Flammia G P, Bove P, et al. Fibrin glue therapy for severe hemorrhagic cystitis after allogeneic hematopoietic stem cell transplantation[J]. Biol Blood Marrow Transplant, 2014, 20(10): 1612-1617.

[247] Tooker G M, Stafford K A, Nishioka J, et al. Intravesicular cidofovir in the treatment of BK virus-associated hemorrhagic cystitis following hematopoietic stem cell transplantation[J]. Ann Pharmacother, 2020, 54(6): 547-553.

[248] Chen X C, Liu T, Li J J, et al. Efficacy and safety of leflunomide for the treatment of BK virus-associated hemorrhagic cystitis in allogeneic hematopoietic stem cell transplantation recipients[J]. Acta Haematol, 2013, 130(1):52-56.

[249] Park Y H, Lim J H, Yi H G, et al. BK viru-hemorrhagic cystitis following allogeneic stem cell transplantation: Clinical characteristics and utility of leflunomide treatment[J]. Turk J Haematol, 2016, 33(3): 223-230.

[250] Tzannou I, Papadopoulou A, Naik S, et al. Off-the-shelf virus-specific T cells to treat BK virus, human herpesvirus 6, Cytomegalovirus, Epstein-Barr virus, and adenovirus infections after allogeneic hematopoietic stem-cell transplantation[J]. J Clin Oncol, 2017, 35(31): 3547-3557.

[251] Olson A, Lin R, Marin D, et al. Third-party BK virus-specific cytotoxic T lymphocyte therapy for hemorrhagic cystitis following allotransplantation [J]. J Clin Oncol, 2021, 39 (24):

2710-2719.

[252] Mo X D, Zhang X H, Xu L P, et al. Treatment of late-onset hemorrhagic cystitis after allogeneic hematopoietic stem cell transplantation: The role of corticosteroids[J]. Ann Hematol, 2018, 97(7): 1209-1217.

[253] Ozturk H, Mirosoglu B, Aktas S. Hyperbaric oxygen treatment for refractory haemorrhagic cystitis occurring after chemotherapy and haematopoietic stem cell transplantation: Retrospective analysis of 25 patients[J]. Diving and Hyperbaric Medicine, 2022, 52(1): 27-34.

[254] Hosokawa K, Aoki G, Ohata K, et al. Effectiveness of hyperbaric oxygen therapy for virus-associated hemorrhagic cystitis after allogeneic hematopoietic stem cell transplantation[J]. Int J Hematol, 2021, 114(1): 109-115.

[255] Tong J, Liu H L, Zheng C C, et al. Effects and long-term follow-up of using umbilical cord blood-derived mesenchymal stromal cells in pediatric patients with severe BK virus-associated late-onset hemorrhagic cystitis after unrelated cord blood transplantation[J]. Pediatr Transplant, 2020, 24(2): e13618.

[256] 赵珂,黄芬,陈小湧,等.第三方骨髓来源间充质干细胞治疗异基因造血干细胞移植后难治性迟发性出血性膀胱炎20例临床研究[J]. 中华血液学杂志, 2022, 43(6): 488-493.

[257] Mousavi S A, Moazed V, Mohebbi N, et al. Conjugated estrogen in late-onset hemorrhagic cystitis associated with hematopoietic stem cell transplantation[J]. Int J Hematol Oncol Stem Cell Res, 2017, 11(1): 13-18.

第五章　脐血移植后复发

第一节　移植后复发机制

急性髓系白血病(acute myeloid leukemia,AML)是成人最常见的白血病类型,在儿童白血病发生率中排名第二位。异基因造血干细胞移植(allogeneic hematopoietic stem cell transplantation,allo-HSCT)是有望治愈该疾病的唯一方式。尽管随着移植技术的提高,移植相关死亡(transplant related mortality,TRM)率有所下降,但移植后复发仍严重影响疗效,这也是恶性血液病领域亟待解决的重要问题之一。尤其移植100天后,复发是导致死亡最重要的原因,且几十年来这一问题并未得到有效解决。复发是指处于缓解期的白血病在分子水平(分子复发)或血液学水平(血液学复发)上的复发。尽管可能有包括化疗耐药性在内的诸多因素共同发挥了作用,但在许多情况下,复发意味着白血病细胞逃逸了最初的免疫监视。全面了解复发的生物学机制,有助于为探索白血病治疗新策略提供理论依据。以下将从AML的复发与AML细胞自身特性、肿瘤微环境的影响以及免疫系统的功能等角度进行详细介绍。

一、AML细胞遗传学异常

(一)基因突变

基因突变在AML细胞中广泛存在,参与AML的发生、发展,是AML诊断、预后分层及治疗方案选择的重要依据。随着基因检测技术的不断进步,越来越多与AML发生相关的基因被发现,常见的基因突变包括核磷酸蛋白1(nucleophosmin 1,NPM1)、FMS样酪氨酸激酶3(FMS-like tyrosine kinease 3,FLT3)、KIT、NRAS等。以下将列举部分与AML复发相关的基因突变,及其导致复发的相关机制。

1. NPM1

NPM1蛋白是一种广泛在细胞核仁表达且高度保守的磷酸化蛋白,NPM1基因位于人类染色体5q35,包含12个外显子。参与核糖体蛋白的组装和运输,调控中心体的复制以及癌症抑制因子 p14/p19ARF(ARF)的表达。AML 患者中 NPM1 突变的概率约为 30%。突变后的 NPM1 能够从细胞核仁进入到细胞质内持续存在,故也称为 NPM1c。NPM1 突变通过在不同细胞过程中功能丧失和功能获得的组合来驱动白血病。NPM1c 无法稳定细胞质中的 ARF,导致 ARF 半衰期降低,进而拮抗其诱导细胞周期阻滞和抑制增殖的能力,并可能促进白血病的发生。此外,NPM1 与 c-Myc 致癌基因激活相关,F-box 蛋白 Fbw7γ 依赖于 NPM1 进行核仁定位,NPM1c 直接与 Fbw7γ 相互作用,促进髓系白血病的发生。NPM1 的突变促进白血病细胞自噬活性以及体外侵袭转移的能力。有研究表明,NPM1c 能够结合到染色质上,并且可以直接调控同源盒(Homeobox,HOX)基因,HOX 基因的上调被认为反映了干细胞状态,可能与疾病发生相关。Brunetti 等证实将 NPM1c 重新定位至核内或靶向降解胞质内 NPM1c,均可下调 HOX 基因,并促进 AML 细胞分化。

NPM1 突变常与 FLT3、DNA 甲基转移酶 3A(DNA methyltransferase 3A,DNMT3A)突变共存,根据 2022 欧洲白血病网络(ELN)指南,未伴 FLT3-ITD 突变及核型异常的 AML 为预后良好组,伴有 FLT3-ITD 或预后较差的染色体异常与预后不良相关。

2. FLT3-ITD 和 FLT3-TKD

FLT3 是Ⅲ型受体酪氨酸激酶(receptor tyrosine kinase,RTK)家族成员的原癌基因,介导一系列细胞内信号传导,导致细胞增殖和分化,在造血作用和淋巴细胞增殖中发挥关键作用。FLT3 的异常激活与多种肿瘤特别是 AML 的发生发展密切相关。在初诊 AML 患者中,约 1/3 的患者存在 FLT3 激活突变,且与不良预后相关。该突变导致激酶自激活和下游信号通路的组成性激活,包括 PI3K/AKT/mTOR、RAS/MAPK 和 STAT5 等。内部串联重复(internal tandem duplication,ITD)则是 FLT3 突变的常见类型。FLT3-ITD 突变常伴有白细胞增多、骨髓原始细胞比例高及患者预后差等特点,多数患者在化疗和 allo-HSCT 后复发,因此 FLT3-ITD 突变检测已成为 AML 常规诊断的重要指标。FLT3 抑制剂的开发是 AML 靶向治疗的代表性成果。目前有两种经美国食品药品监督管理局(FDA)批准的、具有 FLT3 激酶活性的小分子靶向抑制剂,包括米哚妥林和吉瑞替尼。虽然使用这些药物后观察到结局改善,但对患者生存期的影响程度并不显著。有证据表明,在诱导化疗和随访期间测定 FLT3 ligand (Flt3L)可作为生物标志物,指导患者治疗。

3. KIT

KIT 又称 CD117,是一种受体酪氨酸激酶,KIT 突变是信号转导类突变。与干细胞因子(KIT 配体)结合后,单体 KIT 受体二聚化并在关键酪氨酸位点形成自磷酸化,并激活下游信号通路(Ras/ERK、PI3K 和 JAK/STAT 通路),这些信号通路对细胞增殖、分化和存活起重要作用。虽然该突变发生率仅为 10%左右,但它们在有核心结合因子[t(8;21)/RUNX1/RUNX1T1, inv(16)/CBFB-MYH11]重排的 AML 患者中富集,并且提示较差的预后。

4. NRAS 和 KRAS

NRAS 和 KRAS 是小 GTP 酶的 RAS 家族成员,激活下游信号效应因子如 Raf 和 PI3K,从而转导来自活化的生长因子受体的信号。NRAS 和 KRA 突变是信号转导类突变。NRAS 和 KRAS 突变编码以活性 GTP 结合构象积聚的蛋白质,导致组成性激活。在 AML 患者中,这些突变的发生率分别为 12%(NRAS)和 5%(KRAS)。在 AML 细胞中,表观遗传修饰因子的突变(TET2/IDH/WT1)经常与 NRAS 突变共存并协同发生,且在小鼠模型和患者样本中对丝裂原活化蛋白激酶激酶(mitogen-activated protein kinase kinase，MEK)抑制表现出优先敏感性。RAS突变往往与FLT3突变相互排斥，且N/KRAS突变是FLT3抑制剂(包括吉瑞替尼和Crenolinib)临床耐药的重要机制。

5. RUNX1

造血转录因子Runt相关转录因子1(Runt-related transcription factor 1，RUNX1)是染色体21q22上的一个基因。RUNX1是细胞谱系分化、增殖和分化的重要调节因子，涉及RUNX1的体细胞突变和染色体重排在AML中相对常见。虽然在AML中大部分RUNX1的表达被认为是由后天因素导致的，但也有部分是由于胚系突变5%～15%的AML患者发生RUNX1突变，且在中危(包括正常核型AML)疾病中富集。RUNX1突变与NPM1和CEBPA突变相互排斥，在年轻和老年AML患者中均与较低的完全缓解率和较差的总体生存率相关。有研究表明RUNX1的生殖细胞系突变与家族性血小板疾病伴髓系恶性肿瘤(FPDMM)相关。

6. CEBPA

造血转录因子CCAAT/增强子结合蛋白α(CCAAT/enhancer binding protein α，CEBPA)是在粒细胞分化过程中起关键作用的转录因子，在调控髓样分化中起关键作用。据报道，CEBPA的功能缺失突变见于10%的AML患者，并且在年轻患者和正常核型患者中富集。CEBPA突变可发生在N端(导致保留DNA结合结构域的截短显性负向蛋白表达)或C端(导致DNA结合受损和蛋白-蛋白相互作用中断)。CEBPA的双等位基因突变构成了一个确定的患者亚组，由于疾病化疗敏感性而具有明显良好预后。在AML患者中，约40%的基因突变与DNA甲基化修饰相关，包括DNA甲基转移酶(DNA methyltransferase，DNMT)。同时有研究表明CEBPA是DNMT3A的特异性抑制因子。

7. GATA2

GATA2为GATA转录因子家族成员，其被认为属于造血"干性"基因，在造血干细胞中高度表达，编码一种参与造血干/祖细胞分化转录调节的锌指转录因子。GATA2的体细胞突变在AML中相对罕见，发生率不到5%。这些突变通常是错义突变，通过靶向锌指结构域，损害DNA结合并影响转录活性。髓样分化过程中GATA2被下调。骨髓增生异常综合征(myelodysplastic syndrome，MDS)/AML易感家族中GATA2突变体的发现，为探索GATA2诱导白血病机制提供了新方法，并可能阐明其在维持"干性"中的作用。

8. DNMT3A

DNMT3A是DNA甲基转移酶家族中高度保守的成员，参与催化DNA中胞嘧啶残基的从头甲基化。DNMT3A突变是表观遗传修饰类突变，可见于30%的AML病例，主要发生于核型正常的AML患者。该突变已被证明使DNA甲基化活性在体外降低80%。DNMT3A-突变型AML通常有NPM1和FLT3-ITD共现突变，并存在不良风险，能够导致蒽环类药物耐药性。研究表明DNMT3A突变是白血病发生的最早事件之一，并可能成为新的潜在靶点。

9. ASXL1

ASXL1突变是表观遗传修饰类突变。附加性梳样蛋白1(additionalsexcombs-like，ASXL1)是果蝇附加性梳(Asx)的3个哺乳动物同源蛋白之一，最初被发现是三胸和多梳基因的增强子，在调控Hox基因表达中起关键作用。ASXL1与BRCA1相关蛋白1(BAP1)

形成多梳抑制性去泛素化酶复合物，而BAP1可将H2AK119Ub(一种抑制性标记)去泛素化。ASXL1突变被认为可通过减弱PRC2介导的组蛋白H3K27三甲基化(一种抑制性标记)促进髓系转化。ASXL1突变发生于10%～20%的AML患者，在有潜在骨髓增生异常的患者中富集，并导致不良预后。这种突变常见于老年患者。

10. TP53

TP53突变是肿瘤抑制基因突变。TP53编码转录因子p53，是人类癌症中最常突变的基因，在细胞应激的多种途径中发挥作用，包括细胞周期阻滞、衰老和凋亡。TP53突变发生在不到10%的AML患者中，并基因组不稳定的AML病例中富集。TP53突变与NPM1、RUNX1、FLT3-ITD和CEBPA的突变互斥。大多数TP53突变是错义突变，发生在DNA结合区。p53活性的丧失可导致基因组的不稳定性和对化疗的耐药性。TP53突变的AML患者对化疗反应较差，总生存率较低(中位数为5～9个月)。

(二) 剪接因子突变

选择性前体MRNA剪接是信使RNA物种多样性的主要来源，在包括MDS和AML在内的血液系统恶性肿瘤患者中，编码剪接因子的基因的体细胞突变频率很高。最常见的突变包括SF3B1、SRSF2、U2AF1和ZRSR2等，它们往往互斥，这表明当这些突变共表达以过度激活先天免疫信号时，会发生合成致死相互作用。这些突变在继发性AML中最为常见。

(三) 克隆进化

癌症的发生目前被认为是一种“克隆进化”(clonal evolution)的过程。肿瘤细胞产生和积累基因突变，进而获得生长优势。克隆的选择和进化成为了肿瘤发展的驱动力。AML的发生源于造血干细胞(hemapoietic stem cells，HSCs)和造血祖细胞(hematopoietic progenitor cells，HPCs)的基因突变。大规模测序揭示了白血病的产生遵循了“克隆进化”的过程，AML细胞可以进行克隆进化，这意味着它们随着时间的推移可获得额外的基因突变。研究表明，克隆进化可以是复发的预测因子，经历克隆进化的细胞可能对治疗更耐受。研究者发现与MPN相比，AML的克隆数量显著增加，在FLT3突变AML样本中克隆数量最高。RAS和FLT3突变样本的克隆多样性显著高于MPN样本和RAS/FLT3野生型AML样本。单细胞的遗传学分析揭示了原发AML和继发AML的肿瘤内异质性。此外，AML的克隆异质性体现在许多遗传机制上，包括单核苷酸变异、小缺失、拷贝数变异、易位和杂合性丢失等。

(四) 干细胞样特性

具有干细胞样特性的AML细胞已被证明与较高的复发风险相关，这些细胞也被称为白血病干细胞(LSC)。LSC具有自我更新并分化为其他类型的AML细胞的能力，并表现出显著的特定表型和表观遗传可塑性。有研究表明，在约70%的病例中，复发性克隆仅在干细胞表型($CD34^+CD38^-$)分离出的细胞中检出，而在其他细胞组分中未检出。这些发现对肿瘤生物学以及如何监测AML和治疗具有重要意义。

二、免疫逃逸

AML 细胞可以通过表达某些分子来逃避免疫系统监视。研究表明，具有免疫逃避特性的 AML 细胞可能与较高的复发风险相关。免疫逃逸机制主要包括如下方面。

（一）抗原呈递分子

主要组织相容性复合体（major histocompatibility complex，MHC）包含一组紧密相连的多态基因，编码适应性免疫系统所必需的细胞表面蛋白质。这些细胞表面的蛋白质被称为 MHC 分子。MHC 分子结合来自自身蛋白质或病原体的抗原，并将抗原呈递到细胞表面，由 T 细胞识别。MHC 也决定了器官移植的供体相容性，以及一个人对自身免疫性疾病的易感性。MHC Ⅰ类分子在除红细胞外的所有细胞表达，向杀伤性 T 细胞（CTL）呈递抗原表位。当 CTL 的 CD8 受体与 MHC Ⅰ类分子对接时，若 CTL 的 TCR 与 MHCⅠ类分子内的表位相匹配，则 CTL 触发细胞通过凋亡进行程序性细胞死亡。因此，MHC Ⅰ类分子有助于介导细胞免疫，这是解决细胞内病原体的主要手段。在人类中，MHC Ⅰ类包括 HLA-A、HLA-B 和 HLA-C 分子。

MHC Ⅱ类通常只在抗原呈递细胞（antigen presenting cells，APCs）上表达，如巨噬细胞、B 细胞、树突状细胞。APC 接受抗原蛋白，进行处理后将它的表位与 MHC Ⅱ类分子耦合显示在 APC 的表面，这就是抗原呈递。表位可以被 T 细胞受体（TCRs）等免疫结构识别。基因组缺失 HLA/HLA 表达受损或抗原（Ag）-HLA 呈递机制缺陷，会导致白血病细胞识别受损。这是白血病在 allo-HSCT 后复发的重要免疫逃逸机制。

此外，有研究者分析了 AML 原始细胞在患者病史的不同时间点的基因组和基因表达谱，证实了移植后复发时 AML 细胞上的多个共刺激配体（PD-L1、B7-H3、CD80、PVRL2）的失调；由于 HLA-Ⅱ类分子调节因子 CⅡTA 的下调，白血病细胞表面 HLA-DR，HLA-DQ 和 HLA-DP 的表达频繁丢失。这种 HLA-Ⅱ类分子表达的丢失和抑制性免疫检查点分子的上调可能导致供者来源的 T 细胞无法识别 AML，而该现象可以分别通过干扰素-γ 或阻断检查点来缓解。

（二）自噬

自噬是一种参与细胞对应激反应的基本降解过程，与包括 AML 在内的各种癌症的发展和治疗有关。现已证明自噬在体外支持 AML 细胞增殖，在体内支持白血病进展。在巨自噬（macroautophage）过程中，细胞会形成一种称为吞噬泡的双膜结构，吞噬细胞内包括蛋白质和细胞器的成分，然后成熟为一个自噬小体。随后，自噬小体和溶酶体融合产生自噬溶酶体，导致溶酶体消化囊泡内容物回收。许多研究都认为巨自噬与 AML 的发展有关。线粒体自噬（mitophagy）是选择性地隔离和降解受损伤或不完整线粒体的自噬方式，参与维持线粒体网络功能的完整性和细胞的稳态，被证明是白血病干细胞存活和功能所必需的。此外，急性髓系白血病细胞可通过脂肪自噬来维持脂肪酸氧化，从而支持线粒体氧化磷酸化（OxPHOS），这标志着细胞的化疗耐药。参与自噬过程的关键基因如 ATG7、SIRT1、STK11/LKB1 和 BECN1 的高表达与 AML 患者的临床疗效差、缓解时间短相关。此外，

AML 中多个蛋白，如 TRPM2、VMP1 和 CXCR4 等，均可上调白血病细胞的基础自噬水平，从而促进细胞存活和白血病进展。这些研究表明内在的自噬活性支持癌症干细胞的维持、多能性和自我更新能力，导致包括 AML 在内的各种癌症类型的恶性进展。

（三）细胞死亡

抵抗细胞死亡是癌症的标志，也是获得性耐药的基本特点。为了维持其生长和生存，癌细胞通常通过过表达抗凋亡 BCL2 家族成员（包括 BCL2、BCL2L1 和 MCL1）来调节细胞死亡机制。这种过表达旨在中和凋亡激活因子 BID、BIM 和 PUMA 的 BH3 结构域，从而阻止促凋亡蛋白 BAX/BAK 从与抗凋亡 BCL2 家族蛋白的抑制性相互作用中解放出来。MCL1 蛋白水平升高通常在癌症中观察到，并与髓系血液系统恶性肿瘤的生存率低相关。异常的促生存调控也可以通过 TP53 功能失活来实现，TP53 功能控制着细胞凋亡的许多方面。这些过程改变了促凋亡蛋白和抗凋亡蛋白的平衡，允许癌细胞存活并抵抗治疗。

自噬与凋亡之间关系错综复杂，调节二者的蛋白质网络也有许多重叠之处。一方面，自噬可在许多应激反应中被诱导，最终导致细胞凋亡；另一方面，在某些情况下，细胞自噬与凋亡的作用相反。

（四）肿瘤微环境

肿瘤微环境（tumor micro-environment，TME）是指肿瘤细胞存在的周围微环境，包括周围的血管、免疫细胞、成纤维细胞、骨髓源性炎性细胞、各种信号分子和细胞外基质（extracellular matrix，ECM）。与血液系统肿瘤密切相关的肿瘤微环境——骨髓造血微环境，是造血细胞赖以生存的内环境，通过多种方式支持和调节造血细胞的黏附归巢、自我更新、增殖分化及发育成熟，同时也是 LSC 产生耐药机制的场所。研究证实骨髓（bone marrow，BM）的改变可能支持恶性克隆，甚至导致恶性克隆进化并最终起到促进化疗耐药、支持白血病细胞生存的作用。例如，研究人员利用纤维母细胞生长因子 FGF2，或 FLT3 配体 FL 分别与 Gilteritinib 共同刺激 MOLM14 细胞（人 AML FLT3-ITD$^+$ 细胞系）约 4 个月的时间，以模拟 AML 患者接受 Gilteritinib 治疗时，骨髓微环境对 AML 细胞的保护作用，结果发现 FGF2 和 FL 分别通过激活 MAPK/PI3K/AKT 信号、恢复 FLT3 活性，有效地启动 AML 细胞早期治疗抵抗效应，逆转 Glitertinib 对细胞的杀伤作用。下面将列举与 TME 相关的部分细胞因子、趋化因子、能量代谢等指标。

1．细胞因子

在健康的骨髓微环境中，HSC 通常在静止、自我更新和分化之间保持微妙的平衡，以确保在感染、炎症、出血等应激条件下的造血稳态。在感染和炎症期间，一系列细胞因子，包括白细胞介素（interleukin，IL）-1β、IL-3、IL-6、肿瘤坏死因子-α（tumour necrosis factor alpha，TNF-α）和干扰素（interferon，IFN），以及造血生长因子（hematopoietic growth factors，HGFs），如巨噬集落刺激因子（macrophage colony-stimulating factor，M-CSF）、粒细胞集落刺激因子（granulocyte colony-stimulating factor，G-CSF）和粒巨噬集落刺激因子（granulocyte-macrophage colony-stimulating factor，GM-CSF）等，负责协调从稳态到紧急造血的转换。在 AML 细胞中，这些细胞因子的严格调控受损，导致细胞因子分泌异常。评估细胞因子水平的研究显示，与年龄匹配的对照组相比，所有或不同 AML 患者组中 GM-CSF、IL-1β、

IL-3、IL-4、IL-5、IL-6、IL-8、IL-10、IL-12p70、IL-27、IL-35、骨桥蛋白(osteopontin,OPN)和干细胞因子(stem-cell factor,SCF)均上调;肿瘤坏死因子相关凋亡诱导配体(tumour necrosis factor-related apoptosis-inducing ligand,TRAIL)和转化生长因子β(transforming growth factor-beta,TGF-β)水平降低。

(1) 免疫调节因子

IL-1介导的信号被认为是炎症和癌症之间的中心枢纽。在AML患者中,多项研究报道了PB和BM中IL-1β和IL-1受体水平升高以及白细胞介素-1受体拮抗剂(IL-1RA)水平降低。在MLL-AF9驱动的白血病小鼠模型中,慢性暴露于IL-1β会通过调节基质生态位来加速白血病进展,并损害正常造血功能。故研究者们认为靶向抑制IL-1β可能阻止AML细胞增殖,相关临床研究也正在进行。

IL-4是Ⅱ型炎症的标志性细胞因子,调节Th2介导的免疫。在上皮性癌症中,IL-4通常被认为具有促肿瘤和促转移功能,然而,在血液系统癌症中,人们发现IL-4具有抑制AML细胞系以及患者源性AML细胞存活的潜力。IL-4的抗白血病作用部分依赖于STAT6和caspase-3,这与STAT6在IL-4受体下游介导IL-4作用中的关键作用一致。此外,IL-4诱导的STAT6与核受体蛋白增殖激活受体γ(PPARγ)合作,上调前列腺素的表达。其中,COX(环氧化酶)依赖性前列腺素,即cyPGs,在细胞凋亡中起重要作用。在IL-4的刺激下,COX/前列腺素轴激活,导致p53和caspase-3的激活,从而刺激白血病细胞的凋亡。

IL-6是一种有效的促炎细胞因子,在感染和组织损伤期间对快速协调的免疫反应至关重要,但也有助于维持正常造血系统。IL-6表达失调与炎症和自身免疫性疾病以及造血异常和白血病有关,在OS降低的AML患者中,PB和BM血清中IL-6水平升高。进一步的研究证实了这些发现,并表明IL-6水平与预后不良、疾病快速进展和化疗耐药相关。AML诱导治疗期间对PB IL-6配体水平的综合评估显示,IL-6水平持续较高的患者生存率较低。同样,低IL-6水平伴高IL-10水平与较好的预后相关。关于IL-6如何促进AML进展仍存在争议,Zhang等的研究表明,IL-6诱导的STAT3信号通路可促进CD36表达、CD36介导的脂肪酸摄取和对Ara-c的化疗耐药。几种IL-6或IL-6受体阻断抗体在治疗癌症、慢性炎症和自身免疫性疾病的前临床研究中显示出良好的结果。IL-6阻断抗体西妥昔单抗已被提议作为MDS和多发性骨髓瘤的治疗选择。

IL-10是一种由多种免疫细胞产生的抗炎细胞因子,对限制免疫反应和长期炎症引起的损伤很重要。在AML患者中,人们观察到血浆IL-10水平显著升高,且与延长患者总生存期、无事件生存期和更高的完全缓解率直接相关。在体外,IL-10处理AML母细胞通过负面影响白血病前细胞因子(IL-1α、IL-1β、TNF-α、GM-CSF、GM-CSF和IL-6)的产生和分泌,抑制AML母细胞的自发增殖和集落形成。然而,也有证据表明,IL-10和IL-35(后者是$CD4^+$和$CD8^+$ T细胞抑制和Treg支持的细胞因子)在AML中上调并促进AML细胞增殖、存活和化疗耐药。目前为止,$ICOS1^+$和$PD1^+$ Treg细胞以及BM-MSCs被认为是AML微环境中IL-10的来源,功能为确保LSC的存活和干性。

(2) 趋化因子(chemokines)

IL-8(CXCL8)属于CXC家族的趋化因子。IL-8的产生可以由多种刺激诱导,包括健康细胞中的脂多糖、IL-1和肿瘤坏死因子(tumor necrosis factor,TNF)。在许多肿瘤细胞中,可以通过缺氧、酸中毒或化疗诱导的方式表达IL-8,激活抗凋亡和支持生长的MAPK、

PI3K、FAK和SRC18信号传导。在AML细胞系和原发AML样本中均观察到IL-8的组成性产生及功能性IL-8受体的表达。与此同时，AML细胞来源的IL-8也会以旁分泌方式发出信号，影响BM微环境中邻近的非白血病细胞。缺氧诱导的AML细胞分泌IL-8导致间充质干细胞（mesenchymal stem cells，MSCs）向白血病骨髓龛的迁移增加，MSCs又反过来通过上调抗凋亡蛋白和生长因子、细胞因子和细胞外囊泡的分泌来阻止细胞凋亡并赋予白血病细胞耐药性。研究表明，MSCs、成纤维细胞和内皮细胞与AML细胞共培养后，IL-8的产生和分泌被诱导或增加，从而有助于减少凋亡，增加AML细胞的增殖和化疗耐药性。

趋化细胞因子CXCL12，也被称为基质细胞来源因子1（stromal cell-derived factor-1，SDF-1），由多种细胞分泌，包括基质细胞、成纤维细胞和上皮细胞。在AML细胞中检测到CXCL12的低表达、CXCR4的高表达和CXCR7的低至中等表达。AML细胞中CXCL12表达的降低和CXCR4表达的增加与患者无复发和OS的降低相关。在健康的骨髓中，CXCL12主要由血管周围基质细胞、内皮细胞和成骨细胞分泌，从而引导、保留和调节HSPCs进入和进入支持性骨髓龛。在AML-BM微环境中，尚未确定细胞群产生和分泌CXCL12的类型和程度。体外研究表明，CXCL12通过激活或诱导促存活蛋白PI3K/AKT、MAP3K/ERK1/2、MYC、Bcl-2和Bcl-XL，可促进AML细胞生长、存活和化疗耐药。尽管有体内研究表明CXCR4和CXCL12对AML的影响互相独立，阻断CXCL12/CXCR4轴的临床药物研发仍是热门。

（3）IFN-γ

IFN-γ是细胞免疫的主要细胞因子之一。它主要由活化淋巴细胞分泌，并通过调节AML母细胞存活和细胞凋亡来协调肿瘤防御。虽然从初次诊断的AML患者身上获得的T细胞显示出IFN-γ产生增加，但在同种异体HCT后复发的AML患者的$CD8^+$ T细胞中观察到IFN-γ水平明显降低，而未复发的患者则不显示IFN-γ产生减少。虽然IFN-γ可以恢复T细胞介导的抗癌免疫和HLA Ⅱ类分子的表面表达，但它也能够促进AML中PD-L1和PD-L2的表达，其与不良总体生存率相关。

（4）OPN

OPN是一种由许多细胞类型（如气孔细胞、内皮细胞、上皮细胞和免疫细胞）产生的分泌性基质糖蛋白，对调节和/或诱导全身炎症、血管生成、增殖、迁移和凋亡至关重要。在正常造血过程中，OPN主要由骨内膜BM区域内的成骨细胞产生，以引导和维持支持龛内健康的HSC。与健康对照相比，AML患者的外周血（peripheral blood，PB）和BM内OPN水平显著升高，BM高OPN水平与OS率和无事件生存率降低相关。此外，研究表明，AML患者来源的MSCs或与AML细胞共培养的健康MSCs会发生成骨分化，并产生更多的OPN。在功能上，OPN被证明上调体外AML细胞中AKT、mTOR、PTEN和β-catenin mRNA的表达，导致AML LSC自我更新、增殖以及抗凋亡和细胞周期相关基因的表达增加，从而在AML小鼠模型中加速疾病进展。

2. 能量代谢

在肿瘤微环境中，不仅细胞因子发生了改变，氨基酸、脂质、过氧化物等代谢产物也发生了变化。人们注意到氨基酸的摄取，稳态水平和分解代谢在LSC群体中都有升高。从初发AML患者中分离的LSCs独特地依赖于氨基酸代谢来进行氧化磷酸化和生存；氨基酸代谢在活性氧（reactive oxygen species，ROS）低的LSC群体中明显更活跃，谷氨酰胺、谷氨酸和

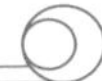

脯氨酸代谢尤为活跃，可能对 LSCs 的生命活动比较重要。药理抑制氨基酸代谢可减少氧化磷酸化并诱导细胞死亡。相比之下，来自复发 AML 患者的 LSCs 不依赖氨基酸代谢，因为这些细胞具有通过增加脂肪酸代谢代偿的能力。研究者亦发现蛋白精氨酸甲基转移酶 1（PRMT1）相对于正常造血细胞在 AML 细胞中的表达显著增加。全基因组分析、免疫共沉淀试验和 PRMT1 敲除小鼠研究表明，PRMT1 优先与 FLT3-ITD 合作，有助于 AML 的维持。基因或药物抑制 PRMT1 显著阻断 $FLT3\text{-}ITD^{+}$ AML 细胞的维持。在机制上，PRMT1 催化 FLT3-ITD 蛋白在精氨酸 972/973 上的甲基化，调节信号转导和蛋白质-蛋白质相互作用。PRMT1 以 FLT3 甲基化依赖的方式促进白血病细胞的生长。精氨酸酶导致 T 细胞功能所需的氨基酸精氨酸耗竭。AML 细胞表现出精氨酸酶依赖性的能力，能够抑制 T 细胞增殖。

对于 AML 细胞而言，外泌体将起到抑制骨髓造血、促进血管生成、促进 AML 细胞增殖、抑制免疫反应的效果。Kumar 等的研究证明，LSC 通过外泌体介导 RNA 运输可使 BMM 向适合白血病细胞增殖的方向转化一个，从而促进 AML 的进展。此外，使用 DKK1 抑制剂（AML 来源的外泌体诱导 DKK1 的表达）可延缓 AML 进展。减少内皮细胞分泌的外泌体不会影响正常造血，但可显著地延缓 AML 小鼠的发病进程，延长存活时间。

ROS 是氧衍生的活性小分子，ROS 相关敏感信号通路蛋白在多种肿瘤中表达升高，参与细胞增殖、蛋白质及氨基酸代谢等生物功能。ROS 可参与 PI3K/AKT 及 NK-κB 信号通路的激活。另有研究表明，单核细胞白血病细胞产生 ROS，当 ROS 浓度高时，通过触发 PARP-1 依赖性凋亡杀死 T 细胞和 NK 细胞。类似地，IDO 是一种沿 Kynurenine 途径催化色氨酸降解速率限制步骤的酶，其对色氨酸的消耗和其代谢物犬尿氨酸的积累会抑制 Teff 增殖，增加 T 细胞凋亡和调节性 T 细胞（Treg）诱导。

3．MSC

研究表明在髓腔内原位输注健康供者骨髓 MSCs，供体 MSC 可短暂释放趋化因子 CCL-7 和 CXCL-12 等组织修复因子，并重编程宿主巨噬细胞，进而修复宿主的 MSC，进一步分泌更高水平的 CCL-7 和 CXCL-12 促进 BMM 修复，从而改善正常造血并抑制白血病的发展。另有研究表明，新型 AML-MSC 选择性钙通道阻滞剂药物来卡尼地平（nicardipine）能够延缓白血病进展。

总而言之，近年来靶向 AML 微环境的治疗研究已取得了一定成果。然而对于骨髓 MSC 对 LSC 的作用，以及骨髓微环境中各类细胞因子、氨基酸、脂肪、蛋白质异常的机制和影响，仍有待进一步的研究。

（五）免疫细胞功能和代谢异常

1．免疫检查点

免疫检查点（immune checkpoint，IC）是指在免疫细胞上表达、能调节免疫激活程度的一系列分子。IC 作为免疫系统调节器，对于维持自身免疫耐受和调节外周组织免疫反应的持续时间和范围至关重要。但这些通路可被肿瘤“劫持”并持续激活，抑制抗肿瘤免疫，促进肿瘤的发生发展。与免疫调节相关的检查点分子有两种，刺激性检查点分子和抑制性检查点分子。抑制性检查点分子是癌症免疫治疗的目标，有可能用于包括 AML 在内的多种类型的癌症的治疗。目前 FDA 批准的检查点抑制剂主要靶向 CTLA4、PD-1 和 PD-L1。以下将列举部分免疫检查点在AML复发中所起的作用。

PD-1/PD-L1结合会抑制T细胞活性。研究表明AML复发时PD-L1表达增加，在急性单核细胞白血病中更常见，并与预后不良相关。致癌JAK2V617F活性导致STAT3和STAT5磷酸化，增强PD-L1启动子活性和PD-L1蛋白表达。PD-L1在JAK2V617 F突变体细胞上的表面表达降低了与这些髓系细胞接触的T细胞的代谢活性和细胞周期进展。研究者也通过队列分析证实了移植后复发时AML母细胞上的多个共刺激配体(PD-L1、B7-H3、CD80、PVRL2)的失调，并导致循环中供体T细胞变化。

CTLA-4(cytotoxic T-lymphocyte antigen 4)在控制T细胞活化和耐受性中起着至关重要的作用。CTLA-4对CD80/CD86具有更高的亲和力，它与共刺激分子CD28竞争，导致活化T细胞的负调控。CD28和CTLA-4分子在AML患者外周血白细胞中的异常表达可能参与造血干细胞移植后急性移植物抗宿主病(acute graft-versus-host disease, aGVHD)的发生。除了细胞内调节外，CTLA-4还以细胞外方式调节T细胞活化，主要由Tregs介导。事实上，Treg特异性缺失CTLA-4会导致异常的T细胞活化和自身免疫性疾病，这表明CTLA-4是Treg介导的免疫耐受的关键功能分子。值得注意的是，CTLA-4的外部调控不能简单地解释为CD28和CD80/86在免疫突触上相互作用的竞争性抑制。例如，CTLA-4和CD80/86之间的相互作用上调DC中的吲哚胺2,3-双加氧酶(IDO)，这是色氨酸分解代谢的关键酶，如前所述，其会抑制Teff增殖，增加T细胞凋亡和Treg诱导。因此，Tregs和DC之间的相互作用反而限制了IDO介导色氨酸耗竭的抗原特异性T细胞反应。

Kong等人最初在AML患者的$CD8^+$ T细胞上发现了TIGIT的高表达，siRNA介导的TIGIT敲低可以激活细胞因子的产生，这表明TIGIT在功能失调的T细胞上表达。另一个独立的研究小组也发现，DNAM-1(DNAX辅助分子1或CD226)低表达水平的$PD\text{-}1^+$ $TIGIT^+$ $CD8^+$ T细胞代表功能失调的T细胞，进一步证明TIGIT是AML中的一个关键IC分子。

在HSCT后的免疫逃逸机制方面，Christopher等人最近对诊断时和HSCT复发后获得的配对样本进行了外显子组测序，结果表明MHC-Ⅱ相关基因的下调是复发性AML的一个关键特征。这一结果表明$CD4^+$ T细胞可能在控制复发中起关键作用。因此，通过增加MHC-Ⅱ分子的表达从而增强$CD4^+$ T细胞介导的移植物抗白血病(graft-versus-leukemia, GVL)效应可能成为新的治疗靶点。另一种免疫检查点TIM-3也在AML T细胞上表达。稍后将在T细胞耗竭相关段落进一步介绍。

综上，PD-1、CTLA-4和TIGI在AML免疫调节中有不同的作用。值得一提的是，单独应用PD-1或CTLA-4阻断药物来抑制AML的临床实验效果不佳。如何合理选择靶点，或是联用其他治疗方案以提升效用，有待进一步研究。

2. $CD8^+$ T细胞

先天免疫系统和适应性免疫系统的功能及其相互作用对抗癌免疫至关重要。$CD8^+$的CTL是抗癌免疫反应中最强大的效应细胞，是目前成功的癌症免疫治疗的支柱。$CD8^+$ T细胞与抗原呈递细胞和靶细胞表面的MHC-Ⅰ类分子相互作用，在共刺激信号激活的条件下，调动TCR复合体进行信号转导并开始活化，通过分泌颗粒酶、穿孔蛋白、组织蛋白酶C和颗粒溶素杀死靶细胞。

在慢性感染或癌症期间，T 细胞长期不断地与入侵病原体或肿瘤细胞对抗，持续地暴露于抗原/炎症下的过程中，逐渐失去效应功能，记忆细胞特征也开始缺失，这一过程被称为 T 细胞耗竭（T cell exhaustion）。

T 细胞耗竭过程可分为被 Ly108 和 CD69 分子特征定义的 4 个阶段：① 耗竭前期 1（T cell exhaustion progenitors，Tex Prog1）：$Ly108^+$，静息状态、驻留组织局部；② 耗竭前期 2（T cell exhaustion progenitors 2，Tex Prog2）：$Ly108^+$，进入增殖，具有进入血液的能力；③ 耗竭中期（T cell exhaustion intermediate，Tex Int）：Tex Prog2 逐渐失去 TCF1，分裂并转换为第三阶段，耗竭 T 重新获得一些细胞毒性效应功能，该效果在 PD-L1 阻断后增加；④ 耗竭末期（T cell exhaustion terminally，Tex Term）：高表达 PD-1 的耗竭 T 细胞最终进入末期，对于 PD-L1/PD-1 阻断不再发生响应。

在 AML 复发中，研究者也观察到 $CD8^+$ T 细胞耗竭现象。Maddalena Noviello 等的研究表明，衰竭的 BM-T 细胞在复发时表现出受限的 TCR 库，受损的效应功能和白血病反应特异性。在 57 例患者中，早期发现严重衰竭（$PD\text{-}1^+$ $Eomes^+$ $T\text{-}bet^-$）BM-TSCM（骨髓-干细胞记忆 T 细胞）可预测复发。因此，易复发患者的白血病特异性 T 细胞显示出衰竭标志物，而维持长期完全缓解的患者则不存在。这些结果突出了 HSCT 复发的 AML 患者的免疫细胞中存在广泛但可逆的免疫功能障碍，并提供了新的治疗机会。另一项研究中，Yaxian Kong 等发现，AML 患者 $CD8^+$ T 细胞上的 TIGIT 表达升高，高 TIGIT 与原发性难治性疾病和同种异体细胞移植后白血病复发相关。$TIGIT^+$ $CD8^+$ T 细胞表现出衰竭的表型特征，且伴有功能障碍，表现为细胞因子产生降低和细胞凋亡的高易感性，这种功能缺陷可被 TIGIT 敲除逆转。这表明在 AML 中，TIGIT 会导致功能性 T 细胞损伤，且与不良的临床结果相关。阻断 TIGIT 恢复 T 细胞功能可能是一种新的有效的白血病治疗方法。

3. $CD4^+$ T 细胞

在各种恶性肿瘤中，多种免疫调节机制被证明可抑制抗肿瘤免疫，包括配体介导的效应细胞抑制性受体（IRs）的结合，以及诱导免疫抑制细胞亚群，如调节性 T 细胞或髓源性抑制细胞（myeloid-derived suppressor cells，MDSCs）。与健康志愿者相比，初诊 AML 患者外周血中 $CD4^+$ $CD25^+$ $CD127^{low/-}$ Treg 频率显著增加，且其表型不同。骨髓中 Treg 比例显著高于外周血中 Treg 比例。完全缓解（complete response，CR）时 Treg 比例降低，复发时 Treg 比例升高。获得 CR 的患者初诊时外周血和骨髓中 Treg 细胞比例分别低于白血病持续期和死亡患者。有研究表明，AML 环境中 Treg 细胞通过 CXCR4 的高表达向骨髓定向迁移。Treg 通过抑制 $CD4^+$ $CD25^-$ T 细胞增殖、促进凋亡和抑制 IFN-γ 产生实现对 T 细胞的免疫抑制作用；Bregs 诱导 $CD4^+$ $CD25^-$ T 细胞向 Tregs 转化，进而引起免疫逃逸。另一组研究者注意到，HSCT 后 3 个月，$CD4^+$ T 细胞上的 TIGIT 和 CD161 高表达与随后的 AML 复发显著相关。

4. 双阴性 T（double-negative T，DNT）细胞

DNT 细胞是 T 细胞的一种，表达 αβ-TCR、CD3、CD25，但不表达 CD4 和 CD8，可在没有 MHC 限制性的情况下表现出对 GVHD 的抑制作用。虽然 DNT 细胞仅占外周血淋巴细胞的 1%～5%，但许多研究者在体外和体内均证实 DNT 细胞对 $CD8^+$ T 细胞、$CD4^+$ T 细胞、B 细胞和 NK 细胞具有较强的抑制能力，从而产生异种或同种异体移植耐受，对 GVHD 具有强大的预防作用。此外，DNT 细胞在体外和体内均具有强大的抗肿瘤特性，不受 MHC 的限制，并可在体外有效扩增。

DNT细胞可以向APC表达MHC-抗原复合物，通过TCR-MHC识别与同源$CD8^+$ T细胞相互作用，随后通过Fas及Fas配体（Fas ligand，FasL）途径杀死细胞。此外，研究者发现，与NK细胞类似，DNT细胞以非抗原特异性的方式发挥先天杀伤能力。在患者来源的AML异种移植模型的DNT细胞中，可观察到高水平的NKG2D和DNAM-1及其配体。此外，DNTs在与肿瘤细胞相互作用后分泌IFN-γ，可显著促进杀伤活性。除了NKG2D和DNAM-1外，当DNT细胞与血液恶性肿瘤细胞系共培养时，还检测到参与细胞毒作用的NKp30、KIR2DS4和膜TRAIL（mTRAIL）的表达。该实验中还观察到共刺激分子CD30、GITR、CD27和CD28的表达增加和共抑制分子ICOS、CTLA4、PD-1和PD-1配体的表达较低，表明DNTs具有良好的抗肿瘤能力。Sharon Merims等实验证明，体外扩增的AML患者DNT细胞高水平表达IFN-γ、TNF-α、穿孔素和颗粒酶B，并能通过穿孔素依赖途径在体外杀死白血病细胞系，初步证明了DNT细胞作为一种新的辅助免疫疗法，可能具有降低AML患者复发风险的潜力。

5. NK细胞

NK细胞是细胞毒性先天免疫细胞，于1973年首次被报道，它们在癌症的免疫监视和对微生物感染的防御机制中发挥着重要作用。NK细胞可以通过受体-配体相互作用，释放含有穿孔素和颗粒酶的细胞毒性颗粒，通过死亡受体介导的途径（FAS-FASL和TRAIL-TRAILR）直接杀伤肿瘤细胞，也可以通过分泌一系列细胞因子，如IFN-γ和TNF-α，间接地消除肿瘤细胞。肿瘤微环境中NK细胞的数量减少，细胞功能失调，使得NK细胞介导的肿瘤监测无效。此外，癌细胞过度表达NK细胞激活受体的配体。例如，NKG2D的配体，如MHC Ⅰ类多肽相关序列A（MICA）和MICB，总是优先在肿瘤细胞中表达 。在肿瘤微环境中，多种机制共同介导了NK细胞功能受损。

有研究表明，allo-HSCT 2个月后，机体免疫功能逐渐恢复，其中最早恢复的是NK细胞。NK细胞主要通过直接杀伤靶细胞以发挥GVL效应，清除患者体内残留的白血病细胞，达到治愈白血病的目的。多项研究表明，NK细胞抗肿瘤功能受损导致了AML细胞发生免疫逃逸。本中心联合中国科大生命科学与医学部魏海明教授课题组发现allo-HSCT后早期复发的AML患者骨髓中，活化型TGF-β_1水平显著增加。TGF-β_1是一种重要的免疫抑制性细胞因子。TGF-β_1信号在小鼠和人类NK细胞中的一个关键靶点是丝氨酸和苏氨酸激酶mTOR。GARP分子能够介导TGF-β_1的活化，从而体外及体内均导致骨髓NK细胞表达GZMB、TNF等能力下调，并抑制NK细胞介导的GVL效应。以上结果提示复发AML患者骨髓微环境中TGF-β_1活性升高导致NK细胞效应功能受损，而通过阻断TGF-βR1从而靶向TGF-β_1信号能够有效逆转NK细胞抗肿瘤功能。因此TGF-β_1信号或GARP可能成为HSCT复发的潜在治疗靶点。

6. 巨噬细胞

巨噬细胞在不同微环境和刺激因子的作用下可以向不同的方向极化。根据活化状态、功能及分泌细胞因子的不同，巨噬细胞主要可分为经典活化的M1型巨噬细胞（促炎）和选择性活化的M2型巨噬细胞（抗炎）。M1型巨噬细胞可以由IFN-γ、脂多糖（lipopolysaccharide，LPS）或GM-CSF诱导。通过释放IL-1等炎性介质，M1细胞可以促进炎症反应，杀伤胞内感染的病原体，并发挥抗肿瘤功能。M2型巨噬细胞由IL-4、IL-13等诱导，高表达CD206，内吞能力增强，能够分泌IL-10、TGF-β等抑炎性细胞因子，并促进Th2细胞分化具

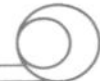

有免疫调节、修复、伤口愈合、血管生成及促进肿瘤进展等多种功能。

与 MSC 类似，在实体肿瘤中，通过释放生长因子、促炎细胞因子和趋化因子，癌症相关成纤维细胞（cancer-related fibroblasts，CAFs）也表现出免疫调节特性。这些因子促进单核细胞和巨噬细胞的生长/扩增（如 M-CSF）、募集、分化（如 M-CSF）和极化（如 M-CSF、IL-6、CXCL8 和 TGF-β）。这种情况也可能发生在 AML 中。研究结果显示，这些因子大多在 AML 患者的 BM 或 PB 中升高，特别是 IL-6、CCL2。AML 患者的骨髓中出现相应的 M2 型 $CD206^+$ 单核细胞和 M2 样 $CD163^+$ $CD206^+$ 巨噬细胞的增加，并产生高水平精氨酸酶Ⅱ（Arg2）及抗炎细胞因子 IL-10 和 TGF-β_1 等。通过细胞间接触，AML 原细胞能够对单核细胞和巨噬细胞进行再教育。Mussai 等人通过体外和小鼠体内模型，使用 AML 原始细胞分泌的精氨酸酶Ⅱ将健康供体来源的单核细胞重新教育为 M2 样表型的巨噬细胞。在复发/难治性 AML 中，M1 型巨噬细胞减少，巨噬细胞亚群主要由表达 CD163、CD204、CD206 和 CD86 的免疫抑制性 M2 型巨噬细胞构成。活动性 AML 的 M2 型白血病相关性巨噬细胞（leukemia-associated macrophages，LAM）高表达抑制性受体，如 TIGIT、TIM3 和 LAG-3。此外，根据欧洲白血病网络（European Leukemia Net，ELN）标准，$TIGIT^+$ M2 LAM 比例增加与中危或不良风险相关。在体外，TIGIT 阻断能够使原代巨噬细胞或外周血来源的 M2 型巨噬细胞向 M1 表型极化，并增加 M1 相关细胞因子和趋化因子的分泌。且 TIGIT 的阻断能够增强抗 CD47 介导的巨噬细胞对 AML 细胞系和 AML 原始细胞的吞噬作用。

因此，移植后 AML 患者复发机制是复杂多样的，涉及 AML 细胞自身特性、肿瘤微环境以及免疫系统等多种因素。深入探究其复发机制，将为探索白血病移植后复发治疗新策略提供重要的理论依据。

（王冬耀　沈子畅）

第二节　移植后复发全程管理

allo-HSCT 是有望治愈血液系统恶性疾病的治疗手段。UCBT 因移植物可快速获得、供受者 HLA 相合度要求低及慢性移植物抗宿主病（graft-versus-host disease，GVHD）发生率低等优点而成为重要的 allo-HSCT 类型。近年来，随着移植技术的进步，移植后非复发死亡率（non-relapse mortality，NRM）已显著下降；但因复发导致的患者死亡近年来并无明显改善。国际骨髓移植研究中心（CIBMTR）2018—2019 年的数据显示，无论是 UCBT 还是其他类型的 allo-HSCT，移植后原发病的复发均是目前导致移植后患者死亡的最主要原因。国际骨髓移植中心的最新数据显示，接受 UCBT 的恶性血液病患者，移植 100 天后死亡原因中原发病复发占 50%以上，且近年来此比例并无明显变化。供者淋巴细胞输注（donor lymphocyte infusion，DLI）是目前用于 allo-HSCT 后复发患者的主要细胞治疗方法，通过采集并输注与 allo-HSCT 相同供者的淋巴细胞来预防或治疗 allo-HSCT 后复发。但 UCBT 缺乏 DLI 供者，致使 UCBT 后复发患者的治疗措施十分有限。

本中心的回顾性数据显示，无论是缓解期的急性髓系白血病（acute myeloid leukemia，

AML)还是急性淋巴细胞白血病(acute lymphoblastic leukemia,ALL),UCBT后2年整体的复发率均在20%左右;而对于疾病活动期进行UCBT的患者,移植后复发率可达38%。因此,早期识别出复发的高危患者并在移植后针对复发采取安全有效的预防、监测及治疗措施,对于改善UCBT后复发患者的预后十分重要。

一、UCBT后复发的定义及分类

根据复发时肿瘤的负荷分为血液学复发、细胞遗传学和(或)分子生物学复发;根据复发的部位可分为髓内复发、髓外复发和髓内伴髓外复发;根据肿瘤细胞来源分为供者型复发和受者型复发。

(一) 血液学复发

血液学复发是指在经过移植后,患者的外周血中重新出现了超过5%的白血病细胞或骨髓原始细胞(排除其他原因,如骨髓恢复期),或者在骨髓以外的部位出现了白血病细胞的浸润。

(二) 细胞遗传学复发

细胞遗传学复发是指在移植后已经达到细胞遗传学完全缓解的患者出现了原先存在的细胞遗传学异常再次出现,或者在性别染色体方面,从最初完全供者型出现了一定比例的受者嵌合(这个比例的界值目前还没有统一的标准),但尚未达到血液学复发的标准。

(三) 分子生物学复发

分子生物学复发是指在移植后,原本已经转为阴性的特异性或非特异性分子生物学标志物再次被检测到。这种检测通常使用流式细胞术和/或聚合酶链反应(PCR)等分子生物学方法进行,并且发现原有分子生物学标志物异常超过一定界值,但尚未达到血液学复发的标准。

二、UCBT后患者的监测

越来越多的证据显示,在allo-HSCT后,通过早期进行监测到低水平的肿瘤细胞并积极地干预,可以改善移植后复发患者的不良预后。相较于传统形态学的5%的敏感度,微小残留病(minimal residual disease, MRD)的敏感度可达$10^{-4}\sim10^{-6}$;MRD的监测不仅可以早期发现复发的高危患者,也可以用于指导移植后不同复发风险患者的分层管理。目前,MRD的监测方法主要包括多色流式细胞术(multiparameter flow cytometry, MFC)、RT-PCR及NGS等(表5.1)。传统的染色体显带、荧光原位杂交(fluorescence in situ hybridization, FISH)等方法的敏感性较低而不适于MRD的监测,NGS则因成本及耗时较长等原因未能广泛用于MRD的监测。本节主要介绍目前临床常用的MFC、PCR及短串联重复序列(short tandem repeat, STR)检测等方法在UCBT后的应用。

表 5.1 UCBT 后 MRD 的监测方法

	肿瘤标记					嵌合状态	
	染色体显带	FISH	MFC	PCR	NGS	XY FISH	STR
灵敏度	10^{-1}	10^{-2}	$10^{-3}\sim10^{-4}$	$10^{-5}\sim10^{-6}$	10^{-6}		
适用范围	部分亚型	部分亚型	部分 AML 患者鉴别困难	非重现性基因异常的患者不适宜	广泛适用但价格昂贵	供受者性别不同	广泛适用

（一）MFC

MFC 可发现超过 90%的急性白血病患者出现白血病相关的异常免疫表型（leukemia-associated aberrant immunophenotypes，LAIP），灵敏度可达 $10^{-3}\sim10^{-4}$。MFC 检测 MRD 在 ALL，尤其在 B 系 ALL 中的预测意义较 AML 更加敏感和特异，但 AML 移植后 LAIP 阳性亦提示复发的风险增加；因此，基于鉴别 LAIP 的 MFC 可用于 UCBT 后 MRD 的监测，以期早期发现复发患者。需要注意的是，因肿瘤的异质性、荧光度的差异、操作者的设门技术及光谱重叠等原因，可导致 MRD 无法避免较高比例的假阳性和假阴性，同时缺乏统一的操作标准，导致各实验室之间的结果可重复性有限。此外，采用 MFC 检测外周血的敏感性较骨髓会进一步降低，因此目前不推荐采用外周血代替骨髓来监测 MRD；同时为了避免骨髓被外周血稀释带来的影响，尽量使用第一管抽出的骨髓用来进行 MFC 检测 MRD。

目前尚无统一的界值定义 MRD 阳性。根据多数已发表的研究结果及欧洲白血病网络 MRD 工作组的建议，基于 MFC 的 MRD 大于 0.1%时定义为 MRD 阳性。对于发现 MRD 但比例小于 0.1%的患者仍需要高度警惕，因为部分研究发现其与预后仍相关。对于 B 系和 T 系的 ALL，MRD 大于 0.01%是被广泛接受的阳性界值。

（二）PCR

PCR 检测 MRD 的原理是基于发现特定的白血病相关基因转录本，如融合基因、突变基因及过表达基因等，RT-PCR 可进一步进行高灵敏度和定量的 MRD 检测；如果患者发病时即存在特定的基因异常，RT-PCR 则是重要的 MRD 检测方法。但由于缺乏理想的异常靶基因，仅有 40%的 AML 患者可采用 PCR 来监测 MRD。

1. 融合基因的监测

约 20%的非急性早幼粒细胞白血病的 AML 患者可发现特定的融合基因，其中大部分是核心结合因子（core binding factor，CBF）AML，表现为 RUNX1-RUNX1T1 和 CBFβ-MYH11 的阳性；其他可用于 MRD 监测的融合基因包括 *MLL-v*，*DEK-NUP*214，*BCR-ABL*，*RPN*1-*EVI*1 和 *RBM*15-*MKL*1 等。移植后无论是 RUNX1-RUNX1T1 还是 CBFβ-MYH11，相较于发病时下降幅度低于 3 个 log 时，均高度提示移植后复发风险的增加，但需要注意的是，稳定的低水平的 CBFβ-MYH11 也可以出现在并未复发的患者中。

对于 MLL 基因重排（亦称 KMT2A）阳性的急性白血病患者，移植后出现任何水平的

MLL基因重排阳性均提示移植后复发风险的增加。对于存在BCR/ABL融合基因阳性的患者，移植后监测BCR/ABL的水平具有重要的临床价值。研究表明，证实对于Ph^+ ALL患者，基于MRD是否转阳来启动酪氨酸激酶抑制剂(tyrosine kinase inhibitors，TKI)使用的抢先治疗策略，与TKI预防性应用相比具有类似的临床疗效，但使用抢先治疗策略的患者需要更加密集的BCR/ABL基因检测频率；另外，移植后复发的Ph^+ ALL患者均应进行ABL激酶区突变检测，并根据结果来选择TKI。

2．突变基因的监测

核仁磷酸蛋白基因(nucleophosmin gene，NPM1)突变的AML患者约占所有核型正常AML患者的50%。NPM1突变状态在AML的病程中保持稳定，是理想的MRD监测靶点；移植后NMP1持续阳性或升高大于10%则预示复发风险的增加。Fms样酪氨酸激酶3内部串联重复(Fms-like tyrosine kinase 3 internal tandem duplication，FLT3-ITD)突变作为另外一种常见的AML基因突变类型，是AML初诊时常规检测的突变基因之一。但FLT3-ITD在疾病复发前后的不一致导致采用PCR监测其水平来评估MRD的状态变得较为复杂。一篇回顾性文章报道，在一共50例初诊时FLT3-ITD阳性的AML患者中，11例患者复发后FLT3-ITD的突变状态发生了改变，而7例患者复发后新获得了FLT3-ITD突变。另一篇文章中也发现，虽然大部分发病时FLT3-ITD为野生型的患者在复发后仍为野生型，但仍有患者在复发时新获得或失去FLT3-ITD突变，且FLT3-ITD突变的水平在复发前后出现了较大水平的差异。近年来也有文献报道监测FLT3-ITD的水平可以用于早期发现AML的复发；因此，对于移植前FLT3-ITD阳性的患者，FLT3-ITD可以用于UCBT后MRD的监测，同时结合MFC的方法可提供更加可靠的结果。其他与疾病状态一致且突变状态稳定的基因，包括CEBPA和DNMT3A均可作为可靠的MRD监测指标。

3．过表达基因的监测

WT1(Wilms tumor 1)基因被发现在包括AML等多种血液系统恶性肿瘤中的表达升高。多个研究显示AML患者复发时WT1的转录本水平较缓解期升高，WT1低表达患者较WT1高表达患者的复发率明显降低。对于缺乏特定基因异常的急性髓系白血病(AML)患者，可以通过动态监测WT1基因的水平来评估最小残留病(minimal residual disease，MRD)水平。然而，目前还没有统一的界值来定义阳性的WT1水平。根据2009年ELN的研究发现，通过检测正常健康志愿者骨髓中的WT1表达水平，将其正常值的上限定义为WT1高表达(2.5%)。同时，另一项来自北京大学人民医院的研究表明，通过对急性髓系白血病患者进行了骨髓移植后的WT1监测，发现WT1表达量高于0.6%的患者移植后复发的风险明显高于持续低于该水平的患者，暗示WT1可用于移植后MRD的监测。然而，由于缺乏统一的阳性界值，目前还无法仅凭单次WT1的具体数值来判断MRD的水平。需要对WT1持续升高或逐渐升高的患者进行加强监测，并结合其他检测方法的MRD结果来评估患者的复发风险。

（三）嵌合状态的检测

嵌合状态检测主要用于监测移植后供者细胞的植入情况，短串联重复序列聚合酶链反应(STR-PCR)是最常用的嵌合状态检测方法。据文献报道，采用RT-PCR的定量方法，可将STR-PCR的灵敏度提高到10^{-4}～10^{-6}。Hoffmann等通过STR-PCR的方法发现，对于

AML 和骨髓增生异常综合征(myelodysplastic syndrome,MDS)的患者来说,当外周血供者 $CD34^+$ 细胞的比例低于 80%时提示患者即将出现血液学复发;通过监测外周血 T 细胞亚群的嵌合状态也可以发现供者 T 细胞完全嵌合时移植后复发的风险明显降低。但 2015 年的一篇前瞻性Ⅱ期临床研究的数据发现,移植后 $CD3^+$ 细胞的嵌合状态与患者的无复发生存率及总体生存无关;目前,关于嵌合状态与 AML 复发之间的关系尚不清楚。用嵌合状态来监测患者的复发风险时需要注意,供体和受体的混合嵌合状态并不意味着复发。实际上,无论是供体造血成分的恢复还是白血病克隆的恢复,都会导致混合嵌合状态的出现。因此,在移植后监测嵌合状态时,应结合其他最小残留病 MRD 监测方法,以便早期发现高风险复发患者。

(四) MRD 阳性的判断标准及移植后 MRD 的监测频率

1. 无特异性融合基因标志的急性白血病或 MDS

常采用 WT1 和(或)MFC 作为检测 MRD 的生物学标志,目前缺乏统一阳性界值。按照中华医学会血液学分会及北京大学血液病研究所推荐的标准,移植后 2 个月至 1 年符合以下条件之一被判定为用于 MRD 检测标志:

(1) WT1 检测连续 2 次阳性,并且间隔 10~14 天;北京大学血液病研究所采用 WT1 阳性的界值为 0.6%,儿童为 1.5%左右。

(2) MFC 检测连续 2 次阳性,并且间隔 10~14 天。

(3) MFC 及 WT1 同时阳性。

2. 特定基因融合的白血病

(1) Ph^+ ALL:对于 Ph^+ ALL(Philadelphia 染色体阳性急性淋巴细胞白血病)患者,移植后如果 BCR-ABL 融合基因未转为阴性(通过 RQ-PCR 检测 BCR-ABL 表达为 0,敏感度小于 5 个拷贝),并且连续 2 次检查的结果(间隔小于 1 个月)未显示降低,或者在移植后的任何时间点 BCR-ABL 水平高于 1%,或者移植后 BCR-ABL 由阴性转为阳性,这些都可以被认为是复发的标志。

(2) CML:对于 CML 患者,移植后如果 BCR-ABL 融合基因在 1 个月内与基线水平相比未下降 2 个 log,并且连续 2 次检查的结果(间隔小于 2 个月)未显示降低,或者移植后 3 个月内未达到 MMR(比基线水平下降 3 个 log),或者移植后 BCR-ABL 连续 2 次检测(间隔 2 个月内)由阴性转为阳性或上升 1 个 log 级,这些情况均被视为高复发风险。

(3) 伴有 AML1/ETO 白血病:大多数研究认为,对于患有伴有 AML1/ETO 白血病的患者,移植后 RUNX1/RUNX1T1 融合基因的表达水平相较于治疗前的基线水平下降不到 3 个 log,这被视为高复发风险的标志。北京大学血液病研究所的研究发现,在移植后 1、2、3 个月内,如果 RUNX1/RUNX1T1 相较于基线水平下降不到 3 个 log 或高于 0.4%,则提示患者存在高复发风险。然而,关于何时进行干预以及具体的干预方法尚不明确。

3. MRD 频率监测

本中心常规在 UCBT 后 1(+1)、+2、+3、+4、+6、+9、+12、+18、+24、+36、+48、+60 个月定期检测患者骨髓形态学、MRD 和供受者嵌合状态。根据实际情况必要时增加检测频度。出现 MRD 阳性者,一般建议在 2 周内复查并明确是否有复发趋势。移植后原发病一旦复发,应完善骨髓细胞学、免疫分型、融合基因(和/或 NGS)、染色体和恶性细胞来源的检查。嵌合状态的检测可以将骨髓和(或)外周血作为标本来源,相较于外周血样本,骨髓监测更为敏感,并且其他用于 MRD 检测标志一般采用骨髓为标本来源。综上,判断 MRD 的存在与否和 MRD 水平需要通过多参数、多种检查方法动态、综合判断。

三、UCBT 后复发的高危因素

恶性血液病移植后原发病复发的相关因素有很多,主要与机体残存的白血病细胞和减弱的移植物抗白血病效应(graft versus leukemia,GVL)相关。多项研究均表明,移植时患者的疾病状态是移植后复发的主要高危因素;和进展期或完全缓解(complete remission,CR)3 期及后续进行移植的患者相比,移植后复发率明显高于 CR1 或 CR2 期接受移植的患者。更进一步的研究结果表明,移植前 MRD 检测表现为阳性的患者,接受移植后的复发风险显著高于 MRD 阴性患者。其他包括超过 2 次诱导化疗才获得 CR、使用非清髓或减低强度的预处理方案等亦是移植后复发的高危因素;患者疾病特异性的细胞遗传学在移植后复发中的高风险与化疗风险相一致,特异性抗病毒免疫的重建延迟与白血病复发呈正相关关系。移植工作者在实际临床工作中,应尽量减少或避免移植后复发的高危因素,以降低移植后复发率。

四、UCBT 后复发的预防策略

由于嵌合抗原受体(chimeric antigen receptor,CAR)-T 细胞、免疫细胞桥接抗体及抗体偶联药物等免疫治疗策略在 B-ALL 中已取得良好的疗效及较高的安全性,因此对于移植后高复发风险的 Ph^- B-ALL 患者目前多采用抢先治疗策略,而 Ph^+ B-ALL 患者的预防策略将在下文中“Ph^+ 白血病患者的 TKI 治疗”部分阐述。这里主要介绍 AML 或 MDS 患者 UCBT 后复发的预防策略。

去甲基化药物在移植后的维持治疗中一直存在争议。一些回顾性或小样本的前瞻性研究提示,采用地西他滨或阿扎胞苷进行维持治疗可以降低移植后复发的风险;但亦有研究发现去甲基化的维持治疗并未给移植后患者带来获益。近期,一项Ⅱ期前瞻性临床试验的结果显示,阿扎胞苷可以降低或推迟移植后高危 AML 或 MDS 的复发风险;另一项来自中国的前瞻性Ⅱ期随机对照试验(randomized controlled trial, RCT)的结果显示,与对照组相比,低剂量的地西他滨(5 $mg/(m^2 \cdot d)$,第 1～5 天,6～8 周 1 次,最大给药次数为 6 次)联合粒细胞集落刺激因子的维持治疗可以显著降低移植前获得 MRD 阴性缓解的高危 AML 移植后的复发风险(15.0%与 38.3%)。因此,移植后去甲基化药物的维持治疗可以作为高风险复发患者移植后的维持治疗,尤其对于缺乏靶基因药物的 AML 或 MDS 患者。

对于 FLT3-ITD 突变的 AML 患者,越来越多的临床试验数据提示 FLT3 抑制剂在移植后的维持治疗可降低移植后复发的风险。国内南方医院牵头的Ⅲ期前瞻性 RCT 的结果显示,相比于不采用维持治疗组,在移植后采用索拉菲尼进行维持治疗的 FLT3-ITD 阳性的 AML 患者可获得更优的 OS 及更低的复发风险。对于可以耐受 FLT3 抑制剂的 AML 患者,我们建议移植后采用该类药物进行维持治疗。

对于 IDH1 或 IDH2 突变的 AML 患者,IDH 抑制剂在移植后的维持治疗中目前尚无

临床试验的结果报道，目前关于恩西地平（IDH2 突变抑制剂）在移植后髓系肿瘤维持治疗的临床试验正在进行中，我们期待最后的结果。Bcl-2 抑制剂（维纳托克）在 AML 或 MDS 中的应用已趋于成熟，但其在移植后维持治疗中的安全性和疗效目前尚无前瞻性 RCT 的证据支持，但近期的一项单臂、前瞻性临床试验的结果显示该药可用于高复发风险 AML 患者移植后的维持治疗。

此外，过继性回输免疫细胞预防患者复发也被广泛探索。例如异体双阴性 T（double negative T, DNT）细胞，于 20 世纪 80 年代被发现，是只表达 CD3 而不表达 CD4、CD8 的一类特殊 T 细胞，仅占人外周血 T 细胞的 1%～5%，极低的占比限制了对该细胞的功能研究。2000 年，加拿大多伦多大学 Zhang 团队首次定义了 DNT 细胞并实现了从健康供者或大剂量化疗后处于 CR 期的 AML 患者外周血来源的单个核细胞体外稳定扩增培养 DNT 细胞并在 2～3 周内通过体外扩增达到临床有效剂量，扩增后的 DNT 细胞表达 αβ-或 γδ-TCR，该研究结果显示无论患者或健康志愿者扩增后的 DNT 细胞均能有效杀死白血病细胞株和患者原代白血病细胞，而对正常的外周血单个核细胞或 $CD34^+$ 造血前体细胞无杀伤作用。本研究团队长期致力于 DNT 细胞的功能研究，并综述了 DNT 细胞在恶性血液疾病中的应用及机制：多项体外研究证实 DNT 细胞可以通过非 MHC 依赖性的多种途径杀伤肿瘤细胞，例如表达 NK 识别受体 NKG2D 和 DNAM-1、Fas/FasL、TRAIL 等，还可以通过分泌细胞因子 IFN-γ、TNF-α、穿孔素/颗粒酶 B 等方式增强抗肿瘤能力；此外，DNT 细胞作为免疫调节细胞，可以通过多种途径与树突状细胞、$CD4^+$/$CD8^+$ T 细胞、B 细胞、巨噬细胞相互作用抑制其相关功能，从而实现免疫调节，有望对移植后抑制 GVHD 发生发挥重要作用。因此，DNT 细胞具有选择性杀伤白血病细胞而不引起 GVHD 的特性，是一种天然的 GVL 与 GVHD 分离的免疫细胞治疗产品，提示 DNT 细胞可能可作为 UCBT 复发后过继性免疫治疗的理想细胞来源。我中心目前正在开展针对高危 AML 患者的一项前瞻性Ⅰ/Ⅱ期的临床试验（NCT05858814），采用 DNT 细胞预防性输注来降低移植后高复发风险 AML 患者的复发率，最终疗效值得期待。

总之，对于高复发风险的髓系肿瘤患者，存在明确靶基因突变的患者可选用相应的靶向药物进行维持治疗以降低复发的风险；而去甲基化药物、Bcl-2 抑制剂等药物可用于缺乏靶基因患者的维持治疗，通用型免疫细胞有望将 GVHD 和 GVL 效应分离，具有十分广阔的应用前景。

五、UCBT 后复发的治疗策略

近年来，随着免疫治疗在 ALL，特别是在 B-ALL 中的应用越来越成熟，导致移植后复发 ALL 与 AML 的治疗策略已显著不同。随着移植后更加规范的 MRD 监测计划，越来越多的患者在细胞遗传学或分子生物学复发阶段可被发现，而血液学复发的患者预后更差。

（一）血液学复发后的治疗

1. 化疗及二次移植

患者一旦出现血液学复发，免疫抑制剂的减停是首先考虑的干预措施。但仅有低于 5% 的血液学复发患者可以仅依靠这一措施获益。而更需要警惕的是，复发与 GVHD 的同时发生，因此免疫抑制剂的减停应在患者无 GVHD 症状时应用。传统高强度的诱导化疗是恶性血液病常见的治疗手段，也是移植后骨髓或髓外复发重要的治疗手段；但移植后患者较少能耐受标准剂量的传统化疗，故该种治疗手段一般应用于移植后远期复发（复发时间>1 年）、一般情况较好的患者；但是再次诱导化疗的缓解率为 30%～40%，缓解维持时间短，并且患者通常会死于复发。对于 allo-HSCT 后复发的患者，进行第二次 allo-HSCT 的疗效优于单纯化疗。然而二次移植前预处理的毒性、更高的 GVHD 发生率及需要长期应用免疫抑制剂等问题导致 NRM 明显升高，极大地限制了二次移植的适用范围和疗效。对于恶性血液病患者，本中心 UCBT 的预处理方案均为强化清髓的模式，强度高于经典的清髓方案，该模式在提高植入率的同时也可能带来更严重的脏器损害，致使 UCBT 后复发的患者对二次移植的耐受性更差。目前，本中心恶性血液病患者复发后行二次移植的患者 1 年的 OS 尚不足 20%；因此，我们建议有条件进行二次移植的患者应降低预处理强度以减轻二次移植后的 NRM。

免疫治疗是移植后复发最常用、最重要的治疗手段。首先，免疫抑制剂的减停是治疗不伴严重 GVHD 的早期复发患者的第一步，虽然该方式对疾病进展缓慢的部分患者可能有效，但是仍不适用于全面骨髓复发、疾病进展快的患者。DLI 虽然已广泛应用于 allo-HSCT 后的复发治疗，但是其应用的主要限制仍然是可能诱导发生严重的 GVHD；此外，UCBT 最大的局限性在于无 DLI。因此，近年来，移植工作者致力于研究基于细胞治疗的过继性免疫疗法。

2．嵌合抗原受体 T 细胞

CAR 是一种人工合成的 T 细胞受体，最早由胞外区和胞内区组成。胞外区主要负责抗原识别，胞内区为信号转导区，主要由 T 细胞受体复合物 CD3-ζ 链构成。1993 年，Eshhar 等将 CAR 的结构改造为抗体单链可变区组成的胞外区、跨膜区和 CD3-ζ 链组成的胞内区 3 个部分，之后 CAR 的设计大多在此结构基础上加入共刺激分子胞内信号域。因此，CAR-T 细胞将单克隆抗体对靶抗原的特异性识别与 T 细胞的功能相结合，产生特异性识别和杀伤肿瘤细胞的作用，该杀伤作用并不依赖于主要组织相容性复合体。根据上述原理，在理想情况下，可以设计以任一合适肿瘤细胞表面抗原为靶点的特异性 CAR，并且同时应具有更好的生物分布、免疫记忆和在体内的存活时间。为了提高 CAR-T 细胞在体内的细胞毒活性、增殖能力和存活时间，第 2 代和第 3 代 CAR 引入了一个甚至更多协同共刺激分子的胞内结构域。因 B 细胞肿瘤细胞表面通常稳定表达 CD19，目前临床上应用最多的是抗 CD19-CAR-T 细胞。2013 年报道了 1 例 UCBT 后第二次复发的 10 岁 ALL 患儿，该患儿 UCBT 后出现 GVHD，经治疗后 GVHD 得到控制，其复发时已停用免疫抑制药物。该患儿对 2 个疗程抗 CD19 抗体（blinatumomab）治疗无反应。抽取其自体外周血单个核细胞制备抗 CD19-CAR-T 细胞，输注后约 1 个月，患儿骨髓形态学达 CR，MRD<0.01%。

Cruz 等对 8 例 allo-HSCT 后复发的患者进行供者抗 CD19-CAR-病毒特异性 T 细胞（virus-specific T cell，VST）治疗，CD19-CAR-VST 输注前 6 例患者未缓解，2 例患者再次达 CR，移植到复发的间歇期为 3 个月～13 年。所有患者均未观察到输注相关的毒性反应。CD19-CAR-VST 在外周血中持续表达 8 周，在病变部位可达 9 周。6 例未缓解患者中，2 例在 CD19-CAR-VST 存在期间可观察到明显的抗肿瘤效应；2 例 CR 患者至该作者发稿时疾病仍未复发。目前，关于 UCBT 后复发患者应用自体 CAR-T 细胞治疗的报道仍较少，多项

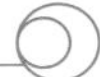

临床试验正在不同的研究机构中进行，笔者也期待会有振奋人心的结果。但 CAR-T 本身的特点决定了它和其他肿瘤药物不同，CAR-T 是定制化疗法，需要把病人体内的免疫细胞分离后进行基因改造，扩增后再输回病人体内，所以不能批量生产，极大限制了其商业化应用。目前，通用型 CAR-T 生产的量产性、时效性、强效性和质量控制简便性更加符合标准化程序生产和保存的要求，生产、质控、冷链运输、医院管理都能够低成本实现，是 CAR-T 疗法真正走上商业化道路的必由之路；随着技术的进步及更多临床试验的结果，通用型 CAR-T 有可能会成为治疗 UCBT 后复发患者的另一种选择。

3. DNT 细胞

由于脐血移植后无法实现 DLI，免疫细胞治疗为复发 AML 患者提供了新的希望。本中心首次将异基因 DNT 细胞应用于临床，完成了首个Ⅰ期临床试验："改良的 DLI（第三方健康供者 DNT 细胞）治疗 allo-HSCT 后复发的髓系恶性血液病单中心临床研究"（ChiCTR1900022795），该临床研究输注第三方健康供者 DNT 细胞，用于治疗异基因造血干细胞移植后复发的 AML 患者。在清淋处理后，10 名移植后复发或微小残留病阳性的 AML 患者接受 DNT 细胞回输，每周 1 次，共回输 3 次，结果显示无患者出现 GVHD 或 2 级以上的 DNT 细胞治疗相关毒性；DNT 治疗后 2 年总生存率为 50.0%。5 名获得长生存期的患者中，4 名患者在 DNT 细胞治疗后保持 CR。研究结果显示，针对 allo-HSCT 后复发的 AML 患者，异基因 DNT 细胞治疗显示出了良好的有效性和安全性。

4. γδT 细胞

T 细胞根据其 T 细胞受体（T cell receptor，TCR）的不同分为 αβ T 细胞和岁 γδ T 细胞；根据 δ 链的不同，γδ T 细胞可以分为 δ1、δ2 和 δ3 三种亚群。δ2 亚群主要集中于外周血，约占 γδ T 细胞的 50%～90%，是健康成人主要的循环 γδ T 细胞。γ9δ2 T 细胞是 δ2 T 细胞最主要的亚型，占正常人外周血 $CD3^+$ T 细胞总数的 1%～10%。γ9δ2 T 细胞最大的特点是同时表达 T 细胞受体及 NK 细胞的重要受体 NKG2D，因此 γδ T 细胞兼具了 T 细胞和 NK 细胞的功能。γδ T 细胞可以通过 γδ TCR 参与的方式直接抗肿瘤，2023 年，清华大学张永辉教授课题组的研究发现，肿瘤细胞分泌的膦抗原可以像"分子胶水"一样促进 BTN3A1 与 BTN2A1 在肿瘤细胞内部紧密结合，进而诱导胞外的 BTN3A1 与 BTN2A1 表位暴露，从而有效地与 γδ TCR 结合，最终实现 γδ T 细胞的激活发挥抗肿瘤效能；除了以 MHC 非限制性的方式直接识别和杀伤肿瘤细胞外，还可以通过分泌各种细胞因子来活化其他免疫细胞，如树突状细胞、巨噬细胞、$CD8^+$ T 细胞等。诸多研究已经表明 γ9δ2 T 细胞具有广泛的抗肿瘤活性，能显著抑制肿瘤细胞的生长，在抗肿瘤免疫及细胞免疫治疗中发挥着重要的作用。2014 年，德国维尔茨堡大学的 Wilhelm 教授等直接通过白细胞单采获得与患者 HLA 半相合供者的 PBMCs，在体外应用磁珠分选获得了纯度超过 99% 的 γδ T 细胞，并回输给 4 例进展期、无法进行 allo-HSCT 的恶性血液病患者（分别为 T 细胞淋巴瘤、AML、继发的浆细胞白血病和多发性骨髓瘤）。所有患者回输后体内均观察到异基因 γδ T 细胞的扩增，并在第 8 天达到高峰，体内持续时间最长达 28 天。在接受了 1 次细胞回输后，3 例患者均获得了 CR，CR 维持的最长时间达 8 个月。所有患者在异基因 γδ T 细胞回输后均未出现 GVHD 或脏器功能受损。本中心目前正在开展一项研究者发起的临床试验（NCT05755854），以检验第三方供者来源的 γ9δ2 T 细胞用于移植治疗后复发髓系恶性血液病患者的安全性及疗效，目前项目正在招募患者中，我们期待最终的疗效。

5．免疫细胞衔接抗体及抗体偶联药物

2017年发表的TOWER研究为贝林妥欧单抗治疗复发难治CD19阳性B-ALL提供了高等级的证据。对于分子生物学复发的B-ALL，及时启动贝林妥欧单抗的治疗可让患者再次获得MRD阴性的缓解；去年发表在*Blood*杂志上的2期临床试验结果显示了贝林妥欧单抗用于异基因造血干细胞移植后维持治疗的可行性。另一种免疫治疗药物，CD22单抗与卡奇霉素偶联药物奥英妥珠单抗在治疗复发/难治B-ALL方面与传统化疗相比，亦显示出其更高的血液学和分子生物学缓解率；但该药应用后11%的受试者出现肝窦阻塞综合征这一并发症需要额外关注。贝林妥欧单抗及奥英妥珠单抗等免疫治疗药物因其更优的疗效及安全性，可用于治疗UCBT后复发（包括血液学和分子生物学复发）的B-ALL患者；但因缺乏可靠的循证医学依据，获得缓解后患者维持治疗的策略目前尚不明确。

6．分子靶向药物

结合已经发表的临床试验结果，无论是FLT3-ITD抑制剂、IDH抑制剂还是TKI，单用这些分子靶向药物可能无法明显改善UCBT后血液学复发患者的临床结局。维奈托克是一种选择性的Bcl-2抑制剂，前期的临床试验显示该药无论是单用抑或联合用药，均显示出对AML的良好疗效。另外，维奈托克用于AML移植后的维持治疗亦显示出较高的耐受性。因此，对于移植后血液学复发的患者，以维奈托克为基础的低剂量联合化疗方案可能使UCBT后复发的AML获益，但其疗程以及获得缓解后的维持治疗策略目前仍缺乏依据。

（二）分子生物学复发后的治疗

1．去甲基化药物及细胞因子

地西他滨、阿扎胞苷等去甲基化药物在AML的诱导化疗中显示出一定的疗效及良好的耐受性，尤其是针对不适合强化疗的老年患者。RELAZA研究采用阿扎胞苷治疗异基因移植后分子生物学复发的AML或MDS患者，结果显示采用阿扎胞苷进行抢先治疗可以阻止或延迟血液学复发的出现，并显示出良好的安全性和可耐受性，需要注意的是RELAZA采用的MRD监测方法是供者$CD34^+$细胞的嵌合状态，若供者比例低于80%时认为MRD阳性。后续的RELAZA2研究则采用供者$CD34^+$细胞嵌合状态、RT-PCR监测NPM1突变基因及特定的白血病融合基因（*DEK-NUP*214，*RUNX*1-*RUNX*1*T*1，*CBFβ-MYH*11）等方法来发现MRD阳性患者，并采用阿扎胞苷进行抢先治疗，最后的结果与RELAZA结果类似，均显示出阿扎胞苷抢先治疗在阻止或延缓血液学复发方面的疗效。

干扰素α（IFN-α）可以通过增强供者免疫细胞的功能来提高GVL效应。北京大学人民医院的研究发现，对于急性白血病或MDS，采用IFN-α抢先治疗移植后MRD阳性的患者可达到与DLI类似的预防复发的效果，提示IFN-α可用于治疗移植后分子生物学复发的患者；但是应用IFN-α后患者的慢性GVHD发生率明显高于接受DLI者。另一项纳入107例患者的研究亦显示，对于移植后MRD阳性（MRD采用MFC或RT-PCR检测WT1基因是否过表达）患者采用2～3次/周、持续6个月的IFN-α治疗，最终有75.7%的患者获得了MRD转阴，IFN-α治疗后2年的累积复发率为11.5%，2年的无病生存率也达到66.5%，提示IFN-α可用于移植后分子生物学复发患者的抢先治疗。

2．Ph^+白血病患者的TKI治疗

随着诊疗技术的不断进步，需要接受allo-HSCT的以及携带BCR/ABL融合基因的白

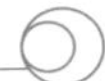

血病患者多为 Ph^+ ALL 患者。越来越多的证据显示，无论是移植后的维持治疗还是抢先治疗，酪氨酸激酶抑制剂（tyrosine kinase inhibitors，TKIs）的应用均能使 Ph^+ ALL 患者获益。对于移植后 BCR/ABL 基因转阳的患者应进行 ABL 激酶区突变的检测，若未发生激酶区突变且患者移植前未发生对伊马替尼耐药及不耐受的情况，鉴于伊马替尼充分的安全性和有效性证据，建议首选伊马替尼进行抢先治疗；而对于发生激酶区突变的患者应结合具体的突变类型选择相应有效的 TKIs。达沙替尼是目前唯一具有可透过血脑屏障证据的 TKIs；因此，对于既往有中枢神经系统受累的患者应选择使用该药。三代 TKI 帕纳替尼可透过血脑屏障，并且具有比达沙替尼更高的脑脊液浓度，但目前尚无可靠的临床数据支持帕纳替尼可降低中枢神经系统白血病的发生。

对于移植后的 TKIs 使用，另一个需要关注的重要问题是耐受性。移植后早期开始使用伊马替尼时，胃肠道不适及血液学毒性发生率较高；达沙替尼使用期间血液学毒性、腹泻及胸腔积液的发生率亦较高，标准起始剂量的尼洛替尼多因胃肠道和肝毒性而无法耐受，但尼洛替尼的血液学毒性发生率较低。因此，移植后 TKI 的选择目前尚无统一标准，需要结合患者的具体情况进行个体化的选择。对于伊马替尼治疗 6～8 周后 BCR/ABL 基因仍未转阴的患者应尽快换用二代或三代的 TKIs。

（三）髓外复发的治疗

对于髓外复发的治疗尚无标准方法，目前的治疗策略主要包括局部和全身化疗。局部的治疗包括手术切除、鞘内注射及局部放疗，全身治疗包括化疗、细胞免疫治疗及二次移植。对于 CD19 阳性的 B-ALL，有文献报道 CAR-T 细胞和贝林妥欧单抗对中枢神经受累的病灶有效。因此，对于传统治疗无效或无法耐受的患者，可以采用新型免疫治疗的策略进行治疗。

六、展望

过去的十年间，细胞免疫治疗及新的分子靶向药物的出现，已明显改善移植后复发恶性血液病患者的生存期。但与 B-ALL 比较而言，T-ALL 及髓系恶性肿瘤患者的预后仍不理想，而移植后无法进行 DLI 的缺点导致 UCBT 后复发的患者治疗措施更加有限。包括 DNT、γδ T 等新型通用型细胞正在开展相关的临床试验，使基于 MRD 结果的抢先治疗策略应用于 UCBT 后高危复发患者的预防和治疗成为可能。对于移植后复发再次获得缓解的患者，因进行大规模的前瞻性随机临床试验的困难较大，故目前仍无统一的维持治疗策略，期待未来能开展更多高质量的临床试验指导临床决策。

（陈星驰　刘　俊　孙光宇）

参 考 文 献

[1] Christopher M J, et al. Immune escape of relapsed AML cells after allogeneic transplantation[J]. The New England Journal of Medicine, 2018, 379(24): 2330-2341.

[2] Culp-Hill R, D'Alessandro A, Pietras E M. Extinguishing the embers: Targeting AML metabolism [J]. Trends in Molecular Medicine, 2021, 27(4): 332-344.

[3] Vago L, Gojo I. Immune escape and immunotherapy of acute myeloid leukemia[J]. The Journal of Clinical Investigation, 2020, 130(4): 1552-1564.

[4] Pei X, Huang X. New approaches in allogenic transplantation in AML[J]. Seminars in hematology, 2019, 56(2): 147-154.

[5] Toffalori C, et al. Immune signature drives leukemia escape and relapse after hematopoietic cell transplantation[J]. Nature Medicine, 2019, 25(4): 603-611.

[6] Le Dieu R, Taussig D C, Ramsay AG, et al. Peripheral blood T cells in acute myeloid leukemia (AML) patients at diagnosis have abnormal phenotype and genotype and form defective immune synapses with AML blasts[J]. Blood, 2009, 114(18): 3909-3916.

[7] Vosberg S, Greif P A. Clonal evolution of acute myeloid leukemia from diagnosis to relapse[J]. Genes Chromosomes Cancer. 2019, 58(12): 839-849.

[8] Bachas C, Schuurhuis G J, Zwaan C M, et al. Gene expression profiles associated with pediatric relapsed AML[J]. Jacqueline Cloos Best Practice & Research Clinical Haematology, 2015, 2/3 (28): 81-89.

[9] Silva L T, Campos C C, Salvino M A. Difference in FLT3 mutational status between diagnosis and relapsed/refractory acute myeloid leukemia: A meta-analysis[J]. Blood, 2020, 136(S1): 28-29.

[10] Stelmach P, Trumpp A. Leukemic stem cells and therapy resistance in acute myeloid leukemia[J]. Haematologica, 2023, 108(2): 353-366.

[11] Zeiser R, Vago L. Mechanisms of immune escape after allogeneic hematopoietic cell transplantation[J]. Blood, 2019, 133(12): 1290-1297.

[12] Toffalori C, Zito L, Gambacorta V, et al. Immune signature drives leukemia escape and relapse after hematopoietic cell transplantation[J]. Nat Med, 2019, 25(4): 603-611.

[13] Joffre C, Ducau C, Poillet-Perez L, et al. Autophagy a close relative of AML biology[J]. Biology (Basel), 2021, 10(6): 552.

[14] Du W, Xu A, Huang Y, et al. The role of autophagy in targeted therapy for acute myeloid leukemia[J]. Autophagy, 2021, 17(10): 2665-2679.

[15] Carter B Z, Mak P Y, Kornblau S M, et al. TP53 Deficient/Mutant AMLs Are Resistant to Individual BH3 Mimetics: High Efficacy of Combined Inhibition of Bcl-2 and Mcl-1[J]. Blood, 2019, 134(S1): 1271.

[16] Joshi S K, Nechiporuk T, Bottomly D, et al. The AML microenvironment catalyzes a stepwise evolution to gilteritinib resistance[J]. Cancer Cell, 2021, 39(7): 999-1014.e8.

[17] Finch E R, Tukaramrao D B, Goodfield L L, et al. Activation of PPARγ by endogenous prostaglandin J(2) mediates the antileukemic effect of selenium in murine leukemia[J]. Blood, 2017, 129

(13): 1802-1810.

[18] Zhang Y, Guo H, Zhang Z, et al. IL-6 promotes chemoresistance via upregulating CD36 mediated fatty acids uptake in acute myeloid leukemia[J]. Exp Cell Res, 2022, 415(1): 113112.

[19] Chen R, Chen B. Siltuximab (CNTO 328): A promising option for human malignancies[J]. Drug Des Devel Ther, 2015, 9: 3455-3458.

[20] Chen N, Xu Y, Mou J, et al. Targeting of IL-10R on acute myeloid leukemia blasts with chimeric antigen receptor-expressing T cells[J]. Blood Cancer J, 2021, 11(8): 144.

[21] Tettamanti S, Pievani A, Biondi A, et al. Catch me if you can: How AML and its niche escape immunotherapy[J]. Leukemia, 2022, 36(1): 13-22.

[22] Kumar B, Garcia M, Weng L, et al. Acute myeloid leukemia transforms the bone marrow niche into a leukemia-permissive microenvironment through exosome secretion[J]. Leukemia, 2018, 32 (3): 575-587.

[23] Wells G, Kennedy P T, Dahal L N. Investigating the role of indoleamine 2,3-dioxygenase in acute myeloid leukemia: A systematic review[J]. Front Immunol, 2021, 12: 651687.

[24] Agarwal P, Li H, Paterson A J, et al. Role of CXCL12-expressing bone marrow populations in leukemic stem cell regulation[J]. Blood, 2016, 128(22): 26.

[25] Gaikwad S, Agrawal M Y, Kaushik I, et al. Immune checkpoint proteins: Signaling mechanisms and molecular interactions in cancer immunotherapy[J]. Semin Cancer Biol, 2022, 86(Pt 3): 137-150.

[26] Schnorfeil F M, Lichtenegger F S, Emmerig K, et al. T cells are functionally not impaired in AML: increased PD-1 expression is only seen at time of relapse and correlates with a shift towards the memory T cell compartment[J]. J Hematol Oncol, 2015, 8: 93.

[27] Watkins B K, Tkachev V, Furlan S N, et al. CD28 blockade controls T cell activation to prevent graft-versus-host disease in primates[J]. J Clin Invest, 2018, 128(9): 3991-4007.

[28] Kong Y, Zhu L, Schell T D, et al. T-cell immunoglobulin and ITIM domain (TIGIT) associates with $CD8^+$ T-cell exhaustion and poor clinical outcome in AML patients[J]. Clin Cancer Res, 2016, 22(12): 3057-3066.

[29] Shibuya A, Shibuya K. DNAM-1 versus TIGIT: Competitive roles in tumor immunity and inflammatory responses[J]. Int Immunol, 2021, 33(12): 687-692.

[30] Christopher M J, Petti A A, Rettig M P, et al. Immune escape of relapsed AML cells after allogeneic transplantation[J]. N Engl J Med, 2018, 379(24): 2330-2341.

[31] Raskov H, Orhan A, Christensen J P et al. Cytotoxic $CD8^+$ T cells in cancer and cancer immunotherapy[J]. Br J Cancer, 2021, 124(2), 359-367.

[32] Beltra J C, Manne S, Abdel-Hakeem M S, et al. Developmental relationships of four exhausted $CD8^+$ T cell subsets reveals underlying transcriptional and epigenetic landscape control mechanisms [J]. Immunity, 2020, 52(5): 825-841.e8.

[33] Noviello M, Manfredi F, Ruggiero E, et al. Bone marrow central memory and memory stem T-cell exhaustion in AML patients relapsing after HSCT[J]. Nat Commun, 2019, 10(1): 1065.

[34] Zhang S, Han Y, Wu J, et al. Elevated frequencies of $CD4^+$ $CD25^+$ $CD127^{lo}$ regulatory T cells is associated to poor prognosis in patients with acute myeloid leukemia[J]. Int J Cancer, 2011, 129 (6): 1373-1381.

[35] Wan Y, Zhang C, Xu Y, et al. Hyperfunction of CD4 CD25 regulatory T cells in de novo acute myeloid leukemia[J]. BMC Cancer, 2020, 20(1): 472.

[36] Gournay V, Vallet N, Peux V, et al. Immune landscape after allo-HSCT: TIGIT-and CD161-expressing CD4 T cells are associated with subsequent leukemia relapse[J]. Blood, 2022, 140(11): 1305-1321.

[37] Merims S, Li X, Joe B, et al. Antileukemia efect of ex vivo expanded DNT cells from AML patients: a potential novel autologous T-cell adoptive immunotherapy[J]. Leukemia, 2011, 25(9): 1415-1422.

[38] Alspach E, Lussier D M, Schreiber R D. Interferon γ and its important roles in promoting and inhibiting spontaneous and therapeutic cancer immunity[J]. Cold Spring Harb Perspect Biol, 2019, 11(3): a028480.

[39] Lee J B, Kang H, Fang L, et al. Developing allogeneic double-negative T cells as a novel of-the-shelf adoptive cellular therapy for cancer[J]. Clin Cancer Res, 2019, 25(7): 2241-2253.

[40] Chen X, Wang D, Zhu X. Application of double-negative T cells in haematological malignancies: recent progress and future directions[J]. Biomark Res, 2022, 10(1): 11.

[41] Cózar B, Greppi M, Carpentier S, et al. Tumor-Infiltrating natural killer cells[J]. Cancer Discov, 2021, 11(1): 34-44.

[42] Shimasaki N, Jain A, Campana D. NK cells for cancer immunotherapy[J]. Nat Rev Drug Discov, 2020 , 19(3): 200-218.

[43] Wang D, Fu B, Shen X, et al. Restoration of HBV-specific $CD8^+$ T-cell responses by sequential low-dose IL-2 treatment in non-responder patients after IFN-α therapy[J]. Signal Transduct Target Ther, 2021, 6(1): 376.

[44] Zheng X, Qian Y, Fu B, et al. Mitochondrial fragmentation limits NK cell-based tumor immuno-surveillance[J]. Nat Immunol, 2019, 20(12): 1656-1667.

[45] Wang D, Sun Z, Zhu X, et al. GARP-mediated active TGF-β_1 induces bone marrow NK cell dys-function in AML patients with early relapse post-allo-HSCT [J]. Blood, 2022, 140 (26): 2788-2804.

[46] Miari K E, Guzman M L, Wheadon H, et al. Macrophages in acute myeloid leukaemia: Significant players in therapy resistance and patient outcomes[J]. Front Cell Dev Biol, 2021, 9: 692800.

[47] Brauneck F, Fischer B, Witt M, et al. TIGIT blockade repolarizes AML-associated TIGIT+ M2 macrophages to an M1 phenotype and increases CD47-mediated phagocytosis[J]. J Immunother Cancer, 2022, 10(12): e004794.

[48] Zheng C, Zhu X, Tang B, et al. The impact of pre-transplant minimal residual disease on outcome of intensified myeloablative cord blood transplant for acute myeloid leukemia in first or second complete remission[J]. Leukemia & Lymphoma, 2016, 57(6): 1398-1405.

[49] Sun G, Tang B, Song K, et al. Unrelated cord blood transplantation vs. HLA-matched sibling transplantation for adults with B-cell acute lymphoblastic leukemia in complete remission: superior OS for patients with long-term survival[J]. Stem Cell Res Ther, 2022, 13(1): 500.

[50] Sun G, Tang B, Wan X, et al. Chimeric antigen receptor T cell therapy followed by unrelated cord blood transplantation for the treatment of relapsed/refractory B cell acute lymphoblastic leukemia in children and young adults: Superior survival but relatively high post-transplantation relapse[J]. Transplant Cell Ther, 2022, 28(2): 71 e1-71 e8.

[51] 中华医学会血液学分会干细胞应用学组. 中国异基因造血干细胞移植治疗血液系统疾病专家共识(Ⅱ)——移植后白血病复发(2016年版)[J]. 中华血液学杂志, 2016, 37(10), 846-851.

[52] Wang Y, Chen H, Chen J, et al. The consensus on the monitoring, treatment, and prevention of

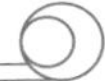

leukemia relapse after allogeneic hematopoietic stem cell transplantation in China[J]. Cancer Lett, 2018, 438: 63-75.

[53] Tsirigotis P, Byrne M, Schmid C, et al. Relapse of AML after hematopoietic stem cell transplantation: Methods of monitoring and preventive strategies. A review from the ALWP of the EBMT [J]. Bone Marrow Transplantation, 2022, 51(11): 1431-1438.

[54] Hourigan C S, Karp J E. Minimal residual disease in acute myeloid leukaemia[J]. Nat Rev Clin Oncol, 2013, 10(8): 460-467.

[55] Bastos-Oreiro M, Perez-Corral A, Martínez-Laperche C, et al. Prognostic impact of minimal residual disease analysis by flow cytometry in patients with acute myeloid leukemia before and after allogeneic hemopoietic stem cell transplantation[J]. Eur J Haematol, 2014, 93(3): 239-246.

[56] Schuurhuis G J, Heuser M, Freeman S, et al. Minimal/measurable residual disease in AML: A consensus document from the European LeukemiaNet MRD Working Party[J]. Blood, 2018, 131 (12): 1275-1291.

[57] Brüggemann M, Kotrova M. Minimal residual disease in adult ALL: technical aspects and implications for correct clinical interpretation[J]. Blood Adv, 2017, 1(25): 2456-2466.

[58] Wang Y, Wu D P, Liu Q F, et al. In adults with t(8;21)AML, posttransplant RUNX1/RUNX1T1-based MRD monitoring, rather than c-kit mutations, allows further risk stratification[J]. Blood, 2014, 124(12): 1880-1886.

[59] Tang F F, Xu L P, Zhang X H, et al. Monitoring of post-transplant CBFB-MYH11 as minimal residual disease, rather than KIT mutations, can predict relapse after allogeneic haematopoietic cell transplantation in adults with inv(16) acute myeloid leukaemia[J]. Br J Haematol, 2018, 180(3): 448-451.

[60] Liu J, Wang Y, Xu L P, et al. Monitoring mixed lineage leukemia expression may help identify patients with mixed lineage leukemia--rearranged acute leukemia who are at high risk of relapse after allogeneic hematopoietic stem cell transplantation[J]. Biol Blood Marrow Transplant, 2014, 20(7): 929-936.

[61] Pfeifer H, Wassmann B, Bethge W, et al. Randomized comparison of prophylactic and minimal residual disease-triggered imatinib after allogeneic stem cell transplantation for BCR-ABL1-positive acute lymphoblastic leukemia[J]. Leukemia, 2013, 27(6): 1254-1262.

[62] Giebel S, Czyz A, Ottmann O, et al. Use of tyrosine kinase inhibitors to prevent relapse after allogeneic hematopoietic stem cell transplantation for patients with Philadelphia chromosome-positive acute lymphoblastic leukemia: A position statement of the Acute Leukemia Working Party of the European Society for Blood and Marrow Transplantation[J]. Cancer, 2016, 122(19): 2941-2251.

[63] Shayegi N, Kramer M, Bornhuser M, et al. The level of residual disease based on mutant NPM1 is an independent prognostic factor for relapse and survival in AML[J]. Blood, 2013, 122(1): 83-92.

[64] McCormick S R, McCormick M J, Grutkoski P S, et al. FLT3 mutations at diagnosis and relapse in acute myeloid leukemia: Cytogenetic and pathologic correlations, including cuplike blast morphology[J]. Arch Pathol Lab Med, 2010, 134(8): 1143-1151.

[65] Shih L Y, Huang C F, Wu J H, et al. Internal tandem duplication of FLT3 in relapsed acute myeloid leukemia: A comparative analysis of bone marrow samples from 108 adult patients at diagnosis and relapse[J]. Blood, 2002, 100(7): 2387-2392.

[66] Lin L I, Chen C Y, Lin D T, et al. Characterization of CEBPA mutations in acute myeloid leukemia: most patients with CEBPA mutations have biallelic mutations and show a distinct immunophe-

notype of the leukemic cel. ls[J] Clin Cancer Res, 2005, 11(4): 1372-1379.

[67] Hou H A, Kuo Y Y, Liu C Y, et al. DNMT3A mutations in acute myeloid leukemia: Stability during disease evolution and clinical implications[J]. Blood, 2012, 119(2): 559-568.

[68] Cilloni D, Renneville A, Hermitte F, et al. Real-time quantitative polymerase chain reaction detection of minimal residual disease by standardized WT1 assay to enhance risk stratification in acute myeloid leukemia: a European Leukemia Net study[J]. J Clin Oncol, 2009, 27(31): 5195-5201.

[69] Candoni A, Toffoletti E, Gallina R, et al. Monitoring of minimal residual disease by quantitative WT1 gene expression following reduced intensity conditioning allogeneic stem cell transplantation in acute myeloid leukemia[J]. Clin Transplant, 2011, 25(2): 308-316.

[70] Alizadeh M, Bernard M, Danic B, et al. Quantitative assessment of hematopoietic chimerism after bone marrow transplantation by real-time quantitative polymerase chain reaction[J]. Blood, 2002, 99(12): 4618-4625.

[71] Hoffmann J C, Stabla K, Burchert A, et al. Monitoring of acute myeloid leukemia patients after allogeneic stem cell transplantation employing semi-automated $CD34^+$ donor cell chimerism analysis [J]. Ann Hematol, 2014, 93(2): 279-285.

[72] Bader P, Kreyenberg H, Hoelle W, et al. Increasing mixed chimerism defines a high-risk group of childhood acute myelogenous leukemia patients after allogeneic stem cell transplantation where preemptive immunotherapy may be effective[J]. Bone Marrow Transplant, 2004, 33(8): 815-821.

[73] Devine S M, Owzar K, Blum W, et al. Phase Ⅱ study of allogeneic transplantation for older patients with acute myeloid leukemia in first complete remission using a reduced-intensity conditioning regimen: results from cancer and leukemia group B 100103 (Alliance for Clinical Trials in Oncology)/blood and marrow transplant clinical trial network 0502[J]. J Clin Oncol, 2015, 33 (35): 4167-4175.

[74] Ooi J, Takahashi S, Tomonari A, et al. Unrelated cord blood transplantation after myeloablative conditioning in adults with acute myelogenous leukemia[J]. Biol Blood Marrow Transplant, 2008, 14(12): 1341-1347.

[75] Arcese W, Rocha V, Labopin M, et al. Unrelated cord blood transplants in adults with hematologic malignancies[J]. Haematologica, 2006, 91(2): 223-230.

[76] Verneris M R, Brunstein C G, Barker J, et al. Relapse risk after umbilical cord blood transplantation: enhanced graft-versus-leukemia effect in recipients of 2 units[J]. Blood, 2009, 114(19): 4293-4299.

[77] Walter R B, Gyurkocza B, Storer B E, et al. Comparison of minimal residual disease as outcome predictor for AML patients in first complete remission undergoing myeloablative or nonmyeloablative allogeneic hematopoietic cell transplantation[J]. Leukemia, 2015, 29(1): 137-144.

[78] Walter R B, Buckley S A, Pagel J M, et al. Significance of minimal residual disease before myeloablative allogeneic hematopoietic cell transplantation for AML in first and second complete remission[J]. Blood, 2013, 122(10): 1813-1821.

[79] Walter R B, Sandmaier B M, Storer B E, et al. Number of courses of induction therapy independently predicts outcome after allogeneic transplantation for acute myeloid leukemia in first morphological remission[J]. Biol Blood Marrow Transplant, 2015, 21(2): 373-378.

[80] Ossenkoppele G J, Janssen J J, van de Loosdrecht A A: Risk factors for relapse after allogeneic transplantation in acute myeloid leukemia[J]. Haematologica, 2016, 101(1): 20-25.

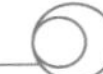

[81] Eapen M, Klein J P, Ruggeri A, et al. Impact of allele-level HLA matching on outcomes after myeloablative single unit umbilical cord blood transplantation for hematologic malignancy[J]. Blood, 2014, 123(1): 133-140.

[82] Konuma T, Kato S, Ishii H, et al. HLA-DRB1 mismatch is associated with a decreased relapse in adult acute myeloid leukemia after single-unit myeloablative cord blood transplantation[J]. Ann Hematol, 2015, 94(7): 1233-1235.

[83] Yabe T, Azuma F, Kashiwase K, et al. HLA-DPB1 mismatch induces a graft-versus-leukemia effect without severe acute GVHD after single-unit umbilical cord blood transplantation[J]. Leukemia, 2018, 32(1): 168-175.

[84] Brunstein C G, Petersdorf E W, DeFor T E, et al. Impact of allele-level HLA mismatch on outcomes in recipients of double umbilical cord blood transplantation[J]. Biol Blood Marrow Transplant, 2016, 22(3): 487-492.

[85] Parkman R, Cohen G, Carter S L, et al. Successful immune reconstitution decreases leukemic relapse and improves survival in recipients of unrelated cord blood transplantation[J]. Biol Blood Marrow Transplant, 2006, 12(9): 919-927.

[86] Jabbour E, Giralt S, Kantarjian H, et al. Low-dose azacitidine after allogeneic stem cell transplantation for acute leukemia[J]. Cancer, 2009, 115(9): 1899-1905.

[87] de Lima M, Giralt S, Thall P F, et al. Maintenance therapy with low-dose azacitidine after allogeneic hematopoietic stem cell transplantation for recurrent acute myelogenous leukemia or myelodysplastic syndrome: a dose and schedule finding study[J]. Cancer, 2010, 116(23): 5420-5431.

[88] Pusic I, Choi J, Fiala M A, et al. Maintenance therapy with decitabine after allogeneic stem cell transplantation for acute myelogenous leukemia and myelodysplastic syndrome[J]. Biol Blood Marrow Transplant, 2015, 21(10): 1761-1769.

[89] Ma Y, Qu C, Dai H, et al. Maintenance therapy with decitabine after allogeneic hematopoietic stem cell transplantation to prevent relapse of high-risk acute myeloid leukemia[J]. Bone Marrow Transplant, 2020, 55(6): 1206-1208.

[90] Maples K T, Sabo R T, McCarty J M, et al. Maintenance azacitidine after myeloablative allogeneic hematopoietic cell transplantation for myeloid malignancies[J]. Leuk Lymphoma, 2018, 59(12): 2836-2841.

[91] Oshikawa G, Kakihana K, Saito M, et al. Post-transplant maintenance therapy with azacitidine and gemtuzumab ozogamicin for high-risk acute myeloid leukaemia[J]. Br J Haematol, 2015, 169(5): 756-759.

[92] Platzbecker U, Middeke J M, Sockel K, et al. Measurable residual disease-guided treatment with azacitidine to prevent haematological relapse in patients with myelodysplastic syndrome and acute myeloid leukaemia (RELAZA2): an open-label, multicentre, phase 2 trial[J]. Lancet Oncol, 2018, 19(12): 1668-1679.

[93] Gao L, Zhang Y, Wang S, et al. Effect of rhG-CSF combined with decitabine prophylaxis on relapse of patients with high-risk MRD-negative AML after HSCT: An open-label, multicenter, randomized controlled trial[J]. J Clin Oncol, 2020, 38(36): 4249-4259.

[94] Molica M, Breccia M, Foa R, et al. Maintenance therapy in AML: The past, the present and the future[J]. Am J Hematol, 2019, 94(11): 1254-1265.

[95] Lee C J, Savani B N, Mohty M, et al. Post-remission strategies for the prevention of relapse following allogeneic hematopoietic cell transplantation for high-risk acute myeloid leukemia: expert review from the Acute Leukemia Working Party of the European Society for Blood and Marrow Transplantation[J]. Bone Marrow Transplant, 2019, 54(4): 519-530.

[96] Lai C, Doucette K, Norsworthy K. Recent drug approvals for acute myeloid leukemia[J]. J Hematol Oncol, 2019, 12(1): 100.

[97] Bazarbachi A, Bug G, Baron F, et al. Clinical practice recommendation on hematopoietic stem cell transplantation for acute myeloid leukemia patients with FLT3-internal tandem duplication: A position statement from the Acute Leukemia Working Party of the European Society for Blood and Marrow Transplantation[J]. Haematologica, 2020, 105(6): 1507-1516.

[98] Xuan L, Wang Y, Huang F, et al. Sorafenib maintenance in patients with FLT3-ITD acute myeloid leukaemia undergoing allogeneic haematopoietic stem-cell transplantation: An open-label, multicentre, randomised phase 3 trial[J]. Lancet Oncol, 2020, 21(9): 1201-1212.

[99] Kent A, Schwartz M, McMahon C, et al. Venetoclax is safe and tolerable as post-transplant maintenance therapy for AML patients at high risk for relapse[J]. Bone Marrow Transplant, 2023, 58(8): 849-854.

[100] Zhang Z X, Yang L, Young K J, et al. Identification of a previously unknown antigen-specific regulatory T cell and its mechanism of suppression[J]. Nat Med, 2000, 6(7): 782-789.

[101] Merims S, Li X, Joe B, et al. Anti-leukemia effect of ex vivo expanded DNT cells from AML patients: A potential novel autologous T-cell adoptive immunotherapy[J]. Leukemia, 2011, 25(9): 1415-1422.

[102] Kolb H J. Graft-versus-leukemia effects of transplantation and donor lymphocytes[J]. Blood, 2008, 112(2): 4371-4383.

[103] Young K J, Kay L S, Phillips M J, et al. Antitumor activity mediated by double-negative T cells[J]. Cancer Res, 2003, 63(22): 8014-8021.

[104] He K M, Ma Y, Wang S, et al. Donor double-negative Treg promote allogeneic mixed chimerism and tolerance[J]. Eur J Immunol, 2007, 37(12): 3455-3466.

[105] Juvet S C, Han M, Vanama R, et al. Autocrine IFNγ controls the regulatory function of lymphoproliferative double negative T cells[J]. PLoS One, 2012, 7(10): e47732.

[106] McIver Z, Serio B, Dunbar A, et al. Double-negative regulatory T cells induce allotolerance when expanded after allogeneic haematopoietic stem cell transplantation[J]. Br J Haematol, 2008, 141(2): 170-178.

[107] Chen X, Wang D, Zhu X. Application of double-negative T cells in haematological malignancies: recent progress and future directions[J]. Biomark Res, 2022, 10(1): 11.

[108] Huang X J, Xu LP, Liu K Y, et al. Individualized intervention guided by BCR-ABL transcript levels after HLA-identical sibling donor transplantation improves HSCT outcomes for patients with chronic myeloid leukemia[J]. Biol Blood Marrow Transplant, 2011, 17(5): 649-656.

[109] Bejanyan N, Oran B, Shanley R, et al. Clinical outcomes of AML patients relapsing after matched-related donor and umbilical cord blood transplantation[J]. Bone Marrow Transplant, 2014, 49(8): 1029-1035.

[110] Gross G, Gorochov G, Waks T, et al. Generation of effector T cells expressing chimeric T cell receptor with antibody type-specificity[J]. Transplant Proc, 1989, 21(1): 127-130.

［111］ Dotti G，Gottschalk S，Savoldo B，et al. Design and development of therapies using chimeric antigen receptor-expressing T cells[J]. Immunol Rev，2014，257(1)：107-126.

［112］ Grupp S A，Kalos M，Barrett D，et al. Chimeric antigen receptor-modified T cells for acute lymphoid leukemia[J]. N Engl J Med，2013，368(16)：1509-1518.

［113］ Cruz C R，Micklethwaite K P，Savoldo B，et al. Infusion of donor-derived CD19-redirected virus-specific T cells for B-cell malignancies relapsed after allogeneic stem cell transplant：A phase 1 study[J]. Blood，2013，122(17)：2965-2973.

［114］ Rambaldi A，Biagi E，Bonini C，et al. Cell-based strategies to manage leukemia relapse：Efficacy and feasibility of immunotherapy approaches[J]. Leukemia，2015，29(1)：1-10.

［115］ O'Hear C，Heiber J F，Schubert I，et al. Anti-CD33 chimeric antigen receptor targeting of acute myeloid leukemia[J]. Haematologica，2015，100(3)：336-344.

［116］ Tettamanti S，Biondi A，Biagi E，et al. CD123 AML targeting by chimeric antigen receptors：A novel magic bullet for AML therapeutics? [J]. Oncoimmunology，2014，3：e28835.

［117］ Tang B，Lee J B，Cheng S，et al. Allogeneic double-negative T cell therapy for relapsed acute myeloid leukemia patients post allogeneic hematopoietic stem cell transplantation：A first-in-human phase I study[J]. Am J Hematol，2022，97(7)：E264-E267.

［118］ Ribeiro S T，Ribot J C，Silva-Santos B：Five Layers of Receptor Signaling in gammadelta T-Cell Differentiation and Activation[J]. Front Immunol，2015，6：15.

［119］ Yuan L，Ma X，Yang Y，et al. Phosphoantigens glue butyrophilin 3A1 and 2A1 to activate Vγ9Vδ2 T cells[J]. Nature，2023，621(7980)：840-848.

［120］ Legut M，Cole D K，Sewell A K. The promise of gammadelta T cells and the gammadelta T cell receptor for cancer immunotherapy[J]. Cell Mol Immunol，2015，12(6)：656-668.

［121］ Wilhelm M，Smetak M，Schaefer-Eckart K，et al. Successful adoptive transfer and in vivo expansion of haploidentical gammadelta T cells[J]. J Transl Med，2014，12：45.

［122］ Kantarjian H M，Stein A G，Kbuget N，et al. Blinatumomab versus chemotherapy for advanced acute lymphoblastic leukemia[J]. N Engl J Med，2017，376(9)：836-847.

［123］ Gaballa M R，Banerjee P，Milton D R，et al. Blinatumomab maintenance after allogeneic hematopoietic cell transplantation for B-lineage acute lymphoblastic leukemia[J]. Blood，2022，139(12)：1908-1919.

［124］ Kantarjian H M，DeAngelo D J，Stelljes M，et al. Inotuzumab ozogamicin versus standard therapy for acute lymphoblastic leukemia[J]. N Engl J Med，2016，375(8)：740-753.

［125］ Stein E M. Enasidenib，a targeted inhibitor of mutant IDH2 proteins for treatment of relapsed or refractory acute myeloid leukemia[J]. Future Oncol，2018，14(1)：23-40.

［126］ Schmalbrock L K，Dolnik A，Cocciardi S，et al. Clonal evolution of acute myeloid leukemia with FLT3-ITD mutation under treatment with midostaurin[J]. Blood，2021，137(22)：3093-3104.

［127］ Konopleva M，Pollyea D A，Potluri J，et al. Efficacy and biological correlates of response in a phase Ⅱ study of venetoclax monotherapy in patients with acute myelogenous leukemia[J]. Cancer Discov，2016，6(10)：1106-1117.

［128］ DiNardo C D，Jonas B A，Pullarkat V，et al. Azacitidine and venetoclax in previously untreated acute myeloid leukemia[J]. N Engl J Med，2020，383(7)：617-629.

［129］ Xuan L，Liu Q. Maintenance therapy in acute myeloid leukemia after allogeneic hematopoietic stem cell transplantation[J]. J Hematol Oncol，2021，14(1)：4.

［130］ Kantarjian H M，Thomas X G，Dmoszynska A，et al. Multicenter，randomized，open-label， phase III trial of decitabine versus patient choice, with physician advice, of either supportive care or low-dose cytarabine for the treatment of older patients with newly diagnosed acute myeloid leukemia[J]. J Clin Oncol, 2012, 30(21): 2670-2607.

[131] Dombret H, Seymour J F, Butrym A, et al. International phase 3 study of azacitidine vs conventional care regimens in older patients with newly diagnosed AML with >30% blasts[J]. Blood, 2015, 126(3): 291-299.

[132] Platzbecker U, Wermke M, Radke J, et al. Azacitidine for treatment of imminent relapse in MDS or AML patients after allogeneic HSCT: results of the RELAZA trial[J]. Leukemia, 2012, 26(3): 381-389.

[133] Mo X D, Zhang X H, Xu L P, et al. Interferon-α: A potentially effective treatment for minimal residual disease in acute leukemia/myelodysplastic syndrome after allogeneic hematopoietic Stem Cell Transplantation[J]. Biol Blood Marrow Transplant, 2015, 21(11): 1939-1947.

[134] Mo X D, Zhang X H, Xu L P, et al. IFN-α is effective for treatment of minimal residual disease in patients with acute leukemia after allogeneic hematopoietic stem cell transplantation: Results of a registry study[J]. Biol Blood Marrow Transplant, 2017, 23(8): 1303-1310.

[135] Porkka K, Koskenvesa P, Lundán T, et al. Dasatinib crosses the blood-brain barrier and is an efficient therapy for central nervous system Philadelphia chromosome-positive leukemia[J]. Blood, 2008, 112(4): 1005-1012.

[136] Caocci G, Vacca A, Ledda A, et al. Prophylactic and preemptive therapy with dasatinib after hematopoietic stem cell transplantation for Philadelphia chromosome-positive acute lymphoblastic leukemia[J]. Biol Blood Marrow Transplant, 2012, 18(4): 652-654.

[137] Shimoni A, Volchek Y, Koren-Michowitz M, et al. Phase 1/2 study of nilotinib prophylaxis after allogeneic stem cell transplantation in patients with advanced chronic myeloid leukemia or Philadelphia chromosome-positive acute lymphoblastic leukemia[J]. Cancer, 2015, 121(6): 863-871.

[138] Kopmar N E, Cassaday R D. How I prevent and treat central nervous system disease in adults with acute lymphoblastic leukemia[J]. Blood, 2023, 141(12): 1379-1388.

[139] Frigault M J, Dietrich J, Martinez-Lage M, et al. Tisagenlecleucel CAR T-cell therapy in secondary CNS lymphoma[J]. Blood, 2019, 134(11): 860-866.

[140] Qi Y, Zhao M, Hu Y, et al. Efficacy and safety of CD19-specific CAR T cell-based therapy in B-cell acute lymphoblastic leukemia patients with CNSL[J]. Blood, 2022, 139(23): 3376-3386.

第六章　脐血移植护理及营养管理

第一节　脐血移植一般护理

非血缘脐血移植(umbilical cord blood transplantation,UCBT)由于脐血细胞数量有限,患者通常会经历较其他类型移植更长一段时间的严重的全血细胞减少期,中性粒细胞中位植入时间约为移植+17天,血小板中位植入时间约为移植+39天,明显长于其他类型移植。另外,虽然UCBT患者在移植后约2个月实现造血重建,但免疫系统的重建至少需要几个月,在此期间患者发生并发症的风险很高。造血干细胞移植亚专科除了需要专业设施和技术资源外,还需要由医生、护士、药师、营养师、康复师、物理治疗师、社会工作者等组成的多学科团队。因此移植护士除了做好临床护理工作外,还需识别和管理UCBT的早期和晚期并发症,做好患者健康教育、中心静脉导管(PICC/CVC/PORT)及营养的管理、安全给药、安全输注血液制品,同时给予患者情感支持。

一、UCBT一般护理要求

(1) 24小时专人守护,向患者提供安全、及时、准确的整体护理。

(2) 根据病情制定护理计划。

(3) 按时测量体温、脉搏、呼吸、血压,每日测量体重及腹围1次,详细记录出入量。

(4) 密切观察病情变化,按危重患者护理记录书写规范要求,及时、准确、扼要地记录于危重患者护理记录单上。

(6) 根据病情备齐急救药物及抢救器材。

(6) 实施心理护理。

二、对UCBT患者实施全环境保护

为预防移植后感染,应给予移植患者实施全环境保护(total environmental protection,TEP)。根据空气洁净度及对环境的无菌要求程度不同,严格区分无菌区(患者生活区)、严

密隔离区(内走廊、治疗室)、相对隔离区(护办公室、药浴室)、清洁区(准备室、更衣室、外走廊)。各区域备有专用洁具,消毒隔离制度明确。

(一) 层流无菌病房的应用

应符合相关技术指标并进行全面检测,使层流无菌病房(laminar flow sterile ward, LAFR)符合标准。

(二) 实施保护性隔离措施,保持环境洁净度

包括患者体表的无菌化护理;患者肠道净化;抗生素的联合应用;医护人员自身净化;系统的微生物监测。具体要求如下:

(1) 减少患者与医护人员自身带菌。
(2) 控制人员活动度和进入室内人数。
(3) 保持环境、物品、饮食无菌化。
(4) 严格执行无菌操作规程。
(5) 重视设备的维护与过滤器的更新,根据患者白细胞水平实施预防感染分期护理。

三、UCBT 患者不同时期的护理

UCBT 早期主要为大剂量化疗与放疗的毒副作用,导致骨髓、胃肠道、心脏、泌尿系统、肝脏和中枢神经系统的损害。同时全身照射(TBI)的生物效应可达极重度放射病的临床表现。在移植期间的患者需要特殊的护理,以克服这种治疗造成的身体和心理问题。因此 UCBT 期间按病程及临床表现,分期实施阶段性一般护理,见表 6.1。

表 6.1 脐血移植术不同时期一般护理

临床分期	移植时间	临床表现	护理
初期 (预处理期)	−8 天～−1 天	发热、乏力、头昏、恶心、频繁呕吐、腹泻或黏液血便、眼结膜充血水肿、腮腺、颌下腺肿痛、口腔黏膜充血水肿、口唇肿胀或有水疱、舌苔厚腻	镇静、止吐、止泻、监测体温、脉搏、呼吸、血压; 准确记录呕吐物、排泄物性状和量; 监测血常规、心、肝、肾功能及免疫指标; 维持水电解质平衡; 监测尿 pH 变化; 心理支持及生活照顾
假愈期 (有时不明显)	0 天～+3 天	初期症状部分消失,自我感觉良好,有“痊愈感”,但血常规呈进行性下降	卧床休息,加强饮食营养; 密切观察血常规和极期早期征象; 加强全环境保护措施

续表

临床分期	移植时间	临床表现	护理
极期	+4天～+20天	脱发、皮肤黏膜散在出血点、口腔黏膜溃疡或糜烂、血便、血尿、不同程度发热、乏力、纳差、全身衰竭状、血常规急剧下降,骨髓造血和免疫功能严重抑制、重者易并发重要脏器出血和致死性感染	严格执行消毒隔离、无菌护理; 密切观察病情,监护重要脏器功能; 积极有效预防并发症,防止出血、感染; 加强口腔护理、肛周护理、饮食护理,必要时给予全肠外营养支持; 心理护理与精神支持
恢复期	粒细胞恢复或+30天后	临床症状改善,精神食欲恢复,骨髓造血与免疫功能重建,血常规同时恢复	逐步撤除全环境保护; 普通饮食和营养; 充足睡眠与休息; 注意个人卫生和良好生活习惯

四、UCBT 细化的支持性护理及感染的预防

支持性护理及感染的预防需要进行规划、实施和评估,并以与多学科团队的合作为基础。支持性护理超越了症状管理,包括社会、心理、精神和饮食护理。现一一介绍 UCBT 术后日常细化的支持性护理及感染的预防。

(一) 患者的日常护理及感染的预防

1. 口腔护理

口腔护理对于脐血移植预防呼吸系统并发症的发生尤为重要。移植前患者需要口腔科全面检查口腔情况,针对残牙、龋齿及其他口腔疾患需要预先处理后再进仓。

预防性口腔护理:每日责任护士对患者的口腔进行评估;建议行基本的口腔卫生指导;教会患者晨起、睡前、三餐前后首先用温水漱口再用2%～4%碳酸氢钠漱口水或其他口腔护理液交替漱口,每次3 min,两种漱口水之间间隔1 h。

护理方法:每次漱口采取鼓腮法,先含一大口水,闭口、鼓动两腮、活动舌体,让漱口水在口腔内充分接触牙面、牙龈和口腔黏膜,利用水的冲击力,反复冲击整个口腔。特殊口腔护理详见口腔黏膜炎的护理。

2. 鼻腔护理

鼻腔是呼吸道的首端和门户,鼻毛对空气中较大的粉尘有过滤作用,鼻腔干燥容易造成鼻出血,甚至是肺部感染。

预防性鼻腔护理:责任护士需每日检查患者鼻腔的清洁度,黏膜有无干燥、出血、堵塞及异常分泌物并及时记录,详细询问患者的感受。必要时需请耳鼻喉科医生会诊,对患者鼻腔进行预防性用药、消毒、保持湿润。

预防性用药:金霉素眼膏、0.25%氯霉素滴眼液、2%碘伏溶液等。

护理方法：予碘伏棉签涂抹鼻腔一个鼻孔一根，每日 2 次，动作轻柔；或每日用氯霉素滴眼液滴鼻 4 次；再涂抹金霉素眼膏予保护，防止鼻腔干燥出血及感染。

3. 眼部护理

脐血移植患者因使用激素和化疗药物会加重眼部干燥，同时由于免疫系统摧毁，黏膜的屏障作用减弱，眼部护理也是必不可少的部分。

预防性眼部护理：责任护士需每日检查患者双眼有无充血、黄染及异常分泌物，询问患者有无异常感受，如有无干眼、畏光等症状，及时记录患者眼部变化。嘱咐患者勿用力揉眼睛，以免感染或出血。

预防性用药：0.25%氯霉素滴眼液、利福平眼药水、阿昔洛韦滴眼液等。用药方法：每日几种滴眼液交替点眼 3 次，两种滴眼液需间隔至少 1 h 使用。

护理方法：在点眼药水之前，应用棉签擦净眼部的分泌物，一个眼睛一根棉签，防止交叉感染。可取坐位或仰卧位，头稍后仰，用左手拇指和食指轻轻分开上下眼睑，眼睛向上看，右手持眼药水，将药液滴入眼睑 1～2 滴后，再将上眼睑轻轻提起，使药液充分分布于结膜囊内，闭眼 1～2 min，用手轻压鼻泪管口，防止药液进入鼻腔。

4. 耳部的护理

耳廓是皮肤皱褶处，容易藏污纳垢，需要预防感染，同时因大剂量的放化疗及营养的问题容易导致患者的听力下降或重听现象。

预防性耳部护理：责任护士需要每日检查患者的耳部卫生、耳道的清洁，切忌用棉签挖耳朵。同时注意倾听患者的主诉，及时汇报医生并记录。

护理方法：用棉签蘸 2%碘伏溶液，以不滴溶液为准，沿耳郭褶皱处轻轻涂抹，做好卫生管理。如果有其他的耳部问题咨询耳鼻喉医生处理。

5. 皮肤护理

皮肤是抵御环境有害影响的第一道防线。皮肤可以防止我们过热、过冷或干燥。皮肤有一种触觉，可以感觉到事物，也可以做出复杂的动作。皮肤有三层：表皮、真皮、皮下结缔组织。移植期间可能出现的皮肤问题有：皮肤干燥、脱皮、皮疹、变色或皮肤损伤、瘀点瘀斑、痤疮、发红、瘙痒、色素减退等。

预防性皮肤护理：

(1) 在淋浴或洗澡时，忌用过冷或过热的水；避免使用含酒精的产品和任何香水肥皂；使用温和、无香水、保湿的身体乳液或乳霜。穿棉质宽松的衣服，一般每日更换干净的衣服，随脏随时更换。

(2) 如果患者的皮疹持续瘙痒、鳞化、开裂和灼烧，建议使用舒缓和保护性的面霜和药膏。它们能保持皮肤光滑，防止皮肤干燥。推荐无刺激的非干性皮肤霜，如维生素 E 乳膏；一般建议不使用抗痤疮药物治疗皮疹。

(3) 皮肤科如确诊药物性痤疮，同样建议不要用太冷或太热的水清洗皮肤，也不要使用任何肥皂。或者使用 pH 中性沐浴露。用软毛巾小心地擦干皮肤。不要刮伤或挤压。根据皮肤科医生医嘱推荐特定的局部治疗。

(4) 皮肤出血和感染的风险可能增加其他部位感染和出血的风险。应每日观察患者全身是否有伤口、水疱或出血点。如果皮肤突然发红或出现水疱，请及时联系主治医生并处理。

(5) UCBT术后建议小心阳光照射，并鼓励使用高防晒系数的防晒霜（SPF指数在30～50）。建议他们避免在12点到15点之间外出，以免晒伤和皮肤着色。

6. 会阴部护理

保持会阴部的清洁卫生在脐血移植过程中也是至关重要的。

预防性会阴部护理：责任护士应每日检查会阴部皮肤颜色、清洁度、黏膜有无破损，特别是在患者出现腹泻或出血性膀胱炎时，更应该加强会阴部的皮肤护理，预防失禁性皮炎、肛周感染、压力性损伤的发生。

预防性用药：皮肤保护剂、0.5%碘伏溶液、维生素E乳膏、甘油等。

护理方法：

(1) 当患者白细胞低于1×10^9/L时，给予0.5%碘伏溶液水坐浴，每日1次，或大便后清洗坐浴，每次坐浴10～15 min，女性月经期禁止坐浴。

(2) 腹泻或出血性膀胱炎的患者应加强会阴部的护理，做好会阴部的评估，及时发现排泄物对皮肤的刺激，及时更换污染的尿不湿、衣物及床单被罩，保持皮肤清洁、干燥，减少皮肤暴露与刺激物的时间，做好失禁性皮炎的预防三步骤：清洗—润肤—保护。① 清洗。清洗皮肤动作轻柔，不可用力摩擦皮肤，采用一次性柔性湿纸巾（不含酒精），移除脏物。不可擦拭皮肤，尽量采用冲洗或点状轻拍式清洁。水温不可过高，一般在37～42 ℃，皮肤清洗液用NS或温水，无香味、无刺激性、接近皮肤pH。注意：失禁患者不可使用肥皂液清洁会阴部皮肤。② 润肤。使用保湿剂（如甘油），作用是锁住角质层的水分，或使用润肤剂（维生素E乳膏），作用是填补角质层细胞间的脂质，使得皮肤表面更加光滑并能修复皮肤屏障的功能。③ 保护。使用皮肤保护剂是保护皮肤角质层不受刺激性液体的侵蚀。常见的皮肤保护剂包括：油膏类保护剂如氧化锌、二甲基硅油、石蜡油，是比较经济方便的方法，对粪水起到一定的阻隔作用；液体类保护剂如3M液体敷料、赛肤润，不含酒精及其他刺激物质，对糜烂皮肤无刺激，无疼痛。喷洒后迅速形成一层透明薄膜，阻隔大小便的浸渍，避免细菌感染。喷膜时要距离皮肤10 cm处，喷一下后待干10 s再喷一下，待干后无绷紧、牵拉感。具有透气性，让皮肤自然呼吸，创面更快愈合。

（二）饮食护理

饮食原则：新鲜、卫生、无菌、清淡、少渣、易消化、刺激性小，应进食高蛋白质、高维生素的饮食。

如餐具要求选择能用高压锅高压灭菌消毒的搪瓷带盖的餐具。食材要求选择新鲜、质量有保证的，应认真审核食品的有效期，海鲜类食品可选用活鱼、活虾，蔬菜类食品宜选择易清洗的大叶青菜，肉类食品选择瘦肉。制作时要求保证双手卫生，菜板保持清洁干燥，熟食和生食分开放置，患者所用饮食必须煮熟后再放入高压锅中高压消毒。送餐途中要求保证其密闭安全，以免烫伤。肉类食品尽量炖烂，否则影响患者消化，烹饪时可加入少许调味剂，如葱、姜、蒜、酱油、醋、料酒。患者进入层流室后大便性状好，无须控制饮食，但宜清淡易消化，忌油腻。

（三）心理护理

UCBT患者在保护性隔离期间会感到焦虑、对未来的恐惧、对家庭的担忧以及担心移植是否会成功，疲劳又进一步加剧了这种情况。此外，疼痛、食欲下降、失眠和药物治疗的副作用会导致抑郁情绪，而焦虑和恐惧则会导致烦躁不安、健忘、恶心和紧张。

患者在移植期间会经常经历心理反应各阶段（否认、愤怒、谈判和接受），并对自己的诊断做出自己的反应。而焦虑、悲伤、无力感和/或身体形象紊乱会导致功能障碍，因此在此期间及时给予患者心理疏导、支持患者表达自己的感受是至关重要的。

具体心理护理及干预方法如下：

（1）定期评估患者的护理需求和照顾者的护理要求。

（2）耐心解释关于诊断、检验检查结果、治疗方案及其可能的副作用，提高患者及家属的参与度。

（3）在患者周围建立社交网络，为患者住院期间和出院后提供一个重要的支持来源。对于那些有心理问题史的患者，或无法应对或有心理健康问题的患者，可能需要及时转介给心理医生或咨询精神科护士（CPN）或精神科专家。

（4）在家庭单位内，患者或家庭成员的角色可能会发生变化。社会工作者在开始UCBT治疗前，应指导患者进入相关的患者群，帮助患者了解整个过程并参与。

（5）护士需要理解患者身体和心理的相互作用，必要时在专业的心理指导下采取适当的干预措施。

（6）护士需要使用循证工具来评估和解决这方面的护理并给予积极的反馈，增强其战胜疾病的信心。

（7）治疗干预，如运动疗法、芳香疗法、音乐、触摸和按摩等。

五、脐血移植术后延续性护理及出院随访

造血重建是UCBT成功的第一步。患者在经过1个月左右的治疗及护理，病情趋于稳定，出院时，患者及家属往往因为离开了医生和护士的“安全”环境而焦虑。门诊的定期复查、居家的延续治疗、饮食及药物指导都是至关重要的，此外，经济、就业和教育也是脐血移植术后患者关注的主要问题。

移植后半年，特别是100天以内，移植后并发症及监测尤为重要，出院后标准的治疗方案及良好的习惯至关重要，尤其要预防感冒，避免到人多的公共场所以免增加感染机会。饮食要注意卫生，尽量避免在外就餐，以防肝炎发生。如出现发热，腋下体温超过38 ℃或连续2次（间隔2小时）超过37.5 ℃，都可以怀疑有感染的风险，应该到医院就诊。出现肝区疼痛、眼黄、尿黄、肝功能异常、体重明显增加或减轻等情况时也应及时就诊，以便及早诊治。出现皮肤瘙痒、皮疹、腹泻等及时就诊。出现尿色发红、尿急、尿频、尿痛等症状也要门诊或急诊检查。有持续发作的胸闷、气急，也要及时诊治，以免延误病情。

移植后3月内每周1次，半年内2周1次至血液科移植门诊随访。移植后1月、2月、3月、6月、9月、1年、1年半、2年、2年半、3年需要复查骨髓象，因此，在以上这些特定的时间，要到门诊进行检查。

院外延续护理包括一系列心理和社会心理干预措施，包括教育、锻炼、咨询、认知行为疗法和心理治疗，旨在解决脐血移植术后患者关注的问题，并提高其整体生活质量。

（涂美娟）

第二节　脐血移植静脉血管通路的选择及护理

静脉血管通路装置在 UCBT 过程中的应用极为重要，担负着输注化疗药物、输注脐带血、采血、输成分血、肠外营养等重任。合理的规划、规范的管理、相关并发症的正确处理是保证脐血移植成功的关键之一。

一、UCBT 静脉血管通路装置的选择

（一）静脉血管通路装置的分类和选择

中心静脉导管通路装置可满足 UCBT 过程中大量快速输液及多组输液的管路需求。临床常见的中心静脉导管包括经颈内静脉、锁骨下静脉、股静脉的中心静脉导管（central venous catheter，CVC），经颈内静脉或锁骨下静脉的完全置入式导管的输液港（implantable venous access port），经外周静脉置入中心静脉导管（peripherally inserted central catheter，PICC）。考虑到 UCBT 移植后患者仍需要不间断输入液体、血制器、营养物质和抗生素来提供支持，所以选择可长期留置管道。PICC 导管因操作简便、感染率低、留置时间长、并发症少而作为 UCBT 脐血移植首选置入的导管（表 6.2）。

表 6.2　各种不同中心静脉导管之间的区别

导管类型	使用时间	优点	缺点
中心静脉导管（CVC）	14 天	流速快	易感染、留置时间短
输液港（PORT）	儿童 3 年、成人 5 年	完全置入体内、外观无影响、维护间隔时间长	皮肤穿刺、费用高、单腔
PICC	1 年	操作简单、感染率低	流速慢

（二）UCBT 静脉血管通路装置的规划

UCBT 过程中应有一条可长期留置导管和一条单腔或多腔 PICC 导管，以满足移植的整个过程。大部分患者往往在行常规化疗时已置入 PICC 导管或输液港，患者入仓前专科护士应对已置入的导管进行正确全面评估，判断已置入的管道是否可继续在移植期间使用，并根据留置管道的类型及时间，规划合理的血管通路（图 6.1）。

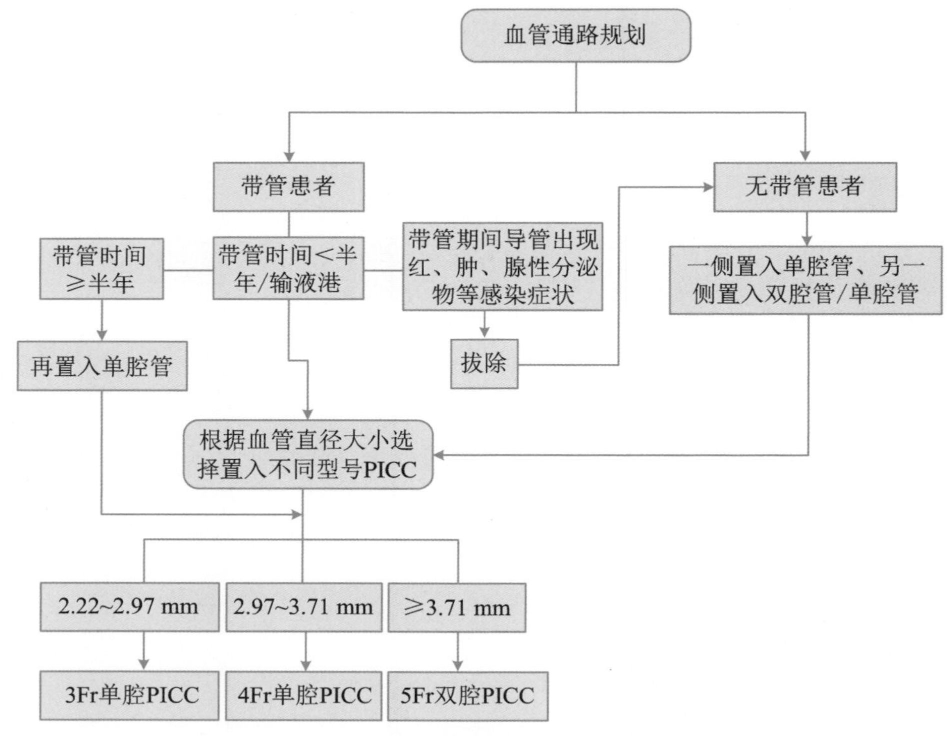

图 6.1 UCBT 静脉血管通路装置规划

（三）PICC 在 UCBT 过程中的应用

PICC 导管在 UCBT 过程中发挥着重要的作用，导管置入是通过贵要静脉、肘正中静脉、头静脉等外周静脉将导管置入上腔静脉的方法。其留置时间可长达 1 年。

1．优点和重要性

（1）保护外周静脉，预防化学性静脉炎和药物渗漏性损伤。

（2）多组通路组合，固定单独通路输注特殊药物，避免药物之间配伍禁忌。

（3）药物按时按量地输注患者体内，确保治疗疗效。

（4）减少患者反复静脉穿刺的痛苦。

（5）减少置管后并发症的发生。

（6）留置时间长，易维护，可满足移植后病人所需。

2．置管的时机

（1）置管时间

一般为预处理前 1～2 天，通常在进仓前置管。

（2）特殊情况下的置管时机

① 经锁骨下静脉穿刺失败者。

② 拔出 CVC 导管后需要再次置管者。

③ 血小板计数$<20\times10^9$/L。

④ 放疗后反应强烈者，使用 PICC 管路的安全性更高。

⑤ 经医生评估，血管条件差，不宜进行 CVC 穿刺者。

（3）置管前充分评估

① 患者评估：基本病情、疾病种类、置管既往史、配合程度、血液学检查的指标情况、排除置管相关禁忌症并签署置管同意书；

② 合理选择穿刺静脉：首选肘上贵要静脉，其次是肱静脉，最后是头静脉。采用可视化仪器查看血管直径及血管走向，排除血栓、感染、瘢痕、畸形等血管，尤其应注意避免选择有 PICC 置管史的血管；

③ 选择合适的导管型号：选择导管-静脉比例为 45% 或更低的导管，减少导管与血管内膜接触摩擦，降低导管相关性并发症发生，因此在满足 UCBT 治疗需要的前提下选择最小的管径和最少管腔的导管。

（4）置管规范操作

① PICC 置管前应充分沟通和交流：告知置管过程，缓解患者紧张、焦虑的情绪；年龄偏小或对疼痛敏感的患者，置管前 1～2 小时可在置管侧上臂涂抹利多卡因凝胶行疼痛干预，以减缓患者因疼痛、紧张引起的血管收缩；

② 有资质护士置管：由专业知识扎实、操作技术熟练、置管前评估充分、置管流程规范、置管经验丰富且一次性置管成功率高的专职护士置管，以降低导管相关并发症的发生；

③ 预防导管异位：置管过程中可采用心电定位技术减少导管异位发生，置管后立即拍摄 X 线胸片确定导管尖端位置。导管异位后，应及时调整到预期的位置，如反复多次调管仍异位者，酌情按中、短期导管保留，治疗结束后及时拔除；

④ 置管后宣教：指导患者手部锻炼、协助热敷、涂抹药物等措施以减少导管相关并发症的发生；告知患者导管在移植过程中的重要性，教会患者在移植仓内活动时注意事项，防止导管滑脱。

二、UCBT 静脉血管通路装置的日常使用及维护管理

（一）UCBT 静脉血管通路装置的使用

UCBT 患者移植期间输注药物种类繁多，不同药物的 PH、不同性质的化疗药物、脂肪乳、血液制品等，均易造成导管腔内残留。护理人员应正确评估导管功能并掌握冲管和封管技术，减少管腔内闭塞和导管相关性感染的风险。采用规范的评估—冲管—封管（A-C-L）方式维护静脉血管通路，是降低静脉导管相关性血流感染的重要程序也是减少输液相关并发症的最有效的方法。

1. 静脉血管通路装置功能评估

（1）移植期间应密切观察导管留置期情况，尤其预处理后患者机能下降，置管侧肢体是否出现肿胀不适，穿刺点有无红、肿、热、痛、渗血、渗液等症状都需要密切观察并及时给予对应处理。

（2）移植期间时刻注意导管固定情况，贴膜是否松动、导管外露刻度有无变化、及时询问患者有无不适主诉等。

（3）输液前后需抽取回血，以评估导管是否处于功能状况。

2．冲管和封管

（1）冲管和封管的时机

每次输液前后，均应冲洗导管，以便评估导管功能和清除导管腔内的药物，减少管腔内闭塞和导管相关性感染的风险。

（2）冲管和封管装置选择

选择独立包装的溶液主要包括单剂量小瓶溶液或带有标签的预充式封管液。预充式封管液可降低中心静脉置管相关性血流感染（central line-associated bloodstream infection，CLABSI）的风险，节省手工配制时间并有助于优化冲管技术和目标。

① 药液不溶于生理盐水时，冲管需用5%葡萄糖，但不要让葡萄糖残留在导管腔，避免生物膜形成，可先用5%葡萄糖冲洗，再用0.9%氯化钠冲洗。

② 冲洗导管所需的最少用量要视导管类型和尺寸、患者年龄及所输注液体性质而定，冲管溶液的最小用量相当于导管加上附加装置内部容积的2倍容量。在采血或输血后推荐使用更大容量的冲洗液冲洗导管。

③ 对于多腔血管通路装置，应同时冲洗所有腔，以防止因压力变化导致的血液逆流至其他管腔。

④ 对已穿刺并连接无损伤针的输液港，间歇输液时每次输液前后需要冲管。

（3）冲管和封管的技术

采用脉冲式（推注—暂停）手冲封管法，使等渗盐水在导管内造成小漩涡，产生正、负压形成涡流，可有力地将粘在导管壁上的内容物冲洗干净。特别是输入黏滞性液体或营养液如血液或静脉高营养液等液体时由于导管壁冲洗不干净，细菌容易在此定植。

（4）冲管和封管注意事项

① 输液前、后用生理盐水冲管，前端开口式导管予肝素盐水封管。如果遇到阻力或者抽吸无回血，不应强行冲洗导管，应进一步确认导管的通畅性。

② 输血液制品、TPN，脂肪乳、白蛋白等黏滞性物质后均须用20 mL生理盐水冲管，不能靠重力输注生理盐水的方式冲洗导管。

③ 用10 mL以上的注射器或独立包装的冲洗器冲管、封管，非专业导管勿注射高压造影，禁用10 mL以下的注射器冲管。

④ 不能靠重力输注生理盐水的方式冲洗导管。如果为儿童患者冲洗导管，冲管速度不应太快，儿童对容量和压力的快速变化很敏感。

⑤ 对于多腔血管通路装置，应同时冲洗所有腔，以防止因压力变化导致的血液逆流至其他管腔；对已穿刺并连接无损伤针的输液港，间歇输液时每次输液前后需要冲管。

（二）UCBT静脉血管通路装置的维护

静脉血管通路装置维护原则，INS指南规定静脉血管通路装置（vascular access device，VAD）穿刺点护理及换药必须由有资质的护士进行护理操作。内容包括：移去旧的敷料，使用合适的消毒剂清洗导管-皮肤连接部位，如有固定装置则予更换，使用无菌敷料覆盖。CVAD护理的频率由敷料的类型决定，透明敷料必须每5～7天更换，纱布敷料必须每2天更换。透明贴膜下方纱布敷料的替换频率视同纱布敷料每2天更换。进行导管维护应该严格按照外科无菌非接触技术（aseptic non-touch technique，ANTT）操作。贴膜和敷料使用后必须标明以下内容：日期、导管刻度及维护护士签名。各类中心静脉导管具体维护操作标准见表 6.3、表 6.4、表 6.5。

表 6.3　UCBT 患者 PICC 维护操作标准

操作	移植仓内 PICC 维护技术流程
操作前准备	洗手、戴口罩（严格按层流净化环境要求中人员的准备）
物品准备	治疗盘、速效消毒液、PICC 换药包（治疗碗 2 个、止血钳 2 把、镊子 2 把、弯盘、大棉球 6 个、纱布 2 块、治疗巾 1 张）、75%酒精、有效碘浓度不低于 0.5%的碘伏、10～20 mL 生理盐水注射器、输液接头、施乐扣固定装置独立包装 1 套、无菌透明贴膜、剪刀、卷尺、胶布
患者准备	评估患者是否适合进行 PICC 维护
环境准备	环境清洁，光线充足，保证患者舒适，安全
操作流程	1. 查看腕带核对患者，讲解 PICC 维护目的，取得患者合作 2. 查对 PICC 维护手册，了解导管刻度、穿刺点局部情况及上次维护时间，评估穿刺点及周围皮肤情况及了解导管刻度和位置，询问有无乙醇溶液过敏史，如有过敏史者则另备生理盐水清洁皮肤 3. 测量臂围，成年人为肘关节上 10 cm 处，儿童为肘关节上 5 cm 处，与原资料核对 4. 洗手，清空患者床旁桌，消毒湿巾擦拭后，将准备无菌物品外包装逐一擦拭、备齐至患者床旁 5. 无菌原则打开换药包，将物品投递至换药包内，戴手套取出棉球放置在换药碗内，分别倒入适量酒精和碘伏，以浸透棉球为准 6. 协助患者移向对侧，并指导其头偏向对侧充分暴露换药部位，沿外露导管尾端向穿刺点方向揭取贴膜，一手固定导管，一手揭取贴膜，避免将体内导管带出体外，检查导管刻度，观察穿刺点局部状况，发现异常及时给予相应处理，将外露导管妥善放置患者肘上 7. 更换无菌手套，嘱患者慢慢将手抬起，避免导管滑脱，取无菌治疗巾铺于患者手臂下，取一块无菌纱布包裹 PICC 尾端接头处 8. 进行穿刺点及周围皮肤的消毒，用乙醇溶液棉球由内向外清洗穿刺点周围皮肤 3 遍，避开穿刺点和导管，残余胶布痕迹处停留、浸润和擦拭，直至局部皮肤清洗干净，待干后再以穿刺点为中心有效碘消毒皮肤 3 遍，并在穿刺点处停留稍许，范围为穿刺点上下直径 20 cm，左右至臂缘，待干消毒剂 9. 更换输液接头参照表 6.6 10. 贴膜固定，粘贴透明敷料，手法为单手持膜，敷料中央对准穿刺点，无张力垂放覆盖后，先固定导管部分，再由中间向周边抚平，排尽贴膜下的空气，边揭取贴膜边框边按压，将贴膜与导管固定装置及皮肤固定妥当

续表

操作	移植仓内 PICC 维护技术流程
	11. 胶布固定，取一条 10 m 左右胶布交叉固定导管，避免导管左右移动，再取一条胶布直行固定，固定在贴膜边缘和前一条胶布上，在贴膜包装内胶布上记录导管刻度，记录方式为：导管体内长度(外露刻度)(cm)、更换贴膜时间、维护人签名，然后贴于贴膜边缘处，三条胶布均避免将直接贴在皮肤上，减少皮肤损伤，妥善固定输液接头，用小纱布包住输液接头，避免污染 12. 撤去治疗巾，做好导管维护宣教，询问有无需要 13. 整理床单位清理用物，洗手，记录维护手册

表 6.4　UCBT 患者输液港维护——无损伤针插入技术操作标准

操作	移植仓内输液港维护技术流程(无损伤针插入技术)
操作前准备	洗手，戴口罩(严格按层流净化环境要求中人员的准备)
物品准备	治疗盘、速效消毒液、PICC 换药包(治疗碗 2 个、止血钳 2 把、镊子 1 把、弯盘、大棉球 6 个、纱布 2 块、治疗巾 1 张)、75%酒精、有效碘浓度不低于 0.5%的碘伏、10～20 mL 生理盐水注射器、输液接头、一次性植入式输液港针独立包装 1 套、无菌透明贴膜
患者准备	评估患者是否适合进行输液港维护，查看维护手册信息：了解置港日期和末次维护日期及使用情况；患者局部情况：置港周围皮肤情况及皮下脂肪大致厚度；有无红、肿、热、痛、波动感等局部感染症状；有无溃疡、皮疹；轻触输液港判断注射座有无翻转；评估植入侧肢体活动度；询问有无乙醇溶液过敏史，如有过敏史者则另备生理盐水清洁皮肤
环境准备	环境清洁，光线充足，保证患者舒适，安全
操作流程	1. 查看腕带核对患者，讲解输液港维护目的，取得患者合作 2. 洗手，清空患者床旁桌，消毒湿巾擦拭后，将准备无菌物品外包装逐一擦拭、备齐至患者床旁 3. 无菌原则打开换药包，将物品投递至换药包内，戴手套取出棉球放置在换药碗内，分别倒入适量酒精和碘伏，以浸透棉球为准 4. 协助患者移向对侧，并指导其头偏向对侧充分暴露换药部位 5. 进行穿刺点及周围皮肤的消毒，用乙醇溶液棉球由以注射座为中心，螺旋式由内向外消毒皮肤(顺、逆时针交替擦)3 遍，待干后再以穿刺点为中心有效碘消毒皮肤 3 遍，范围为穿刺点上下直径 20 cm，待干消毒剂 6. 连接输液接头预冲洗无损伤针，铺治疗巾、插针：① 触诊定位，非主力手找到注射座位置，明确底座边缘；② 非主力手的拇指与食指、中指呈三角形固定注射座，使注射座拱起；③ 主力手持无损伤针，由三指中心处垂直穿刺，经皮肤和硅胶隔膜，直达储液槽基座底部，蝶翼与皮肤保持水平。输液港底座出口方向与无损伤针针尖斜面相反，可达到最佳冲管效果

续表

操作	移植仓内输液港维护技术流程(无损伤针插入技术)
	7. 抽回血:回抽TⅣAD有无回血,确定导管是否通畅。注射器见回血后夹管,确认针头位置无误,弃去抽出的回血(2～3 mL),使用10 mL及以上的0.9%氯化钠注射液脉冲式冲管、正压夹闭拇指夹,连接接头。 8. 固定保留针头时,无损伤针蝶翼下垫厚度及大小适宜的无菌纱布确保针头平稳,勿盖住穿刺点,粘贴10 cm×12 cm透明敷贴,必须完全无张力的包裹无损伤针,透明敷贴中央尽可能正对穿刺点,无张力垂放覆盖后,排尽贴膜下的空气,边揭取贴膜边框边按压,将贴膜与导管固定装置及皮肤固定妥当 9. 胶布固定,取一条10 m左右胶布交叉固定导管,避免导管左右移动,再取一条胶布直行固定,固定在贴膜边缘和前一条胶布上,在贴膜包装内胶布上记录更换贴膜时间、维护人签名,然后贴于贴膜边缘处,胶布均避免将直接贴在皮肤上,减少皮肤损伤,妥善固定输液接头,用小纱布包住输液接头,避免污染 10. 撤去治疗巾,做好导管维护宣教,询问有无需要 11. 整理床单位清理用物,洗手,记录维护手册

表6.5　UCBT患者输液港维护——无损伤针拔除技术操作标准

操作	移植仓内输液港维护技术流程(无损伤针拔除技术)
操作前准备	洗手,戴口罩(严格按层流净化环境要求中人员的准备)
物品准备	治疗盘、速效消毒液、PICC换药包(治疗碗2个、止血钳2把、镊子1把、弯盘、大棉球6个、纱布2块、治疗巾1张)、75%酒精、有效碘浓度不低于0.5%的碘伏、10～20 mL生理盐水注射器、0～10 U稀释肝素液2 mL、无菌透明贴膜
患者准备	评估患者是否适合进行输液港维护;患者局部情况:置港周围皮肤情况有无红、肿、热、痛、波动感等局部感染症状;有无溃疡、皮疹;评估植入侧肢体活动度;询问有无乙醇溶液过敏史,如有过敏史者则另备生理盐水清洁皮肤
操作流程	1. 查看腕带核对患者,讲解输液港维护目的,取得患者合作 2. 洗手,清空患者床旁桌,消毒湿巾擦拭后,将准备无菌物品外包装逐一擦拭、备齐至患者床旁 3. 冲管用10 mL及以上的0.9%氯化钠注射液脉冲式冲管,再予1∶125肝素液封管(成人2 mL、小儿1.5 mL)正压封管 3. 无菌原则打开换药包,将物品投递至换药包内,戴手套取出棉球放置在换药碗内,分别倒入适量酒精和碘伏,以浸透棉球为准 4. 协助患者移向对侧,并指导其头偏向对侧充分暴露换药部位。

续表

环境准备	环境清洁，光线充足，保证患者舒适，安全
操作流程	6. 拔针，以非主力手的拇指、食指固定穿刺座，另一手持无损伤针蝶翼，嘱患者深吸气后屏住呼吸，同时快速垂直拔出无损伤针，检查无损伤针针头是否完整，有无弯曲 7. 按压止血按压穿刺点 5～10 min，用无菌敷料覆盖，透明贴膜固定 24 h 8. 做好导管维护宣教，询问有无需要 9. 整理床单位清理用物，洗手，记录维护手册

（三）UCBT 静脉血管通路附加装置的日常维护

污染的接头、污染的液体和皮肤组织与导管相关性血流感染有关，UCBT 期间应及时更换输液器及输液接头，减少导管相关性血流感染发生，更换输液装置严格遵守外科无菌非接触技术（aseptic non-touch technique，ANTT）标准，更换频率由患者病情、类型、速度、是否可疑污染等决定。

（1）UCBT 更换输液装置时间

① 连续输液，除脂质和血制品外 4～7 天更换 1 次输液装置。

② 间歇输液时 24 h 更换 1 次输液装置。

③ 输注肠外营养液，24 h 更换 1 次输液装置。

④ 输注脂肪乳时，12 h 更换 1 次输液装置。

⑤ 输注全血、成分血时，4 h 更换 1 次输血器。

⑥ 使用不含塑化剂（DEHP）的输液装置输注脂质溶液。

⑦ 特殊药物或药物有配伍禁忌应更换输液器。

⑧ 如疑似污染或输液产品及输液系统的完整性受到破坏时应立即更换输液器。

（2）UCBT 更换输液接头时间

INS 指南指出置管后至少 96 h 更换 1 次接头，或按照产品使用说明书更换，频繁更换会增加导管相关感染（CABSI），以下情况则需及时更换：

① 输液接头内有血液残留或完整性受损应立即更换。

② 导管内抽取血培养，为了降低假阳性培养风险，需取下输液接头抽取后及时更换。

③ 导管内输血、抽血、输注营养液后及时更换输液接头，以免堵管或感染。

（3）UCBT 仓内更换输液接头流程（表 6.6）。

表 6.6　UCBT 仓内血管通路输液接头更换流程

项目	操作标准
物品准备	1. 个人准备：穿衣帽，戴口罩，洗手 2. 物品准备：治疗盘、70% 乙醇或氯己定乙醇消毒液、胶布、输液接头、纱布、0.9%生理盐水 20 mL，头皮针 3. 环境准备：安静、安全、光线明亮

续表

项目	操作标准
操作流程	1. 严格无菌操作，洗手，将所有进仓物品予消毒湿巾擦拭后带入仓内 2. 清除移动桌上物品，予消毒湿巾擦拭桌面，携操作物品放置在移动桌上，向患者解释更换肝素帽的目的及注意事项，取得合作，协助患者取舒适卧位 3. 撕4条长度适合的胶布备用 4. 关闭需要更换输液接头的输液 5. 暴露出需更换输液接头一侧的导管，移除原导管上的纱布或/和针头，输液端（压力延长管一端）连接无菌针头 6. 将输液接头与导管分离，前端开口的导管需先关闭卡夹后再分离 7. 戴无菌手套，用70%乙醇或氯己定乙醇消毒液用力摩擦消毒15 s，待干（70%乙醇待干需要5 s，氯己定乙醇待干需要20 s），更换新的输液接头 8. 若从导管内抽血标本，按上述步骤消毒螺纹口，连接空无菌注射器按医嘱留取标本后，连接0.9%NS生理盐水20 mL以脉冲式冲洗导管，用70%乙醇或氯己定乙醇消毒液用力摩擦消毒15 s待干后更换新的输液接头。注意观察输液接头内是否有残留血迹，有则按上述步骤重新更换 9. 连接输液装置，使用肝素帽接头时头皮针与肝素帽需予胶布蝶形交叉固定，再用无菌纱布包裹输液接头，胶布固定纱布两端后，针头或延长管按“U”形缠绕于纱布外，再次予胶布固定，注意头皮针延长管是否打折 10. 再次核对患者信息，打开输液通路，观察输液是否通畅 11. 整理床单位，协助患者取舒适体位，询问患者有无需要 12. 处理用物，将患者物品归置移动桌、洗手、出仓 13. 洗手，记录
评价	1. 操作遵循无菌操作 2. 操作流程正确 3. 操作熟练

（四）UCBT静脉血管通路装置的移除

脐血移植后仍需要长时间的支持治疗，建议患者保留一侧血管通路，另一侧予以移除，以减少带管期间的并发症发生。拔管原则是拔除预期留置时间短、多腔管路的PICC导管。

UCBT静脉血管通路装置的拔管流程及注意事项（图6.2）介绍如下：

1. PICC正常拔管注意事项

（1）在拔管操作前核对医嘱及PICC维护手册，询问或查看患者导管留置期间的既往史及需拔管侧的血管彩超结果。

（2）拔管前指导患者外展手臂，嘱患者放松，告知拔管操作的流程及可能发生拔管困难的原因，让其积极配合。

（3）严格无菌操作，避免引起穿刺点感染。

（4）在导管拔除过程中切勿用力按压穿刺处，以免造成导管表面可能附着的血栓或纤维蛋白鞘遗留在血管内造成栓塞或难以拔除。

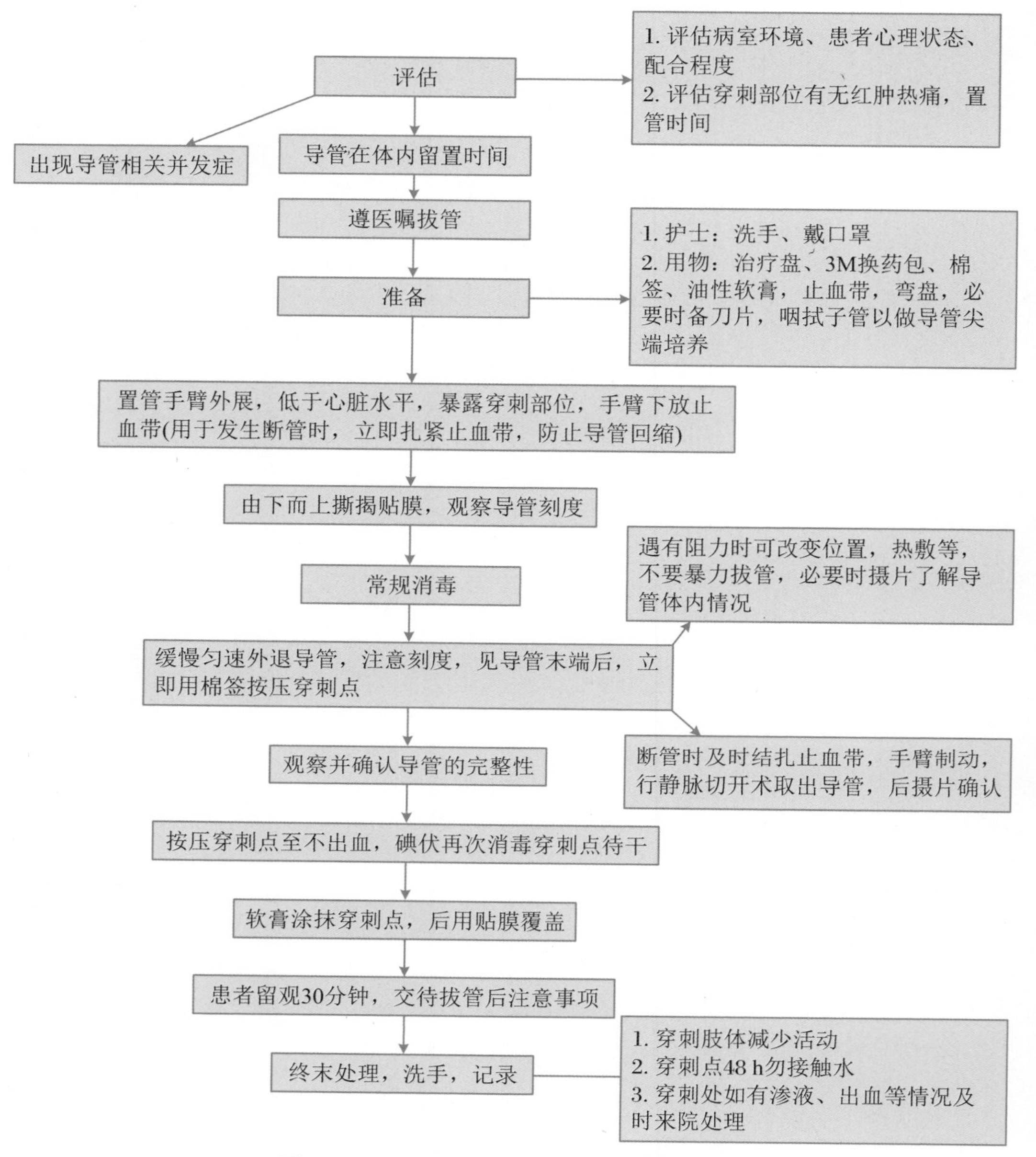

图 6.2　UCBT 静脉血管通路装置的移除流程

（5）拔管过程应缓慢、匀速。

（6）导管拔除后应严格检查导管的完整性，及时核对导管置管长度，以确保导管全部拔出。

2. PICC 非正常拔管注意事项

UCBT 治疗结束以后，大多数留置 PICC 患者均可顺利拔出导管，但仍有极少数患者会出现不同程度的拔管困难。一旦发生拔管困难，应及时评估拔管困难原因，给予对症处理，避免导管在静脉内断裂及血管组织损伤的风险。

（1）出现拔管困难时，切忌强行拔管，以免加重血管收缩导致导管断裂。

（2）暂停拔管，嘱患者放松，在导管局部上方采用热敷，或外涂多磺酸黏多糖乳膏以减

轻疼痛，待拔管无阻力感时，再缓慢拔出。

（3）B 超显示血管内有血栓时，遵医嘱溶栓，确定导管内血栓消融后再拔管。

（4）其他原因导致拔管困难或导管断裂意外情况出现时，需请血管外科或介入科会诊。

3．导管拔管后处置

（1）若患者在空气层流无菌病房内拔管，应用无菌敷料密闭穿刺点，时间 24 h，并于 24 h 后评估穿刺点愈合情况。

（2）若患者带管出空气层流无菌病房，移植护士要与普通病房做好导管的交接工作，保证导管护理的连续性。

（3）带管出院的患者，需要做好导管相关健康宣教，强调定期维护的重要性。

三、UCBT 静脉血管通路装置常见并发症的预防及护理

（一）PICC 相关静脉炎

多为机械性静脉炎、细菌性静脉炎、化学性静脉炎和血栓性静脉炎，UCBT 中机械性静脉炎发生率占比偏高，通常在置管后 1 周内发生，发生原因多与置管有关，因此护理人员应严格按规范置管，同时需早期正确识别静脉类症状，进行有效的处理，以降低导管感染发生，减轻患者的疼痛。

1．静脉炎的评估和分级

（1）临床表现：表现为沿血管走行处疼痛/触痛、红斑、皮温升高、肿胀、硬化、化脓或可触及的条索状静脉。

（2）评估：可使用标准化的量表对静脉炎的等级进行评估和分类。2016 版 INS 制定的《静脉治疗实践标准》提供的静脉炎量表和视觉化的静脉炎等级量表见表 6.7，均具备一致的内容效度和评分者的信度，可供临床使用。

表 6.7　静脉炎分级量表

等级	临床标准	
	静脉炎量表	视觉化的静脉炎等级量表
0 级	没有症状	静脉穿刺部位正常
1 级	输液部位发红，伴有或不伴有疼痛	下列一项明显： 靠近静脉注射部位微痛或静脉注射部位轻微发红
2 级	输液部位疼痛伴有发红和水肿	下列两项明显： 静脉注射部位疼痛 红斑 肿胀
3 级	输液部位疼痛伴有发红和或水肿，索状物形成，可摸到条索样静脉	所有下列症状均是明显的： 沿着套管路径发生疼痛 硬化

续表

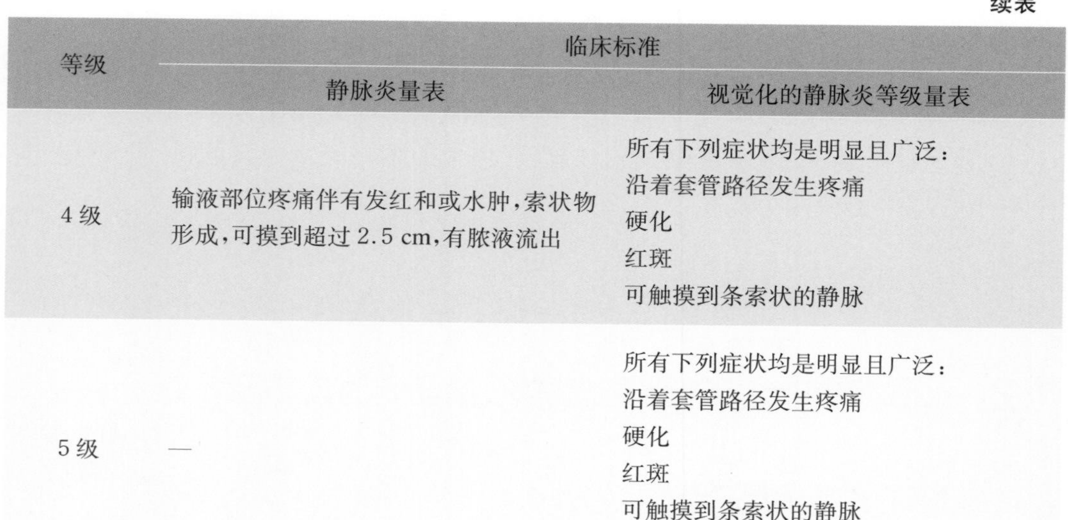

等级	临床标准	
	静脉炎量表	视觉化的静脉炎等级量表
4 级	输液部位疼痛伴有发红和或水肿，索状物形成，可摸到超过 2.5 cm，有脓液流出	所有下列症状均是明显且广泛： 沿着套管路径发生疼痛 硬化 红斑 可触摸到条索状的静脉
5 级	—	所有下列症状均是明显且广泛： 沿着套管路径发生疼痛 硬化 红斑 可触摸到条索状的静脉 皮温升高

2．静脉炎的处理

UCBT 早期患者一旦出现机械性静脉炎应高度重视，立即采取处理措施，避免发展成为慢性炎症，增加导管血流感染的发生。

（1）伤口敷料：水胶体敷料具黏性，有利于细胞的增殖、分化和移行，促进上皮细胞胶原蛋白的合成，加速微血管增生。将水胶体敷料贴于疼痛部位上方，每 7 天更换一次直到静脉炎症状消失。因其操作方便，安全有效，做为 UCBT 静脉炎发生首选处理方式。

（2）药物干预：多磺酸黏多糖乳膏是临床最常用的预防和治疗静脉炎的外用药，沿血管走向厚涂，每天 2～3 次；50%硫酸镁高渗透性具有迅速消退局部炎性水肿的作用，在血管上方每天湿敷 2 次；如意金黄散为中药制剂，药效温和、渗透性好、经济有效，将如意金黄散加醋或茶水调匀成糊状后外敷，以无菌纱布覆盖，每天 1～2 次。

（3）物理疗法：热敷或红外线照射。在热能的作用下组织温度增高，毛细血管扩张，血流加快改善血液循环，增加细胞的吞噬功能，促进炎症的消散；同时，还可松弛肌肉，减轻肌肉痉挛，降低感觉神经的兴奋性，减轻痛感。

（二）PICC 导管相关静脉血栓形成

UCBT 过程中，患者本身的高凝体质，化疗药物侵蚀，引起血管纤维化和血管内皮细胞损伤，PICC 导管对血管内壁摩擦、刺激，静脉血管细、回流速度慢等都是导致静脉血栓形成的重要因素。表现为上肢软组织水肿、疼痛、上臂围增加、皮温升高或合并畏寒发热等；合并静脉炎时可出现沿血管走形的皮肤发热，充血，疼痛。

（1）正确指导患者进行功能锻炼，促进血液循环。

（2）指导患者多饮水，尤其在预处理期间，患者胃肠道反应重，多鼓励饮水帮助血液稀释，降低血液的黏稠度，使血管扩张，减少血栓形成。

（3）严密观察置管侧上肢有无肿胀、疼痛、皮肤温度升高及皮肤颜色改变，尽早发现血栓形成的症状，尤其重视隐匿症状。

(4) 可疑导管相关性血栓形成时,应抬高患肢并制动,不应热敷、按摩、压迫,立即通知医师对症处理。

(三) PICC 血管导管相关性感染

导管相关感染是中心静脉置管后最常见的并发症,是由患者、导管和病原微生物相互作用导致的。UCBT 过程中,由于患者接受大剂量化疗和应用免疫抑制药等原因,长期免疫力低下,使得 UCBT 患者更易发生导管感染,因此做好消毒隔离是避免导管相关感染的前提。

(1) 严格做好医务人员的手消毒,在接触导管前、后均应严格执行手卫生,必要时应戴无菌手套。

(2) 严格参照指南进行导管日常维护及更换输液装置。

(3) 一旦置管口出现感染,缩短导管敷料更换频率,注意严密观察穿刺点情况。如穿刺点出现红、肿、压痛或有分泌物,应及时做分泌物培养;患者出现寒战、发热等症状及时留取血培养,遵医嘱拔管,留取导管尖端培养。

(4) 减少或避免反复、多次地分离输液管路,增加血栓形成和管路污染的机会。

(5) 尽量缩短导管留置时间,当患者处于恢复期,病情稳定须转普通病房时,应及时拔管在导管留置期间。

(四) PICC 静脉导管堵管

UCBT 过程中,患者带管时间长,输注药物品种复杂,须控速药物、大量的血制品和肠外营养输注以及恶心、呕吐、咳嗽等因素致胸内压力升高血液回流导管内使导管内发生凝血等都是导致导管堵管的原因,护理是预防的关键。

(1) 严格执行冲封管规范,保证输液畅通。

(2) 双腔导管或双侧导管,对于连续维持输入同一种药物时,如环孢素、他克莫司,应注意主导管、次导管或双侧导管交替使用。

(3) 尽量避免通过导管采血,如遇特殊情况必须使用,抽血后应按维护流程冲管。

(4) 当导管出现堵塞、输液不畅时,严禁强行推注,应先查看导管外部是否有移位,如没有移位现象,则按规范进行溶栓维护。具体维护操作标准如图 6.3 所示。

UCBT 静脉血管通路装置溶栓注意事项:

(1) 尿激酶可引起极少数患者发生过敏反应,严密观察不良反应并注意患者主诉;如已知尿激酶过敏的患者,可改用 1∶500 肝素稀释液进行溶栓。

(2) 溶栓时严禁强行推入尿激酶或肝素稀释液,以免将血凝块推入静脉,形成血栓。

(3) 每次溶栓应注意回抽尿激酶或肝素稀释液,避免引起出血。

(五) UCBT 静脉导管关联皮肤损伤

日常的 PICC 维护中,由于敷料的原因,常会导致医用黏胶相关皮损(medical adhesive related skin injury,MARSI)。UCBT 后常并发急性移植物抗宿主病(graft versus host disease,GVHD),皮肤急性 GVHD 发生率高达 81%,常表现为皮疹、水疱甚至皮肤剥脱等症状。皮损患者导管的日常维护中应合理更换消毒剂、优化导管固定方式,以降低皮肤损伤程度及疼痛感。

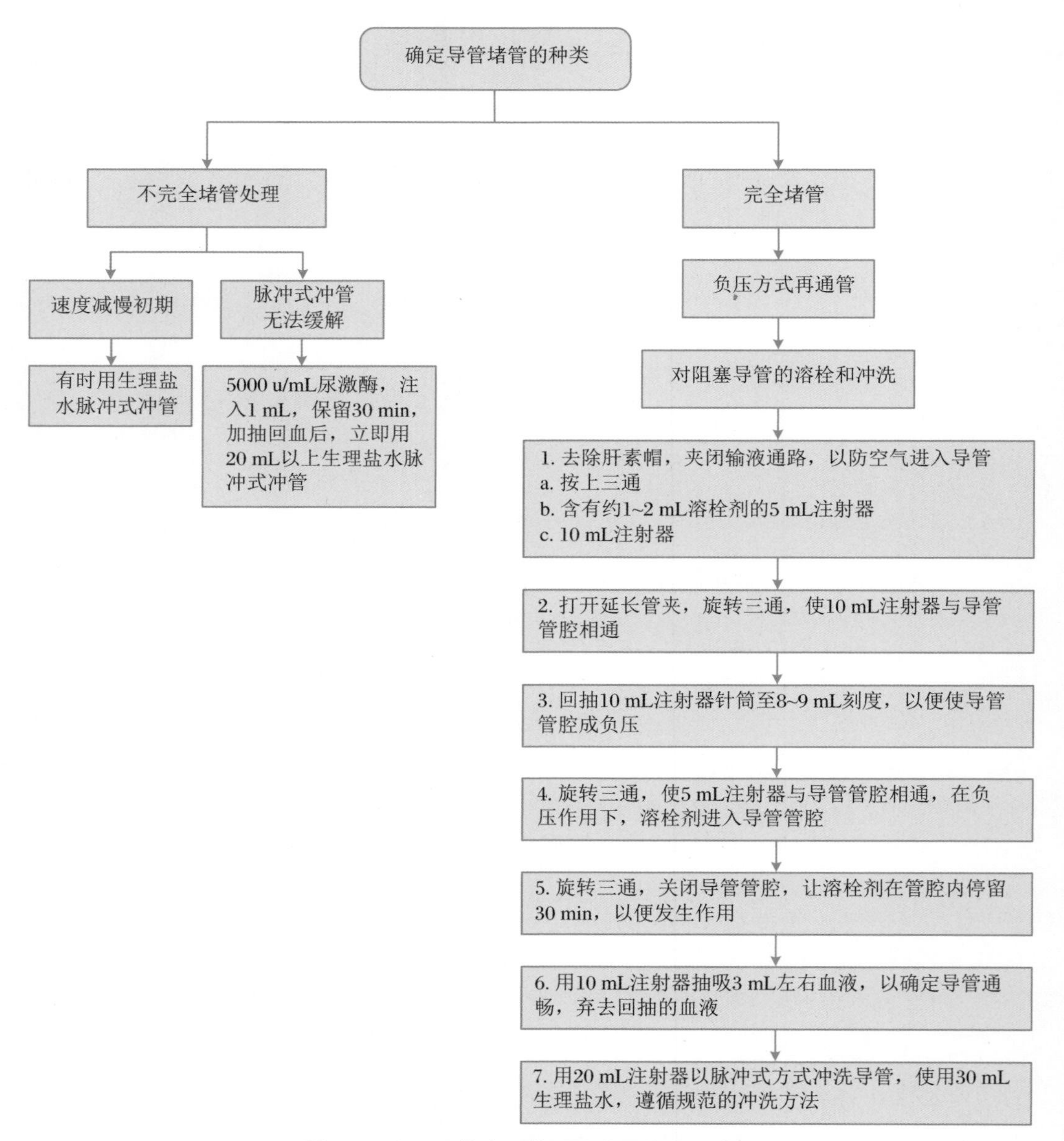

图 6.3　UCBT 静脉血管通路装置的溶栓流程

1. 合理更换消毒剂

（1）常规消毒剂的选择：置管及日常维护时，首选 INS 指南推荐的氯己定作为维护时的消毒剂，其次为 0.5%～1%活力碘、聚维酮碘或 0.1%苯扎溴，以减少对皮肤的刺激。

（2）消毒方式的改变：对表皮破损的患者可用 0.9%氯化钠溶液清洁 PICC 穿刺点周围的皮肤，再用 0.5%～1%活力碘行消毒处理，注意动作要轻柔，以降低乙醇溶液对皮肤的刺激的疼痛感，再用生理盐水冲洗皮损处的活力碘，待干后用康惠尔水胶体透明贴固定 PICC。

2. 优化 PICC 导管固定

（1）敷料的改变：日常常规维护优选透气透明的 HP 敷料，具有防止水、易观察、粘贴牢固等优点，一旦出现皮损后，透明膜的黏性相对较强，可改为水胶体敷料固定导管，以降低

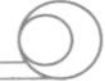

UCBT 患者的更换敷料时的疼痛；同时水胶体敷料有改善组织细胞缺氧、减少致炎物质产生的作用，可进一步促进皮肤愈合。

(2) 无菌纱布固定导管：当 UCBT 患者皮肤发生大面积剥脱时，加用无菌纱布来覆盖局部皮肤和固定导管。纱布容易污染潮湿，每班严格交接，发现异常及时处理和维护，48 h 更换敷料，维护时要注意导管刻度，以防脱管和感染。维护频率可根据患者局部症状和维护状况决定。

四、总结

在脐血移植的过程中，静脉血管通路装置的应用极为重要，是患者的生命通道。它担负着输注化疗药物、输注脐带血、采血、输成分血、肠外营养等重任，保证脐血移植成功的关键之一。而 PICC 导管操作简单，创伤小，保留时间长，并发症少，易携带，不限制活动，避免反复穿刺给患者带来痛苦，是移植患者血管通路的最佳选择，值得推广。

（程　青）

第三节　脐血移植后并发症的护理

UCBT 由于高剂量化疗和/或放疗的预处理方案以及预防移植物抗宿主病（GVHD）的免疫抑制药物使用等，影响患者的器官和组织，可导致急性和长期并发症。UCBT 最常见的两种早期并发症是感染和口腔黏膜炎，其他常见的并发症包括植入前综合征（pre-engraftment syndrome，PES）、出血性膀胱炎（hemorrhagic cystitis，HC）、GVHD、肝窦阻塞综合征/静脉闭塞性疾病（sinusoidal obstruction syndrome /veno-occlusive disease，SOS/VOD）和移植相关性血栓性微血管病（transplantation associated thrombotic microangiopathy，TA-TMA）。对于 UCBT 术后的并发症，责任护士应熟知各种并发症的诊断、临床表现和治疗方案，做好患者的全面评估、严密的病情观察、仔细的护理监测、及时专业的干预和护理，往往会提高患者的生存质量。

一、感染

感染是 UCBT 患者非复发死亡最常见的原因。感染的风险与多个因素有关，包括移植类型（自体或异体）、造血干细胞来源（相关或无关供者、外周血、骨髓或脐带血）、基础疾病、疾病状态（缓解或复发）、预处理方案的强度（清髓、减低强度或非清髓）、既往感染、内源性微环境紊乱和微生物环境暴露。此外，感染风险可能因移植中心使用的感染控制措施而异。感染控制的措施隔离包括保护性隔离、饮食限制和抗菌药物预防等。因此，在 UCBT 整个过程中感染的早期识别且及时给予有效的治疗对于提高患者的生存率至关重要。

（一）感染观察与评估

（1）严密监测患者生命体征及血氧饱和度变化。

（2）每日关注患者的血液检验结果，如血常规及中性粒细胞、降钙素原、C 反应蛋白、血清半乳甘露聚糖、血培养及病原体二代测序等，有助于观察感染的变化。

（3）肺部体征：有无呼吸形态的改变、咳嗽、咳痰，进行肺部听诊。

（4）评估是否有导管感染，观察导管穿刺点有无红、肿、热、痛。

（5）观察口腔黏膜变化，评估导致口腔黏膜损伤的危险因素。

（6）肛周皮肤的观察，腹泻及便秘的干预，预防肛周感染。

（7）评估是否有 BK 病毒（BK polyomavirus，BKV）感染导致的膀胱炎：监测血、尿 BKV 结果，观察并记录小便量、颜色、性状、频次。

（8）做好患者药物应用的观察及护理。

（9）倾听患者主诉，及早发现感染的征兆。

（二）感染护理措施

（1）环境的护理：对患者实施保护性隔离，严格遵守各项无菌操作。床单元每日 2 次 500 mg/L 含氯消毒液擦拭，便器每日消毒，保持衣物、床单位整洁卫生。

（2）手部卫生是预防感染的关键要素。勤洗手，预防交叉感染。

（3）中心静脉导管护理：按时维护换药，观察穿刺点有无红、肿、热、痛，皮肤是否完整。有感染迹象，及时予换药并加用银离子敷料。怀疑导管血流感染时，遵医嘱及时拔除中心静脉导管，并留取尖端行病原体培养。

（4）做好口腔护理。

指导患者养成良好的卫生习惯，餐后及睡前使用软毛牙刷刷牙，保持口腔清洁卫生，使用冷生理盐水、5%碳酸氢钠漱口水、外用生理盐水 + 庆大霉素 + 维生素 B_{12}漱口水等漱口液交替漱口，将漱口液含漱 2～3 min，鼓腮方可吐出。

① 饮食上，避免使用过烫、过硬的食物，不食带刺食物，以防损伤口腔黏膜。

② 评估导致口腔黏膜损伤的危险因素：化疗、放疗、免疫抑制剂甲氨蝶呤（MTX）的应用等。使用 MTX 期间，指导患者使用解毒剂亚叶酸钙漱口水含漱。

③ 发生口腔黏膜受损时，遵医嘱予以口腔护理，及时去除白膜，评估口腔黏膜破损是否进展，识别并判断是否存在细菌、真菌、病毒感染，遵医嘱对症局部用药。

④ 严重口腔黏膜受损疼痛导致患者进食困难时，餐前可遵医嘱使用利多卡因漱口水含漱。鼓励患者进食、进水，并按时服药。

⑤ 向患者分析出现口腔黏膜炎的因素，宣教预防口腔黏膜炎的措施，提高患者依从性。

（5）做好肛周护理。

① 协助患者每次便后及时清洗肛周，保持肛周的清洁卫生。

② 指导患者每日睡前予 1∶5000 高锰酸钾或 2%碘伏坐浴（女患者月经期间不坐浴），肛周予京万红软膏外涂。

③ 评估患者有无痔疮，有无痔核脱出、脱出大小。观察脱出痔核黏膜是否完整，有无红、肿、热、痛，原则上不予以回纳。遵医嘱予痔疮栓使用，嘱患者避免用力排便。

④ 指导患者每日观察大便的性状，保持大便通畅，腹泻、便秘时及时通知医生。

⑤ 腹泻患者采取相应的护理措施预防失禁性皮炎的发生。

(6) 观察患者的生命体征及血氧饱和度变化，倾听患者主诉，实现早期识别和干预。

(7) 发热的护理：鉴别感染性发热与非感染性发热，遵医嘱用药，多饮水，及时更换衣物，观察体温变化。

(8) 心理护理：心理支持对患者和家属都很重要。对患者和家属进行有关病情和已采取或计划采取的行动的教育，将防止不必要的担忧，并使他们能够提醒工作人员注意症状或变化。

二、口腔黏膜炎

口腔黏膜炎(oral mucositis，OM)以口腔黏膜的红斑、水肿和溃疡为特征，可能导致疼痛、吞咽困难和说话困难。口腔病变还可破坏黏膜屏障，导致局部或全身感染。常发生在咽部、颊部、舌缘、舌根、舌系带、齿龈、口唇内侧等部位，是放化疗肿瘤治疗中常见的并发症，也是脐血移植患者最易发生的并发症。口腔问题给个人造成严重的健康负担，通过采取积极主动的护理方法可以减轻症状，最大限度地提高患者的安全和舒适度。WHO 口腔黏膜炎(OM)分级标准：0 级为无口腔黏膜炎；Ⅰ级为口腔黏膜出现红斑，伴有疼痛，不影响进食；Ⅱ级为口腔黏膜出现红斑、溃疡，可以进食固体食物；Ⅲ级为口腔黏膜出现严重的红斑和溃疡，需要流质饮食；Ⅳ级为溃疡融合成片，有坏死，不能进食。

(一) OM 的评估与观察

(1) 在进行脐血干细胞移植之前需要对每位患者进行口腔问题的评估并纠正。

(2) 每日评估口腔黏膜情况，观察有无感染、出血、疼痛等。

(3) 评估患者相关知识掌握情况，指导患者自我观察口腔情况。

(4) 出现口腔黏膜炎时，评估口腔黏膜炎的分期。

(5) 观察患者进食情况，有无恶心、食欲不振等。

(6) 观察特殊用药期间患者的口腔黏膜情况并询问患者有无异常感受。

(二) OM 的护理措施

(1) 保持良好的口腔卫生习惯。使用软毛牙刷在饭后和睡前刷牙，牙龈出血者，应谨慎使用。

(2) 漱口可以保持口腔卫生、预防/治疗感染、滋润口腔或缓解疼痛。告知患者正确的漱口方法：将漱口水含在口内 2～3 min，鼓动两腮使漱口液充分地接触口腔各黏膜表面，最后吐出，漱后 30 min 内勿进食进水。为了保持口腔清洁，增加漱口次数，至少 6 次/天。

(3) 加强患者的自身管理，宣教相关的口腔并发症，使患者能够尽早发现并发症，及时预防和治疗口腔病变。

(4) 饮食：告知患者进食清淡易消化的高维生素食物，忌辛辣腌制刺激性饮食。同时需要解决影响营养的问题，如食欲不振、味觉变化和吞咽困难等。

(5) 出现 OM 时，评估 OM 的分级，予口腔护理，增加漱口次数。

(6) 抗感染治疗:OM 继发感染时,及时留取标本进行病原学检查,局部或全身抗感染治疗。

① 口腔细菌感染与血液感染密切相关,应全身用药,加强口腔清洁与护理,选择具有抗菌作用的漱口液,如浓替硝唑、氯己定等。

② 口腔真菌感染发生率较高,清除白膜后,予 3%～5%碳酸氢钠溶液漱口,维持口腔碱性环境;两性霉素 B 漱口,避光保存;制霉菌素含化,或者将制霉菌素混合于碘甘油涂抹;咪康唑贴剂,使用方便、长时间黏附、无刺激感,患者的接受程度较高。

③ 口腔病毒感染时,联合使用抗病毒药物,阿昔洛韦软膏涂抹口唇周围,结痂时使用金霉素眼膏软化痂皮。

(7) 外用冻干重组人酸性成纤维细胞生长因子局部喷洒红斑及溃疡处,促进组织生长。

(8) 氦氖激光治疗:可促进受影响组织的再生并防止炎症,降低脐血移植患者的 OM 严重程度,遵循特定的光照调节系数。

(9) 疼痛护理:严重口腔黏膜受损疼痛导致患者进食困难时,餐前可遵医嘱使用利多卡因漱口水含漱。鼓励患者进食、进水,按时服药,必要时使用止痛药物,做好疼痛观察及护理。

三、植入前综合征

脐血移植后中性粒细胞植入前会发生免疫反应,称为植入前综合征(PES)。非感染性发热和充血性皮疹是诊断 PES 最为特异性的临床表现。重度 PES 患者死亡率高,严重影响 UCBT 的疗效。护理人员应做好 PES 的观察与评估,做好 PES 的护理,减少相关并发症。

(一) PES 观察与评估

(1) 观察患者体温变化,体温过高时,及时抽取血培养,鉴别感染性发热和非感染性发热。

(2) 评估有无寒战、高热及全身感染症状,动态监测血常规、电解质、C 反应蛋白、降钙素原等。

(3) 观察皮疹变化。

(4) 观察大便情况,留取大便菌群分析,鉴别感染性腹泻与非感染性腹泻。

(5) 每日测量并记录患者体重,出入量。

(6) 关注肝肾功能指标变化。

(二) PES 护理措施

(1) 监测生命体征以及血氧饱和度变化。

(2) 患者发热时,遵医嘱抽取血培养等,遵医嘱予药物或物理降温处理,及时协助患者更换衣物。

(3) 观察皮疹变化,早期皮疹常常出现于手掌大小鱼际、足底、头颈部、耳后部位,动态观察皮疹出现的范围、部位、消退情况并及时记录。穿棉质、柔软的衣裤,勿抓挠皮肤,保持床单位的清洁干燥平整。

（4）使用电子秤准确测量大便量，密切观察大便的颜色、次数、性状，关注大便菌群分析结果，做好肛周护理。

（5）准确记录 24 h 出入量，晨起空腹测量体重，体重增加时判断增加比例。

（6）观察有无黄疸，监测肝肾功能变化。

四、移植物抗宿主病

GVHD 是造血干细胞移植过程中，供者免疫重建期间，供者淋巴细胞攻击受者器官，产生的累及多系统脏器的一种并发症，它分为急性和慢性两种。急性 GVHD 常发生在移植后 100 天内，累及皮肤、胃肠道和肝脏。皮肤一般最早发生，通常情况下，皮肤会出现皮疹，并会迅速扩散到身体其他部位。其次是胃肠道，然后是肝脏，如恶心、呕吐、腹泻、肝酶异常和黄疸，三种器官受累可单独发生，亦可合并发生。

（一）皮肤 GVHD

皮疹一般开始出现在面颊、手心、脚心、耳后、颈部及前胸，皮肤呈红斑和或伴有针尖大小的斑丘疹，伴或不伴有瘙痒，皮疹较严重时可融合成片，重者皮肤显著充血，类似阳光烧灼样改变，有触痛，可有皮肤干燥脱皮。皮损严重程度按照美国西雅图的皮肤临床分级标准：皮疹面积小于 25%体表面积为Ⅰ级，皮疹面积为 20%～50%体表面积为Ⅱ级，皮疹面积大于 50%体表面积为Ⅲ级，全身广泛皮肤红斑、水疱及皮肤剥脱为Ⅳ级。

1. 皮肤 GVHD 观察与评估

（1）观察皮疹变化，评估皮疹分级。

（2）观察有无新发皮疹、颜色变化及伴随症状，尤其是头面部、手掌、耳后 、胸前、颈部。

（3）观察患者双手及其他部位接触物体表面、冷热有无感觉过敏及局部不适。双上肢及双下肢有无感觉、触觉异常。

（4）密切观察皮疹的演变及转归，避免病情发展、恶化。

2. 皮肤 GVHD 护理措施

（1）保持患者皮肤清洁，更换无菌棉质、柔软的衣裤，保持床单位的清洁干燥平整，避免摩擦皮肤，嘱患者多饮水，保证患者体内水分的平衡。

（2）皮疹的护理：

① 皮疹一旦出现，嘱患者不要搔抓皮肤，以防感染，可涂抹他克莫司乳膏局部免疫治疗；皮肤瘙痒不适时，遵医嘱外涂炉甘石洗剂、倍他地塞米松乳膏对症止痒。

② 皮肤干燥者，采用不含碘伏的温水擦浴，外涂无刺激性维生素 E 软膏，保持皮肤的清洁湿润。

③ 随时观察皮疹的变化，若皮肤形成水疱，要加强护理，保护水疱完整性；水疱破溃，加强局部清洁护理避免感染，局部给予涂抹阿昔洛韦软膏预防病毒感染，并用无菌纱布覆盖，及时更换渗湿纱布。

④ 重症患者出现大面积皮肤剥脱，予碘伏消毒后，无菌生理盐水冲洗，创面外敷碘伏油纱布，创面持续保护，每日换药，若换药时发现油纱布与皮肤粘连，避免强行撕脱造成进一步的损伤。

⑤ 皮肤出现感觉过敏及感觉异常的患者，加强生活护理，忌冷热敷，防止烫伤等意外发生。

⑥ 皮肤疼痛时，可局部使用利多卡因纱布湿敷，必要使用止痛药物。

（二）胃肠道 GVHD

胃肠道 GVHD 主要临床表现为腹泻，严重者可出现血便、腹痛、肠梗阻等，可有肠黏膜脱落。病情进展快，临床症状严重，严重并发症多，直接影响移植患者的总体生存率及长期生活质量。腹泻严重程度按照美国西雅图的分级标准：腹泻量＞500 mL/d 为Ⅰ级，腹泻量＞1000 mL/d 为Ⅱ级，腹泻量＞1500 mL/d 为Ⅲ级，腹泻量＞2000 mL/d 或有腹痛、肠梗阻为Ⅳ级。

1. 胃肠道 GVHD 观察与评估

（1）严密观察大便颜色、性状、次数及量，评估肠道 GVHD 分级。

（2）观察腹痛的强度、性质、疼痛发生时间。

（3）注意观察电解质变化。

（4）注重观察患者有无恶心、呕吐、肠梗阻等临床表现。若症状严重，发生梗阻或便血时，可遵医嘱及时给予胃肠减压及禁食，患者需禁食，并做好肠外营养的护理。

2. 肠道 GVHD 护理措施

（1）腹泻的护理

① 大便颜色、性状、次数及量出现改变时，通知医生，遵医嘱留取大便标本送检。

② 观察记录大便的性状、颜色，每日排便次数、每次排便量，确定肠道 GVHD 的程度。

③ 调整饮食结构，提供低纤维素、低脂肪易消化的食物，指导患者少食多餐，以减轻肠道负担，若患者腹泻严重或血便的患者，遵医嘱予禁食，以减少食物对胃肠道的刺激，同时保证胃肠外营养的摄入。

④ 及时补充电解质。

⑤ 对于伴有肠梗阻的患者，禁食并给予胃肠减压，胃肠外营养给予营养支持。

⑥ 腹痛的护理：对于轻度腹痛的患者，给予腹部按摩、转移患者注意力等物理疗法，重度腹痛者，遵医嘱使用止痛药物，并做好患者的疼痛护理。

⑦ 粪菌移植：本移植中心对脐血移植后难治性腹泻行粪菌移植有一定疗效。

（2）肛周皮肤的护理

频繁的腹泻可造成肛门或肛周皮肤黏膜损害，每次腹泻后清洗局部皮肤，再以 1∶5000 高锰酸钾坐浴，同时肛周使用 3M 皮肤保护剂，涂抹氧化锌软膏。

（三）肝脏 GVHD

1. 肝脏 GVHD 观察与评估

（1）严密监测患者胆红素、碱性磷酸酶、转氨酶等肝脏酶学有无改变。

（2）观察患者皮肤黏膜黄染的程度，有无皮肤瘙痒等。

（3）观察患者有无肝脏肿大、肝区疼痛、体重增加及全身浮肿等。

（4）评估肝脏 GVHD 分级。

2. 肝脏GVHD护理措施

(1) 严密监测患者肝功能的变化。

(2) 每日监测体重及腹围,记录24 h出入量,同时严格控制输液及摄入水量。

(3) 密切观察患者皮肤黏膜黄染的情况有无加重或减轻,做好患者皮肤的清洁与护理。

(4) 给予低盐饮食,限制钠的摄入,必要时输注白蛋白以维持血浆渗透压。

五、出血性膀胱炎

HC引起膀胱黏膜出血,症状包括灼烧感、膀胱疼痛、严重血尿伴血块潴留,并可能出现肾功能衰竭,是造血干细胞移植后发生的一种严重并发症,由感染性和/或非感染性因素引起,可增加移植受者的住院时间和死亡风险。出血性膀胱炎的分级标准:Ⅰ级为镜下血尿,Ⅱ级为肉眼血尿,Ⅲ级为肉眼血尿伴血块,Ⅳ级为在肉眼血尿和血块基础上并发尿道阻塞。

(一) HC观察与评估

(1) 观察和记录尿液的颜色、性质及量,评估出入量是否平衡。

(2) 询问患者有无尿路刺激症状及程度,及时汇报医生。

(3) 遵医嘱留取血、尿标本进行血常规、生化检查、血清病原学、尿常规检查及尿病原学检查,关注电解质以及病原体检查结果。

(4) 评估HC的分度。

(5) 留置尿管时,观察尿管是否通畅。

(6) 监测血常规变化。

(二) HC护理措施

1. HC的预防

(1) 充分的水化、碱化和利尿:水化并强制利尿,充分达到水化、碱化尿液,保护膀胱黏膜。

(2) 预处理阶段使用环磷酰胺时膀胱黏膜保护剂美司钠的使用。

(3) 抗病毒药物的使用,常规检测血、尿、病毒等项目。

(4) 有血块形成者留导尿管,行持续膀胱冲洗。

2. HC的护理

(1) 水化、碱化、利尿时合理安排输液通路和输液顺序,保持液体24 h匀速输入,密切观察患者心率、心律及呼吸情况,避免循环负荷过重引起心衰、肺水肿,保持出入量平衡。

(2) 指导患者多饮水,2000~3000 mL/d,告知患者多饮水的重要性,取得患者及家属的配合。

(3) 实施保护性隔离,医护人员应严格执行手卫生制度,避免交叉感染。

(4) 观察患者是否出现电解质紊乱的发生。

(5) 并发病毒感染时,遵医嘱予抗病毒药物使用,做好用药护理。

(6) 血液制品的支持治疗。

(7) 留置三腔导尿管护理:膀胱冲洗时的速度不要过快,冲洗速度为140~150滴/min

左右，膀胱冲洗过程中交替体位，注意观察引流液的颜色变化及引流液的量。做好尿管护理。

（8）其他治疗护理：膀胱电镜术、膀胱灌注以及高压氧护理等。

3．心理护理

我们首先应进行相关知识宣教，讲解可能出现的症状及发生的原因和要采取的预防措施，消除患者紧张恐惧心理，增强战胜疾病的信心，有效地配合完成治疗护理。

4．加强基础护理

协助生活护理、保持床单位的整洁。

5．疼痛的护理

HC患者由于严重的膀胱刺激症，特别是血块堵塞、排尿不畅时，频繁的排尿和局部刺激性疼痛严重影响患者睡眠，在解除堵塞的情况下适当给予解痉镇静止痛药，减轻患者的痛苦。

六、肝窦阻塞综合征（SOS）/静脉闭塞性疾病（VOD）

肝窦阻塞综合征（SOS）又称静脉闭塞性疾病（VOD）。静脉闭塞性疾病发病机理非常复杂，它是一种涉及细胞毒性、免疫、炎症及凝血机制等多种因素异常的病理生理过程，目前尚无特异的治疗方法，主要还是采取强有力的支持和对症治疗。由于预后很差，目前的重点应在预防上。从移植前评估到医疗管理和患者的整体护理，仔细监测患者可以早期发现SOS/VOD，考虑风险因素进行风险评估，并进行基线测量，改善患者的预后。

（一）静脉闭塞性疾病观察与评估

（1）监测体温、脉搏、血压、呼吸频率和血氧饱和度。

（2）监测液体平衡，包括出入量和体重。

（3）进行腹围测量时，观察腹部有无不适，压痛、疼痛，尤其是右上象限（RUQ）疼痛。

（4）评估有无蜘蛛痣和/或腹部有无侧支循环。

（5）培训过的护士，也应该通过触诊和叩诊对腹水、体积、肝边缘和大小进行评估。

（6）应对巩膜和皮肤进行出血和黄疸评估。

（7）了解每日实验室值的相关参考范围，特别是肝酶、血清胆红素、血细胞计数、电解质、尿素和血清肌酐，将有助于发现疾病的变化趋势。

（二）静脉闭塞性疾病护理

1．静脉闭塞性疾病预防的护理

（1）每天观察患者有无右上腹胀痛、恶心、呕吐以及胃纳情况。

（2）监测患者的体重、腹围、黄疸，与移植前比较，如有异常，及时通知医生。

（3）准确记录出入量，维持水、电解质平衡。

（4）监测肝功能，按医嘱应用前列腺素E1（prostaglandin E1，PGE1）、小剂量肝素，并观察有无出血倾向，监测出、凝血时间。

2. 静脉闭塞性疾病发生时的护理

(1) 患者体位:尽可能采取平卧位,以增加肝脏血流。如有呼吸困难、心悸,可采取舒适的半卧位,以有利于呼吸运动,减轻上述症状。

(2) 密切观察腹水情况:每天清晨测量患者腹围和体重,准确记录液体出入量,并根据液体出入量调整每天的液体量。

(3) 皮肤护理:患者伴有水肿、腹水时,皮肤张紧发亮,受压时容易发生破损,继发感染,因此应保持患者皮肤干燥清洁,在受压部位垫棉垫或海绵垫,以改善局部血液循环,防止皮肤破损。

(4) 饮食护理:移植期间,患者应避免进粗糙、刺激性食物。发生肝静脉闭塞性疾病时,由于肝功能损害,物质代谢与电解质容易发生紊乱,在每天监测的基础上,应给予高热量、高维生素、低纤维饮食,适当控制动物脂肪的摄入。有腹水时,应给予低盐或无盐饮食。

3. 用药的护理

避免使用对肝脏有损害的药物和镇静止痛药等。PGE1 是临床常用的防治 VOD 的有效药物,预处理阶段即开始使用。因 PGE1 具有扩张微血管、稳定细胞膜和保护血管内皮细胞、抑制血小板聚集防止血栓形成的作用,故用药期间应监测血常规并密切观察患者全身有无出血情况。用药时,护士应严格掌握各种药物的禁忌证和用药的注意事项,密切观察患者用药后的反应。

4. 肝性脑病的护理

重症 VOD 病情进展迅速,易出现肝性脑病,病死率很高。医护人员应及时防治感染,避免快速、大量排钾利尿和放腹水,纠正电解质和酸碱平衡紊乱,不用或慎用镇静安眠药、麻醉药等;严密监测病情,出现异常及时报告医生,以便及时处理;加强口腔、呼吸道、泌尿道以及皮肤等护理,防止感染加重,做好重症护理。

5. 心理护理

移植患者的心理负担重,担心移植物并发症,特别出现肝静脉闭塞性疾病时,有恐惧感,担心并发症不能控制。护士应及时了解其心理状态,做好心理疏导,生活上给予无微不至的照顾。并注意观察神志变化,以防肝性脑病。

七、移植相关性血栓性微血管病

移植相关性血栓性微血管病(TA-TMA)是以微血管性溶血性贫血(伴红细胞碎片)、外周血小板减少、微血管血栓形成和多器官功能衰竭为表现的临床综合征,常引起肾功能损害及中枢神经系统异常,死亡率很高,造血干细胞移植相关的内皮细胞损伤也可以导致 TMA 的发生,是 UCBT 术后的严重并发症,与移植患者的预后密切相关。由于其发病机制尚不清晰,诊断标准与治疗规范一直不够明确,临床常常由于早期诊断困难而延误治疗,导致严重的并发症或死亡。仔细的评估将有助于早期诊断或排除 TMA,从而改善结果。

(一) TA-TMA 观察与评估

(1) 密切监测生命体征及血氧饱和度变化。

(2) 监测液体平衡,包括摄入、输出和体重。

(3) 危险因素的观察:密切关注免疫抑制剂浓度、真菌和病毒等感染指标以及 GVHD 临床表现,对合并多个危险因素的患者尤其加强观察。

(4) 监测 UCBT 术后恢复过程中破碎红细胞计数、乳酸脱氢酶。

(5) 密切观察肾功能指标。

(6) 观察患者的意识状态、肌张力、定向能力,警惕有无头晕、头痛、肢体 发麻、眩晕等癫痫发作的先兆。

(7) 观察患者的大便及腹痛情况,必要时肠镜检查,以确诊肠道 TMA。胃肠道 GVHD 与胃肠道 TMA 可同时存在。

(二) TA-TMA 护理

(1) 每日观察皮肤巩膜黄染的发生情况、小便颜色,准确记录小时尿量及 24 h 出入量。

(2) 密切监测尿常规、肾小球滤过率、血尿素氮、血肌酐、血浆蛋白、血清电解质等。

(3) 每日清晨监测体重及腹围的变化,测量体重及腹围选择在进食早餐前排空小便后进行。

(4) 密切观察生命体征及神志变化,同时备好急救药品和器材,环孢素常规用于脐血移植 GVHD 的预防,即使在正常治疗浓度下也有可能产生神经毒性,诱发癫痫。因此,我们应根据环孢素的血药浓度动态调整环孢素用量。

(5) 并发癫痫发作时,保证呼吸道通畅,吸氧,使用镇静药物,配合医生迅速控制抽搐,抽搐时勿用力按压病员肢体,以防骨折。

(6) 用药护理:观察药物不良反应。

(7) 血浆置换的护理:保持静脉通路通畅,严格无菌操作,按照临床用血审核制度和输血核对制度。

(8) 心理支持:让患者及时了解病情和检查结果及治疗进展,倾听其主诉,做好心理疏导。

随着脐血移植技术的进步,各种并发症的发生率有所改变,尽管有一些新的药物或新的治疗手段的出现,但是仍然有很多并发症严重影响患者的生活质量和生存质量,甚至导致患者的死亡,因此,移植护士在患者移植期间做好病情观察和精细护理尤为重要。

(涂美娟)

第四节 脐血移植特殊用药指导

脐血移植过程中由于患者病情复杂,用药种类繁多,药物的作用及注意事项各不相同。护士不仅要在病情上严密观察患者的病情变化,同时在护理上也应观察用药的效果和药物的不良反应,以便更好地为患者服务。

一、常用抗肿瘤药物护理

常用的抗肿瘤药物目前一般分为六类：烷化剂、抗代谢药、抗生素、植物来源抗肿瘤药、激素类和其他药物。抗肿瘤药物主要应用在脐血移植中预处理期间，使用剂量大，药物的毒副作用明显。现将最常见的几种药物介绍如下：

（一）白消安（Bu）

1．药理作用

Bu为甲烷磺酸类烷化剂，通过与DNA结合发挥作用，为细胞周期非特异性药。该药联合环磷酰胺，作为脐血移植前的预处理方案。

2．不良反应

主要为消化道反应及骨髓抑制，白细胞、血小板减少，肺纤维化，癫痫，皮肤色素沉着等。

3．护理要点

(1) 静脉用药时选用中心静脉导管给药，每6 h给药1次，每次持续滴注2 h，连续3天，共12次。

(2) 该药可通过血脑屏障并诱发癫痫，因此在给药前半小时给予苯妥英钠口服，预防癫痫的发生。

(3) 静脉注射液的制备：该药在使用前必须稀释，稀释液选用0.9%生理盐水或5%葡萄糖注射液。溶剂量应为该药原液体积的10倍，以保证白消安的终浓度约为0.5 mg/mL。以下举例计算1名体重70 kg患者的用药剂量：

$$(70\ \text{kg 患者})\times(0.8\ \text{mg/kg})\div(6\ \text{mg/mL})=9.3\ \text{mL}$$

该药（总剂量56 mg）为制备输注用溶液，将9.3 mL该药加入93 mL溶剂中（0.9%生理盐水/5%葡萄糖注射液），计算如下：

$$(9.3\ \text{mL 该药})\times(10)=93\ \text{mL}$$

溶剂93 mL溶剂中加入9.3 mL该药，则白消安终浓度为0.54 mg/mL。

(4) 每次输药前后用0.9%生理盐水或5%葡萄糖注射液冲洗输液管路。

(5) 用药中观察有无胃肠道反应、神经系统症状等。

(6) 用药期间应密切监测全血细胞计数、肝功能。

（二）环磷酰胺（CTX）

1．药理作用

CTX是进入人体内被肝脏或肿瘤内存在的过量的磷酰胺酶或磷酸酶水解，变为活化作用型的磷酰胺氮芥而起作用的氮芥类衍生物。环磷酰胺在体外无活性，主要通过肝脏P450酶水解成醛磷酰胺再运转到组织中形成磷酰胺氮芥而发挥作用。环磷酰胺可由脱氢酶转变为羧磷酰胺而失活，或以丙烯醛形式排出，导致泌尿道毒性。

2．不良反应

(1) 骨髓抑制（最低值1～2周，一般维持7～10天，3～5周恢复）。

(2) 胃肠道反应：包括食欲减退、恶心及呕吐，一般停药1～3天即可消失。

(3) 泌尿系统反应:当大剂量环磷酰胺静滴,而缺乏有效预防措施时,可致出血性膀胱炎,表现为膀胱刺激症状、少尿、血尿及蛋白尿,系其代谢产物丙烯醛刺激膀胱所致。

(4) 其他反应:包括脱发、口腔炎、中毒性肝炎、皮肤色素沉着、月经紊乱、无精子或精子减少及肺纤维化等。

3. 护理要点

(1) 配制要求:静脉给药时,该药稀释后应强力摇匀充分溶解后使用。配制后溶液仅能稳定 2~3 h,最好现配现用。

(2) 预防膀胱炎措施:使用大剂量使用 CTX 应遵医嘱予以充分的水化、碱化、利尿,且给予尿路保护剂美司钠静脉使用,鼓励患者大量饮水,每日 300 mL 以上,勤排尿,每 1~2 h 排尿 1 次。

(3) 使用药物期间,注意观察患者小便颜色、性质、量及次数,准确记录出入量。

(4) 大剂量 CTX 使用可致患者口腔烧灼疼痛感,可给予冰盐水含漱,减轻患者不适感。

(5) 监测血常规及肝肾功能指标。

(三) 司莫司汀/卡莫司汀(BCNU)

1. 药理作用

该药进入人体后分解成异氰酸盐和重氮氢氧化物。异氰酸盐可抑制 DNA 集合酶,抑制 DNA 修复和 RNA 合成。

2. 不良反应

司莫司汀对骨髓、消化道及肝肾均有毒性。口服后最早在 45 min~6 h 可出现恶心、呕吐。

3. 护理要点

(1) 在服药前给予止吐剂,或将服药时间改在睡前,均可减轻消化道反应。

(2) 监测患者肝肾功能。

(四) 氟达拉滨(Flu)

1. 药理作用

该药为阿糖腺苷的氟化核苷酸类似物,可相对地抵抗腺苷脱氨基酶的脱氨基作用,形成的代谢产物可抑制细胞 DNA 的合成。

2. 不良反应

(1) 骨髓抑制最为常见,表现为中性粒细胞减少、贫血、血小板减少。

(2) 其他不良反应:包括肺炎、咳嗽、发热、疲乏、无力、恶心、呕吐和腹泻。

(3) 输血相关的移植物抗宿主病:使用磷酸氟达拉滨治疗的患者在输注未经照射处理的血制品后,曾发现与输血相关的移植物抗宿主病(GVHD)(输入的具有免疫活性的淋巴细胞对宿主的反应),死亡率非常高。

3. 护理要点

(1) 配制溶液的贮存时间及贮存条件:2~8 ℃下不超过 24 h,室温下不超过 8 h。

(2) 用药期间监测全血细胞计数及肝、肾功能。

(3) 正在接受或已经接受磷酸氟达拉滨治疗的患者,在需要输血时仅可接受经照射处理的血液,预防输血相关的移植物抗宿主病。

二、常用免疫抑制剂用药护理

免疫制剂药物现已广泛应用于预防造血干细胞移植的排异反应，根据其作用方式可将其分为：

① 激素类药，临床治疗排异反应的一线药物，如甲泼尼龙。

② 钙调磷酸酶抑制剂，如环孢素、他克莫司，可通过抑制钙调磷酸酶活性，而防止形成细胞毒性 T 细胞。

③ 抗增殖药，如吗替麦考酚酯、西罗莫司，可通过防止淋巴细胞分化与增殖、抑制 T 细胞对细胞因子的反应而发挥作用。

④ 多克隆或单克隆抗体，如兔抗人胸腺细胞免疫球蛋白（即复宁）、巴利昔单抗（舒莱）。所有接受免疫抑制剂治疗患者的细菌、病毒和真菌感染风险增加，包括潜伏病毒再活化导致的感染、条件机会性感染。临床常见潜伏病毒的再激活，如乙肝或丙肝病毒的再激活，最常见机会性感染是皮肤黏膜念珠菌病，巨细胞病毒血症和单纯疱疹病毒感染。

（一）甲泼尼龙

1. 药理作用

该药属于糖皮质激素，主要抑制细胞免疫，对抗原刺激后的抗体生成无抑制作用，但对自身抗体有一定的抑制作用。

2. 不良反应

体重增加、库欣综合征、痤疮、满月脸、高血压、多毛、血糖升高、低血钾、水钠潴留、水肿、骨质疏松、肌无力、精神症状、月经紊乱、伤口愈合不良等，并可诱发消化性溃疡诱发感染。

3. 护理要点

(1) 加强患者宣教，长期使用激素时，不可突然停药，以免引起停药综合征。

(2) 为减少患者胃部不适情况，使用激素前遵医嘱给予护胃药物。

(3) 定期监测患者血压、血糖、电解质情况。

（二）环孢素(CSA)

1. 药理作用

主要抑制 T 细胞功能。可选择性地及可逆性地改变淋巴细胞功能，抑制淋巴细胞在抗原或分裂原刺激下的分化、增殖，抑制其分泌细胞因子如白介素-2(IL-2)及干扰素(IFN)等，抑制 NK 细胞的杀伤活力。

2. 不良反应

消化道反应（包括厌食、恶心及呕吐等）、震颤、多毛、肾功能损害、牙龈增生伴出血以及震颤、疼痛、肾功能损害、乏力、四肢感觉异常、高血压等。

3. 护理要点

(1) 静脉用药：通常在脐血输注前 1 天开始静脉输注，待中性粒细胞植入，胃肠反应消失后，转为口服给药。静脉缓慢输注，时间应在 3 h 以上。

(2) 口服给药：每日 2 次服用，2 次服药的时间间隔为 12 h，建议固定时间服用。服药时间和就餐时间的间隔应固定;服用环孢素软胶囊时,应整粒吞服;服用环孢素口服液时,用专配吸管正确吸取每次所需药量,最好用橘子或苹果汁稀释后服用,避免食用葡萄柚、葡萄柚汁,因其可能干扰 P450 依赖的酶系。服药中严格遵医嘱剂量,不能随意更换厂家。

(3) 用药期间注意监测血药浓度,定期监测血压。

(4) 监测病人的肝、肾功能。

(5) 用药前及用药 1 个月后监测血脂。

(6) 监测全血细胞计数、尿酸、电解质、尿常规。

(7) 用药期间应避免过度暴露于紫外线环境。

(三) 他克莫司(Fk506)

1. 药理作用

该药为钙调磷酸酶抑制药,其免疫抑制作用与环孢素相似,可与淋巴细胞内 FK506 结合蛋白-12 结合,并进一步与 Ca^{2+}、钙调素、钙调磷酸酶结合,抑制后者活性,阻断了早期淋巴细胞基因表达必须的去磷化过程,进而抑制 T 细胞特异性的转录因子的活化及白介素类细胞因子的合成。并可直接抑制 B 细胞的激活,抑制移植物抗宿主病反应。

2. 不良反应

(1) 胃肠道反应:腹泻、恶心。

(2) 代谢和营养异常:高血糖、糖尿病、高钾血症。

(3) 精神、神经系统异常:失眠、震颤、头痛。

(4) 眼部异常:视力模糊、畏光、眼睛不适。

(5) 高血压、肾损伤、关节痛、肌肉痉挛、肢体疼痛、背痛。

3. 护理要点

(1) 口服给药:

① 建议空腹或餐前 1 h 或餐后 2~3 h 服用胶囊,以使药物最大吸收。

② 缓释胶囊应整粒吞服,不得压碎、咀嚼或掰开。宜空腹或于早餐前至少 1 h 或早餐后至少 2 h 服用。若漏服,应于计划用药时间后的 14 h 内补服。不推荐单次服用双倍剂量。

③ 颗粒剂每 1 mg 用 2 mL 水(室温)制备为混悬液(最大 50 mL)口服。

④ 该药日剂量应分 2 次等剂量给药,若不能等剂量给药,应早上给予较高剂量、晚上给予较低剂量。

(2) 静脉滴注:

① 静脉滴注仅用于不能口服的情况。

② 注射液用 5%葡萄糖注射液或生理盐水稀释,终浓度为 4~100 μg/mL。

③ 该药可被聚氯乙烯(PVC)吸收,制备和给药的导管、注射器和其他设备不能含有 PVC。

(3) 他克莫司治疗剂量和中毒剂量相当接近,使用期间应该监测他克莫司的全血谷浓度。

(4) 用药前后和用药期间应要监测患者血压、视力、心电图、血糖、肝肾功能、电解质、血液学参数(包括凝血参数)、血浆蛋白。

（四）吗替麦考酚酯(MMF)

1．药理作用

该药经口服或者静脉给药后肝脏代谢为麦考酚酸(MPA)，通过非竞争性抑制嘌呤合成途径中次黄嘌呤核苷酸脱氢酶(IMPDH)的活性，阻断淋巴细胞内鸟嘌呤核苷酸(GMP)的合成，使DNA合成受阻，达到抑制T和B淋巴细胞的增殖反应，抑制B细胞抗体形成以及细胞毒T细胞的分化。

2．不良反应

(1) 骨髓抑制、高血压、头痛头晕、失眠、震颤、痤疮、高血糖症、高钾血症、低钾血症、低磷酸盐血症。

(2) 胃肠道反应：腹痛、腹泻、便秘、恶心、呕吐、消化不良、口腔溃疡。

(3) 机会性感染风险：肺部感染、泌尿系统感染、巨细胞病毒感染、单纯疱疹病毒感染。

(4) 发生淋巴瘤和其他恶性肿瘤(特别是皮肤癌)的危险性增加。

3．护理要点

(1) 静脉使用该药必须使用5%的葡萄糖溶液配制，建议终浓度为6 mg/mL；滴注液应在配制后立即或4 h内使用；缓慢滴注超过2 h，滴速约为84 mL/h(总剂量约为1 g)；使用单独通道输注，前后予5%葡萄糖注射液冲管。

(2) 口服给药：推荐空腹服用；若漏服一剂，应尽快补服，但已接近下次用药时间时，则无需补服；该药干混悬剂可经鼻胃管给予。

(3) 监测全血细胞计数，在治疗的第1个月每周监测1次，第2、3个月每2周监测1次，随后每月监测1次，直至1年。

(4) 治疗期间应穿着防护衣并涂抹高防护系数的防晒霜以限制暴露于日光和紫外线。

(5) 定期监测肝、肾功能、血压等。

（五）巴利昔单抗(CD25)

1．药理作用

该药是一种鼠/人单克隆抗体，能定向拮抗白介素-2(IL-2)的受体链(CD25抗原)，CD25抗原在抗原的激发反应中，表达于T淋巴细胞表面。激活的T淋巴细胞对IL-2受体具有极高的亲和力，该药则能特意地与激活的T淋巴细胞上的CD25抗原结合，从而阻断了T淋巴细胞与IL-2的结合，亦阻断了使T细胞增殖的信息。

2．不良反应

泌尿道感染、多毛症、鼻炎、发热、高血压、上呼吸道感染、病毒感染、败血症和便秘。

3．护理要点

(1) 该药粉针剂每20 mg用注射用水5 mL溶解。静脉滴注时须再用生理盐水或5%葡萄糖注射液稀释至50 mL或50 mL以上。静脉滴注时间为20～30 min。

(2) 配制好的药液在2～8 ℃可保存24 h，在室温下可保存4 h。

(3) 因无巴利昔单抗与其他静脉注射物质的相容性资料，故应使用单独的输液通道给药。

(4) 关注可能会出现的过敏反应:荨麻疹、瘙痒、喷嚏、低血压、心动过速、呼吸困难、支气管痉挛、肺水肿和呼吸衰竭、毛细血管渗漏综合征、细胞因子释放综合征。

(六) 兔抗人胸腺细胞免疫球蛋白(ATG)

1. 药理作用

该药是一种作用于T淋巴细胞的选择性免疫抑制剂,可促使T淋巴细胞衰竭,对B淋巴细胞和T淋巴细胞有抗增殖作用。

2. 不良反应

(1) 过敏反应:ATG输注后最常见的不良反应,是由于ATG是异种生物蛋白所致,可发生于ATG输注后数分钟内,患者可出现寒战、高热、血压低、心率快、呼吸困难、呕吐、腹泻等不适,也可有瘙痒、皮疹、荨麻疹等。

(2) 类血清病反应:是一种迟发的过敏反应,多在开始使用ATG后的第5～15天发生,主要表现为发热、荨麻疹、皮疹、关节痛、肌肉痛。

(3) 肝功能损害,加重感染的风险。

3. 护理要点

(1) 使用单独的静脉通道滴注,前后以0.9%氯化钠注射液冲洗管道。

(2) 建立两组静脉通路,输注前予抗过敏药物使用,同时给予心电血压血氧饱和度监护。

(3) 输注中密切监测病人体温、监护数值,观察用药后有不良反应,可减慢滴速或暂停滴注直至症状缓解。

(4) 静脉滴注该药时,应避免同时输注血制品。

(5) 该药应2～8 ℃避光保存运输。

(七) 甲氨蝶呤(MTX)

1. 药理作用

本药为抗肿瘤药,经剂量、用法调整后用作免疫抑制药。为叶酸拮抗剂,它选择性地作用于增殖中的细胞,阻止免疫母细胞的进一步分裂增殖。

2. 不良反应

可有骨髓抑制、口腔黏膜炎、恶心、呕吐、腹泻、皮疹、肝肾功能损害、脱发。

3. 护理要点

(1) 应用免疫抑制量的甲氨蝶呤后24 h内给予适量的亚叶酸钙解救,以对抗甲氨蝶呤的毒性。同时遵医嘱使用亚叶酸钙漱口水含漱,每次含漱1～2 min并吞咽一口,以减轻口腔及食管黏膜的不良反应。

(2) 用药期间应避免无防护下过度地接受阳光或太阳灯的照射。

(3) 用药前和用药期间监测全血细胞计数、血尿素氮、血清肌酐、肝功能。

三、常用抗感染用药护理

感染是造血干细胞移植后常见并发症之一,临床涉及的病原菌有细菌、真菌、病毒等。

临床护士需熟知各种抗感染药物的配伍禁忌、药理作用及副作用，并做好抗感染药物的观察及护理。

（一）抗生素

1. 青霉素类

（1）适应证

青霉素类药物是β-内酰胺类抗生素中最常用的一种。其抗菌作用具体分类见表6.8。

表6.8 青霉素类药物的分类及代表性药物

	根据抗菌作用分类	代表性类别(化学分类)	代表性药物
窄谱青霉素	主要作用于G^+菌的青霉素	苄基青霉素类(天然)	青霉素
		苯氧青霉素类(天然)	青霉素V
	主要作用于G^-菌的青霉素	异噁唑类青霉素(耐酶)	氯唑西林
		脒基青霉素	美西林
		甲氧基青霉素	替莫西林
广谱青霉素	抗一般G^-杆菌广谱青霉素	氨基青霉素	氨苄西林
			阿莫西林
	抗假单包菌广谱青霉素	羟基青霉素	替卡西林
		脲基青霉素	哌拉西林
			阿洛西林
			美洛西林

（2）不良反应

常见过敏反应有：严重的过敏性休克、血清病型反应、白细胞降低、药疹、接触性皮炎及哮喘发作等。过敏性休克一般在注射后数分钟内发生，临床症状表现为呼吸困难、血压下降、发绀、昏迷、肢体强直，甚至惊厥，患者可在短时间内死亡。

（3）护理要点

① 预防青霉素过敏反应：询问有无青霉素过敏史以后再做过敏试验，凡有过敏史者禁忌做过敏试验。过敏试验阳性者禁用，并在其病历上做特殊标记并告之患者及其家属。患者使用过青霉素，已停药3天后如仍需注射青霉素，应重新做过敏试验。青霉素溶液应现用现配，不可调配好过段时间再用。

② 青霉素引起严重过敏反应的抢救：

a. 立即停药，平卧，保暖，给氧气吸入。

b. 遵医嘱即刻肌肉注射盐酸肾上腺素，小儿酌减。如症状不缓解，可每3～5 min再注射0.5 mL，同时给予地塞米松5 mg静脉注射，或用氢化可的松200～300 mg。加入5%～10%葡萄糖溶液中静脉滴注。

c. 遵医嘱使用抗组胺类药物：如盐酸异丙嗪25～50 mg或苯海拉明40 mg肌肉注射。

d. 观察患者有无喉头水肿、呼吸困难等症状，做好床边急救的准备。

2. 头孢菌素类

(1) 适应证

头孢菌素类是目前临床应用最广泛的β-内酰胺类抗生素，主要用于预防和治疗细菌感染。目前头孢菌素一共分为五代，各代头孢菌素抗菌谱如下：

① 第一代头孢菌素。代表药物：头孢唑林、头孢拉定、头孢氨苄、头孢喹啉、头孢噻吩。抗菌谱：对革兰氏阳性球菌(金黄色葡萄球菌、肺炎链球菌、化脓链球菌)、革兰氏阴性菌(大肠埃希菌、克雷伯菌杆菌、变形杆菌)具有抗菌活性。

② 第二代头孢菌素。代表药物：头孢呋辛、头孢替安、头孢克洛。抗菌谱：对革兰氏阳性球菌有抗菌活性与第一代相似；对革兰氏阴性杆菌(大肠埃希菌、克雷伯菌属、沙门菌属、志贺菌属、流感嗜血杆菌)具有抗菌活性。

③ 第三代头孢菌素。代表药物：头孢噻肟、头孢哌酮、头孢他啶、头孢曲松、头孢唑肟、头孢替坦、头孢克肟、头孢泊肟、头孢地嗪。抗菌谱：对肠杆菌科等革兰氏阴性杆菌具有较强的抗菌作用。头孢他啶和头孢哌酮对铜绿假单胞菌亦具较强抗菌活性。

④ 第四代头孢菌素。代表药物：头孢匹罗、头孢匹胺、头孢吡肟。抗菌谱：对革兰氏阳性菌(葡萄球菌及链球菌)、革兰氏阴性菌(肠杆菌属、铜绿假单胞菌、嗜血杆菌属)都有较强抗菌活性。

⑤ 第五代头孢菌素。代表药物：头孢洛林酯、头孢吡普。抗菌谱：对革兰氏阳性菌包括耐药菌株具有良好的抗菌活性，同时对革兰阴性菌的抗菌活性也较好。

(2) 不良反应

① 过敏反应：头孢菌素可致皮疹、荨麻疹、哮喘、发热、血清病样反应、血管神经性水肿，严重时出现过敏性休克。头孢菌素的过敏性休克与青霉素休克反应类似。

② 消化道反应及菌群失调：多数头孢菌素可导致恶心、呕吐、食欲不振等不适。本类药物会强力地抑制肠道菌群，导致患者菌群失调，引起维生素 B 族和维生素 K 缺乏；也可引起二重感染。

③ 肾损害：中度以上肾功能不全患者应根据肾功能适当调整剂量。注意监测肾功能。

④ 警惕双硫仑样反应：服用头孢菌素类期间避免使用含有乙醇的药物、食物及外用乙醇。

(3) 护理要点

① 应用头孢菌素时应注意：对青霉素过敏及过敏体质者应慎用。有的产品在说明书中规定用前要做皮试，应参照执行。

② 发生过敏性休克可参照青霉素休克抢救应急方法处理。

3. β-内酰胺酶抑制剂

由于病原菌对一些常见的β-内酰胺类抗生素(青霉素类、头孢菌素类)耐药，其主要方式是产生β-内酰胺酶，使β-内酰胺环水解而失活。β-内酰胺酶抑制剂能抑制部分β-内酰胺酶，避免β-内酰胺类抗生素被水解失活。

β-内酰胺酶制剂分类如下：

① 可逆性竞争型β-内酰胺酶抑制剂：可与葡萄球菌的β-内酰胺酶活性部分结合起抑制

作用，抑制剂消除后酶活性可恢复，如耐酶青霉素（甲氧西林、异噁唑类青霉素等）、阿维巴坦；对葡萄球菌具有良好杀灭作用，是产酶葡萄球菌感染首选用药。

② 不可逆性竞争型β-内酰胺酶抑制剂：可与酶牢固结合使酶失活，作用强，对葡萄球菌及多种革兰氏阴性菌的β-内酰胺酶均有作用；主要有克拉维酸、他唑巴坦、舒巴坦；本类药物单独使用几乎无抗菌作用。

4. 氨基糖苷类

氨基糖苷类作用机制是通过抑制细菌细胞膜蛋白质的合成并改变膜结构的完整性而发挥强有力的杀菌作用。本类药物对静止期细菌的杀灭作用较强，为静止期杀菌剂。

（1）适应证

① 对葡萄球菌属细菌和肠杆菌科具有良好的抗菌作用，但是对铜绿假单胞菌无作用者，如链霉素、卡那霉素等。链霉素对葡萄球菌等革兰氏阳性球菌作用较差，但对结核分枝杆菌具有较强作用。

② 对肠杆菌科细菌、铜绿假单胞菌等革兰氏阴性杆菌有较强抗菌作用，对葡萄球菌属也有较好作用者，如庆大霉素、妥布霉素、阿米卡星、依替米星、小诺米星。

③ 抗菌谱和卡那霉素相似，由于毒性比较大，临床常用于口服或局部使用，有新霉素与巴龙霉素，后者对阿米巴原虫和隐孢子虫有较好作用。

（2）不良反应

① 耳毒性：包括前庭功能障碍及耳蜗听神经损伤。前庭功能障碍表现为头昏、眩晕、视力减退、眼球震颤、恶心、呕吐和共济失调；耳蜗听神经损伤表现为耳鸣、听力减退和永久性耳聋。用药期间严密观察患者听力、前庭功能。

② 肾毒性：氨基糖苷类抗生素主要以原形由肾脏排泄，并可通过细胞膜吞饮作用使药物大量蓄积在肾皮质，从而引起肾毒性。肾毒性通常表现为血尿、蛋白尿、管型尿等，严重时可产生氮质血症、肾功能降低。用药期间应监测肾功能指标。

③ 神经肌肉阻滞：可能的原因是药物与钙离子络合，使体液内的钙离子含量降低，或与钙离子竞争，从而抑制神经末梢乙酰胆碱的释放，并降低突触后膜对乙酰胆碱的敏感性，最终造成神经肌肉接头传递阻断，而引起呼吸肌麻痹，甚至严重的可致呼吸停止。

④ 本类药物也引起过敏反应，包括荨麻疹、皮疹、药物热、中性粒细胞减少、溶血性贫血，严重可致过敏性休克等。

5. 大环内酯类

临床应用的该类药物有：阿奇霉素、红霉素。这是由链霉菌产生的一类弱碱性抗生素，作用于细菌核糖体50S亚基，抑制蛋白质合成，对大多数G^+菌、部分G^-菌及一些非典型病原体，如军团菌、螺旋体、肺炎支原体、衣原体、立克次体、弓形虫、非典型分枝杆菌感染也有良效。

主要不良反应有：

① 肝毒性主要临床表现为肝功能异常、胆汁淤积等，一般停药后可恢复正常。

② 耳毒性主要表现为耳鸣和听觉障碍。

③ 过敏主要表现为荨麻疹、药疹、药物热等。

④ 输注本类药物可有局部刺激，如静脉炎等，故输注速度宜慢。

⑤ 本类药物可抑制茶碱的正常代谢。

6. 糖肽类

临床应用的常见类药物有：万古霉素、去甲万古霉素、替考拉宁等。该类药物属于抗革兰氏阳性菌（G^+菌）的抗生素。主要用于治疗耐甲氧西林金黄色葡萄球菌（MRSA）和耐甲氧西林表皮葡萄球菌（MRSE）所致系统感染；治疗粒细胞缺乏并高度怀疑 G^+ 菌感染的患者。

主要不良反应有：

① 引起口腔麻木、皮肤瘙痒、刺痛感、嗜酸性粒细胞增多、药物热、类感冒药反应，甚至过敏性休克反应。

② 严重的耳中毒和肾中毒，应避免大剂量长时间大剂量使用。

③ 输注速度过快，剂量过大可产生红斑样或荨麻疹样反应，皮肤发红（称为红颈综合征）。

（二）抗真菌药

1. 两性霉素 B

（1）适应证

适用于敏感真菌所致的深部真菌感染且病情呈进行性进展者，如肺部感染、心内膜炎、腹腔感染、败血症、脑膜炎等。

（2）不良反应

① 急性输液反应：通常发生在给药后 1～3 h，表现为寒战、高热、全身不适、恶心、呕吐，有时可出现血压下降、眩晕等。

② 心血管系统反应：输注过快可出现低血压、心律失常、休克和呼吸困难。

③ 脱水、低钾血症、低钙血症：由于尿中排出大量钾离子所致。

④ 肾功能损害：少数患者可出现肌酐及血尿素氮升高，肌酐清除率下降。

⑤ 该药刺激性大，静脉滴注部位可能会出现血栓性静脉炎。

（3）护理要点

① 为减少不良反应，给药前予解热镇痛药和抗组胺药，如异丙嗪或地塞米松 2～5 mg 静脉注射。

② 首次小剂量开始，建议剂量 0.1 mg/(kg·d)，滴速不得超过 30 滴/分，观察有无不良反应。如无毒副作用反应，第 2 天开始剂量逐日递增至维持剂量：1～3 mg/(kg·d)。输液浓度以不大于 0.15 mg/mL 为宜。

③ 该药禁用氯化钠注射液做溶媒，因可产生沉淀。

④ 使用单独通道避光缓慢静脉滴注，一般 8～12 h，用输液泵控制速度，前后用 5%葡萄糖注射液冲管。

⑤ 定期严密随访血常规、肝功能、肾功能、血钾、心电图等。

⑥ 用药期间宜多食香蕉、苹果等含钾多的水果，可预防低血钾。用药中若出现低钾血症，应及时补钾。

2. 伏立康唑

（1）适应证

① 侵袭性曲霉菌病。

② 非中性粒细胞减少患者的念珠菌血症。

③ 对氟康唑耐药的念珠菌引起的严重侵袭性感染。

④ 由足放线菌属和镰刀菌属引起的严重感染。

（2）不良反应

① 视力障碍：视觉改变/增强，视物模糊，色觉改变或畏光。

② 皮肤反应：皮疹、瘙痒、斑丘疹常见。

③ 肝肾毒性：血清转氨酶、血尿素氮增高，蛋白尿，血尿。

④ 消化系统：恶心、呕吐、腹泻。

⑤ 类过敏反应：发热、出汗、脸红、瘙痒、心动过速、胸闷、呼吸困难、眩晕等。

⑥ 神经、精神系统：头痛，眩晕，感觉异常，失眠、焦虑，抑郁，幻觉等。

（3）护理要点

① 溶解与输注：伏立康唑粉针剂使用时先用 0.9% NS 19 mL 溶解成 20 mL 的澄清溶液，溶解后的浓度为 10 mg/mL，再取所需量加至溶液中稀释；伏立康唑必须以不高于 5 mg/mL 的浓度滴注，滴注时间须 1～3 h。

② 禁止将该药和其他静脉药物于同一输液通路同时滴注。

3．卡泊芬净

（1）适应证

① 经验性治疗中性粒细胞减少、伴发热患者的可疑真菌感染。

② 治疗念珠菌病和以下念珠菌感染：腹腔脓肿、腹膜炎和胸膜腔感染。

③ 治疗食管念珠菌病。

④ 治疗对其他治疗无效或不能耐受的侵袭性曲霉菌病。

（2）不良反应

主要表现为组胺介导的症状，常见的有皮疹、瘙痒、颜面肿胀、支气管痉挛。

（3）护理要点

① 静脉滴注：成人首日负荷剂量 70 mg，继以 50 mg/d。

② 用药期间注意观察是否有组胺介导的症状，包括皮疹、面部肿胀、瘙痒和潮热等。

③ 密切观察穿刺部位有无静脉炎的发生。

④ 该药应缓慢滴注约 1 h，不得静脉推注。

4．泊沙康唑

（1）适应证

① 预防侵袭性曲霉菌和念珠菌感染。

② 治疗口腔念珠菌病。

（2）不良反应

常见不良反应有：过敏反应、心律失常和 Q-T 间期延长、肝毒性等。

（3）护理要点

① 静脉输注该药品需单独通道输注，建议选择中心静脉管道给药，外周通道输注时需注意观察注射部位静脉炎发生。

② 口服该药进入小肠后几乎不吸收，因此需延长胃排空，增加药物在胃里停留时间，建

议与食物同服(与脂肪类食物同服更佳)。

③ 基础心电图有 Q-T 间期延长,加强心电图监测。

④ 监测肝功能。

5. 艾沙康唑

(1) 适应证

治疗成人患者的下列感染:

① 侵袭性曲霉菌。

② 侵袭性毛霉菌。

(2) 不良反应

最常见的副作用包括肝脏生化检查结果升高、恶心、呕吐和腹泻,症状常可耐受。

(3) 护理要点

① 先负荷剂量给药:前 48 h 内,每 8 h 一瓶(200 mg),共给药 6 次;后维持剂量:末次负荷剂量给药后 12～24 h 开始每日 1 次,每次一瓶(200 mg)。

② 药液的配置:使用 5 mL 注射用水,将药物溶解,检查复溶溶液应澄清且无可见微粒,再进一步加入输液袋中。可能会出现白色至半透明艾莎康唑细小颗粒,不会沉降(会被串联过滤器除去)。

③ 输液必须选用带有聚醚砜(PES)串联过滤器(孔径 0.2～1.2 μm)的输液器进行输液。

④ 观察用药反应。

⑤ 监测肝功能。

(三) 抗病毒药

1. 阿昔洛韦

(1) 适应证

对单纯疱疹病毒、水痘带状疱疹病毒、巨细胞病毒等具有抑制作用。

(2) 不良反应

① 注射本药时局部常见静脉炎、荨麻疹、皮疹、瘙痒、发热、恶心、呕吐。

② 肾功能损害,少见肾功能不全。

③ 肝功能异常。

(3) 护理要点

① 输液时宜缓慢静脉滴注,加强巡视,以防药液外渗致静脉炎。

② 宜缓慢静脉滴注,指导患者多饮水,避免药液在肾小管沉积致肾功能损害。

③ 定时监测肝肾功能。

2. 更昔洛韦

(1) 适应证

适用于巨细胞病毒感染、单纯疱疹病毒感染。

(2) 不良反应

① 骨髓抑制,可有血三系减少。

② 中枢神经系统症状如精神异常、紧张、震颤等，偶有昏迷、抽搐等。

③ 可出现皮疹、瘙痒、药物热、头痛、头昏、呼吸困难、恶心、呕吐、腹痛、心律失常等。

(3) 护理要点

① 配液时注意避免药液与皮肤或黏膜接触，如不慎溅及，应立即用肥皂和清水冲洗。

② 滴注时间至少 1 h 以上，一次最大剂量为 6 mg/kg，每 12 h 一次，连续 7～14 天。

③ 可引起中性粒细胞减少、血小板减少，需预防出血和感染，用药期间监测血常规。

3. 磷甲酸钠

(1) 适应证

免疫功能缺陷患者耐阿昔洛韦单纯疱疹毒性皮肤黏膜感染。

(2) 不良反应

① 肾功能损害。

② 头痛、震颤、易激惹、幻觉、抽搐等。

③ 贫血、粒细胞减少、血小板减少。

④ 低钠血症和下肢浮肿。

⑤ 恶心、呕吐、食欲减退、腹泻、腹痛、消化不良、便秘。

⑥ 注射部位静脉炎，生殖泌尿道刺激症状。

(3) 用药护理

① 使用期间须监测肾功能。

② 缓慢给药：静脉滴注速度不得大于 1 mg/(kg · min)。

③ 为减低肾毒性，使用期间可遵医嘱水化，量为 2.5 L/d，并可适当使用噻嗪类利尿药。

④ 该药不能与其他药物混合静脉滴注，输注时注意与药物之间配伍禁忌。

4. 西多福韦

(1) 适应证

该药为开环核苷酸类似物，是抗巨细胞病毒(CMV)新药，对人 CMV 有很强的抑制作用，活性是更昔洛韦的 10 余倍；对其他疱疹病毒，如单纯疱疹病毒、水痘-带疹病毒、EB 病毒、疱疹 6 型病毒(HHV-6)、腺病毒及人乳头瘤状病(HPV)亦有很强的活性；与膦甲酸钠、阿昔洛韦合用有加成或协同效应。西多福韦对某些耐更昔洛韦或膦甲酸的病毒株也有活性。与其他抗 CMV 药物相比，西多福韦的疗效显著且持久，开始使用头两周每周给药 1 次，此后每两周给药 1 次。

(2) 不良反应

① 主要毒性为中毒性肾损害，表现为血清肌酸酐升高、蛋白尿、糖尿、尿酸。

② 中性粒细胞减少。

③ 外周神经病：有周围神经病变、乏力、神志错乱、惊厥、异常步态、嗜睡和头痛。

④ 恶心(7%)、呕吐(7%)和腹泻(26%)也有报道。

(3) 用药护理

① 使用西多福韦之前 3 h 口服丙磺舒 2 g，在滴注完毕后 2 h、8 h 再各口服 1 g。

② 为保证体内保持充分的水分，在一次滴注西多福韦之前及时在 1 h 内补充 0.9%氯化钠注射液 100 mL，如果机体耐受，在滴注西多福韦的同时或在滴注完毕再及时补充 0.9%

氯化钠注射液，以降低肾功能受损。

③ 使用西多福韦必须如上述方法合用丙磺舒并大量补液，否则，易导致肾功能受损。

④ 应定期检查血常规和肾功能。

⑤ 一旦发现肾功能受损，必须立即停药。

5. 来特莫韦

(1) 适应证

接受异基因造血干细胞移植的巨细胞病毒血清学阳性的成人受者；预防巨细胞病毒感染和巨细胞病毒病。

(2) 不良反应

最常见不良反应是恶心、腹泻、呕吐、咳嗽、头痛、疲劳和腹痛。

(3) 用药护理

① 静脉输注必须使用 0.2 μm 或 0.22 μm 聚醚砜(PES)串联过滤器给药。

② 静脉输注给药时间约 60 min。

③ 观察用药不良反应。

药物在脐血移植过程中起到了很重要的作用，并且新药的发展越来越国际化，移植护士要熟知每一种药物的药理作用及机制，并掌握各种药物的注意事项，保证患者的用药安全。同时要及时向患者宣教药物的作用及不良反应，提高患者的用药依从性，促进移植的成功。

（常　婷）

第五节　脐血移植患者的营养支持治疗

allo-HSCT 已成为有望治愈恶性及非恶性血液病的方法，非血缘脐血(CB)是理想的造血干细胞来源之一。UCBT 患者移植前的预处理方案通常包括清髓性、非清髓性和减低强度预处理。患者在接受清髓及部分减低强度预处理之后，通常会出现恶心、呕吐、腹泻及口腔黏膜炎等相关并发症，导致消化和免疫功能的紊乱、食物摄入减少，消化吸收功能降低，从而引发广泛的吸收不良以及营养不良。本中心调查了 80 例 UCBT 患者，结果发现 47.5% 的患者移植后体重减轻>8%，进一步证明患者在移植过程中处于高营养风险状态。

持续的营养不良状态对免疫系统和干细胞植入时间有负面影响，也与住院时间延长、并发症发生率增加和移植相关死亡率增加有关。美国肠外肠内营养协会(American Society for Parenteral and Enteral Nutrition，ASPEN)和欧洲临床营养与代谢学会(European Society for Clinical Nutrition and Metabolism，ESPEN)均发表了关于 HSCT 患者的营养筛查和营养支持的共识指南，并提出所有接受清髓性预处理的移植患者都有营养不良的风险，建议应进行营养不良筛查和营养干预。因此，对于 UCBT 患者，需将营养筛查、评估、监测、教育、咨询和营养支持干预纳入全程营养管理中，根据患者的疾病状态、营养状况、营养需求量等指标动态调整营养治疗方案。

一、营养筛查

临床营养筛查工具较多，目前营养风险筛查最常用的工具是营养风险筛查（nutrtion risk screening，NRS）2002。NRS 2002 是国际上第一个应用循证医学方法开发的专用于住院患者的营养风险筛查工具，评估内容包括疾病状态受损评分和营养状态受损程度两个部分。通过体质量指数变化、近期体质量降低幅度和饮食摄入量减少程度进行评估。如果患者年龄≥70 岁，NRS 2002 总评分相应再加 1 分。NRS 2002 总评分≥3 分，表明患者存在营养风险。具体见表 6.9。

表 6.9　营养风险筛查 NRS 2002

评分	内容
A 疾病状态受损评分（取最高分） 1 分（任一项）	3 个月内体重减轻>5%或最近 1 周进食量减少 20%～50%
2 分（任一项）	2 个月体重下降>5%或 BMI 18.5～20.5 kg/m² 或近 1 周内进食量减少 50%～70%
3 分（任一项）	1 个月内体重减轻>5%（或 3 个月内减轻>15%）或 BMI<18.5 kg/m²（或血清白蛋白<35 g/L）或最近 1 周进食量减少 70%～100%
B 营养状态评分（取最高分） 1 分（任一项）	一般恶性肿瘤、髋部骨折、长期血液透析、糖尿病、慢性疾病（如肝硬化、慢性阻塞性肺疾病）
2 分（任一项）	血液恶性肿瘤、重症肺炎、腹部大型手术、脑卒中
3 分（任一项）	颅脑损伤、骨髓移植、重症监护、急性生理与慢性健康评分（APACHEⅡ）>10 分
C 年龄评分 1 分	年龄≥70 岁

注：营养风险筛查评分：A + B + C，NRS 2002 总评分≥3 分表明患者存在营养风险。

当准备接受 UCBT 时，对进行移植前检查的患者进行营养筛查是至关重要的。住院患者必须在入院后 48 h 内进行筛查，并在 7 天后重新评估。每周应进行重新评估。

二、营养评定

目前尚无专门针对血液肿瘤患者的营养评定方法。临床上常用的营养状况评定方法包括：患者主观整体评估（patient-generated subjective global assessment，PG-SGA）、微型营养评价（mini-nutritional assessment，MNA）及全球领导人营养不良倡议（global leadership initiative on malnutrition，GLIM）评分、人体测量及人体成分分析等。

PG-SGA 是专门为肿瘤患者设计的营养状况评估方法，是一种有效的肿瘤患者特异性营养状况评估工具，在临床上得到了广泛的推广与应用。PG-SGA 由两部分组成，即患者自我评估及医务人员评估。前者包括体质量、摄食情况、症状、活动和身体功能 4 个方面，后者包括疾病与营养需求的关系、代谢方面的需要、体格检查 3 个方面，由医务人员评估。总体评估包括定性评估及定量评估 2 种。定性评估及定量评估的关系见表 6.10。

表 6.10　PG-SGA 定性评估与定量评估关系

等级	定性评价	定量评价
PG-SGA　A	营养良好	0～1 分
PG-SGA　B	可以或中度营养不良	2～8 分
PG-SGA　C	重度营养不良	≥9 分

MNA 是专为老年患者设计的营养评估方法，对老年患者营养状况的预测有效性更优。其调查表主要分为四个部分，包括人体指标、整体评价、饮食评价和自我评价。分值≥24.0 诊断为营养良好，17.0～23.5 为潜在营养不良，分值<17.0 为营养不良。

GLIM 标准是由 ASPEN、ESPEN、亚洲肠外肠内营养学会及拉丁美洲肠外肠内营养学会组成工作组共同探讨并统一的营养不良诊断标准。专家组一致认为，评估营养状况的关键第一步是营养不良风险筛查，通过使用经过验证的筛查工具来确定患者是否存在营养风险。第二步是评估诊断和严重程度分级。GLIM 标准包括 3 个表型标准（非自愿性体重减轻，低体重指数和肌肉质量减少）和 2 个病因标准（减少食物摄入或同化，炎症或疾病负担）。但由于低体重指数缺乏亚洲人群的分级数据，在实际工作中，目前仅使用非自主性体重丢失、低体重指数这 2 个表现型指标。GLIM 营养不良诊断标准见表 6.11。GLIM 标准规定，“具备 1 个表型标准和 1 个病因标准”即可以诊断营养不良。GLIM 严重程度分级，分为 1 期/中度营养不良和 2 期/重度营养不良。疾病严重程度分级见表 6.12。

表 6.11　GLIM 营养不良诊断标准

表型标准		病因标准	
低 BMI	肌肉减少	摄食减少或消化吸收障碍	炎症或疾病负担
欧美人群：70 岁以下<20 kg/m²，或 70 岁以上<22 kg/m²； 亚洲人群：70 岁以下<18.5 kg/m²，或 70 岁以上<20 kg/m²	人体成分分析提示肌肉减少，目前缺乏统一的切点值	摄入量≤50%的能量需求超过 1 周，或任何摄入量减少超过 2 周，或存在任何影响消化吸收的慢性胃肠状况	急性疾病或创伤，或慢性疾病如恶性肿瘤、慢性阻塞性肺疾病、充血性心衰、慢性肾衰、任何伴随慢性或复发性炎症的慢性疾病

表 6.12　GLIM 营养不良分期

	1 期，中度营养不良（至少符合 1 个标准）	2 期，重度营养不良（至少符合 1 个标准）
体重丢失	6 个月内丢失 5%～10%，或 6 个月以上丢失 10%～20%	6 个月内丢失>10%，或 6 个月以上丢失>20%
低 BMI	70 岁以下 BMI<20 kg/m^2，或 70 岁及以上 BMI<22 kg/m^2	70 岁以下<18.5 kg/m^2，或 70 岁及以上 BMI<20 kg/m^2
肌肉减少	轻至中度减少	重度减少

除了使用上述经过验证的营养评估工具，人体测量及体成分分析也是评估肿瘤患者营养状况的重要因素，包括 BMI（身高、体重）、人体测量指标（上臂中围、上臂段肌围、肱三头肌皮褶厚度等）、人体成分（瘦体组织、脂肪组织等）以及常用生化指标（各类血清蛋白水平、淋巴细胞计数等）的测定。人体测量因其易于执行、快速、低成本，是临床最常用的方法，由专业人员执行并可产生可靠的结果。本中心分析的 80 例 UCBT 患者，发现小腿皮褶厚度和白蛋白水平是患者 OS 的独立风险因素，小腿皮褶厚度≥20.5 mm，白蛋白水平< 33.6 g/L，DFS 更差，相较于主观量表，实验室数据可能更为重要。

上述的营养评定方法，除了可用于患者的个体化营养治疗方案制定外，还可以将营养相关指标与临床特征相结合，用于患者移植后 OS 的预测。本中心将纳入的 80 例 UCBT 患者的临床特征和营养因素数据做整合分析，筛选出可预测移植后 OS 的因素（包括疾病状态、预处理方案、小腿皮褶厚度和白蛋白水平），建立 OS 的风险评分公式，即风险分数 = 1.342×移植前疾病状态（CR 为 0，PR/NR 为 1）+ 1.630×预处理方案（MAC 方案为 0，RIC 方案为 1）+ 2.603×白蛋白水平（外周血 Alb≥33.6 g/L 为 0，<33.6 g/L 为 1）+ 1.848×小腿皮褶厚度（<20.5 mm 为 0，≥20.5 mm 为 1），其阳性预测值为 84.0%。根据风险分数的 Cutoff 值（2.225）将患者分为 2 组，结果显示高风险分数（≥2.225）与 UCBT 后较低的 3 年 OS 相关[67.5%（95%CI：51.1%～79.4%），$P = 0.001$]。该生存预测模型的建立，有望帮助临床医生识别生存较差的高风险患者，尽早进行营养治疗干预，提高移植疗效。

三、营养治疗的指征

营养治疗是根据营养筛查和评定结果，对有营养风险或营养不良的患者制订营养支持方案并实施的过程。营养治疗的第一步依赖于营养筛查和营养评定，ASPEN 和 ESPEN 的共识声明中建议，如果患者不能维持他们的营养状况，就进行营养筛查和干预。对于 HSCT 患者应在入院 48 h 内采用 NRS 2002 对患者进行营养筛查，以确定哪些患者需要进行正式的营养评估。需要接受 UCBT 的患者在初步的营养筛查后，根据营养筛查风险确定选择适当的营养评估工具 PG-SGA、MNA、GLIM 评分、人体测量及人体成分分析来进行营养评估。针对有营养不良的患者及时进行营养干预及支持。

四、营养治疗的方式

营养治疗应遵循五阶梯治疗原则，如图 6.4 所示。首先选择饮食加营养教育，再依次向上选择口服营养补充(oral nutrition supplements，ONS)、肠内营养(enteral nutrition，EN)、补充性肠外营养(supplementary parenteral nutrition，SPN)或全肠外营养(total parenteral nutrition，TPN)。通常当下一阶梯不能满足或预计不能满足 50%目标能量需求超过 7 天时，考虑选择上一阶梯。

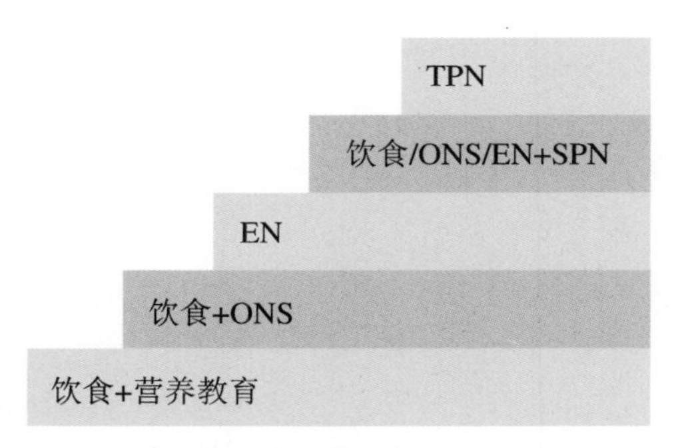

图 6.4　营养干预五阶梯模式

UCBT 移植患者由于治疗方案的特异性需要针对患者进行个体化分析。非清髓性预处理方案的患者营养限制的时间短，一般不需要营养支持。由于肠内营养支持对胃肠道完整性和肠道菌群的积极作用，在胃肠道功能正常的情况下，对于口服不能满足营养需求的患者，应优先考虑 ONS 或 EN。吞咽及胃肠道功能正常的患者建议选择 ONS，进食障碍但胃肠道功能正常或可耐受的患者建议选择管饲。肠内营养比肠外营养具有更多优势，包括高血糖、胃肠道不良反应和感染的发生率降低，同时可以显著降低低白蛋白血症发生，减少白蛋白及血制品的输注，降低治疗费用。但对于有严重黏膜炎，消化道出血，中性粒细胞减少性结肠炎，难治性顽固性呕吐和腹泻(Ⅲ和Ⅳ级)，胃肠道阻塞，肠梗阻，严重胃肠道 GVHD(Ⅲ和Ⅳ级)和窦道疾病等的患者应禁用肠内营养。

在清髓及减低强度预处理患者中，由预处理方案引起的严重黏膜炎患者，可能导致喂养管的放置和耐受性变差或不可能实施，从而使肠内喂养可能性降低。对于严重黏膜炎、肠梗阻或顽固性呕吐、持续腹泻或症状性胃肠道 GVHD 时的患者应建议采用肠外营养。与肠内营养相比，肠外营养能够明显增加体重、血清白蛋白水平、能量和蛋白质的摄入，但长期接受肠外营养可能导致肠黏膜萎缩、功能减退且增加肠源性及导管相关感染风险，因此胃肠道功能改善后应尽快停用。

五、移植患者的营养需求

HSCT 移植患者应密切监测总能量摄入，当能量摄入不能满足目标能量需求时，应实施营养治疗。如果口服能量摄入减少，可以补充额外的零食，蛋白质/热量丰富的食物，或高密度的能量/蛋白质饮料。如果总能量摄入仍然不足，可以开始人工营养支持，如 EN 或 PN。

目标能量需求可以使用 Harris-Benedict 公式或间接测热法实际测量机体静息能量消耗值提供，无条件测定时可基于体重估算能量需要量，一般患者每日能量需求为 25～30 kcal/kg，移植后患者可能达到每日 30～50 kcal/kg。氨基酸的补充剂量范围一般为 1.2～1.5 g/(kg・d)，分解代谢状态时可增加至 1.2～2 g/(kg・d)，伴有严重 GVHD 可增加至 1.5～2.0 g/(kg・d)。肾功能不全患者需根据具体的肾功能损伤情况调整蛋白质供给量。

六、肠内、肠外营养制剂的特点及选用

（一）肠内营养

EN 常用的管道喂养途径包括鼻胃管、鼻十二指肠管、鼻空肠管、胃造口、空肠造口等。血液肿瘤患者 EN 首选经鼻胃管或鼻肠管。鼻胃管更符合生理特点，置管技术简单，方便早期开始营养支持，绝大多数患者都能适用、耐受。鼻胃管或鼻肠管留置一般不超过 4 周，对于需要长期喂养的患者最好根据需要选择通过内镜、影像引导或手术行胃造瘘或空肠造瘘置管。喂养途径的选择取决于患者疾病情况、喂养时间长短、精神状态及胃肠道功能。肠内营养的输注方式包括一次性投给、间歇性重力滴注和连续性经泵输注三种形式。具体输注方式的选择需结合临床选择。EN 的输注速度开始宜慢，一般为 25～50 mL/h，随后每 12～24 h 增加 25 mL/h，最大速率为 125～150 mL/h，输注过程注意监护患者情况，如患者不耐受应及时减慢输注速度或停止输注。目前，肠内营养的市售药品主要有安素、能全素、百普素等，具体参数如表 6.13 和表 6.14。

表 6.13 国内市售的肠内营养粉剂的主要参数

商品名	安素(TP)			能全素(TP)			百普素(SP)
	每罐	每勺	每标准份	每罐	每勺	每标准份	每袋
标准冲调方法	本品 6 平勺(55.8 g)加入 200 mL 温开水充分混合			本品 9 平勺(43 g)加入 50 mL 温开水充分混合后，加入开水至 200 mL			本品 1 袋(125 g)加入 50 mL 温开水充分混合后，加入开水至 500 mL
储存	冲好后立即服用或加盖冰箱保存，24 h 内服用。开盖后于阴凉处保存，并于 3 周内用完			避光、密闭、室温保存。冲好的产品立即服用，4 ℃条件下最多保存 24 h			避光、密闭、室温保存。冲好的产品立即服用，4 ℃条件下最多保存 24 h
通用名	肠内营养粉剂			整蛋白型肠内营养制剂(粉剂)			短肽型肠内
成分含量(g)	400	9.3	55.8	320	4.78	43	125
能量(kcal)	1800	41.58	251.1	1478	22.08	198.66	502
能量密度(kcal/mL)	1.06			1.0			1.0

续表

商品名	安素(TP)			能全素(TP)			百普素(SP)
	每罐	每勺	每标准份	每罐	每勺	每标准份	每袋
碳水化合物(g)	242.8	5.65	33.87	180.48	2.70	24.25	88.75
脂肪(g)	63.6	1.48	8.87	58.24	0.87	7.83	8.38
蛋白质(g)	63.6	1.48	8.87	59.20	0.88	7.96	18.38
糖脂比	63：37			58：42			82.5：17.5

表 6.14　国内市售的肠内营养乳剂和混悬液(以 500 mL 计)的主要参数

商品名	瑞素	能全力1.0	能全力1.5	瑞先	瑞高	百普力	康全甘	佳维体	瑞代	康全力	伊力佳	瑞能
缩写	TP	TPF	TPF	TPF	TPF-HE	SP	TP-MCT	TPF-FOS	TPF-D	TPF-DM	TPF-D	TPF-T
通用名	肠内营养乳剂	肠内营养混悬液	肠内营养混悬液	肠内营养乳剂	肠内营养乳剂	肠内营养混悬液	肠内营养混悬液	肠内营养混悬液	肠内营养乳剂	肠内营养混悬液	肠内营养混悬液	肠内营养乳剂
能量(kcal)	500	500	750	750	750	500	500	535	450	375	505	650
能量密度(kcal/mL)	1	1	1.5	1.5	1.5	1	1	1.07	0.9	0.75	1.01	1.3
碳水化合物(g)	69	61.5	92.5	94	85	88	63	70.25	60	42	40.7	52
脂肪(g)	17	19.45	29.2	29	29	8.5	16.7	17.35	16	16	27.2	36
蛋白质(g)	19	20	30	28	37.5	20	25	20	17	16	20.9	29.25
糖脂比	64.3：37.5	58.4：41.6	58.5：41.5	59：41	56.6：43.4	82：18	63：37	64：36	62.5：37.5	54：46	40：60	39：61

标准配方(TP 或 TPF)适用于绝大多数患者,可根据患者具体情况选择不同制剂。标准配方能量密度约为 1 kcal/mL。高能量密度配方(TP-HE 和部分 TPF)能量密度增加到 1.5 kcal/mL,适用于需要限制液体量的患者,如心、肾功能不全。高能配方的渗透压高于标准配方,发生渗透性腹泻的可能性增加。短肽型配方 SP 比其他配方更易于吸收,适用于胃肠功能障碍的患者、长期饥饿后的起始阶段、空肠给予肠内营养和某些短肠综合征、肠瘘患者。富含中链甘油三酯的配方(TP-MCT)适用于脂肪代谢障碍的患者。富含低聚果糖的配方(TPF-FOS)是在标准配方的基础上增加了膳食纤维,有利于调节肠道、增加耐受。疾病专用型配方 TPF-D/TPF-DM 和 TPF-DM 是分别适用于糖尿病患者和恶性肿瘤患者。TPF-T 通常也是免疫调节配方能够促进免疫功能,增强机体抵抗力。

（二）肠外营养

肠外营养是通过静脉途径，用于提供能量和营养物质。肠外营养制剂包括三大能量物质葡萄糖、脂肪乳、氨基酸以及水、电解质、多种微量元素和维生素。全肠外营养液包括个体化设计、由静脉药物调配中心配制的全合一或二合一营养液以及工业化生产的预混型三腔袋或双腔袋。

葡萄糖是机体最主要的能量底物，然而葡萄糖在体内的氧化作用是有限的，成人葡萄糖的最大氧化速率为4～5 mg/(kg·min)。在选用时，应根据液体需要量选择不同浓度的葡萄糖注射液。

脂肪是机体重要的能量底物和主要的能源储备。不同类型的脂肪乳剂稳定性不同。目前临床常用的脂肪乳制剂及其特点见表6.15。在选用时应需结合临床及脂肪乳剂的特点综合考虑。需要注意的是，鱼油脂肪乳一般情况下应与其他脂肪乳同时使用。当有明确的大豆油过敏，可单用鱼油脂肪乳。

表6.15　脂肪乳剂的特点

脂肪乳	制剂组成	生理特点
大豆油脂肪乳(SO)	C14-24，100%大豆油及少量甘油及卵磷脂	含有丰富的必需脂肪酸，参与大量生物膜和生物活性物质代谢。代谢产物促进炎症反应
中/长链脂肪乳(MCT/LCT)	C6-24或C8-24，50%中链甘油三酯、50%大豆油、少量甘油及卵磷脂，组成部分制剂含抗氧化剂α-生育酚	水解迅速而完全，半衰期短，肠外给予时不在脂肪组织中储存，较少发生肝脏脂肪浸润，尤其适用于因肉毒碱转运酶缺乏或活性降低而不能利用LCT者，且MCT的生酮作用高于LCT
结构脂肪乳(STG)	C6-24，75%混合链甘油三酯、少量LCT、MCT组成，含少量甘油及卵磷脂	将脂肪酸水解酯化后在同一甘油分子的3个碳链上化学结合不同的MCT和LCT，理论上更符合机体的生理代谢特点
橄榄油脂肪乳(OO)	C14-24，80%橄榄油、20%大豆油组成，含少量甘油及卵磷脂	富含MUFA。代谢产物免疫中性
鱼油脂肪乳(FO)	C12-24，100%鱼油组成，含少量甘油、卵磷脂及抗氧化剂α-生育酚	富含ω-3脂肪酸。代谢产物抑制炎症反应
多种油脂肪乳(SMOF)	30%大豆油、30%中链甘油三酯、25%橄榄油和15%鱼油组成，含少量甘油及卵磷脂	将大豆油、中链甘油三酯、橄榄油和鱼油按一定比例物理混合，既保证了必需脂肪酸的供给，又可以起到调节免疫的作用

氨基酸近年来也有适用于肝病、肾病、新生儿和儿童等患者的特殊类型供临床选用。在选用时应结合患者病理生理、氨基酸制剂中的成分、含量和注射液浓度等因素。需要注意的是,肾病型氨基酸(即复方氨基酸注射液,9AA)仅含必需氨基酸(EAA),不建议用于已行肾脏替代治疗的慢性肾脏病患者。

水和电解质是体液的主要成分,体液平衡为机体细胞正常代谢提供所必需的内环境,也是维持机体生命及各脏器生理功能的必备条件。在选用电解质时需要注意各种电解质制剂的单位与剂量换算。成人每日电解质需要推荐量参见表6.16。

表6.16 成人每日电解质需要推荐量

电解质	钠	钾	钙	镁	磷
需要推荐量/mmol	80～100	60～150	2.5～5	8～12	15～30

微量元素和维生素是人体的基本组成部分,当补充不足或比例失调时,将影响人体的正常代谢和功能,甚至引起组织结构改变而导致疾病。UCBT患者常因GVHD、代谢应激反应、抗生素和免疫抑制剂使用、腹泻等影响,机体对微量元素和维生素的需求发生改变。目前,临床使用的微量营养素制剂和多种维生素制剂符合膳食营养素参考摄入量(dietary reference intakes, DRI)。需要注意的是,多种维生素制剂不含维生素K,UCBT患者长期使用该药时需额外补充维生素K,预防维生素K缺乏。

七、营养监测

在HSCT期间仍需每周进行监测,以确保足够的营养摄入。营养状况的初始和连续评估对HSCT患者是很重要的,因为它可预测预处理和其他治疗相关的毒性对患者营养的潜在影响,包括影响营养的摄入、吸收和利用。监测指标见表6.17。

表6.17 营养参数监测指标

监测参数	参数评估频率	监测的意义
人体测量学		
体重	每天	利尿剂和白蛋白补充评价与体液平衡的关系
营养评估		
经口进食情况	每日3次	营养支持评估
实验室参数		
白蛋白	每周1次	评估补充的适宜性
钾、钠	每天	补钾的适宜性
钙、镁、磷酸盐	每周2次	补充的适宜性及评估再喂养综合征
血糖	如果有PN或既往糖尿病,每日3～6次,否则每周2次	胰岛素剂量的适应性

续表

监测参数	参数评估频率	监测的意义
肌酐	每天	纠正体液平衡 避免毒性损伤
肝功能检查	每2周1次	评估毒性损害、感染、肝脏GVHD和复发
甘油三酯	PN时每2周1次	PN的适宜性
维生素 B_{12}	条件允许时	移植前单独补充

八、营养治疗中的并发症处理

（一）肠内营养并发症

在使用肠内营养时，应关注肠内营养常见的并发症。详见表6.18。

表6.18　肠内营养治疗主要并发症及防治措施

并发症	高风险因素	预治措施
机械性损伤	鼻肠管移位或意外取出 鼻肠管阻塞	确保正确固定鼻肠管，用不褪色墨水标记出口点，以监测位置 在给肠饮食后，在每次饮食暂停时，在每次给药前和后，一定要用过滤水冲洗鼻肠管 当患者出现咳嗽、呕吐或烦躁时，确认鼻肠管的位置 如果出现呕吐，暂停饮食和喂食15 min，并继续监测新的呕吐发作 使用20 mL温水注射器清理鼻肠管
误吸	既往有误吸史 意识水平降低（镇静、颅内压升高） 神经肌肉疾病或呼吸消化道结构异常 呕吐 机械通气或需要长时间水平仰卧 年龄>70岁 医护比不足 口腔护理不佳的呼吸危重症患者等	推荐给予喂养时床头抬高30°～45° 加强口腔护理（氯己定溶液） 幽门后喂养 促胃肠动力药物（红霉素或甲氧氯普胺） 持续泵入EN而非间断喂养 减慢喂养速度 医务人员在建立人工气道时，采用带锥形或圆锥形气囊的气管导管等措施来预防微误吸以提高EN耐受性和降低误吸风险

续表

并发症	高风险因素	预治措施
腹泻	患者的病情 营养液的种类 供给营养液的技术 肠道对营养液刺激而发生的分泌反应 低蛋白血症 使用抗菌药物的时间 禁食等	建议使用酵母菌或益生菌来预防由肠道菌群移位引起的腹泻需考虑患者的药物使用情况，如甘露醇、乳果糖口服液等异山梨糖醇、碳水化合物作为辅料的药物 减少抗菌药物的不合理应用 应尽早纠正低蛋白血症，减少抑酸药和口服钾制剂 改变营养配方/方案，如肠内营养制剂增加可溶性纤维素(20 g/L)来减轻腹泻 胰岛素泵入注射，可改善血糖控制不佳的糖尿病患者的腹泻问题 以改变肠内营养输入速度或调整肠内营养液温度
腹胀	肠内营养制剂的使用速度过快、食量过多	推荐使用甲氧氯普胺及床头抬高 30°～45° 益生菌 可使用比沙可啶等刺激性缓泻药 使用恒温加热泵维持肠内营养液温度并将输注速度控制在 80～90 mL/h，在减少胃肠道不良反应方面效果更好 推荐早期缓慢喂养，以减少腹胀的发生
肺	细菌定植 吸气 败血症 肺炎 气胸	监测实验室检查和 X 光检查鼻肠管的位置 给予肠内饮食前后保持患者半卧位 有支气管误吸危险的患者，首选鼻肠管空肠位置
耳鼻咽喉	损伤 坏死或鼻脓肿 鼻窦炎 沙哑 耳炎	使用易弯曲的鼻肠管 EN 延长后，每 3 个月更换 1 次 确保正确地固定和清洗管子和患者的鼻孔 换鼻肠管时，用另一个鼻孔

（二）肠外营养并发症

在使用肠外营养时，常见的肠外营养并发症和防治措施见表 6.19。

表 6.19　肠外营养治疗主要并发症及防治措施

并发症	评估相关性	预治措施
静脉炎	密切观察血管通路部位有无疼痛/压痛、红斑、肿胀、脓肿或可触及的静脉条索等静脉炎症状	应向患者或照护者提供有关静脉炎体征和症状的书面宣教以及发生静脉炎时应联系的相关人员。发生静脉炎后，应拔除外周静脉导管，可暂时保留 PICC，并通知医生给予对症处理，抬高患肢，制动避免受压，根据需要提供止痛、消炎等药物干预，必要时停止在患肢静脉输液，同时观察局部及全身情况的变化并记录
导管堵塞	是否存在配伍禁忌	输注前回抽并用无防腐剂生理盐水冲管以评估静脉导管装置的通畅性。导管堵塞时，分析导管堵塞原因，不应强行推注生理盐水，外周静脉导管应立即拔除，PICC、CVC、PORT 应遵医嘱及时处理并记录
感染	密切观察穿刺部位有无红斑、水肿、疼痛、压痛、渗液、硬结、皮肤破损和(或)体温升高等静脉导管相关感染的迹象和症状。	除核心体温升高外，无其他与导管相关感染症状时，不建议拔除功能状态的中心静脉通路装置；可疑血管导管相关感染时，应立即停止输液，拔除外周静脉导管，暂时保留 PICC、CVC、PORT，在抗菌治疗前，遵医嘱给予抽取血培养样本等处理
血糖异常	评估血糖异常危险因素包括高血糖危险因素(高龄、C 反应蛋白水平、糖化血红蛋白、糖尿病、感染性并发症、碳水化合物输注量及其他升糖药物的使用)和低血糖危险因素(较低的 BMI、高血糖变异性、全肠外营养持续时间和静脉注射胰岛素的使用)	行肠外营养患者每 4～6 h 床旁测量并记录血糖水平 血糖正常患者至少 24～48 h 行床旁血糖检测，检测时机依据临床状况而定： 无糖尿病病史患者，若血糖值低于 7.8 mmol/L(1.4 g/L)，在达到预期热量摄入后 24～48 h 内未接受胰岛素治疗，可停止床旁血糖检测； 血糖>7.8 mmol/L(1.4 g/L)，且持续需要(12～24 h)胰岛素校正的患者应开始胰岛素治疗
脂肪过敏	输液过程中应评估患者有无瘙痒、体温轻微升高、寒战、食欲不振和恶心/呕吐、皮肤潮热、疼痛等不良反应	过敏反应轻微则暂停肠外营养输注，去除脂肪乳后重新开始输注，以确认无其他反应发生；过敏反应严重则停止肠外营养输注，并进行过敏反应检测，以确定过敏成分 若患者需行含脂肪乳的长期肠外营养治疗，可考虑替换另一种脂肪乳产品 定期监测患者的血清甘油三酯(TG)水平，当 TG>5 mmol/L 时，脂肪乳应减量；TG>11.4 mmol/L 时，应停用

营养不良在 UCBT 患者中发病率高，危害性大，营养治疗在 UCBT 患者中具有重要意义。营养治疗应做好筛查与评估，根据患者个体化的需求，遵循营养“五阶梯”法则，选择合

适的途径和药物，并在治疗过程中做到动态评价疗效，加强并发症的防范和治疗，努力提高UCBT患者营养治疗的规范化水平。

（宁丽娟　赵晓晓）

参考文献

[1] Mackall C, Fry T, Gress R, et al. Background to hematopoietic cell transplantation, including post transplant immune recovery[J]. Bone Marrow Transplant, 2009, 44(8): 457-462.

[2] Maziarz R T. Blood and marrow transplant handbook[M]. 2nd ed. Cham: Springer, 2015: 3-11, 29-33.

[3] Sureda A, et al. Madrigal for the European society for blood and marrow transplantation. Indications for allo-and auto-SCT for haematological diseases, solid tumours and immune disorders: current practice in Europe, 2015[J]. Bone Marrow Transplant, 2015, 50(8): 1037-1056.

[4] Savani B, Griffith M, Jagasia S, et al. How I treat late effects in adults after allogeneic stem cell transplantation[J]. Blood, 2011, 117(11): 3002-3009.

[5] EACH and the European Association for Children in Hospital. EACH Charter & Annotations[EB/OL].(2016-10-13). https://www.each-for-sickchildren.org/each-charter/introduction-each-charterannotations.html.

[6] Wiskemann J, et al. Physical exercise training versus relaxation in allogeneic stem cell transplantation(PETRA study)-rationale and design of a randomized trial to evaluate a yearlong exercise intervention on overall survival and side-effects after allogeneic stem cell transplantation[J]. BMC Cancer, 2015, 15: 619.

[7] Bieri S, Roosnek E, Helg C, et al. Quality of life and social integration after allogeneic hematopoietic SCT[J]. Bone Marrow Transplantation, 2008, 42(12):819-827.

[8] GESCH C B. Influence of supplementary vitamins, minerals and essential fatty acids on the antisocial behaviour of young adult prisoners. Randomised, placebo-controlled trial[J]. Br J Psychiatry, 2018, 181(1):22-28.

[9] 黄晓军.实用造血干细胞移植[M].北京:人民卫生出版社, 2014.

[10] Gorski L A, Hadaway L, Hagle M E, et al. Infusion therapy standards of practice[J]. Journal of Infusion Nursing, 2021, 44(S1): S221-S224.

[11] 顾婕,钱火红,任凭,等.2021年美国输液护理学会《输液治疗实践标准》中血管通路装置的置入与维护解读[J].护理研究,2023,37(3):377-381.

[12] Nguyen T T. Utilization and extravasation of peripheral norepinephrine in the emergency department[J]. The American Journal of Emergency Medicine, 2021, 39: 55-59.

[13] 刘巧艳,朱丽群,周英凤,等.外周静脉短导管选择与置入的最佳证据分析[J].护士进修杂志,2020,35(6):550-555.

[14] Lutwick L, Al-Maani A S, Mehtar S, et al. Managing and preventing vascular catheter infections: a position paper of the International Society for Infectious Diseases[J]. International Journal of Infectious Diseases, 2019, 84: 22-29.

[15] 陈海红.优质护理在PICC置管后对机械性静脉炎的预防作用及患者焦虑程度评价[J].检验医学与临床,2017,14(16):115-117.
[16] 薛晓飞,窦凌松,柳林红.层流病房白血病患儿PICC堵管原因分析和护理对策[J].中国小儿血液与肿瘤杂志,2022,27(3):197-200.
[17] Gonzalez S, Jimenez P, Saavedra P, et al. Five-year out come of peripherally inserted central catheters in adults: a separated infectious and thrombotic complications analysis[J]. Infect Control Hosp Epidemiol, 2021, 42(7): 833-841.
[18] 孙红,陈利芬,郭彩霞,等.临床静脉导管维护操作专家共识[J].中华护理杂志,2019,54(9):1334-1342.
[19] 闻曲,成芳,鲍爱琴. PICC临床应用及安全管理[M].北京:人民军医出版社,2012.
[20] 卢丹,胡艳.异基因造血干细胞移植后急性皮肤型移植物抗宿主病患者的临床特点及护理方法[J].医学临床研究,2020,37(8):1201-1203.
[21] 周瑾,吴斌,张友山.异基因造血干细胞移植后急性移植物抗宿主病患者的护理[J].现代临床护理,2015(2):21-24.
[22] 朱莉,孙爱华,黎智,等.异基因造血干细胞移植术后并发肠道移植物抗宿主病的护理[J].中华护理杂志,2010,45(9):850-851.
[23] 朱搏宇,张晓辉,张志芳,等.造血干细胞移植术后出血性膀胱炎的分级护理[J].现代临床护理,2019,18(7):6-10.
[24] 李静,陈芳芳,李雯彬,等.造血干细胞移植术后慢性肝脏移植物抗宿主病的危险因素[J].肝脏,2020,25(5):501-504.
[25] 常芝晨,周金阳,付菊芳,等.成人造血干细胞移植后口腔黏膜炎护理最佳证据总结[J].护理学杂志,2022,37(4):45-49.
[26] Visintini C, Venturini M, Botti S, et al. Nursing management of haemorrhagic cystitis in patients undergoing haematopoietic stem cell transplantation: A multicentre italian survey[J]. Mediterr J Hematol Infect Dis, 2019, 11(1):e2019051.
[27] Kenyon M, Babic A. The European blood and marrow transplantation textbook for nurses: Under the auspices of EBMT [Internet][M]. Cham(CH): Springer, 2018.
[28] Bonifazi F, Barbato F, Ravaioli F, et al. Diagnosis and treatment of VOD/SOS after allogeneic hematopoietic stem cell transplantation[J]. Front Immunol, 2020, 11: 489.
[29] 章建丽,周晓瑜,金爱云.异基因造血干细胞移植相关血栓性微血管病患者的病情观察及护理[J].现代临床护理,2019,18(7):37-42.
[30] Bell A, Kasi A. Oral mucositis[M]. Treasure Island(FL): StatPearls Publishing, 2023.
[31] 陈新谦.新编药物学[M].北京:人民卫生出版社,2018.
[32] 中国医师协会血液科医师分会.血液病/恶性肿瘤患者侵袭性真菌病的诊断标准与治疗原则(第六次修订版)[J].中华内科杂志,2020,59(10):754-763.
[33] Buhl N D, Seguy D. Nutrition support in adult patients undergoing allogeneic stem cell transplantation following myeloablative conditioning. Diet and Nutrition in Critical Care[M]. New York: Springer, 2015:593-605.
[34] Walrath M, Bacon C, Foley S, et al. Gastrointestinal side effects and adequacy of enteral intake in hematopoietic stem cell transplant patients[J]. Nutr Clin Pract, 2015, 30(2): 305-310.
[35] Mattsson J, Westin S, Edlund S, et al. Poor oral nutrition after allogeneic stem cell transplantation correlates significantly with severe graft-versus-host disease[J]. Bone Marrow Transplant, 2006, 38(9): 629-633.

[36] Bassim C W, Fassil H, Dobbin M, et al. Malnutrition in patients with chronic GVHD[J]. Bone Marrow Transplant, 2014, 49(10): 1300-1306.

[37] Tu M, Huang A, Ning L, et al. A predictive model combining clinical characteristics and nutritional risk factors for overall survival after umbilical cord blood transplantation[J]. Stem Cell Research & Therapyt, 2023, 14(1): 304.

[38] Fuji S, Einsele H, Savani B N, et al. Systematic nutrition support in allogeneic hematopoietic stem cell transplant recipients[J]. Biol Blood Marrow Transplant, 2015, 21(10): 1707-1713.

[39] Yang J, Xue S, Zhang Y. Effect of body mass index on overall survival of patients with allogeneic hematopoietic stem cell transplantation[J]. Eur J Clin Nutr, 2017, 71(6): 750-754.

[40] August DA, Huhmann M B. American Society for Parenteral and Enteral Nutrition(A. S. P. E. N.) Board of Directors. A. S. P. E. N. clinical guidelines: nutrition support therapy during adult anticancer treatment and in hematopoietic cell transplantation[J]. JPEN J Parenter Enteral Nutr, 2009, 33(5): 472-500.

[41] Muscaritoli M, Arends J, Bachmann P, et al. ESPEN practical guideline: Clinical Nutrition in cancer[J]. Clin Nutr, 2021, 40: 2898-2913.

[42] 中国抗癌协会肿瘤营养专业委员会，中华医学会肠外肠内营养学分会. 血液系统肿瘤患者的营养治疗专家共识[J]. 肿瘤代谢与营养电子杂志，2022，9(2)：185-189.

[43] Jensen G L, Cederholm T, Correia M I T D, et al. GLIM criteria for the diagnosis of malnutrition: A consensus report from the global clinical nutrition community[J]. Journal of Parenteral and Enteral Nutrition, 2019, 43(1): 32-40.

[44] 王晓娟. 主观全面评估法在造血干细胞移植患者营养评估中的应用[J]，心理医生，2018，24(31)：336-337.

[45] 蒋朱明，张献娜，王怡，等. 营养不良 GLIM 诊断标准第一步是营养筛查及按中国疾病代码填写营养风险、营养不良于出院病案首页等注意事项[J]. 中华临床营养杂志，2020，28(5)：257-267.

[46] 石汉平，许红霞，李苏宜，等. 营养不良的五阶梯治疗[J]. 肿瘤代谢与营养电子杂志，2015，2(01)：29-33.

[47] 中华医学会肠外肠内营养学分会. 肿瘤患者营养支持指南[J]. 中华外科杂志，2017，55(11)：801-829.

[48] 朱明炜，杨桦，陈伟等. 静脉用丙氨酰-谷氨酰胺双肽临床应用专家共识(2021)[J]. 中华临床营养杂志，2021，29(4)：193-200.

[49] Pereira A Z, Vigorito A C, Almeida A M, et al. Brazilian nutritional consensus in hematopoietic stem cell transplantation: Graft-versus-host disease[J]. Einstein(Sao Paulo), 2020, 18: eAE4799.

[50] 曾英彤，周婧. 肠外肠内营养临床药学实践共识(2022 年版)[J]. 今日药学，2023，33(6)：414-421.

[51] Fuji S, Cheng J, Yakushijin K, et al. Nutritional support in allogeneic hematopoietic stem cell transplantation Asian perspective[J]. Blood Cell Ther, 2022, 5(2): 54-60.

[52] 中华医学会肠外肠内营养学分会，中国医师协会外科医师分会临床营养专家工作组. 成人肠外营养脂肪乳注射液临床应用指南(2023 版)[J]. 中华消化外科杂志，2023，22(11)：1255-1271.

第七章　脐血移植的临床应用

第一节　恶性血液病

一、绪言

异基因造血干细胞移植（allogeneic hematopoietic stem cell transplantation，allo-HSCT）是大多数白血病、淋巴瘤、骨髓增生异常综合征/骨髓增殖性肿瘤和遗传性代谢性疾病等疾病的根治性方法。迄今为止，世界范围内已完成非血缘脐血移植（unrelated umbilical cord blood transplantation，UCBT）超过 55000 例，通过 UCBT 方法治愈的患者已超过 25000 名。非血缘脐血与患者人类白细胞抗原（human leukocyte antigen，HLA）配型相合度要求不需要像非血缘骨髓供者那样高的匹配程度，几乎 95%以上的患者均可找到合适的非血缘脐血。UCBT 起初在儿童患者获得令人鼓舞的结果，之后 UCBT 逐渐被扩展应用到患有恶性及非恶性血液病的成年人。

二、UCBT 治疗恶性血液病的时机选择

UCBT 属于 allo-HSCT 的一种，因此只要是恶性血液病的诊疗指南中提及可采用替代供者 allo-HSCT 治疗时，均可根据患者的体重、原发病和供受者 HLA 匹配结果和干细胞数等因素综合考虑后采用 UCBT。对于恶性血液病患者而言，反复化疗将导致患者脏器功能衰减且感染风险增加，因此，在尽可能的降低肿瘤负荷的条件下，应尽早地采用 UCBT 作为根治手段。针对不同的疾病，可参考相应的国际和国内指南以及专家共识在合适的阶段根据相应的适应证进行 UCBT 治疗（具体请参考本书第三章第一节）。需要指出的是，大部分恶性血液病需要数个疗程的治疗才能达到移植所需的低肿瘤负荷标准，如急性髓系白血病（AML）在首次诱导化疗达完全缓解后依然需要接种大剂量阿糖胞苷巩固治疗以进一步清除残存的白血病细胞和白血病干细胞，故患者在移植前存在较长的等待期。而 UCBT 本身也存在寻找脐带血（cord blood，CB）的时机，故为了避免时机的浪费，应在这段时间内同步进行 CB 的搜寻（具体请参考本书第三章第二节）。

三、UCBT治疗恶性血液病时预处理方案的选择与探索

UBCT预处理的目的是尽可能地清除受者体内的肿瘤细胞，强力抑制受者的免疫功能，让供者的干细胞在受者体内植活，重建受者的造血系统和免疫系统。它是移植中重要的技术，是决定脐血造血干细胞在受者体内是否能植活、移植后的疗效和移植后受者生活质量的关键环节。UCBT治疗恶性血液病成功的关键是移植后是否能诱导出强的移植物抗白血病(GVL)效应，预处理方案的强度、GVL效应及移植相关的毒副反应之间的恰到好处的平衡是很重要的。为患者选择最佳的预处理方案需考虑多种因素：疾病相关因素（疾病的生物学特性、肿瘤细胞对化放疗的敏感性、移植时疾病的缓解状态等）、患者相关因素（脏器功能的评估、体能状况评估、心理状况的评估、年龄和合并症的评估等）、针对脐血相关因素（供受者HLA相合程度、供受者HLA特殊错配的位点、细胞数量、受者体内是否存在特异性抗供者HLA抗体等）。

预处理方案的强度（常指细胞毒药物的强度）影响移植早期毒性反应和移植相关死亡率。强烈的免疫抑制剂如抗胸腺细胞球蛋白（antithymocyte globulin，ATG）可抑制受者的免疫功能，促进植入，同时抑制供者（移植物）的T淋巴细胞，进而预防移植物抗宿主病（graft-versus-host-disease，GVHD）。但是，由于较强地抑制了移植物的T淋巴细胞，可使患者移植后免疫重建延缓，增加感染的风险。而且，免疫重建的延缓影响了移植后早期（3～4个月）GVL效应，移植后早期复发的风险增大。根据预处理方案对骨髓细胞的毒性，分为清髓性（myeloablative regimen，MAC）、减低强度（reduced-intensity regimen，RIC）和非清髓性（nonmyeloablative regimen，NMA）预处理方案（具体请参考本书第三章第四节）。

高龄及脏器功能受损的恶性血液病患者往往难以耐受清髓性预处理方案的强度，而RIC为他们提供了一种新的治疗选择。RIC具有预处理耐受性好、适应证广等优势，但对于恶性血液病来说，RIC方案移植后复发的风险较高，因此主要用于移植时疾病控制良好的、对放化疗敏感的、脏器功能受损或伴有合并症、年龄较大且不能耐受大剂量化放疗的患者。

2003年Barker等报道43例恶性血液病患者接受RIC预处理的UCBT，其中21例采用白消安（busulfan，Bu）/氟达拉滨（fludarabine，Flu）/全身照射（total body irradiation，TBI）(Bu 2 mg/kg，口服，q12h，－8～－7天；Flu 40 mg/m^2，qd，－6～－2天；TBI 200 cGy，单次，－1天)的预处理方案，22例采用环磷酰胺（cyclophosphamide，CY）/Flu/TBI（CY 50 mg/(kg·d)，－6天；Flu 40 mg/m^2，qd，－6～－2天；TBI 200 cGy，单次，－1天）的预处理方案，超过一半的患者接受了非血缘双份脐血移植（double umbilical cord blood transplantation，dUCBT），所有的患者采用环孢素A（cyslosporine，CSA）联合麦考酚酸酯（mycophenolate mofetil，MMF）方案预防GVHD；脐血与受者HLA均≥4/6（HLA-A，HLA-B，HLA-DR）个位点相合。移植后42天中性粒细胞累积植入率CY/Flu/TBI组明显高于Bu/Flu/TBI组，分别为94%和76%（$P<0.01$），移植后1年无病生存期（disease-free survival，DFS）率CY/Flu/TBI组明显高于Bu/Flu/TBI组，分别为41%和24%（$P=0.15$）。该研究显示CY/Flu/TBI的RIC预处理方案在UCBT中取得很好的植入率和疗效。

Brunstein等采用减低强度预处理方案（TBI/CY/Flu）的dUCBT与单倍体骨髓移植各50例进行对比分析显示，移植后56天中性粒细胞累计植入率两组间相当，分别为94%和96%；

1 年累计非复发死亡率 dUCBT 组高于单倍体骨髓移植组，分别为 24%和 7%；1 年累计复发率 dUCBT 组明显低于单倍体骨髓移植组，分别为 31%和 45%；1 年累计 PFS 率两组之间无差别，分别为 46%和 48%。

2012 年 Brunstein 等又研究分析了来自 CIBMTR 的 585 例接受 RIC-dUCBT 和 RIC-非血缘外周血干细胞移植（unrelated peripheral blood stem cell transplantation，UPBSCT）的急性白血病患者的移植结果，采用 RIC 预处理方案 TBI 总剂量<200 cGy，Bu 总剂量<8 mg/kg 或 Flu 总剂量<140 mg/m^2；其中采用 TCF（TBI/CY/Flu）预处理方案的 dUCBT 组 121 例，中位年龄 55（23～68）岁，HLA 8/8 个位点相合 RIC-UPBSCT 组 313 例，中位年龄 59（23～69）岁；7/8 个位点相合 RIC-UPBSCT 组 111 例，中位年龄 58（21～69）岁。结果显示：移植后 28 天中性粒细胞累计植入率 dUCBT 组、8/8 位点相合 UPBSCT 组和 7/8 位点相合 UPBSCT 组，分别为 83%、93%和 92%（dUCBT 组和 8/8 UPBSCT 组，$P<0.001$；dUCBT 组和 7/8 UPBSCT 组，$P=0.013$）；100 天Ⅱ～Ⅳ度 aGVHD 发生率分别为 17%、14%和 23%（dUCBT 组和 8/8 UPBSCT 组，$P=0.727$；dUCBT 组与 7/8UPBSCT 组，$P=0.197$）；2 年累计 cGVHD 发生率 dUCBT 组明显低于 UPBSCT 组，分别为 34%、56%和 54%（dUCBT 组和 8/8 UPBSCT 组，$P<0.001$；dUCBT 组和 7/8 UPBSCT 组，$P<0.001$）；dUCBT 组、8/8 UPBSCT 组及 7/8 UPBSCT 组的 2 年累计非复发死亡（nonrelapse mortality，NRM）率为 19%、21%和 28%（dUCBT 组和 8/8 UPBSCT 组，$P=0.719$；dUCBT 组和 7/8 UPBSCT 组，$P=0.035$）；2 年累计复发率三组间无明显差异，分别为 49%、44%和 44%（dUCBT 组和 8/8 UPBSCT 组，$P=0.155$；dUCBT 组和 7/8 UPBSCT 组，$P=0.495$）；2 年累计 OS 三组间也无明显差异，分别为 37%、44%和 37%。本研究显示对于无合适同胞供者的成人急性白血病患者，dUCBT 可作为较好的替代供者，RIC-TCF 的预处理方案可作为较好的选择。

对于自身合并症多且缺少合适的同胞相合供者的老年恶性血液病患者，RIC-UCBT 是一种疗效较好的治疗手段。Navneet S. 等比较了 43 例 RIC-UCBT 和 47 例血缘全相合减低强度骨髓移植（bone marrow transplantation，BMT）/PBSCT，患者均为 55 岁以上的老年人。大多数患者采用 CY 50 mg/kg + Flu 200 mg/m^2 + TBI 200 cGy 预处理方案，预防 GVHD 方案为 CSA + MMF，100 天Ⅱ～Ⅳ度 aGVHD 发生率两组分别为（42%和 49%，$P=0.2$）、180 天 TRM 累计发生率为（23%和 28%，$P=0.36$）、3 年 PFS 累计发生率为（30%和 34%）和 3 年累计 OS 为（43%和 34%，$P=0.98$），两组相似均无明显的统计学差异，然而 1 年 cGVHD 发生率 RIC-UCBT 明显低于 RIC-BMT/PBSCT 组，两组分别为 17%和 40%（$P=0.02$），可见脐血移植后患者的生存质量更好，该研究为老年恶性血液病患者提供了一种治疗的选择，进一步扩展非血缘脐血移植的适应证。

由于 UCBT 后具有较强的 GVL 作用，RIC-UCBT 越来越多应用于临床，为更多的患者提供安全、有效的治疗手段，结合免疫细胞治疗，可以使老年及脏器功能受损的患者能够进行 UCBT，以治愈恶性血液病。

四、UCBT 治疗恶性血液病的主要问题和挑战

（一）UCBT 后早期造血重建及免疫重建相对延缓，感染率高

UCBT 后机会性感染，包括细菌、病毒、真菌等多种病原微生物的感染，是导致移植后死亡、移植失败的一个主要障碍。UCBT 后早期造血重建和免疫重建延迟所导致的感染是移植后前 6 个月内患者死亡的主要原因。单份脐血中所含的有核细胞和 $CD34^+$ 细胞数常不足外周血干细胞/骨髓的十分之一，UCBT 后粒细胞恢复的中位时间为移植后 3 周左右，细菌感染最常发生在粒细胞缺乏期，移植物植入失败以及中性粒细胞的恢复延迟，是 UCBT 患者早期感染的主要原因。在粒细胞恢复后，由于细胞毒 T 淋巴细胞的减少和功能缺陷，特别是发生 GVHD 患者，病毒感染及真菌感染的发生率均增高。

allo-HSCT 后受者 T 淋巴细胞的重建分为两个阶段：① 移植后早期 T 细胞重建是由患者血液中已存在的、不依赖胸腺的初始或记忆 T 淋巴细胞的外周扩增（homeostatic peripheral expansion，HPE）。移植物中供者 T 淋巴细胞数量和受体的多样性以及预处理方案强度，是影响 T 淋巴细胞 HPE 的最主要因素。HPE 恢复外周 T 淋巴细胞受体谱多样性受限于已存在的成熟 T 淋巴细胞受体谱的多样性。② 移植后长期的 T 细胞重建主要依赖于胸腺产生的初始（naïve）T 淋巴细胞，由 naïve T 淋巴细胞不断补充外周 T 淋巴细胞池，有功能的主动免疫系统才能逐步恢复完全。UCBT 受者免疫功能重建具有特殊性，由于脐血移植物所含的抗原特异性记忆 T 淋巴细胞更少和 naïve T 淋巴细胞比例更高，限制了早期不依赖胸腺的记忆 T 淋巴细胞的 HPE，这也可能是清髓性 UCBT 受者早期更易发生感染，特别是病毒感染的原因之一，UCBT 后 100 天内 NRM 的原因中早期感染占 50%以上。UCBT 后无 cGVHD 的受者免疫细胞在移植后持续稳定恢复，长期免疫重建则优于成人非脐血供体造血干细胞移植。

除了移植物供者免疫细胞影响移植后免疫重建外，移植前细胞毒治疗及移植后异基因免疫反应也是影响 T 淋巴细胞等免疫细胞恢复的主要因素。采用不含 ATG 清髓性预处理 UCBT 的 PES 发生率高达 50%～80%，重度 PES 患者免疫损伤及免疫抑制剂治疗延长也明显增加 UCBT 患者移植早期 TRM 的发生。

（二）移植后复发患者无法进行 DLI 治疗

移植后复发的患者治疗手段有限，预后极差。移植后复发患者挽救性治疗措施包括供者淋巴细胞输注（donor lymphocyte infusion，DLI）、免疫细胞治疗和靶向治疗及二次移植等。其中，DLI 是 allo-HSCT 后复发患者较常用的一种挽救性免疫治疗方法，尤其是高危白血病患者，移植后 DLI 预防和抢先治疗可以降低移植后复发的风险，其主要副作用为发生 GVHD 和骨髓再生障碍。然而脐血供者细胞数量有限，不能储存备份用于 DLI 治疗。但 UCBT 患者移植后复发率低，而且移植后靶向药物治疗、嵌合抗原受体（chimeric antigen receptor，CAR）T 及通用型免疫细胞等治疗技术均可用于 UCBT 后患者复发的治疗。

五、UCBT治疗恶性血液病的优势和疗效

（一）UCBT后恶性血液病复发率低，GVL作用强

研究表明，allo-HSCT前微小残留病（minimal residual disease，MRD）阳性的急性白血病患者移植后复发风险高、总生存率低。在移植前MRD阳性患者中，发生Ⅱ～Ⅳ度aGVHD或cGVHD可明显改善无进展生存率，因此GVL在降低移植后复发中起着重要的作用。脐血的T淋巴细胞免疫原性弱，移植后GVHD特别是cGVHD明显低于成人非脐血供体造血干细胞移植，但越来越多临床UCBT结果表明，UCBT后复发率低，GVL效应强。Milano F.等回顾性分析比较了2006年1月至2014年12月期间在美国弗雷德·哈钦森癌症研究中心进行首次清髓性allo-HSCT的临床资料，患者原发病为急性白血病或MDS且移植前MRD阳性。结果发现，≥4/6 HLA位点相合的UCBT患者复发率明显低于10/10及9/10 HLA位点相合非血缘成人供体移植（HLA 9/10位点相合组HR，3.01；95% CI：1.22～7.38；$P=0.02$；HLA10/10相合组的HR，2.92；95% CI：1.34～6.35；$P=0.007$）。移植前MRD阳性的患者移植后死亡率UCBT组明显低于HLA 9/10相合非脐血供体组（HR，2.92；95% CI：1.52～5.63；$P=0.001$），也低于HLA10/10位点相合非脐血供体组，但无统计学意义（HR，1.69；95% CI：0.94～3.02；$P=0.08$）。因此，在移植前MRD仍然阳性的患者，接受UCBT后OS与接受HLA 10/10位点相合的非脐血供体移植一样好，且明显高于HLA 9/10相合的非血缘非脐血供体移植。Hiwarkar P.等的临床前研究表明：在鼠B淋巴细胞淋巴瘤模型中，与外周血来源的T淋巴细胞相比，脐血T淋巴细胞的抗肿瘤反应具更强。抗肿瘤反应与归巢于肿瘤部位的$CCR7^{high}$CB $CD8^{+}$ T淋巴细胞的增加，及其在肿瘤部位快速获得细胞毒性和Th1功能密切相关。

（二）慢性移植物抗宿主病发生率低，移植后患者远期生活质量高

GVHD是一把双刃剑，与GVL效应密切相关，GVHD的发生降低移植后复发的风险，但GVHD的免疫损伤及治疗GVHD引起的感染和毒性是allo-HSCT后TRM的主要原因。Lazaryan A.等观察到急性（无论是Ⅱ～Ⅳ度还是Ⅲ～Ⅳ度）或慢性（局限或广泛型）GVHD与UCBT后的NRM之间的相关性（$n=711$）。aGVHD不影响复发率，而仅接受dUCBT的患者发生cGVHD有降低复发的风险。最近Kanda J.等研究发现急、慢性GVHD均降低了UCBT患者移植后复发的风险（$n=2558$），然而，只有轻度GVHD（Ⅰ～Ⅱ度aGVHD和局限型cGVHD）预示更好的OS，因为严重的GVHD明显增加NRM。Chen Y. B.等研究发现，Ⅲ～Ⅳ度aGVHD患者的生存率更差，而cGVHD的发生则对OS没有显著的影响。Baron F.等研究提示Ⅱ～Ⅳ度aGVHD或cGVHD均降低复发率，但Ⅱ～Ⅳ度aGVHD明显增加移植早期（UCBT后前18个月）的死亡率（HR＝1.3，$P=0.02$），而cGVHD明显增加UCBT后早期（HR＝2.7，$P<0.001$）及晚期（HR＝4.9，$P<0.001$）移植相关死亡率。同样，也有研究报道，与其他供体移植相比，UCBT后患者严重急、慢性GVHD的发生率均较低，停用免疫抑制剂更早，移植后生活质量也更高。

另外同其他供体来源的移植患者相比，UCBT患者的GVHD对治疗反应率更高。供受

者HLA相合的程度可以预测GVHD的发生。UCBT患者GVHD发生率低的原因可能与脐血中含有丰富的调节性B淋巴细胞，以及UCBT后B淋巴细胞及调节性B淋巴细胞的快速重建相关。本中心研究表明，与HLA相合同胞外周血干细胞移植相比，成人UCBT患者有相同的OS，并有更好的无移植物抗宿主病无复发生存率（GVHD-free relapse-free survival，GRFS）。

总体来说，脐血移植与其他供体移植相比，并不降低OS、不增加复发和早期移植相关死亡率（transplant-related mortality，TRM），而且cGVHD的发生率、免疫抑制负担和晚期并发症的发生率均明显降低。

六、UCBT治疗恶性血液病的进展

（一）优化脐血移植物选择

由于UCBT后的造血和免疫重建延迟，与移植物中细胞数低及T淋巴细胞免疫原性弱（naïve表型）密切有关，特别是成人及大体重儿童患者。故优化脐血选择（细胞数更高、供受者HLA匹配程度更高）是加快UCBT后造血及免疫重建、提高UCBT成功率的主要手段之一。

1．增加移植的脐血细胞剂量

研究人员对于促进UCBT后中性粒细胞植入的多种策略如输入双份脐血、体外扩增$CD34^+$细胞或联合输注第三方供体$CD34^+$细胞、加快CB细胞归巢和体外扩增脐血等方法均有探索。其中，dUCBT治疗成人恶性血液病有促进植入并降低复发的作用。Barker J. N.等于2007—2011年期间完成了dUCBT的前瞻性多中心临床试验研究，采用dUCBT治疗成人高危恶性急性白血病及骨髓增生异常综合征患者，主要目的是评估UCBT后患者的1年OS。10个移植中心共56例患者接受了dUCBT治疗。回输的总有核细胞（total nuclear cell，TNC）中位数为2.63×10^7/kg（大单位）和2.02×10^7/kg（小单位）。中位随访37（23～71）个月，结果示100 d累计中性粒细胞植入率为89%（95% CI：80～96）；180天累计Ⅱ～Ⅳ度aGVHD发生率为64%（95%CI：51～76）；3年cGVHD累计发生率为36%（95% CI：24～49）；3年TRM为39%（95% CI：26～52）；3年复发率为11%（95% CI：4～21）；3年DFS为50%（95% CI：37～63）。该研究提示dUCBT是一种可行的替代疗法，复发率较低，可明显改善TRM。Michel G.等报告了一项前瞻性随机对照研究，分析了单、双份脐血移植治疗儿童及年轻成人缓解期急性白血病及骨髓增生异常综合征患者137例的临床资料。入组患者至少有2份4～6/6个HLA位点相合，同时主份TNC$>3.0\times10^7$/kg，另外1份TNC$>1.5\times10^7$/kg的脐血。主要观察终点是累计2年移植失败率（包括TRM、植入失败及自体造血恢复）。该研究发现：dUCBT并不能降低移植失败率（23.4%±4.9%和14.9%±4.2%）。单份脐血移植（single umbilical cord blood transplantation，sUCBT）患者2年OS、DFS及TRM分别为68.8%±6.0%、67.6%±6.0%和5.9%±2.9%，dUCBT分别为74.8%±5.5%，68.1%±6.0%和11.6%±3.9%。最终复发风险没有明显差别，但dUCBT组复发延迟。两组总GVHD发生率相似，但dUCBT患者的cGVHD发生率明显升高（31.9%±5.7%和14.7%±4.3%，$P=0.02$）。在探索性亚组分析中发现，接受不含

ATG 的 TBI 预处理方案的患者 dUCBT 后的复发风险明显降低，而接受 Bu、CY 和 ATG 预处理方案的患者复发风险则无差别。因此，目前认为具有足够的细胞数的 sUCBT 仍然是治疗的标准，dUCBT 只应用于单份脐血细胞剂量不足的患者，最终仅有一份脐血能植入。

与单份 UCBT 相比，既往体外扩增 $CD34^+$ 细胞或联合输注第三方供体 $CD34^+$ 细胞等新方法尚没有显示出明显的益处。有研究证明，在输注前通过体外扩增、岩藻糖基化或前列腺素 E2 处理的 CB 及未处理 CB 进行 dUCBT，中性粒细胞和血小板的移植水平更快、更高，但加快 CB 细胞归巢到骨髓和体外扩增等研究都是小规模的，体外扩增研究需要更专门的技术和费用，目前尚没有一项在随机研究中证明有提高生存率的结果。

2. 高分辨 HLA 配型

依赖 HLA-A、HLA-B 抗原配型和 DRB1 基因型配型，选择≥4/6 HLA 位点相合的脐血，是 UCBT 选择合格 CB 的传统标准。依赖这个标准，无论种族和民族背景，几乎所有患者都可以找到至少一份合适的 CB 进行移植。因为增加细胞数方案如 dUCBT 并不能加速造血和免疫重建，高分辨 HLA 配型搜寻更匹配的脐血有可能改进 UCBT 结果。最近 CIBMTR 和 Eurocord 数据分析了基于高分辨 HLA 配型的 CB 选择是否会改善单份 UCBT 的移植结果，该研究回顾性比较了 HLA-A、HLA-B、HLA-C、HLA-DRB1 8 个位点配型在 1568 例清髓性单份 UCBT 治疗血液恶性肿瘤中的作用。其中，供受者 8/8 相合仅占 7%，5～6/8 相合占 56%，7/8 相合占 15%，4/8 相合占 16%，3/8 相合占 5%。传统 6 个位点(HLA-A、HLA-B、HLA-DRB1)配型中，6/6 位点相合者仅 54% 为 8/8 相合，5/6 位点相合者仅 25% 为 6～8/8 位点相合，而 4/6 位点相合者仅 10% 为 6～8/8 位点相合。3 个及以上位点不合与高风险的原发性植入失败相关，长期的中性粒细胞减少导致机会性感染、增加了 TRM 的发生。笔者认为，供受者≥3/8 个位点不合 UCBT 由于具有较差的 OS、不可接受的 TRM，应避免选择。在考虑到位点特异性影响时，单个 HLA-A、HLA-C 或 HLA-DRB1 不合者 TRM 风险增加 3 倍，而在 HLA-B 上的孤立不合似乎有更好的耐受性，但识别这样一个脐血单位的可能性相对较低，因为 HLA-B 和 HLA-C 位点处于连锁不平衡状态，在一个位点上的不合可能有另一个位点的不合发生。由于该研究只有 31 对供受者是独立的 HLA-B 位点不合，因此 HLA-B 位点不合的差异效应还需要验证。

TRM 也是 UCBT 失败的主要原因之一，Oran B. 等研究了高分辨配型对 dUCBT 结果的影响，共纳入 133 例恶性血液病患者。等位基因配型结果显示：在主份脐血 7～8/8 相合患者中 2 年的 TRM 为 0，5～6/8 位点相合患者的 2 年 TRM 为 39%，而≤4/8 位点相合患者的 TRM 为 60%。但更匹配患者的 2 年 DFS 无明显升高。多因素回归分析在调整年龄、疾病诊断、$CD34^+$ 细胞输注、移植物处理和脐血间相合等因素后，证实高分辨率分型对预后有独立影响。预后最差组为年龄>32 岁且 HLA≤4/8 位点相合的 UCBT 患者，2 年 TRM 高达 74%；在年龄>32 岁、选择 HLA 5～6/8 位点相合脐血的 UCBT 患者，2 年 TRM 的下降幅度约为 30%。该研究证实了对于年龄大的患者，采用 4 个位点的高分辨配型且选择≥5/8 个位点相合的 CB，可以降低 TRM 风险并改善 dUCBT 的移植结果。与 CIBMTR/Eurocord 的单份 UCBT 数据分析相似，在不影响疾病进展和 DFS 的情况下，高分辨配型更匹配的 UCBT 患者 TRM 更低。目前高分辨配型也在世界范围内多个脐血移植中心采用和推荐。

采用 HLA 高分辨配型选择脐血的策略可改善移植后的 TRM，但可能降低患者找到合适脐血的概率，在 CIBMTR/Eurocord 的 sUCBT 研究中，如果只允许使用 6～8/8 位点相合的脐血，则约有一半的患者无法找到合适的脐血。在 dUCBT 的研究中，如果只允许使用 5～8/8 位点相合的脐血，那么近四分之一的患者没有合适的脐血。若为了使 UCBT 更广泛地应用，使其拥有最优的 HLA 匹配，则需要扩大全球脐血库存。有两种策略可以帮助克服这一障碍，直到全球库存中拥有更好的脐血单位。首先，若难以获得≤2/8 个位点不合的脐血，可通过识别可能的允许错配来克服，如 UCBT 的脐血与患者出现非遗传的母系 HLA 抗原相匹配，或在 GVH 方向不匹配，则 TRM 降低、OS 提高。对特定位点不合风险评估的研究表明，单独的 HLA-A、HLA-C 或 HLA-DRB1 等位基因不合存在较高的 TRM 风险，而 HLA-B 不合对生存无影响。其次，因 TNC 超过所需的最低剂量可能不会降低因 HLA 不合带来的不良预后，因此，对于 HLA 相合程度高但 TNC 数低的脐血，可对移植物进行处理，如用体外扩增等方法来克服细胞数低的缺点，筛选出更合适的脐血。

3．HLA-DP 的影响

相比于 UBMT，UCBT 受者对 HLA 差异的影响的耐受性相对较好，因此，可选择 HLA 错配的供体更多。已知 HLA-DPB1 的差异对 UPBSCT/BMT 的移植结果有很大影响，但由于目前常规的脐血选择方案不包括 HLA-DPB1 分型，HLA-DPB1 错配效应在 UCBT 中的作用还有待进一步阐明。最近日本学者 Yabe T. 等研究并收集了日本 7 家脐血库共 1157 例 UCBT 供受者的样本，进行 HLA-A、HLA-B、HLA-C、HLA-DRB1、HLA-DQB1 和 HLA-DPB1 共 12 个等位基因配型，结合 HLA-A 与 HLA-DQB1 等位基因的差异，确定 HLA-DPB1 不合对结果的影响。结果发现，HLA-DPB1 不合可显著减少白血病复发的风险（HR＝0.61，$P<0.001$），而其他 HLA 位点不合则对复发无影响。HLA-DPB1 不合对 aGVHD、植入和死亡率无显著影响。这种 HLA-DPB1 不合引起的 GVL 效应而不诱导严重的 aGVHD 或降低生存率，在 UPBSCT/BMT 中未见报道，说明 UCBT 的明显优势，因此选择 HLA-DPB1 不合的脐血可能是单份 UCBT 治疗恶性血液病的优先选择。

4．KIR 基因型

UCBT 预防复发的能力部分取决于供体 NK 细胞的异基因反应。NK 细胞的作用取决于特定的 KIR 和 HLA 相互作用。因此，在 UCBT 中鉴定出供受者 KIR-HLA 基因型的最佳组合，对改善移植结果具有重要的意义。Sekine 等分析了 110 例 UCBT 患者的临床资料、KIR 和 HLA 基因型以及 NK 细胞重建，在 94 例独立队列研究中发现，受者和脐血移植物的 HLA-KIR 基因分型可预测结果。与 HLA-C1/C1 或 HLA-C1/C2（HLA-C1/x）患者相比，HLA-C2 组等位基因纯合子患者在 UCBT 后的 1 年内复发率更高（67.8%和 26.0%）、生存率更低（15.0%和 52.9%），这一不良结果与表达 HLA-C2 特异性的 KIR2DL1/S1 受体的 NK 细胞的恢复延迟有关。与没有 KIR2DS2 或 HLA-C1 的受者相比，HLA-C1/x 患者采用 HLA-C1-KIR2DL2/L3/S2 基因型脐血进行 UCBT，移植后 1 年复发率更低（6.7%和 40.1%）、OS 更高（74.2%和 41.3%）。如接受联合 HLA-C2-KIR2DL1/S1 基因型的脐血，HLA-C2/C2 患者的复发率更低（44.7%和 93.4%）、OS 更高（30.1%和 0%）。对于复发/难治性疾病患者进行 UCBT，受者 HLA-C2/C2 基因型和供体 HLA-KIR 基因型是独立的预后因素。因此，建议在 UCBT 移植物选择标准中加入 KIR 基因分型。HLA-C1/x 患者应接受 HLA-C1-KIR2DL2/L3/S2 的脐血移植物，而 HLA-C2/C2 患者可从 HLA-C2-KIR2DL1/S1 移植物中获益。

5. HLA 抗体

日本 2008 年开始常规进行 HLA-A、HLA-B、HLA-DRB1 位点 HLA 抗体筛查。Yamamoto H. 等对 175 例单份 UCBT 患者做了除特异性抗 HLA-A、HLA-B、HLA-DRB1 抗体以外的抗 HLA 抗体筛查，并回顾性分析了其对植入的影响。供受者移植前进行 HLA-A、HLA-B、HLA-DRB1 位点配型，并筛选抗 HLA 抗体，避免使用具有相应抗原的脐血。患者中位年龄为 59 岁（范围 17～74 岁），61% 为男性，89% 患高危疾病，77% 接受清髓性预处理方案，80% 的患者曾大量输血。69 例（39.4%）患者检测出抗 HLA 抗体阳性，39 例仅有抗 HLA-A、HLA-B 或 HLA-DRB1 抗体，13 例有抗 HLA-C、HLA-DP、HLA-DQ 或 HLA-DRB3/4/5 抗体，17 例有抗 HLA-C、HLA-DP、HLA-DQ 或 HLA-DRB3/4/5 抗体以及抗 HLA-A，HLA-B 或 HLA-DRB1 抗体，由于脐血未进行 HLA-C、HLA-DP、HLA-DQ 或 HLA-DRB3/4/5 位点配型，针对这些位点的抗体可能是无法识别的抗供者特异性抗体（donor-specific antibodies，DSA）。只有非特异性抗 HLA-A、HLA-B 或 HLA-DRB1 抗体的患者与无抗体的患者相比，具有相同的中性粒细胞植入率（89.7% 和 83%，$P=0.65$），而有抗 HLA-C、HLA-DP、HLA-DQ 或 HLA-DRB3/4/5 抗体患者显示低植入率（66.7%，$P=0.12$），特别在供受者 HLA 不合的亚组中具有明显统计学意义（50%，$P=0.01$）。该研究结果表明：供体非特异性抗 HLA-A、HLA-B、HLA-DRB1 抗体的存在对植入没有显著影响，而抗 HLA-C、HLA-DP、HLA-DQ 或 HLA-DRB3/4/5 抗体则对植入产生不利影响，尤其是在供受体 HLA 不合的 UCBT 中，可能存在未被识别的 DSA。

Cutler C. 等采用一种统一的检测方法来检测 DSA，试图确定已形成的 DSA 对 dUCBT 结果的影响。DSA 明显增加植入失败发生率（无、单份或双份脐血 DSA 阳性植入失败的发生率分别为 5.5%、18.2% 和 57.1%；$P=0.0001$），中性粒细胞植入时间延长（21 天和 29 天，无或任何 DSA；$P=0.04$），移植后 100 天的死亡或复发率增加（23.6%、36.4% 和 71.4%，无、单或双份 DSA 阳性；$P=0.01$）。DSA 强度与植入失败显著相关（平均荧光强度中位数为 17650 和 1550；$P=0.039$）。抗双份脐血 DSA 组与无 DSA 组患者相比，3 年无进展生存率更低（0% 和 33.5%，$P=0.004$；3 年总生存率更高（0% 和 45.0%，$P=0.04$）。因此 UCBT 前应对受者进行 DSA 筛查，避免使用存在 DSA 的脐血供体。

（二）改进预处理方案

除了尽可能增加移植的细胞数量和供受者间 HLA 相合的程度之外，还有很多因素对 UCBT 受者的植入和生存产生影响，如移植前的治疗、移植前疾病状态和移植后免疫抑制剂的使用等。高剂量分次 TBI 是大多数移植中心 UCBT 治疗恶性血液病的清髓性预处理方案的奠基石。多个中心报道，在经典的 TBI/CY 方案的基础上增加 Ara-c 或 TBI 联合 Flu 或 TBI 联合塞替派（Thiotepa，TT）等方案的植入率均在 90% 以上。本中心采用经典 Bu/CY2 联合 Flu 的强清髓性预处理方案的 UCBT 治疗恶性血液病，植入率高达 97%。Ponce D. M. 等研究发现采用 CY 50 mg/kg、Flu 150 mg/m^2、TT 10 mg/kg、TBI 400 cGy 等以免疫抑制为主的减低强度预处理方案的 dUCBT 植入率高达 97%。

尽管含 ATG 的预处理方案降低了 GVHD 和移植物排斥反应的发生率，但无论是 BMT、PBSCT 还是 UCBT，OS 都没有明显提高，主要原因是使用含 ATG 方案移植后致命性感染率增加。预防移植物排斥反应的预处理方案中含 ATG 会影响 UCB 移植物中中枢和外周 T 细胞的数量和功能，导致 UCBT 后免疫重建进一步延迟，从而增加移植早期感染及 TRM。由于移植后足够的 T 细胞重建在防止病毒再激活和疾病复发中至关重要，在移植后的前几个月，T 细胞的重建主要依赖于移植物 T 细胞的 HPE，ATG 应用对输注的 T 细胞的祛除则严重影响了 HPE。直到至少移植后 6 个月，甚至几年之后，胸腺生成的 naïve T 细胞才能促进移植后 T 细胞的恢复。而不含 ATG 预处理方案的 UCBT 患者 T 细胞重建相对较快，并具有独特的抗病毒和抗肿瘤特性，但不含 ATG 的清髓性方案的 UCBT 后早期免疫反应相对较高，需要及时处理植入前综合征（pre-engraftment syndrome，PES）及 aGVHD 等免疫反应，从而降低 UCBT 患者早期 TRM，延长 OS。

（三）改进 GVHD 预防方案

在脐血移植预防 GVHD 方案的改进中，需要理解脐血移植物和脐血移植的特点，综合考虑预处理方案的强度。预防 GVHD 的方案中，应保护脐血中 naïve T 淋巴细胞以加快免疫重建，降低移植后感染发生率和原发病复发率。目前大多数移植中心在 UCBT 中采用 CsA 或他克莫司（Tac，FK506）联合 MMF 或短程的甲氨蝶呤（MTX）预防 GVHD 方案，CsA 或 FK506 用法基本同其他的异基因造血干细胞移植。预防 GVHD 的方案中是否使用 ATG，在 UCBT 中是个热点话题。欧美移植中心大多采用的是在以 CsA 或他克莫司（Tac）为基础上联合 MMF 或糖皮质激素，并同时加用 ATG。但是从 EBMT 和日本的临床研究资料看 UCBT 前使用 ATG 增加了移植后的感染发生率和原发病复发率，降低了移植后的总生存。本中心既往研究发现在预防 GVHD 方案中不使用 ATG 和短程甲氨蝶呤，患者的口腔溃疡发生率低，免疫重建加快，其严重感染发生率及疾病复发率也平行减低，因此避免因 ATG 使用后病毒激活所致的感染发生率增高等副作用，同时并没有增加移植后急、慢性 GVHD 的发生。

（四）支持治疗的改进

感染相关的死亡大多发生于 UCBT 后 3～4 个月。随着支持治疗的改进、广谱抗细菌及抗真菌药的使用，细菌及真菌感染相关的死亡率明显下降，但病毒感染如巨细胞病毒、腺病毒等仍然是移植后早期感染的原因。UCBT 后密切监测免疫重建及病毒再激活，并根据检测结果及时调整免疫抑制剂可加快移植后免疫重建，从而提高 UCBT 的成功率。

七、典型病例

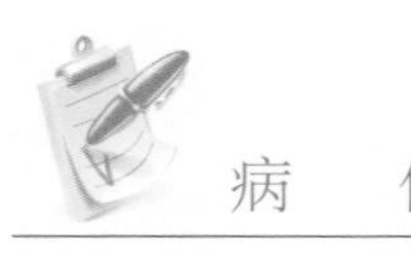

病　例

男性，38 岁，2021 年 4 月 1 日确诊为急性髓系白血病（FLT3-ITD 阳性，初诊时高白细胞，预后不良），予以去加氧柔红霉素＋阿糖胞苷＋索拉菲尼诱导达完全缓解，随后予以中剂量阿糖胞苷强化治疗 2 次，同时寻得一份 HLA 匹配（HLA 高分辨 10/12 相合；血型：供者 O^+ Rh^+，受者 B^+ Rh^+；TNC：3.74×10^9/kg（受者体重）；$CD34^+$ 细胞数：1.78×10^9/kg）的脐带血，遂于 2021 年 7 月 7 日进入层流仓。

现病史：患者既往体健，无高血压病，无糖尿病等慢性病病史。

治疗经过：进仓后予以 FLu + Bu + Cy（Flu：30 mg/m^2，每天 1 次，持续 4 天；Bu：0.8 mg/kg，每6 h 1 次，持续 4 天；Cy：60 mg/kg，每天 1 次，持续 2 天）方案预处理，并予以充分水化碱化和止吐等支持治疗。预防 GVHD 方案为环孢素联合霉酚酸酯（环孢素：移植前 24 h 开始给药，维持平均浓度在 250～300 ng/mL 之间，起始剂量为：2.5～3 mg/kg；霉酚酸酯：从移植 + 1 天开始口服或静脉应用，一般为 25～30 mg/（kg · d））。移植后第 1 天开始静脉阿昔洛韦预防疱疹病毒感染，来特莫韦预防巨细胞病毒感染。移植后第 6 天予以粒细胞集落刺激因子静脉滴注刺激造血。移植后第 21 天霉酚酸酯开始减量。患者在移植后第 7 天出现发热，在完善血培养等病原学检查后予以亚胺培南西司他汀钠联合阿米卡星抗感染，发热 8 h 后患者出现双手心、耳后及前胸发红伴瘙痒，且出现腹泻 3 次。患者除发热、皮疹外出现大便次数增多，予以完善 PES 评分（1 分）后加用甲泼尼龙 1 mg/（kg · d），患者体温、皮肤红痒及腹泻症状控制，甲泼尼龙逐渐减量。移植后第 14 天至第 28 天加用 rhTPO 促血小板生成。移植后第 14 天开始连续 3 天，患者外周血中性粒细胞开始大于 0.5×10^9/L，中性粒细胞植入。患者在移植后第 25 天环孢素改为口服，移植后第 28 天出移植仓，移植后第 34 天血小板实现植入。密切关注患者 GVHD 表现，一般情况尚可，霉酚酸酯于移植后 2 个月内逐渐减停，移植后 3 个月开始，环孢素不再维持浓度，于移植后半年内减停。患者血常规恢复良好，移植后 2 个月开始加用索拉非尼预防复发。患者每月动态复查骨髓和血液病微小残留，结果均为阴性。期间未曾合并感染，且无腹泻腹痛，无尿频尿痛。目前一般情况可，门诊随访中。

（张旭晗）

第二节 脐血移植治疗老年急性白血病

一、背景

在过去的 50 年里，HLA 相合的 allo-HSCT 无论是同胞还是无关供者，已经被广泛应用于血液恶性肿瘤及部分非肿瘤性血液病的治疗。然而，只有不到 25%的患者有同胞全合的供者，因此无关供者和脐带血就成为有效的供者来源。目前，全球已储存有 800000 份脐血，有超过 40000 份脐血已经用于治疗儿童和成人疾病。最新的研究发现，UCBT 较骨髓移植或外周血干细胞移植具有更强的移植物抗白血病/淋巴瘤效应（graft-versus-leukemia/lymphoma effect，GVL），且具有较低的 GVHD 发生率。

二、脐血移植在老年急性髓系白血病中的应用

AML 的中位发病年龄为 67 岁，虽然 allo-HSCT 能作为治愈手段之一，但移植相关死亡

率(treatment-related mortality，TRM)和GVHD严重影响患者的生存。一项日本的回顾性研究分析了2091例年龄≥50岁接受allo-HSCT的AML、ALL和MDS患者，其中接受BMT者319例，MSD-PBSCT者462例，非血缘UCBT者1310例。结果显示，BMT和MSD-PBSCT组广泛cGVHD的发生率明显高于UCBT组；而前两组TRM明显低于UCBT组；三组复发率无明显差别。虽然BMT和MSD-PBSCT组整体死亡率较UCBT组低，但三组的无GVHD无复发生存(GRFS)并无明显差别。该研究显示，MSD-PBSCT可作为老年白血病患者的最佳选择，而UCBT能产生与BMT和MSD-PBST相似的GRFS。

Konuma等对1998—2019年日本登记的UCBT治疗AML的数据进行了分析。该研究发现，年龄≥55岁、HCT-CI评分≥3分、预后差的分子遗传学、冷藏保存的脐血$CD34^+$细胞数<0.8×10^5/kg、女供男以及不明状态的性别不合均与总死亡率密切相关；年龄≥55岁与复发相关死亡(relapse-related mortality)无关；而年龄≥55岁、HCT-CI评分≥3、未知的HCT-CI，预后差的分子遗传学、有MDS/MPN病史、HLA不相合数≥2、不包含MTX的GVHD预防均与移植后的非复发死亡密切相关。Maakaron等研究了2007—2017年CIB-MTR登记的1321例≥60岁的AML患者(HSCT时均为CR1)。该研究比较了60～64岁、65～69岁、70岁及以上三个年龄段AML患者行allo-HSCT后随访3年的数据。移植物来源包括骨髓、外周血干细胞和脐血干细胞；脐血移植患者中有102例为60～64岁，76例为65～69岁，28例为≥70岁。allo-HSCT患者3年OS分别为49.4%、42.3%和44.7%；TRM随着年龄的增加、脐血作为移植物以及HCT-CI评分>3分而增加。预处理强度在60～69岁年龄段均未显示影响预后，其中采用RIC预处理方案患者的3年OS为46%，MAC方案为49%；≥70岁的AML患者较少使用MAC预处理。三个年龄段患者的复发率(relapse rate)、Ⅲ～Ⅳ级aGVHD的发生率、中重度cGVHD的发生率均无明显差异；高危细胞遗传学特点(poor cytogenetics)和移植前微小残留病灶(measurable residual disease，MRD)阳性与复发密切相关，影响患者的OS和DFS。

一项日本的研究回顾性分析了在2002—2017年接受了单份非血缘脐血移植的1577名年龄≥60岁的AML患者，其中990例患者在接受UCBT时未获CR。随访31个月，3年的OS和白血病LRM分别为31%和29%；100天和3年NRM分别为24%和41%；100天Ⅱ～Ⅳ级和Ⅲ～Ⅳ级aGVHD以及2年的cGVHD发生率分别为44%、16%和14%。42天时的中性粒细胞植入率为80%。多因素分析显示，PS≥1分、HCT-CI评分≥3分、预后差的细胞遗传学、诊断时有髓外侵犯以及移植时未达CR均与高死亡率有关；而女性、HLA不相合位点≥2、MMF为基础的GVHD预防以及新近的UCBT与较低死亡率相关。该研究表明，UCBT可作为年龄≥60岁AML患者的选择之一。

三、脐血移植在老年急性淋巴细胞白血病中的应用

Sun等回顾性研究了2006—2020年中国科学技术大学附属第一医院(安徽省立医院)收治的156例达到CR的B-ALL成人患者，中位年龄26岁(范围15～58岁)，其中43例接受了同胞全合移植(HLA-matched sibling transplantation，MST)，113例接受了UCBT。结果显示，接受UCBT的患者发生Ⅱ～Ⅳ级或Ⅲ～Ⅳ级aGVHD的发生率高于MST组，而前者的cGVHD的发生率明显低于后者。两组的5年DFS、5年GRFS和2年NRM相似；而

对于生存超过700天的患者，UCBT组OS优于MST组。该研究说明，UCBT治疗获CR的B-ALL患者效果不逊于同胞全合移植。

Liang等研究了2008—2019年在Stanford University接受allo-HSCT的ALL患者（移植前达到CR）。结果显示，2014—2019年接受HSCT患者的OS明显优于2008—2013年的患者（2年OS为73%和55%）。多因素分析显示，移植时ALL原始细胞>5%、HCT-CI评分≥3分与较差的OS相关；移植时处于CR2+和MRD(+)与较差的RFS相关。该研究中有26例患者接受UCBT，属于2014—2019年。该结果发现，供者来源的扩大，如脐血干细胞的应用，为ALL的治疗提供了更多选择。

Yoon等研究了440例ALL达到CR1后接受allo-HSCT患者，其移植供者来源与GVHD和GRFS的相关性。结果显示，接受同胞全合、无关供者、脐带血移植的患者其重度cGVHD的发生率分别为14.8%、30.1%和4.2%；而Ⅲ～Ⅳ级aGVHD发生率三者无差别。58.1个月的随访结果显示，三组患者的原发病复发率分别为26.1%、27.2%和7.2%；DFS和OS三组相似；GRFS分别为33.1%、14.5%和50.3%。多因素分析显示，UCBT与同胞全合GRFS相似，而无关供者显示出较差的GRFS。以上数据提示，UCBT可作为ALL-CR1患者的选择之一。

Brissot等研究了615例ALL-CR2接受allo-HSCT，其中HLA10/10相合的无关供者281例，HLA9/10相合的无关供者125例，单倍体供者105例及脐血移植104例。研究结果显示，四组患者的2年OS、LFS、RI、NRM和GFRS无明显差异。以上结果提示，移植物的选择在ALL-CR2患者中对患者的获益无明显差异。

Bazarbachi等研究了2002—2019年EBMT中心接受allo-HSCT的84例高龄ALL患者（70～84岁）的临床数据。供者来源中，23%为同胞供者，58%为无关供者，17%为单倍体，2%为非血缘脐带血。结果显示，该人群2年的复发率为37%，NRM为28%；2年LFS、OS、GRFS分别为35%、39%和23%。移植时患者是否处于CR1是影响结果的最重要因素。KFS评分≥90分与NRM负相关；供者CMV阳性与RI、LFS和OS负相关。该研究认为，allo-HSCT可作为老年ALL-CR1患者的选择之一。

四、挑战和未来方向

1. 如何降低老年白血病患者UCBT早期较高的TRM?

一项来自韩国国家造血干细胞移植中心2003—2015年的数据显示，在5395例接受allo-HSCT的急性白血病患者中，移植后患者的早期死亡与患者从诊断到移植的时间>9个月、之前曾行移植以及采用脐血移植密切相关，三者的100天TRM分别为13.2%、17.2%和8.3%；而先前的去铁治疗与较低的100天TRM率密切相关(1.8%)。年龄≥60岁患者100天TRM发生率与40～59岁、20～39岁患者相似，分别为8.3%、9.6%和7.4%。因此，急性白血病患者采用UCBT需警惕和积极预防早期发生率较高的TRM。

2. UCBT前的预处理方案在老年急性白血病患者如何优化?

虽然研究表明RIC/RTC方案如FM-TBI(fludarabine/melphalan/total body irradiation)、FC-TBI(fludarabine/cyclophosphamide/total body irradiation)和FB-based(fludarabine/busulfan/total body irradiation or melphalan)在ALL中显示出相似的效果，但

针对老年白血病患者，尤其合并有基础疾病的患者，如何优化预处理方案，有待更多的临床研究去解答。

3．单份脐血还是双份脐血对老年急性白血病患者更加获益？

目前临床尚缺乏双份脐血治疗老年急性白血病的临床数据。

五、总结

UCBT 可作为老年 AML 和 ALL 的选择之一，但如何降低移植早期的 TRM 以及预处理方案的优化仍是目前面临的主要问题。

六、典型病例

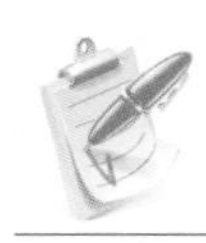

病　例

女性，62 岁，2020 年 12 月底阴体检发现三系减少就诊武汉某三甲医院，确诊为“MDS-RAEB1（IPSS 中危-2，IPSSR 高危）”，2021 年 1 月 26 日，2 月 26 日，3 月 27 日，4 月 24 日，5 月 28 日，6 月 27 日开始行阿扎胞苷 + IBI188（CD47 单抗）方案化疗（临床试验）5 周期，化疗结束后复查骨髓常规原粒 3%，MRD 见 1.46%表型不完全正常髓系原始细胞，因无合适同胞全合及单倍体供者，寻得一份脐血（供受者 HLA7/10 相合，血型 A^+ 供 AB^+，供女受女，TNC 2.6×10^7/kg，$CD34^+$ 1.53×10^5/kg），遂于 2021 年 8 月 17 日进入中国科学技术大学附属第一医院（安徽省立医院）层流仓。

治疗经过：患者既往 2014 年阴甲状腺乳头状腺癌行双侧甲状腺全切 + 颈部淋巴结清扫，后于 2017 年及 2018 年行碘 131 治疗，术后长期口服优甲乐，无高血压、糖尿病等慢性病病史。进仓后予以 DEC + FLu + Bu + Ara-c + Mel（DEC 20 mg/m^2，－11～－9 天；Flu 30 mg/m^2，－9～－6 天；Bu 0.8 mg/kg，每 6 h 1 次，－5～－4 天；Ara-c 2 g/m^2，－8～－4 天；Mel 50 mg/m^2，－3～－2 天）方案预处理，并予以充分水化碱化和止吐等支持治疗。预防 GVHD 方案为环孢素联合霉酚酸酯（环孢素：移植前 24 h 开始给药，维持平均浓度在 250～300 ng/mL 之间，起始剂量为：2.5～3 mg/kg；霉酚酸酯：从移植 + 1 天开始口服或静脉应用，一般为 25～30 mg/(kg · d)）。移植后 +1 天开始静脉阿昔洛韦预防疱疹病毒感染。移植后 +6 天予以粒细胞集落刺激因子静脉滴注刺激造血。移植后 + 21 天霉酚酸酯开始减量。患者在移植后 +2 天出现发热，考虑粒缺伴感染，予以亚胺培南西司他汀钠联合阿米卡星抗感染，+9 天再次出现高热伴少量红色皮疹，考虑植入前综合征，予以甲强龙免疫治疗后体温及皮疹控制，+ 14 天至 + 28 天加用 rhTPO 促血小板生成。移植后 + 14 天，Ret≥1%，+17 天开始连续 3 天，患者外周血中性粒细胞大于 0.5×10^9/L，中性粒细胞植入，+30 天 PLT≥20×10^9，血小板植入。患者在移植后第 30 天出移植仓，密切关注患者 GVHD 表现，如一般情况可，霉酚酸酯于移植后 2 个月内逐渐减停，移植后 3 个月开始，环孢素不再维持浓度，于移植后半年内减停。患者血常规恢复良好，每月动态复查骨髓和血液病微小残留，结果均为阴性。期间未曾合并感染，且无腹泻腹痛，无尿频尿痛。目前一般情况可，门诊随访中。

（邵　亮　周芙玲）

第三节　获得性再生障碍性贫血和范科尼贫血

再生障碍性贫血（aplastic anemia，AA）是骨髓造血衰竭性疾病的一种，是指由物理、化学、生物因素或不明原因引起的骨髓造血功能衰竭，主要表现为骨髓中造血细胞增生减低，外周血全血细胞减少，骨髓中无异常细胞浸润和网状纤维增多，临床表现以贫血、出血和感染为主。AA 可由遗传所致，为先天性再生障碍性贫血，如范科尼贫血、先天性角化不良（DKC）等，但绝大多数患者为获得性。根据发病时患者外周血中性粒细胞绝对值、血小板数值、网织红细胞绝对值，获得性 AA 可分为重型 AA（SAA），极重型 AA（VSAA）及非重型 AA（NSAA）。虽然 AA 是血液系统非恶性疾病，SAA 或 VSAA 患者发生危及生命的感染、出血、贫血的风险高，患者生活质量差，难以长期生存。一线以环孢素及抗人胸腺细胞免疫球蛋白（ATG）为主的免疫抑制治疗（IST）方案有效率高，但治疗起效所需时间长，难以在短时间内恢复造血能力。此外，IST 后部分患者疾病复发，再次 IST 的有效率低，需要进行 allo-HSCT 快速重建骨髓造血能力，减少重症感染、出血、贫血的发生率。同胞全相合或亲缘半相合的 allo-HSCT 是≤50 岁 SAA 患者的一线治疗选择，而对于＜50 岁，缺乏同胞全相合供者或 IST 失败的患者，采用替代供者的 allo-HSCT 可显著改善此类患者预后。

一、脐血移植治疗再生障碍性贫血的回顾及探索

SAA 患者 allo-HSCT 治疗，首选同胞 HLA 相合的供者，但是对于无合适同胞供者的患者，需要进一步探索替代供者移植。UCBT 治疗骨髓衰竭性疾病的探索基于两个团队的共同努力：一位是来自法国巴黎圣路易斯医院的 Gluckman E. 教授，她致力于 allo-HSCT 治疗范科尼贫血的非清髓性预处理方案的临床研究；另一位是来自美国印第安纳波利斯印第安纳大学的 Broxmeyer H. E. 教授，他研究了脐带血中的造血干祖细胞的数量、功能和冻存方法。因此，1988 年两个团队在巴黎圣路易斯医院成功完成了第一例同胞 UCBT 治疗范科尼贫血。患者是一名 5 岁男孩，他接受了来自于胞姐 HLA 相合的 UCBT。此后 1988—1996 年在欧美多家移植中心共进行了 26 例 UCBT 治疗骨髓衰竭性疾病，其中 SAA 7（7/26）例，范科尼贫血 16（16/26）例，无关供者来源的 UCBT 9（9/26）例，同胞来源的 UCBT 17（17/26）例。

日本也进行了 UCBT 治疗 SAA 患者的可行性探索。1998—2006 年之间进行了 31 例 SAA 患者的单份 UCBT，中位年龄 28 岁（0.9～72.3 岁）。UCBT 后中性粒细胞和血小板的植入率分别为 54.8%和 72.2%。Ⅱ级急性和慢性移植物抗宿主病（GVHD）的累积发生率分别为 17.1%和 19.7%，2 年 OS 为 41.1%。31 例患者的预处理方案和 GVHD 的预防方

案均不统一，大部分采用减低强度的预处理方案（RIC），但具体预处理药物和剂量包括低剂量全身照射（TBI）和ATG的使用方法在各个移植中心都不一致。总体而言，RIC的预处理方案可获得更好的2年OS（80%），证明采用RIC预处理方案的UCBT可以对没有合适同胞供体的患者进行挽救治疗。

Ruggeri等也尝试了dUCBT，2004—2007年共计完成了14例dUCBT（8例成人，6例儿童），其中8例范科尼贫血，4例SAA，1例先天性角化不良，1例阵发性睡眠性血红蛋白尿（PNH），中位年龄16岁（6～31岁）。14例中有8例患者中性粒细胞植入，且最终单份脐血植入，完全嵌合，急性GVHD发生率高，共有10例，其中4例为Ⅲ～Ⅳ级急性GVHD。中位随访23个月，获得性和遗传骨髓衰竭性疾病（BMFS）患者的OS分别为80±17%和33±16%。

二、脐血移植的时机和适应证

SAA和输血依赖的NSAA患者需要进行allo-HSCT。HLA全相合的同胞供者仍是首选的造血干细胞供者。对IST无效、适合移植但无HLA全相合同胞供者的患者，也可采用替代供者移植，包括：HLA相合非亲缘移植（MUD-HSCT）、亲缘单倍型移植（haplo-HSCT）和UCBT。由于脐带血获取容易，对HLA不相合具有更好的耐受性，当患者缺乏HLA相合同胞供者时可以考虑行UCBT。RégisPeffault de Latour等研究发现与较短的植入时间和较高的植入率相关的唯一因素是冷冻前总有核细胞（TNC）数量。因此建议单份脐带血冻存前TNC＞4×10^7/kg，供受者HLA相合至少满足4/6，5/8相合，无抗供者特异性抗体（DSA）。其次，由于SAA患者移植前存在输血依赖，容易发生铁过载，本中心通过建立回顾性及前瞻性队列研究，分析了移植前铁过载及铁螯合治疗对UCBT疗效的影响。在回顾性队列研究中，根据SAA患者移植前血清铁蛋白（serum ferritin，SF）浓度分为铁过载组（SF＞1000 ng/mL，$N=17$）和非铁过载组（SF≤1000 ng/mL，$N=48$），结果显示两组患者造血重建速度无统计学意义的差异，但铁过载组患者其180天和360天移植相关死亡率显著高于非铁过载组（47.1%和14.6%，52.9%和16.7%，$P=0.005$，0.002），移植后1年和3年总生存率显著低于非铁过载组（41.2%和83.3%，35.3%和83.3%，P值均＜0.001），在3年总生存率的单因素及多因素分析中，移植前合并铁过载是预后不良的独立危险因素。在前瞻性队列研究中，所有SF＞1000 ng/mL的SAA患者在移植前给与地拉罗司治疗，根据治疗后SF浓度是否降低至1000 ng/mL以下，分为移植前铁螯合治疗成功组（$N=18$）及失败组（$N=28$），结果发现治疗成功组患者其移植相关死亡率明显低于失败组，总生存率显著优于失败组。因此，我们建议对于合并铁过载的SAA患者在移植前进行去铁治疗，尽可能在移植前将SF降低至1000 ng/mL以下。另外，SAA患者由于反复输血容易产生HLA抗体，因此建议对于移植前非特异性抗HLA抗体滴度大于5000 U的患者进行去抗体治疗。

三、脐血的选择标准和预处理方案的探索

最适脐血的选择是SAA患者进行脐血移植成功的第一步。对于骨髓衰竭性疾病脐血的选择标准，欧洲移植协会推荐供受者进行8个位点（HLA-A，HLA-B，HLA-C和HLA-

DRB1)基因型配型,至少 HLA 5～8/8 相合,冷冻前 TNC≥3.5×10^7/kg,$CD34^+$≥1.7×10^5/kg。日本对脐血的标准要求较低,可接受 TNC≥2.0×10^7/kg 和 HLA≥4/6 的 HLA-A,HLA-B 和 HLA-DRB1 的抗原配型。日本学者 Hiramoto 等回顾性分析 115 例接受单份 UCBT(sUCBT)治疗的 AA 患者,中性粒细胞累积植入率为 76.5%,多因素分析发现,冷冻前 $CD34^+$ 细胞数≥0.7×10^5/kg 是促进中性粒细胞植入的独立影响因素。

早期 UCBT 治疗 SAA 的预处理方案的探索并非一帆风顺,植入失败是最主要的困难和挑战。日本移植中心对 SAA 患者接受 UCBT 多数采用不含 ATG 的预处理方案。2017 年日本造血细胞移植学会(JSHCT)回顾性分析了 1998 年至 2013 年间进行 UCBT 的 27 例 SAA 儿童患者移植结果。其中 11 例患儿采用不含 ATG 的 RIC 方案,包括氟达拉滨(Flu)联合环磷酰胺(CTX)或马法兰(MEL)联合低剂量 TBI,输注脐血的冻存前 TNC 数量和 CD34 阳性细胞数量中位数分别为 3.99×10^7/kg(0.09～16.11/kg) 和 1.31×10^5/kg(0.39～6.17/kg)。全部患儿获得稳定植入,其中 6 例(54.5%)出现Ⅰ～Ⅱ度急性 GVHD,无Ⅲ～Ⅳ急性 GVHD 发生,1 例(9%)患儿移植后出现慢性 GVHD,5 年 OS 和无失败生存率(FFS)均为 100%。另外 16 例患儿采用含 ATG 的其他预处理方案,只有 7 例患儿获得稳定植入,8 例患儿出现原发性植入失败,1 例继发性植入失败,5 例(31.2%)出现Ⅰ～Ⅱ度急性 GVHD,3 例(18.8%)出现Ⅳ度急性 GVHD,1 例(6.2%)出现慢性 GVHD,5 年 OS 仅为 31.2%,5 年 FFS 为 48.6%。由此可见,不含 ATG 预处理组患儿其植入率、OS、FFS 均高于含 ATG 预处理组患儿,GVHD 发生率无明显差异,研究认为采用不含 ATG 的预处理方案更有利于脐血植入并提高患者生存率。2019 年美国脐血移植和细胞治疗协会(ASTCT)提出的 GVHD 预防指南中,也建议在 UCBT 中为防止发生植入失败、免疫功能重建延迟,应避免使用 ATG。

本中心应用 UCBT 治疗 SAA 也经历了长期的探索,从最初的脐血支持下的 IST 到采用低剂量照射的 RIC 预处理方案解决脐血植入失败困境,到现阶段加用小剂量 ATG (2 mg/kg)降低移植早期免疫反应的方案再优化,一步步实现并完善了 UCBT 治疗 SAA 的临床体系。

自 2005 年起,本中心陆续对 18 例新诊断的 SAA-Ⅰ型患者进行了 sUCBT,其中 VSAA 11 例,SAA 7 例。患者中位年龄 17 岁(5～61 岁),中位体重 48 kg(16～65 kg),从诊断到移植中位时间为 34 天(15～195 天),移植采用的预处理方案为 Flu (120 mg/m^2,－6～－3 天)＋CTX (1200 mg/m^2,－5～－2 天)＋ATG (30 mg/kg,－3～－1 天,费森尤斯),输注脐带血中位有核细胞数为 4.14×10^7/kg(2.34～13.02/kg),中位 $CD34^+$ 细胞数为 2.02×10^5/kg (0.71～4.35/kg)。其中 15 例患者出现了原发性植入失败但自体造血恢复,中位中性粒细胞恢复时间是 37 天(范围 14～57 天),中位血小板植入时间 87 天(范围 43～180 天),2 年 OS 为 88.9%。2 例患者在植入前因严重感染死亡,1 例在移植后 3 个月出现继发性植入失败,后采用母亲的半相合移植进行挽救性治疗。虽然早期 15 例植入失败患者其造血重建速度快于既往单用 IST 治疗患者,但并未解决 IST 后复发及克隆演变问题,我们认为该方案中低剂量 CTX 及大剂量 rATG 可能是引起植入失败的主要原因。

随后,本中心自 2017 年对 SAA 患者开始采用低剂量照射(全身照射/全骨髓照射,4 Gy)联合 Flu (总量 200 mg/m^2,－6～－2 天),CTX (总量 120 mg/kg,－3～－2 天)的 RIC 方案,而对于范科尼贫血患者,由于患者染色体脆性增加,易断裂,故 UCBT 治疗范科尼贫血的预处理方案在上述方案基础上减少了 CTX 的用量(降低至总量 40 mg/kg),该 RIC 方案基本解决了 UCBT 治疗 SAA 植入失败发生率高的困境。我们回顾性分析了 2021 年 1 月至 2023 年 5 月采用上述预处理方案于本中心接受 sUCBT 的 52 例 SAA 患者的临床资料。全部患者接受环孢素 A(CsA)联合霉酚酸酯(MMF)方案预防 GVHD。结果发现,52 例患者中 5 例患者发生原发性植入失败,移植后 42 天中性粒细胞累积植入率为 90.4%,移植后 60 天血小板累积植入率为 65.4%,移植后 1 年总生存率为 84.5%。因此,我们认为该方案是突破 SAA 患者免疫屏障的有效方案,然而,该预处理方案下患者移植后免疫反应发生率高,其移植后 PES 发生率为 67.3%,Ⅱ～Ⅳ和Ⅲ～Ⅳ度急性 GVHD 发生率分别为 46.2%和 21.2%,为降低早期排异反应,本中心对预处理方案进行了再优化。自 2022 年 6 月至 2023 年 7 月,11 例 SAA 患者在上述 RIC 方案基础上,于预处理 −7 天加用小剂量 rATG(2 mg/kg,赛诺菲),同时在移植后 +5 天予以 CD20 单克隆抗体(150 mg/m^2)预防 EB 病毒再激活。与不含 ATG 患者比,其移植后Ⅱ～Ⅳ度急性 GVHD 发生率显著降低(10.0%和 46.2%,$P=0.032$),PES 发生率下降(36.4%和 67.3%),同时所有 11 例患者均获得脐血植入,中位中性粒细胞恢复时间 16 天(范围 12～22 天),中位血小板植入时间 33 天(范围 24～64 天)。患者移植后细菌及 CMV 感染发生率较前无明显增加。我们认为在预处理中加用小剂量 rATG 不影响脐血植入的同时,可显著降低早期免疫反应,不增加感染风险,有望进一步提高患者的长期生存率,目前我中心建立的 sUCBT 采用含小剂量 ATG 的 RIC 方案治疗 SAA 的多中心前瞻性临床试验正在招募中(NCT06039436)。

四、脐血移植治疗再生障碍性贫血的常见并发症、面临的主要问题和挑战

UCBT 治疗 SAA 的移植后主要死亡原因是植入失败,感染,急性 GVHD 和器官功能损害。本中心前期研究发现移植后血小板植入延迟将明显影响 UCBT 患者的生存情况,因此我们设计了 TPO-RA(阿伐曲泊帕)促进 UCBT 后血小板植入的临床试验(NCT05823376),目前试验正在进行患者入组。另外,CMV 感染也是 UCBT 后常见的并发症,更昔洛韦或膦甲酸钠进行抗病毒治疗过程中容易发生肾功能不全或中性粒细胞、血小板减少等不良反应,因此移植早期进行 CMV 病毒的预防就显得尤其重要。使用来特莫韦预防明显降低了 UCBT 后 CMV 病毒的再激活率,但是预防开始的时机和疗程还需要进一步探讨。

五、典型病例

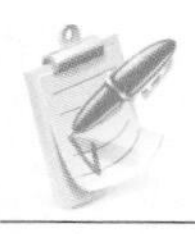

病 例 1

患者男性,13 岁,2022 年 7 月 13 日系"发现四肢散在瘀斑 1 年,拟行非血缘脐血移植"入我科。

现病史:患儿 1 年前因发现皮肤散在瘀点瘀斑就诊于安徽省儿童医院,完善血常规、骨髓相关检查,考虑诊断重型再生障碍性贫血Ⅰ型,后予以口服 CsA 治疗,定期监测血常规提

示血三系持续下降，患儿输血依赖。因患儿存在造血干细胞移植指征，且缺乏同胞全相合供者，现拟行非血缘脐血移植入院。自发病以来，患者精神状态一般，体力情况一般，食欲食量良好，睡眠情况良好，大便正常，小便正常，体重无明显变化。

治疗经过：患者完善移植前相关检查，排除移植禁忌证，于 2022 年 5 月 30 日予“ATG (2 mg/kg，−7 天，赛诺菲) + Flu (40 mg/(m^2 · d)，−6～−2 天) + CTX (60 mg/kg，−3～−2 天) + TMI(4 Gy，−1 天)”方案预处理化疗，2023 年 7 月 13 日在心电监护下回输山东库脐血干细胞共 35.9 mL，(HLA 5/6，8/10，血型供 AB^+ 受 O^+，性别供男受男)，总的有核细胞数 3.04×10^7/kg，CD34 阳性细胞数 2.95×10^5/kg，CD3 阳性细胞数 18.16×10^6/kg，CD56 阳性细胞 0.56×10^6/kg。回输过程顺利，无不良反应，予环孢素、吗替麦考酚酯预防 GVHD。患者移植后定期监测 CMV 病毒拷贝数，+35 天 CMV 再激活，后积极予以更昔洛韦抗病毒治疗，+44 天出现肉眼血尿，无血块，无明显尿痛，考虑病毒感染相关出血性膀胱炎(Ⅰ度)，经积极抗病毒治疗，辅以水化、碱化、输注丙种球蛋白加强被动免疫等处理，患者病毒拷贝数转阴，膀胱炎症状好转。患者移植后 +24 天中性粒细胞植入，+60 天血小板植入。患者住院期间无 PES、急性 GVHD 症状，+57 天办理出院，门诊定期随诊。

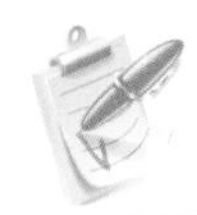

病 例 2

患者女，15 岁，2022 年 11 月 16 日系“发现血三系减少 5 年，确诊范科尼贫血 1 年，拟行非血缘脐血移植”入我科。

现病史：患儿 5 年前因发热就诊外院，外院血常规提示血三系减低，后完善骨髓穿刺检查，考虑再生障碍性贫血，治疗上予以环孢素、雄激素等口服治疗，血象恢复不佳，后自服中药治疗，患者定期复查血常规提示持续血三系减少，后至我院就诊，复查骨髓穿刺检查，骨髓形态及病理符合再生障碍性贫血表现，同时送检遗传性疾病基因突变检查提示存在 FANCB 基因突变，综合考虑诊断范科尼贫血，因患者有造血干细胞移植指征，且缺乏同胞全相合供者，拟行非血缘脐血移植入院。自发病以来，患者精神状态一般，体力情况一般，食欲食量良好，睡眠情况良好，大便正常，小便正常，体重无明显变化。

治疗经过：患者完善移植前相关检查，排除移植禁忌证，于 2022 年 11 月 16 日给予“ATG (2 mg/kg，−7 天，赛诺菲) + Flu(40 mg/(m^2 · d)，−6～−2 天) + CTX(10 mg/(kg · d)，−5～−2 天) + TBI(4 Gy)”方案预处理化疗，11 月 24 日在心电监护下回输山东库脐血干细胞共 39.9ml，(HLA 5/6，7/10，血型供 O^+ 受 B^+，性别供男受女)，总的有核细胞数 2.51×10^7/kg，CD34 阳性细胞数 3.31×10^5/kg，CD3 阳性细胞数 14.83×10^6/kg，CD56 阳性细胞 1.82×10^6/kg。回输过程顺利，无不良反应。给予环孢素、吗替麦考酚酯预防 GVHD，熊去氧胆酸、前列地尔、肝素钠预防 VOD，粒细胞集落刺激因子促进造血恢复，同时成分输血支持治疗。移植后 +7 天患者出现发热，血 C 反应蛋白明显升高，结合患者处于重度粒细胞缺乏状态，考虑粒细胞缺乏伴感染，给予亚胺培南西司他丁抗感染治疗后体温峰值下降，移植后 +10 天患者出现颜面部少量红色皮疹，考虑合并 PES，加用甲泼尼龙(1 mg/kg)治疗后，体温恢复正常，皮疹消退，后甲泼尼龙减量至停用。移植后 +15 天患者中性粒细胞植入，

+25天网织红细胞比例大于1%，+39天血小板植入，住院期间患者无急性GVHD症状，+40天办理出院，门诊定期随诊。

（吴　月　皖　湘）

第四节　阵发性睡眠性血红蛋白尿

一、疾病概述

（一）定义

阵发性睡眠性血红蛋白尿（paroxysmal nocturnal hemoglobinuria，PNH）是一种后天获得性克隆性造血干细胞疾病，其血细胞（红细胞、粒细胞、单核细胞、淋巴细胞及血小板）膜结构异常、对激活的补体异常敏感，从而引起血管内溶血。PNH患者中异常克隆与正常造血干细胞并存，但因两者比例不同，异常克隆缺陷程度各异，所以临床表现变化多种多样，常以与睡眠有关的、间歇发作性血红蛋白尿为特征，可伴有全血细胞的减少以及反复的血栓形成。

（二）发病机制

PNH是由造血干细胞上PIG-A基因突变所致。该基因的蛋白产物是合成锚连蛋白的糖基磷脂酰肌醇（glycosyl phosphatidylinositol，GPI）催化酶之一。PIG-A基因突变会导致GPI锚合成和表达部分或完全受阻使得正常情况下通过与GPI锚结合的锚连蛋白无法与之结合，从而导致细胞表面锚连蛋白的缺失。红细胞上的锚连蛋白一旦缺乏，则补体通路异常活化、膜攻击复合物形成失控，补体就会攻击红细胞，所以导致红细胞破坏，出现血管内溶血及一系列PNH临床表现。其中，C5是补体级联反应中最末端的一个环节。C5在正常情况下不抵御红细胞，也不出现异常激活。一旦补体出现异常激活，C5就裂解为C5a和C5b，而C5b最终形成C5b-9膜攻击复合物，膜攻击复合物会破坏红细胞。

（三）临床表现

大多数PNH发病隐匿，病程迁延，具体临床表现可以因PNH细胞的组成不同而有差异，主要以贫血、血红蛋白尿、血栓形成和感染为表现。PNH患者有轻有重，主要发病年龄在25～45岁，病程多长达15年左右。其中，PNH最常见的首发临床表现为贫血，轻到中度。贫血的原因除了有溶血性贫血外还合并缺铁性贫血的发生。感染、药物、输血及其他应激可导致溶血危象的发生。约有1/4的患者起病症状为血红蛋白尿，往往晨重暮轻，并且和患者睡眠有关。另外一部分患者的血红蛋白尿发作并无规律，感染、手术、饮酒、月经、劳累、血制品输注、情绪变化大及使用维生素C、铁剂、阿司匹林、磺胺等药物均是诱因。部分患者的首发症状体征可以以骨髓的衰竭和血细胞的减少为主，之后再出现典型的 PNH 临床表型；此外，也有患者起病时即有典型 PNH 表型，而且，在病程中患者可以出现再生障碍性贫血，同时也可以向急性白血病、骨髓纤维化等疾病转化。此外，感染也是 PNH 患者的常见症状，并且因感染可导致补体 C5b-7 的形成，从而加重溶血。易发生血栓是 PNH 患者的危险症状之一，腔静脉和肝静脉是主要的栓塞部位。

（四）辅助检查

这里介绍基于流式细胞术为检测手段的现代诊断方法。

PNH 异常血细胞膜上缺乏 GPI 锚连蛋白，所以可用相关抗体结合流式技术来检测缺乏这些膜蛋白的异常细胞。所有系列的血细胞中都存在 CD55 和 CD59，所以常常将 CD55 和 CD59 蛋白的缺失作为 PNH 克隆标记。其中，红细胞主要检测 CD59，而粒细胞和单核细胞的 GPI 锚连蛋白主要选用 CD24 和 CD14。

荧光标记嗜水气单胞菌溶素前体的变异体（Flaer）是 PNH 的一种高特异性、和高敏感的检测方法。和传统的检测 CD55、CD59 方法相比，采用 Flaer 可以检测到微小 PNH 克隆，并且检测结果不受溶血和输血的影响，对一些临床上高度怀疑，而 CD55、CD59 检测不能确诊的病例，可以结合 Flaer 检查，获得明确诊断。

（五）诊断和分型

1．我国制定的 PNH 诊断标准

（1）具有 PNH 常见的临床表现。

（2）实验室检查

流式细胞术检测：发现外周血中 CD55 或 CD59 阴性中性粒细胞或红细胞＞10%（5%～10%为可疑）。临床表现符合，实验室检查具备一项或两项者皆可诊断。

在临床工作中出现血细胞减少、不明原因腹痛、栓塞等不典型表现或者怀疑溶血性贫血且 Coombs 试验阴性的患者可以考虑进行 PNH 克隆检测。

2．分型

国际 PNH 工作组于 2005 年将 PNH 分为三种类型：

① 经典型 PNH：表现为溶血性贫血、骨髓代偿性红系造血旺盛、血管内溶血、患者有明显血红蛋白尿发作、白细胞和血小板相对正常或轻度减低、骨髓造血活跃、红系造血明显活跃，乳酸脱氢酶水平明显增高、网织红细胞增高、PNH 克隆为主克隆（＞50%）、CD55 和 CD59 减少程度较重。

② PNH 合并其他骨髓衰竭性疾病：主要是 PNH 合并再生障碍性贫血、骨髓增生异常综合征、骨髓纤维化等骨髓衰竭性疾病，这类患者既有骨髓衰竭性疾病的表现又有 PNH 溶血的表现，检测 PNH 克隆通常为小克隆（＜50%）。

③ 亚临床 PNH：可以检测到 PNH 克隆，但没有 PNH 克隆溶血相关的临床证据和实验室证据。亚临床 PNH 也常与其他骨髓造血衰竭性疾病相伴发，主要是再生障碍性贫血伴 PNH 克隆，骨髓增生异常综合征伴 PNH 克隆，这类患者间接胆红素及乳酸脱氢酶水平不增高。

（六）治疗原则

1．对症支持治疗

具体内容略。

2．糖皮质激素

引入补体抑制剂之前，“保护”细胞，减少补体攻击和破坏，减轻溶血仍是我国治疗 PNH 的传统目的。所以，如果不存在糖皮质激素的禁忌证，可尝试使用糖皮质激素，当然，后期需要逐渐减量直到最小剂量。

3．免疫抑制剂

当 PNH 患者同时合并了骨髓衰竭（PNH/BMF 综合征、亚临床型 PNH）时，可以给予环孢素、抗胸腺细胞球蛋白（antithymocyte globulin，ATG），也可以尝试使用雄性激素如达那唑、司坦唑醇等药物来促进造血。

4．治疗血管血管栓塞

当发生急性血栓事件时，只要没有如中枢神经系统的出血性梗死这种绝对的禁忌证，抗凝治疗仍然是首要手段，可选择低分子肝素或肝素，直接口服抗凝剂也有文献报道。与此同时，应尽快开始使用依库珠单抗（eculizumab）或拉武珠单抗（ravulizumab）以防止进一步的血栓形成，因为单独的抗凝治疗没法长期控制血栓。对于 PNH 患者是否需要无限期的抗凝治疗，目前缺乏关于该建议的风险与益处的数据，建议与患者进行讨论。

5．C5 抑制剂

依库珠单抗是一种人源化的单克隆抗体，可以与人 C5 补体蛋白发生特异性结合，并阻滞其裂解为 C5a 和 C5b 不能形成膜攻击复合物。该单克隆抗体的强烈使用指征包括：

① PNH 患者症状中度或重度，如出现了明显的血管内溶血、严重贫血、慢性疲劳、疼痛和呼吸困难等生活质量很差的表现。

② 正常发生或已经出现 PNH 的合并症，如肾功能障碍和血栓形成。

6．造血干细胞移植

详见下文。

二、脐血移植在 PNH 中的应用

（一）脐血移植时机

如前所述，在 2007 年美国食品药品监督管理局和欧洲药品管理局批准依库珠单抗治疗 PNH 之前，PNH 患者的治疗方式包括免疫抑制疗法、支持性治疗（如输血、皮质类固醇、抗凝剂）和 HSCT。

然而，依库珠单抗的使用也存在一些临床限制：依库珠单抗对于以骨髓衰竭为主要表现的 PNH 患者无效；只有 1/3 的患者能够完全恢复正常；有些病例会出现溶血突破，则需通过使用更高剂量的依库珠单抗、拉武珠单抗或其他新出现的药物（如 C3 抑制剂、因子 D 抑制剂和因子 B 抑制剂）来治疗。然而，C5 抑制剂并不能解决由 C3 活化引起的溶血和脾肿大问题，而且对这些新药物的使用经验仍然有限，临床医生还需要更多时间来验证效果。此外，并非每一位患者都能获得这类新型药物。

近年来，随着移植技术的不断完善，异基因 HSCT 对于 PNH 患者疗效确切。即使对于没有 HLA 全相合亲缘供体的 PNH 患者来说，使用非亲缘供体也是一个可接受的选择。在一项迄今为止最大规模的 PNH 研究中，Peffault de Latour 等回顾性分析了涵盖 1978 年至 2007 年接受治疗的患者，发现 HLA 全相合的亲缘供体和非亲缘供体之间的预后并没有显著差异（$P=0.22$），干细胞来源并未影响患者的生存率。Fergün Yılmaz 等同样发现，匹配同胞供体和匹配非亲缘供体之间的 OS 和无排异无复发生存（graft-versus-host-disease-free and failure-free survival，GFFS）率也没有差异。吴德沛教授团队报道了单倍型供者在 PNH 患者移植方面也具有较好疗效。我们前期采用 UCBT 治疗 PNH 患者也取得很好的疗效。

韩冰教授回顾了过去 15 年接受 HSCT 的 PNH 患者的研究，指出在依库珠单抗时代，HSCT 的适应证包括对依库珠单抗反应不佳的重型 PNH、表现为难治性骨髓衰竭的 PNH，包括再生障碍性贫血、克隆演变为骨髓增生异常综合征或急性髓系白血病。与其他国家相比，由于我国的一孩政策以及替代治疗选择（如依库珠单抗）的不可获得，包括 UCBT 在内的 HSCT 是 PNH 患者的有价值的治愈手段。

（二）预处理方案选择和探索

由于单份脐血的造血干/祖细胞数量有限，所以移植后稳定植入是 UCBT 专家关注的首要问题。正确选择移植预处理方案是移植成功的关键。所以 MAC 或减低强度的预处理方案（reduced intensity conditioning，RIC）的使用在 PNH 患者的研究中是一个不断发展的课题。采用清髓性预处理虽然复发率低，但相关风险较大，也有较多的移植并发症，因此，方案适用于没有严重并发症的年轻患者；而如果患者年龄较大，且存在多种合并症，则应考虑非清髓性或减低强度的预处理方案。

在 Tian 等的研究中，基础预处理方案为白消安（busulfan，Bu，4 mg/(kg・d)，－8～－6 天），环磷酰胺（cyclophosphamide，Cy，1.8 g/(m^2・d)，－5～－4 天），司莫司汀（Me-CCNU，250 mg/m^2，－3 天）。在 10 例单倍体移植患者的预处理中，同时联合 ATG（2.5 mg/kg，－5～－2 天），并予以 Ara-C（4 g/(m^2・d)，－5～－2 天）。而接受人白细胞抗原（human leukocyte antigen，HLA）全相合异基因造血干细胞移植（3 例无关供者全相合，5 例同胞全相合）的 PNH 患者在前述 Bu/Cy 为基础的方案中，予以 Ara-C（2 g/m^2・d，－10～－9 天）。在 Liu 等的研究中，对于行同胞全相合移植的患者予以了以氟达拉滨/环磷酰胺为基础的方案，包括氟达拉滨（fludarabine，Flu，30 mg/(m^2・d)，－7～－2 天）/环磷酰胺（50 mg/(kg・d)，－4～－3 天）/ATG（2.5 mg/(kg・d)，－8～－4 天）。而对于行非亲缘全相合（matched unrelated donor，MUD）或单倍体移植的患者采用以 BU/Cy 为基础的预处理方案，包括 Bu（3.2 mg/(kg・d)，－7～－6 天），Cy（50 mg/(kg・d)，－5～－2 天），以及 ATG（2.5 mg/kg，－5～－2 天）。这些预处理方案的 OS 和 GFFS 相似。这些结果得到了 Cooper 等的进一步验证，他们认为 RIC 并没有改善 PNH 的预后。然而 Pantin 等报告的数据显示，在接受以 Flu 为基础的 RIC 方案进行预处理的 17 名患者中，6 年 OS 高达 87.8%。

本中心在 UCBT 的预处理方案中也做出了一系列探索。对于恶性血液病患者的 UCBT，本中心采用改良的清髓性强化条件（modified myeloablative conditioning，

MMAC），在 Bu/Cy2 中加入了 Flu，在全身照射（total body irradiation，TBI）/Cy 中加入了阿糖胞苷（cytarabine，Ara-C），不含 ATG，较传统的含 ATG 的 MAC 方案，移植后患者的中性粒细胞和血小板移植成功率、OS 和无病生存率显著提高，首次证明了在治疗血液恶性肿瘤的 UCBT 中，不含 ATG 的 MMAC 优于含 ATG 的 MAC。

为此，我们在 UCBT 治疗 PNH 的预处理方案也采用和恶性血液病相同的预处理方案。早在 2014 本我中心就采用 TBI/Ara-C/Cy 预处理方案，利用 UCBT 成功治疗 1 例 PNH 患者，具体方案为：TBI 3 Gy，每日 2 次，移植 −7～−6 天；Ara-C 2.0 g/m^2，12 h 1 次，移植前 −5～−4 天；Cy 60 mg/kg，每日 1 次，移植前 −3～−2 天。后期，本中心又报道了 7 例接受 UCBT 的 PNH 患者。其中，1 例患者采用 TBI/Ara-C/Cy 预处理方案，5 例患者采用 Flu/Bu/Cy2 清髓性预处理方案：Flu 30 mg/m^{2}连续 4 天（−9～−6 天）+ Bu 3.2 mg/kg 连续 4 天（0.8 mg/kg，4 次/天，−7～−4 天）+ Cy 60 mg/kg 连续 2 天（60 mg/（kg · d），移植 −3～−2 天）；1 例采用 RIC 方案为 Flu 40 mg/m^{2}连续 5 天（−9～−5 天）+ Cy 60 mg/kg 连续 2 天（60 mg/（kg · d），−3～−2 天）+ TBI 4 Gy（−1 天）。已报道的 7 例患者均获得植入。由于 PNH 为良性克隆性疾病，与恶性疾病不同，结合我们的经验，如移植前骨髓增生活跃，可采用不含 ATG 的改良的清髓性预处理方案；如以骨髓衰竭为主，则可采用 RIC。由于病例数少，还需要进一步积累和分析。

（三）脐血移植后常见并发症的处理、面临的主要问题和挑战

移植前是否使用依库珠单抗可根据患者 PNH 的疾病活动程度和溶血的程度来决定。如果患者在移植前经历了严重的溶血危象，依库珠单抗可能会用于控制溶血，作为桥接移植的治疗，以减少移植过程中的并发症。

HSCT 死亡的主要原因包括 GVHD（急性和慢性）、感染、血栓性微血管病变、肝小静脉闭塞综合征等。

其中，急性 GVHD（aGVHD）采用每日 1～2 mg/kg 的甲泼尼龙进行治疗。对类固醇不敏感的 aGVHD，进行二线免疫抑制治疗，包括他克莫司、CD25 单克隆抗体、麦考酚酸酯和甲氨蝶呤。本中心预防 GVHD 均采用“环孢素 A 联合短程 MMF”方案：移植前第 1 天开始使用环孢素 A 2.5 mg/（kg · d），24 h 静脉滴注；MMF 30 mg/（kg · d）分次静脉滴注或口服，移植后第 1 天开始。本中心前期已报道的 8 例患者，100 天 2 例出现 aGVHD，均为Ⅱ度，1 例皮肤Ⅰ度，1 例发生轻度慢性 GVHD（cGVHD）。这也说明 UCBT 最大的优势是 GVHD 特别是 cGVHD 发生率较低，移植后患者可获得生活质量好的长期生存。

虽然 UCBT 后 cGVHD 的发生率较低，但由于多数 PNH 患者移植前曾接受大量血制品输注，导致体内大量铁沉积，而近年铁过载对移植患者的不良影响颇受重视。本中心回顾性分析了移植前铁过载对重型再生障碍性贫血患者疗效的影响，发现铁过载不利于移植物植入及造血重建，且与 OS 和移植相关死亡相关。Nakamura 等报告了 42 例接受 HSCT 治疗的 PNH 病例，也认为移植前输血负荷可能影响 OS，移植前输注的红细胞浓缩物次数＜20 次的患者生存率显著高于输注≥20 次的患者（95%和 63%，$P<0.05$）。因此，在决定异基因造血干细胞移植的时机时，应考虑移植前输血负担和患者年龄。本中心前期报道的 7 例患者中唯一死亡患者移植前铁过载明显，尽管行地拉罗司去铁 8 个月，仍无法降低体内的血清铁蛋白水平，该患者移植过程出现植入前综合征（pre-engraftment syndrome，PES）、GVHD

及感染等相关并发症，最终死于消化道出血，我们考虑铁过载与相关并发症有关。此后的铁过载患者移植前均接受了去铁治疗，未发生严重并发症。

此外，UCBT 发生肝静脉闭塞症（veno-occlusive disease，VOD）的概率极低，我们预防 VOD 的方案为小剂量肝素 100 U/(kg・d)联合前列地尔 0.03 μg/(kg・h)，预处理时开始至移植后 +30 天停用，当血小板 $<20\times10^9$/L 时，停用肝素。在感染等并发症预防方面我们有以下支持治疗：使用覆盖曲霉的药物如伏立康唑或泊沙康唑预防真菌感染；预防单纯疱疹病毒感染阿昔洛韦移植后开始至移植后 1 年，粒细胞集落刺激因子（granulocyte colony-stimulating factor，G-CSF）3～5 μg/(kg・d)自移植后 +6 天至髓系稳定植入；使用莱特莫韦预防巨细胞病毒感染直至移植后 100 天，中性粒细胞植入后每周采用 PCR 动态监测 2 次外周血巨细胞病毒 DNA 水平，若 $>5\times10^2$ copies/mL，则使用更昔洛韦或膦甲酸抗病毒治疗。复方磺胺甲噁唑片预防卡氏肺囊虫感染（感染预防具体见第四章）。

当然，由于国内外包括本中心 PNH 队列较小以及不同的 HSCT 相关预处理方案或供体来源，尚缺乏 PNH 的最佳预处理方案或并发症管理方法。

（四）脐血移植疗效和相关进展

由于该疾病的罕见性，关于 HSCT 方案和结果的数据有限，大多数已发表的研究也只包括少数患者。吴德沛团队分析了在 2007 年 7 月至 2018 年 5 月期间接受 allo-HSCT 的 44 名 PNH 患者的治疗结果（其中单倍体供者 25 例，HLA 全相合同胞供者 15 例，HLA 全相合无关供者 4 例），3 年 OS 和 GFFS 的概率分别为 90.4%±4.6% 和 85.6%±5.4%。Cooper J. P. 等报道了 55 名 PNH 患者的移植疗效，其中 17 名患者（30.9%）为经典型 PNH，其余 38 名患者伴发其他骨髓疾病（其中 26 名患者伴发再生障碍性贫血），同胞 HLA 全相合占 38.2%、HLA 全相合非血缘供者占 34.5%、单个 HLA 等位基因不匹配无关的占 16.4%、脐带血占 5.5%、同基因供者占 3.6% 和 HLA 单倍体供者占 1.8%，除了 2 例患者未植入外，5 年 OS 为 70%。Yukinori Nakamura 等报道了 42 例 PNH 患者接受移植的数据，其中无关供者骨髓来源干细胞 11 例，脐带血 3 例，6 年 OS 为 74%。

三、典型病例

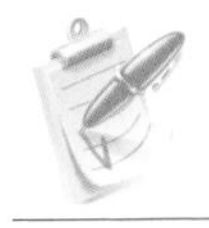

病　例

患者女性，28 岁，2011 年 12 月因头晕伴乏力在苏州某医院查血常规示白细胞计数 1.93×10^9/L，血红蛋白水平 48 g/L，血小板计数 10×10^9/L；PNH 克隆为 3%，骨髓细胞形态学提示重度再生障碍性贫血可能。骨髓活检病理提示增生减低，考虑再生障碍性贫血可能。PNH 流式检测：粒细胞 FLAER$^-$ 3.9%，单核细胞 FLAER$^-$ 4.8%，红细胞 CD59$^-$ 0.1%，诊断为再生障碍性贫血伴 PNH 克隆。给予促进造血及环孢素（CsA）治疗。服药 6 个月后患者血小板和血红蛋白水平恢复到正常水平，遂自行停药。2015 年起，患者每月发作血红蛋白尿，每次持续 4～5 天，血红蛋白水平维持在 30 g/L 左右，对血制品输注依赖。每月需输红细胞2～3 单位。2019 年 1 月于苏州某医院完善骨髓检查提示骨髓增生活跃，造血组织占

82%，可见嗜多色红细胞，PIG-基因突变 17%，疾病进展为 AA-PNH 综合征。因患者血红蛋白尿发作频率高且对输血依赖，且没有 HLA 全相合的同胞供者和非血缘供者，故为行 UCBT 于 2019 年 7 月入住我科。

入院后完善相关检查，血常规：白细胞计数 1.66×10^9/L，血红蛋白水平 23 g/L，血小板计数 69×10^9/L，网织红细胞占 12.62%，血清铁蛋白 23.86 ng/mL。尿胆红素阴性，尿胆原阳性，尿含铁血黄素阳性。生化检查：总胆红素 31.2 μmol/L，间接胆红素 23.3 μmol/L，乳酸脱氢酶 1173 U/L。骨髓形态学：溶血性贫血骨髓象；流式细胞术检测外周血红细胞 CD55 阴性细胞率 94.5%、CD59 阴性细胞率 99.8%；粒细胞 CD55 阴性细胞率 92.3%，CD59 阴性细胞率 82.4%。粒细胞 $FLAER^-$ 96.4%，单核细胞 $FLAER^-$ 90.6%，考虑患者目前疾病状态以 PNH 为主。因此，选用强化清髓移植预处理方案：Flu + BU + CY。移植物情况：单份脐血，与受者 HLA 抗原配型 5/6，基因型配型 8/10 相合，脐血性别为男性，脐血与受者 ABO 血型全相合（供 B^+ 受 B^+）。2019 年 7 月 18 日输注脐带血，总有核细胞数为 1.33×10^7/kg，$CD34^+$ 细胞 1.11×10^5/kg。+6 天开始给予 G-CSF 5 μg/(kg・d)，移植期间均输注辐照的血制品。

GVHD 预防：CsA 联合短程 MMF，自 −1 天开始予以 CsA 2.5 mg/(kg・ d)持续静脉给药，根据 CsA 平均血药浓度（250～300 μg/L）调整 CsA 用量，+30 天左右改为口服给药，+60～+180 天逐渐减量至停用。MMF 30 mg/(kg・d)口服，+1 天开始，2 个月内逐渐减停。

中枢神经系统症状：患者 +23 天无明显诱因下出现双上肢抽搐，伴麻木、疼痛，意识清醒。+24 天自诉出汗多，伴记忆障碍。当时检测 CsA 平均浓度为 355.7 ng/mL，C 反应蛋白、降钙素原、乳酸脱氢酶正常，肝肾功能及电解质未见异常，外周血破碎红细胞 $<0.1\%$。

移植 +23 天血常规：白细胞计数 2.25×10^9/L，中性粒细胞绝对值 1.53×10^9/L，血红蛋白水平 71 g/L，血小板计数 29×10^9/L，同时患者无急性 GVHD 表现。根据已有的检查结果，药物毒性、代谢性脑病、常见感染或移植相关血栓微血管病（TA-TMA）等诊断依据不足，我们及时送外周血进行病原二代测序提示人类 HHV-6B 序列数 203、脑脊液二代测序结果 HHV-6B 序列数 85。头颅磁共振平扫 + 增强示左侧颞叶及海马肿胀伴信号异常（未见明显强化），考虑病毒性脑炎可能，进一步支持了 HHV-6B 脑炎的诊断。经及时有效的抗病毒治疗后，患者未再发双上肢抽搐，出汗及记忆障碍症状明显好转。

造血重建情况：患者 +20 天中性粒细胞植入，+25 天红系植入，+38 天血小板植入。+28 天、移植后 9 个月、移植后 1 年 3 个月供受者嵌合体检测（STR-PCR 方法）结果均显示 100%供者型，移植后 1 年染色体为 46，XY。随访至今，患者一般情况良好，无溶血再发作，无慢性 GVHD 表现，未遗留中枢神经系统后遗症。红细胞、粒细胞 CD55、CD59 检测正常，FLAER 未见 PNH 克隆的粒细胞和单核细胞。血常规、肝功能、肾功能均正常。

（赵　娜）

第五节　噬血细胞综合征

一、疾病概述

（一）定义及分类

噬血细胞综合征（hemophagocytic lymphohistiocytosis，HLH）是一类由淋巴及巨噬细胞持续异常活化所致的严重炎症反应综合征，临床特征为反复发热、血细胞减少、脾大、及肝脾淋巴结或骨髓中出现噬血现象。根据病因不同，HLH 可分为原发性及继发性两大类。原发性 HLH 多发生于儿童，具有明确的导致免疫细胞功能缺陷的先天性遗传学异常。目前已知的 HLH 致病基因有 17 种，其中最常见的为家族性 HLH（familial HLH，FHL）致病基因，包括 PRF1、UNC13D、STX11、STXBP2，其患儿具有双等位基因突变，遗传方式为常染色体隐性遗传。其他致病基因还包括先天性免疫缺陷致病基因，如 X 连锁淋巴增殖性疾病基因 SH2D1A（编码 XLP1）、XIAP（编码 XLP2），EB 病毒感染相关 T 细胞免疫缺陷 MAGT1、ITK、CD27、CD70 基因，溶酶体运输缺陷如 Rab27a 编码基因、LYST、AP3β1 基因等。继发性 HLH 主要见于成人，由感染、肿瘤、自身免疫疾病或其他原因诱发。感染是继发性 HLH 最常见的诱因，包括病毒（EBV、CMV、HIV、COVID-19、HHV、病毒性肝炎等）、细菌、原虫和真菌等。成年人尤其是年长患者中，恶性肿瘤是诱发继发性 HLH 的又一个重要因素，尤其是 T 细胞或 NK 细胞来源的高级别淋巴瘤，亦可见于 B 细胞淋巴瘤、白血病及实体瘤。此外，肿瘤治疗如化疗、干细胞移植、免疫检查点抑制剂、CAR-T 等均可直接或间接导致免疫系统异常激活及炎症因子过度释放从而诱发 HLH。风湿免疫疾病，包括系统性红斑狼疮、成人 Still 病等，也是导致继发性 HLH 的常见背景疾病，又被称为巨噬细胞活化综合征（macrophage activation syndrome，MAS 或 MAS-HLH）。其他较为罕见的诱发原因还包括代谢因素、外伤、手术、疫苗、血液透析以及妊娠等。

（一）疾病诊断

目前 HLH 的诊断依照 HLH-2004 诊断标准（表 7.1），该标准由国际组织细胞协会于 2004 年修订。

表 7.1 HLH-2004 诊断标准

1. 分子学诊断符合 HLH 具体基因
2. 符合以下 8 条指标中的至少 5 条：
· 发热具体热度时间要求
· 脾大
· 血常规至少两系减少： 血红蛋白<90 g/L(<4 周婴儿，血红蛋白<100 g/L) 血小板<100×10^9/L 中性粒细胞<1.0×10^9/L，非骨髓造血功能减低所致
· 高甘油三酯血症和(或)低纤维蛋白原血症：空腹甘油三酯≥3 mmol/L(265 mg/dL)，纤维蛋白原≤1.5 g/L
· 骨髓、脾脏或淋巴结出现噬血现象，且无组织细胞恶性肿瘤的证据。
· NK 细胞活性低于实验室参考标准
· 铁蛋白≥500 μg/L
· sCD25(即可溶性 IL-2 受体 α)≥2400 U/mL

注：血清铁蛋白升高是巨噬细胞活化的重要依据。研究表明铁蛋白>10000 μg/L 对于儿童患者 HLH 诊断的敏感性和特异性分别为 90%及 96%，但在成人中这一指标缺乏特异性。此外，铁蛋白水平还是评估疾病活动度及疗效的重要指标。

CD25 于活化的 T 细胞表达上调并且以可溶性的形式(sCD25/sIL-2Rα)脱落释放。血清 sCD25 水平升高是 HLH 重要诊断依据，但也可见于其他疾病如淋巴瘤及自身免疫淋巴增殖性疾病。sCD25 水平的动态监测也有助于判断疾病活动度及疗效评估。

组织检出噬血现象高度提示 HLH，但并非诊断的充要依据。约 1/3 的患者组织活检中检测不到噬血现象。多次骨髓穿刺活检或淋巴结及肝脏活检有助于噬血细胞的检出。

具有中枢神经系统症状的患者还需要完善腰穿检查。脑脊液细胞增多、蛋白升高及噬血现象提示中枢受累。

在临床上，当患者出现难以解释的持续或反复发热、血细胞减少、肝脾淋巴结肿大或肝功能异常时需警惕 HLH 的发生。除上述临床表现及实验室指标外，皮疹、脑膜炎样中枢神经系统症状、胆红素升高、转氨酶升高、LDH 升高、低蛋白血症、低钠血症、D-二聚体升高支持 HLH 的诊断。另外，细胞因子测定也有助于 HLH 的诊断。研究表明 IFN-γ、IL-10、IL-18 以及 IL-18：CXCL9 比值升高有助于鉴别 HLH 与感染或自身免疫疾病。其他诊断标准如对上述指标的优化探索，例如针对恶性肿瘤相关 HLH 的 OHI 指数以及 HLH 评分系统(HScore，网址 http://saintantoine.aphp.fr/score/)等，均有助于 HLH 的诊断及鉴别。

(三) 治疗原则

HLH 是一种可迅速进展至多器官功能衰竭的高致死性疾病，一旦确诊，需及时启动高强度治疗，快速抑制炎症因子产生及清除活化的 T 细胞。HLH-1994 方案推荐应用地塞米松(第 1～2 周 10 mg/(m^2 · d)，每 2 周减 50%直至 8 周)联合依托泊苷(150 mg/m^2，第 1～2 周每周 2 次，此后每周 1 次直至 8 周)作为初始诱导治疗方案。在年长成年患者中，可适当减低依托泊苷剂量(50～100 mg/m^2)及给药频次(每周 1 次)从而减少毒副作用。中枢神经

系统受累患者还需要鞘内注射甲氨蝶呤。相较于 HLH-1994 方案中推荐的 8 周以后应用环孢素，HLH-2004 方案则推荐在初始诱导治疗阶段即加入环孢素。然而，前瞻性研究显示早期加入环孢素并未带来显著收益，且环孢素会增加毒副作用，因而目前 HLH-1994 仍是首选诱导治疗方案。两版指南均提及丙种球蛋白(ⅣIG)能够封闭抗体及巨噬细胞 Fc 受体、中和炎症因子、抑制补体激活从而具有抗炎潜能，但其应用仍存在一定争议。

诱导治疗过程中推荐每 1～2 周评估疗效，治疗无响应的患者需启动挽救治疗，包括 DEP(脂质体多柔比星、依托泊苷、甲泼尼龙)化疗方案、异基因造血干细胞移植(allo-HSCT)等。其他挽救治疗药物如细胞因子阻断剂抗 IFN-γ 单克隆抗体依帕伐单抗(emapalumab)、IL-1 及 IL-6 受体拮抗剂，JAK 信号通路抑制剂芦可替尼、CD52 单抗阿伦单抗(alemtuzumab)等可能提高疗效。

特别地，MAS-HLH 只需要针对原发病治疗而不需要化疗。EBV 患者可加入利妥昔单抗清除病毒感染的 B 细胞。另外，特定类型的淋巴瘤相关 HLH，自体移植能清除疾病诱因从而明显改善预后。

二、脐血移植在 HLH 中的应用

(一) 脐血移植的指征及时机

原发性 HLH、复发难治性 HLH 及严重中枢神经系统受累的 HLH 是 allo-HSCT 的指征。原发性 HLH 患者推荐化学药物诱导治疗后序贯 allo-HSCT 实现疾病的完全治愈，没有移植条件的患者则采用 HLH-1994 方案维持。成年患者的 allo-HSCT 治疗指征目前仍然存在一定争议，主流观点认为，allo-HSCT 仅适用于诱发因素解除后疾病仍持续存在或者疾病复发的患者，其中肿瘤相关 HLH 若原发病无法治愈，以及 EB 病毒持续高拷贝或慢性激活状态也推荐进行 allo-HSCT。

移植供者的选择上，国外一项针对儿童患者的多中心前瞻性研究显示，无关供者(MUD)、脐血、同胞全合(MRD)是儿童患者主要的移植物来源，少数情况下也可选用半相合(haplo)及非亲缘不全相合(MMUD)。研究表明不同移植物来源对患者的总生存没有影响，相较于亲缘供者，脐血因不携带致病基因从而可能是理想的移植物来源。

移植时机上，推荐在药物治疗疾病达缓解状态后尽早进行 allo-HSCT。HLH-2004 有关 HSCT 治疗儿童 HLH 的研究采用以下疗效评估指标：体温正常、脾脏大小恢复正常、ANC≥1.0×10^9/L、PLT≥100×10^9/L、纤维蛋白原>1.5 g/L、血清铁蛋白<500 或 2000 μg/L，允许以上其中 1 个指标缺失。完全缓解为上述指标全部达到，部分缓解为以上 5～6 个指标中达到 3 个或以上。该研究表明 CR 患者移植后总生存优于 PR 患者。由于病程迁延会增加中枢神经系统出现不可逆的损伤的风险，对于疾病难以完全控制(尤其中枢神经系统受累)的 FHL 患者，及时进行造血干细胞移植可能使患者获益更多。

(二) 预处理方案选择和探索

HLH 的预处理方案包括白消安(Bu)或曲奥舒凡(Treosulfan)为基础的 MAC 以及美法仑为基础的 RIC。HLH-1994/2004 均推荐采用清髓性预处理方案，但后续研究表明原发性

HLH 患者中 RIC 预处理方案的预后不亚于 MAC，且 RIC 能减低早期化疗的毒副作用，因而可能优于 MAC，但 RIC 可能会导致混合嵌合发生率增加，从而增加移植物排斥及疾病复发的风险。近年有研究提出以曲奥舒凡为基础的减低毒性方案（reduced-toxicity conditioning，RTC）能够在保证疗效的同时避免移植物排斥的发生。

成人患者中减低剂量预处理与清髓方案总生存没有统计学差异，虽然缺乏前瞻性研究，但目前观点认为恶性肿瘤相关 HLH 推荐结合原发病类型选用合适的清髓性方案从而最大程度上清除原发病。

脐血移植较其他移植类型有较高的植入失败风险，因而无论是儿童原发性还是成人 HLH 患者，笔者所在的中心以及国际上脐血移植案例绝大多数仍采用 Bu 为基础的清髓性预处理方案，含或不含塞替派（Thiotepa，TT）。预防 GVHD 的药物包括环孢素、MMF、CD25 单抗等，具体用药可参考前述相应章节。

（三）脐血移植后常见并发症

同其他疾病背景下的移植相似，HLH 患者脐血移植后常见并发症为：移植物排斥、疾病复发或进展、感染、GVHD、呼吸系统并发症（如急性呼吸窘迫、特发性肺炎综合征等）、VOD/SOS、出血、移植后淋巴增殖性疾病等。相较于其他并发症，移植物混合嵌合状态以及由此引发的治疗失败是 HLH 移植治疗中尤为突出的问题。不同中心报道 HLH 中脐血早期植入率为 90%～100%，但有 10%～25% 患者会出现混合嵌合状态。供者嵌合率＞20%～30%能防止疾病再激活，但低于该界限疾病会不可避免地复发。混合嵌合状态可能需要二次移植进行挽救，但二次移植存在较高的移植相关风险，因而实际操作中需要慎重评估获益及风险。RIC 的预处理方式、CD52 单抗的应用、HLA 不相合可能与混合嵌合的发生相关。优化预处理方案，尤其 RIC 方案的优化是目前面临的重要问题。

（四）移植疗效

疾病类型及发病年龄是影响 HLH 患者预后的重要因素。原发性 HLH 预后明显优于继发性 HLH。研究表明，无论儿童还是成人患者，较小的年龄患者预后均好于年长患者。现有条件下，儿童患者 5 年以上 OS 为 55%～75%。EBMT 的一项包含 87 例成人（≥18 岁）HLH 患者的回顾性研究表明，成人患者 allo-HSCT 后中位生存时间为 13.9 个月，其中 30 岁以下患者 5 年 OS 为 59%，而年长患者仅有 23%。

三、典型病例

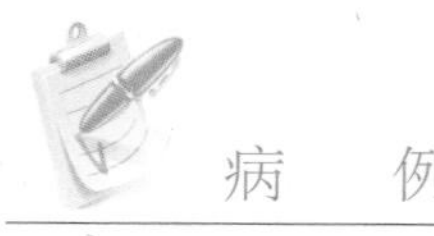

病　例

患儿 XYR，女，2021 年 1 月出生，2021 年 6 日（患儿 4 月龄余）因反复发热就诊当地医院，当时发现血小板减少（plt 30 左右），后就诊至省级医院，外送检查提示 UNC13D 复合杂合突变，父母均为携带者（父亲 c.2741-2742del，母亲 c.1596＋1G>C），且患儿出现肝脾肿大，诊断先天性噬血细胞综合征，予以 HLH-2004 方案＋芦可替尼 5 mg qd 治疗，2022 年 4

月结束化疗，此后规律服用芦可替尼 5 mg/d 维持。2022 年 6 月患儿再次出现发热、肝脾大，完善相关检查提示疾病复发，再次予以 HLH-2004 方案诱导，期间完善脐血配型。于 2022 年 8 月(19 月龄)诱导治疗结束后就诊我科行脐血移植。

治疗经过：患儿术前完善相关检查提示 HLA 抗体阴性，脐血配型信息：广东库(HLA 5/6，7/8，9/10，10/12，血型供 O^+ 受 B^+，性别供女受女)。预处理方案：TT 5 mg/kg + FLU 40 $mg/m^2 \times 3$ d + Bu 1.2 mg/kg q6h×4 d + CY 60 mg/kg×2 d，并给予环孢素联合 MMF 预防 GVHD，伏立康唑预防真菌、喷昔洛韦预防病毒，前列地尔联合肝素钠预防 VOD。于 2022 年 08 月 31 日回输脐血，TNC 8.56×10^7/kg，$CD34^+$ 2.91×10^5/kg，过程顺利。+4 天出现发热，先后予以经验性广谱抗生素覆盖 G^- 杆菌及 G^+ 球菌，+9 天出现皮疹，伴腹泻，考虑为 PES，因考虑患儿年龄小，代谢快，直接加用 MP 4 mg/kg 后症状控制；+14 天粒细胞植入，+17 天血小板植入。+15 天出现皮肤排异(Ⅰ度)，加用芦可替尼 5 mg/d，皮疹控制。后续血小板出现波动，予以加用 TPO-RA 后逐渐恢复。+7 天、+14 天、+28 天外周血嵌合为 85.56%、99.17%、100%。出院后继续环孢素及 MMF 抑制免疫并逐渐减停。截稿日期约移植后 10 个月，患儿血常规正常，疾病未有反复，移植后 9 个月复查外周血嵌合 99.22%。

(高梦情)

第六节 原发性免疫缺陷病及遗传代谢性疾病

当原发性免疫缺陷病(primary immunodeficiency diseases，PID)及遗传代谢性疾病(inherited metabolic diseases，IMD)传统治疗无效时，造血干细胞移植通常是患者唯一的治疗选择，但此类患者父母、同胞供者往往携带致病基因，UCBT 因其供/受者 HLA 相合度要求较低、cGVHD 发生率低等优点，越来越多地被应用于该类疾病治疗。

一、原发性免疫缺陷病

(一) 背景

PID 是一组免疫器官、组织、细胞或分子缺陷，导致机体免疫功能不全的疾病，积极尽早行 allo-HSCT 可有效改善疾病预后。在本节中，我们主要介绍 PID 两种相对多见疾病：严重联合免疫缺陷病(severe combined immunodeficiency，SCID)和 Wiskott-Aldrich 综合征(WAS)移植相关治疗。

(二) 严重联合免疫缺陷病

SCID 是由遗传因素引起的淋巴干细胞发育成熟障碍，表现为外周血 T 淋巴细胞缺如或严重减少，并伴随其他淋巴细胞如 B 细胞功能异常。早期诊断有赖于家族史和新生儿特殊筛查，否则只有在反复严重感染后才能被发现和诊断，其自然生存年龄往往不超过 1 岁。

SCID的非移植治疗主要包括抗感染、丙种球蛋白替代、酶替代疗法(enzyme replacement therapy,ERT)(针对ADA缺陷病),到目前为止唯一被证实可治愈SCID儿童的疗法是allo-HSCT。由于SCID是一种遗传性疾病,只有不到25%儿童有完全相合的供者。

SCID因其缺乏T细胞免疫可以在不进行预处理的情况下(在特定病例中)行allo-HSCT,且不伴有移植失败的高风险。最新的欧洲原发性免疫缺陷患者的干细胞移植(stem cell transplant in primary immune deficiency in Europe, SCETIDE)出版物指出,在2006—2014年间接受基因诊断的338名SCID移植患者中,接受预处理的患者与未接受预处理的患者总生存率没有差异。但对于是腺苷脱氨酶(ADA)缺乏症,此类需通过外源输注或以HSCT形式进行酶替代恢复宿主免疫功能,需使用预处理方案达到清髓目的使其达到完全供者嵌合,恢复受者酶水平。基于曲奥舒凡(Treosulfan,Treo)的预处理方案被认为比基于白消安的治疗方案毒性小,因其静脉闭塞性疾病和包括不孕在内的长期毒性的发生率较低。且对于幼儿来说,Treo可能比白消安更具优势,因为它不会穿过血脑屏障,因此神经毒性可能较小。

UCBT在治疗恶性血液病方面的安全性和有效性可与其他干细胞来源移植相媲美,但在患有SCID的婴儿中的疗效与其他移植相比,OS为58%;如果移植时存在感染,则下降至40%。该种疾病相比于其他疾病,接受UCBT的患者中性粒细胞植入时间和T细胞重建延迟,机会性感染增加,这导致移植后3个月内的NRM超过50%。在预处理方案中加入抗胸腺细胞球蛋白(ATG)或阿仑珠单抗疗法被发现是脐带血受体中T细胞功能恢复不良的主要原因;Chiesa R.等首次描述了儿科患者UCBT前不用ATG、阿仑珠单抗后的早期免疫重建,其中12例患有SCID,移植后感染率为7%,总体死亡率显著下降,但aGVHD的发生率很高(2~4级50%;3~4级16%);cGVHD发生率14%。

Caridad Martinez等统计了130例行UCBT的SCID患者,接受UCBT的中位年龄为131天;其中56例患者在移植前接受了MAC,56例患者接受了RIC治疗,另外18例均于2010前行UCBT治疗,其中4例未予以预处理,14例仅在移植前接受免疫抑制治疗。MAC和RIC组5年OS为84%和73%($P=0.16$)。根据移植前是否使用ATG/阿仑珠单抗,将这56例患者分为2组(使用及未使用),使用组和未使用组5年无事件生存率(event-free survival,EFS)为70%和91%($P=0.03$),移植后100天T细胞恢复比例为16%和62%($P<0.001$),6个月T细胞恢复为48%和92%($P<0.001$);移植后1年脱离丙种球蛋白输注为44%和68%($P=0.04$)。且两组3~4级aGVHD、移植术后1年cGVHD之间无统计学意义的差异($P=0.81$,$P=0.89$);可见对于年轻SCID患者可考虑使用未加用ATG/阿仑珠单抗的UCBT,可达到更高植入率并降低移植相关死亡率。

(三)Wiskott-Aldrich综合征

WAS是一种X染色体连锁的先天性疾病,其特征是联合免疫缺陷、血小板减少、湿疹以及恶性肿瘤(主要是淋巴系统)高发,患者很少能存活超过20岁。可根据疾病严重程度评分系统,即分为血小板减少症、湿疹的严重程度、感染、自身免疫缺陷和恶性肿瘤五个部分,每部分为1分,总分为5分。对患儿进行临床表型分类及评分,主要分为经典WAS综合征(3~5分)、X连锁中性粒细胞减少症(1~2分)、X连锁血小板减少症(1~2分)。这种分类有助于预测哪些患者可能会出现严重并发症并可从早期HSCT中获益。感染、出血和恶性肿瘤是导致死亡的主要原因。allo-HSCT 可有效治疗该疾病，延长生存期。然而，满足条件的亲缘供者较少，UCBT 为更多患者创造治疗条件。Michael H. Albert 等报道了 2006—2017 年由 55 个欧洲血液和骨髓移植学会中心（European Society for Blood and Bone Marrow Transplantation Centre，EBMT）收集的 197 例 WAS 患者 allo-HSCT 治疗数据，103 例予以氟达拉滨（Flu）+ 白消安（Bu）± 塞替哌（TT）预处理方案，94 例予以 Treo + Flu ± TT 预处理方案，其中行 UCBT 患者 21 例（其中 13 例 Bu + Flu ± TT ；8 例 Treo + Flu ± TT），allo-HSCT 后的中位随访时间为 44.9 个月（25.5～70.4 个月），3 年总 OS 为 88.7%，EFS 81.7%。移植后死亡原因主要为感染（38.1%）、GVHD（38.1%），且患者的 OS、EFS 不受预处理方案和移植类型的影响。但与 Bu + Flu ± TT 相比，接受 Treo + Flu ± TT 治疗的患者移植后出现混合嵌合和植入失败率的发生率增加。

Smitha Hosahalli Vasanna 等分析了 90 例 WAS 行 UCBT 治疗的结果，中位年龄 1.5 岁，根据临床评分进行分组，其中 2 分（23%）、3 分（30%）、4 分（23%）和 5 分（19%）；60 天中性粒细胞累积植入率为 89%，100 天Ⅱ～Ⅲ度 aGVHD 发生率为 38%，5 年 OS 和 EFS 分别为 75%和 70%。对于临床评分为 2 分、3 分和 4～5 分的患者，5 年 EFS 分别为 83%、73%和 55%。在多因素分析中，移植时年龄（<2 岁）和临床表现型为 X 连锁血小板减少症为预后良好因素。

4. 其他免疫缺陷

免疫失调-多内分泌病-肠病- X 连锁综合征（immune dysregulation，polyendocrinopathy，enteropathy，X-linked，IPEX）、慢性肉芽肿病、严重先天性中性粒细胞减少症（severe congenital neutropenia，SCN）、Shwachman-Diamond 综合征、X 连锁淋巴组织增生性疾病等疾病，均有使用 UCBT 治疗相关报道。Tomohiro Morio 等统计了 1998 年至 2008 年 88 例行 UCBT 治疗 PID 患者，39 例为 SCID，23 例为 Wiskott-Aldrich 综合征，7 例为慢性肉芽肿病，5 例为 SCN，14 例为其他原发性免疫缺陷病，67 例患者（76%）获得植入，移植后 100d 中性粒细胞正常占 77%，100 天Ⅱ～Ⅳ度 aGVHD 的累积发生率为 28%，移植后 180 天 cGVHD 的累积发生率为 13%。88 例患者 5 年 OS 为 69%，SCID 和 WAS 的 5 年 OS 分别为 71%和 82%。移植后 100 天前的主要死亡原因是感染（17/19），100 天后的主要死亡原因是 GVHD（5/7）。多因素分析中，移植前感染、≥2 个 HLA 抗原不匹配的 UCB 供体以及 SCID/WAS/SCN 以外的诊断与不良预后相关。

二、遗传代谢性疾病

（一）背景

遗传代谢性疾病因其自身酶代谢缺陷，多数患者会因进行性多器官功能衰竭于疾病早期即死亡，allo-HSCT 为目前唯一治愈该种疾病的方法。与其他供体来源相比，接受 UCBT 患者更容易实现完全供体嵌合和酶水平正常，有利于改变这些疾病的自然病程并延长生存期。

（二）溶酶体贮积病

溶酶体是一种内部 pH 较低的细胞器，含有多种水解酶；有超过 50 种溶酶体贮积病（lysosomal storage disease，LSD）被描述为与这些酶的功能障碍有关。这些疾病绝大多数是常染色体隐性遗传，发病率估计约为 1/7000。

黏多糖贮积症（mucopolysaccharide storage disease，MPS ）约占所有 LSD 的 35%，已确定七种不同的临床类型，除 MPS Ⅱ型为 X 连锁隐性遗传外，其余六种均为常染色体隐性遗传。大多数患者存在一段正常发育期，随后随着体内黏多糖逐渐积累而出现脏器功能减退和/或认知改变。ERT 已可用于某些 MPS，但这种疗法无法穿过血脑屏障，预防或治疗脑部病变，因此 allo-HSCT 仍然是对于合并神经系统损害遗传代谢性疾病首选的治疗方法。

Cattoni A. 等回顾性分析了 146 名 MPSⅠ型患者 HCST 后相关情况，发现 UCBT 治疗的患者比行骨髓移植（bone marrow transplantation，BMT）或外周血干细胞移植（peripheral blood stem cell transplantation，PBSCT）的患者供者完全嵌合（STR-PCR＞95%）更高（93%和 67%，$P=0.044$）；所有接受 UCBT 的患者酶水平均恢复正常，而 BMT/PBSCT 组仅有 60%患者移植后达到正常酶水平。由于 UCBT 治疗后更好的嵌合和酶水平与 MPS 临床预后密切相关，故 UCB 可被视为这些患者的优先干细胞来源。

异染性脑白质营养不良（metachromatic lekodystrophy，MLD）又成硫脂沉积症，是一种常染色体隐性遗传溶酶体贮积病，由于芳基硫酸酯酶 A（ARSA）缺乏而导致广泛的外周和中枢脱髓鞘，疾病症状通常包括认知退化、步态障碍和尿失禁。Casey Cable 等记录了患有 MLD 的三个兄弟姐妹在不同疾病阶段进行 UCBT 后的 5 年随访，哥哥（8 岁）在出现注意力不集中和尿失禁后被诊断 MLD，随后神经功能正常的 6 岁弟弟和 4 岁妹妹也被诊断出患有该疾病。三人均有 A212V 、P426L 突变；在疾病诊断后 2～3 个月内接受了 UCBT，且在 UCBT 后的 2 年中，均无明显 GVHD 或感染；血清 ARSA 活性在移植治疗后均维持正常水平，但最年长哥哥移植后神经功能迅速恶化，弟弟移植 1 年偶有出现双侧下肢肌肉痉挛和踝关节抽搐，妹妹无异常。表明对于此类遗传性疾病尽早干预可改善患者预后。

（三）其他遗传代谢性疾病

X 连锁肾上腺脑白质营养不良（X-linked adrenoleukodystrophy，ALD）的特点是在 ABCD1 基因突变，导致过氧化物酶体功能缺失，大量脂肪酸沉积于中枢神经系统和肾上腺组织。ALD 主要表现为听觉、视力损害、智力减退、行为异常。在 40%的儿童或青少年患者中，大脑 ALD（cerebral ALD，CAD）是最严重的疾病表型，如果不加以治疗会导致神经系统的逐步损害和早期死亡。脑小胶质细胞功能障碍在脑损伤的发病机制中起着重要作用，造血干细胞移植供体正常细胞可整合到受者神经细胞体系中，从根本上改善疾病预后。

CAD 的一个主要临床特征是血脑屏障破坏，在诊断时头颅 MRI 提示双侧顶枕区白质内蝴蝶状长 T1、T2 信号，增强可见病灶周围呈镶变样强化。Lund T. C. 等分析了 78 个接受 BMT 或 UCBT 治疗的 CAD 患儿，39 例（59%）在 HSCT 后＋28 天，61 例（79%）在 HSCT＋100 天有 MRI 改变；同时研究发现早期存在影像学改变的患者中性粒细胞植入时间＋16 天，而无改变则为＋20 天（$P=0.02$）。这是第一个将 HSCT 治疗后的中性粒细胞植入与血脑屏障早期修复联系起来的研究。Hua Jiang 等发现移植后动态检测嵌合，嵌合度下

降可能会影响神经系统症状加重，考虑移植后混合嵌合可能会影响供者细胞与受者器官特异性细胞建立关系的能力，而 UCBT 患者移植后可长期处于完全嵌合状态，无疑使其成为该类患者移植的首要选择。

三、总结

综上所述，对于缺乏有效替代治疗的遗传代谢性疾病及免疫缺陷病需尽快行 allo-HSCT，脐血作为供体存在明显优势。与其他干细胞来源相比，UCBT 的一个主要限制是免疫重建延迟，特别是在预处理方案中包含 ATG 的情况下。造血和免疫恢复延迟导致感染发生率较高，中性粒细胞植入延迟也可能导致住院时间延长和移植相关死亡率增加。更多的临床研究表明，在预处理方案中使用小剂量 ATG 可实现较快的免疫重建，在不影响脐血植入的同时降低了相关并发症的发生。ERT，MLD 和 ALD 基因治疗等也在持续探索中，未来多种治疗联合使用相信可更加有效改善该类疾病预后。

四、典型病例

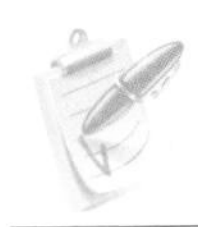

病例 1 (UCBT 治疗 WAS 病例)

患儿，男，4 岁，主诉“因皮肤红疹 4 年余，拟行 UCBT”于 2012 年 11 月 26 日入住我院。

现病史：患儿于出生后 3 个月开始无明显诱因下出现皮疹，最初在双侧大腿部，伴瘙痒，后皮疹延至全身，抓破后出血不易止住，就诊于当地医院完善血常规检查提示血小板减低，予以大剂量丙种球蛋白冲击治疗，血小板未见升高；完善遗传病基因检测提示 WAS 基因突变；考虑为 WAS 综合征，建议行造血干细胞移植。因患儿无 HLA 全相合同胞供者，故就诊于我院拟行 UCBT 治疗。父母非近亲结婚，母亲有血小板减少病史，但无湿疹。第 1 胎，足月平产，汉族人，智力正常。入院时患儿全身满布湿疹、抓痕和小脓疱。血 WAS 基因测序提示第 4 外显子 c.410_ 419del10 发生缺失突变，其母亲为相同的杂合突变。

治疗经过：入院时血常规白细胞计数 13.9×10^9/L，血红蛋白 122 g/L。血小板计数 12×10^9/L，免疫球蛋白偏低，IgM 20 mg/dL，IgG 414 mg/dL，IgA 水平在正常范围内。外周血淋巴细胞亚群百分比：$CD3^+$ 58.3%、$CD3^+CD4^+$ 26.3%、$CD3^+CD8^+$ 31.3%、$CD4^+/CD8^+$ 0.84、$CD3^-CD16^+CD56^+$ 20.4%和 $CD3^-CD19^+$ 15.6%。移植预处理方案为：氟达拉滨（Flu，30 mg/$m^2\times$4 d）+白消安（Bu，4.4 mg/kg×4 d）+环磷酰胺（Cy，60 mg/kg×2 d），2012 年 12 月 4 日回输北京脐血库脐血 1 份共 27 mL（供受者 HLA-A、HLA-B、HLA-DRB1 位点基因型配型 5/6 相合，血型供 O^+ 受 O^+，供女受男），总的有核细胞数（total nucleated cells，TNC）10.2×10^7/kg，$CD34^+$ 细胞数 6.12×10^5/kg），因该份脐血的 TNC 和 $CD34^+$ 细胞计数较高，+2 天加用兔抗胸腺细胞球蛋白（rATG，赛诺菲，1 mg/kg），并采用环孢素联合吗替麦考酚酯预防移植物抗宿主病，+12 天粒系植入，+27 天血小板植入；移植后（1 月、2 月、3 月、6 月）供受者基因嵌合状态为 100%。2013 年 10 月 21 日复查免疫球蛋白 IgM 85 mg/dL，IgG 670 mg/dL，血小板计数 288×10^9/L 以上，全身皮肤湿疹和小脓疱已全部消退，无活动性出血，WAS 基因测序正常。

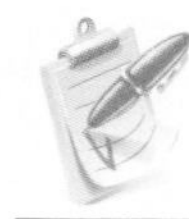

病例 2 (UCBT 治疗 MPS 病例)

患儿,女,5 岁,因主诉"诊断黏多糖贮积症 3 月余,拟行 UCBT"于 2013 年 1 月 26 日入院。

现病史:患儿入院前 3 月余因生长发育迟缓就诊于外院,医生询问病史获知患儿自出生以来身高体重发育迟缓,并伴有关节及脊柱生长异常,完善遗传病基因检测提示 IDUA 基因变异,考虑黏多糖贮积症,建议行造血干细胞移植。因患儿无 HLA 全相合同胞供者,故就诊于我院拟行 UCBT 治疗。父母非近亲结婚,其姐姐(第一胎)身体发育及智力正常;家族中无类似病史;第二胎,足月平产,汉族人,智力正常,可对答。蓝巩膜,双手及双肘屈曲,脊柱后凸,全身多个关节挛缩。

治疗经过:IDUA 1.43(12.17～277.51)nmol/(h·mg);血 IDUA 基因测序提示存在两个位点突变,其父母、姐姐均为杂合突变,明确诊断为 MPS Ⅰ型,具体见表 7.1。移植预处理方案为:兔抗胸腺细胞球蛋白(rATG,赛诺菲,4.5 mg/kg 分 2 天)+氟达拉滨(Flu,40 mg/m^2 ×3 d)+白消安(Bu,1.1 mg/kg×3 d)+环磷酰胺(Cy,40 mg/kg×4 d)+塞替派(TT,5 mg/kg×2 d),2023 年 2 月 5 日回输四川脐血库脐血 1 份共 27 mL(供受者 HLA-A、HLA-B、HLA-C、HLA-DRB1 和 DQB1 位点基因型配型 8/10 相合,血型供 B^+ 受 O^+,供女受女,总的有核细胞数 8.69×10^7/kg,$CD34^+$ 细胞数 1.4×10^5/kg),采用环孢素联合吗替麦考酚酯预防移植物抗宿主病,+12 天粒系植入,+33 天血小板植入。移植后 5 月复查尿黏多糖定性为阴性,尿黏多糖电泳无条带,IDUA 恢复正常 24.03 nmol/(h·mg)(12.17～277.51 nmol/(h·mg))。现为移植后 6 月余,无急性及慢性 GVHD 表现,门诊定期随访,免疫抑制剂逐渐减量中。

表 7.1 IDUA 基因测定

基因	变异	染色体	位置(hg19)	家系成员
IDUA	c.1037(exon8)T>G	chr4	996121	受检者:杂合; 父亲:杂合; 母亲:未携带
IDUA	c.1210(exon9)G>T	chr4	996540	受检者:杂合; 父亲:未携带; 母亲:杂合

(程雅馨)

参考文献

[1] Barker J N, Weisdorf D J, Defor T E, et al. Rapid and complete donor chimerism in adult recipients of unrelated donor umbilical cord blood transplantation after reduced-intensity conditioning [J]. Blood, 2003, 102(5): 1915-1919.

[2] Brunstein C G, Fuchs E J, Carter S L, et al. Alternative donor transplantation after reduced intensity conditioning: results of parallel phase 2 trials using partially HLA-mismatched related bone marrow or unrelated double umbilical cord blood grafts[J]. Blood, 2011, 118(2): 282-288.

[3] Brunstein C G, Eapen M, Ahn K W, et al. Reduced-intensity conditioning transplantation in acute leukemia: the effect of source of unrelated donor stem cells on outcomes[J]. Blood, 2012, 119 (23): 5591-5598.

[4] Majhail N S, Brunstein C G, Tomblyn M, et al. Reduced-intensity allogeneic transplant in patients older than 55 years: Unrelated umbilical cord blood is safe and effective for patients without a matched related donor[J]. Biol Blood Marrow Transplant, 2008, 14(3): 282-289.

[5] Politikos I, Boussiotis V A. The role of the thymus in T-cell immune reconstitution after umbilical cord blood transplantation[J]. Blood, 2014, 124(22): 3201-3211.

[6] Kanda J, Kaynar L, Kanda Y, et al. Pre-engraftment syndrome after myeloablative dual umbilical cord blood transplantation: Risk factors and response to treatment[J]. Bone Marrow Transplant, 2013, 48(7): 926-931.

[7] Norkin M, Katragadda L, Zou F, et al. Minimal residual disease by either flow cytometry or cytogenetics prior to an allogeneic hematopoietic stem cell transplant is associated with poor outcome in acute myeloid leukemia[J]. Blood Cancer J, 2017, 7(12): 634.

[8] Zhou Y, Slack R, Jorgensen J L, et al. The effect of peritransplant minimal residual disease in adults with acute lymphoblastic leukemia undergoing allogeneic hematopoietic stem cell transplantation[J]. Clin Lymphoma Myeloma Leuk, 2014, 14(4): 319-326.

[9] Milano F, Gooley T, Wood B, et al. Cord-Blood transplantation in patients with minimal residual disease[J]. N Engl J Med, 2016, 375(10): 944-953.

[10] Hiwarkar P, Qasim W, Ricciardelli I, et al. Cord blood T cells mediated enhanced antitumor effects compared with adult peripheral blood T cells[J]. Blood, 2015, 126(26): 2882-2891.

[11] Lazaryan A, Weisdorf D J, DeFor T, et al. Risk factors for acute and chronic graft-versus-host disease after allogeneic hematopoietic cell transplantation with umbilical cord blood and matched sibling donors[J]. Biol Blood Marrow Transplant, 2016, 22(1): 134-140.

[12] Kanda J, Morishima Y, Terakura S, et al. Impact of graft-versus-host disease on outcomes after unrelated cord blood transplantation[J]. Leukemia, 2017, 31(3): 663-668.

[13] Chen Y B, Wang T, Hemmer M T, et al. GvHD after umbilical cord blood transplantation for acute leukemia: An analysis of risk factors and effect on outcomes[J]. Bone Marrow Transplant, 2017, 52(3): 400-408.

[14] Baron F, Ruggeri A, Beohou E, et al. Occurrence of graft-versus-host disease increases mortality after umbilical cord blood transplantation for acute myeloid leukaemia: A report from Eurocord

and the ALWP of the EBMT[J].J Intern Med, 2018, 283(2): 178-189.

[15] Gutman J A, Ross K, Smith C, et al. Chronic graft-versus-host disease burden and Late Transplant complications are lower following adult double cord blood versus matched unrelated donor peripheral blood transplantation[J]. Bone Marrow Transplant, 2016, 51(12): 1588-1593.

[16] Murata M, Nakasone H, Kanda J, et al. Clinical factors predicting the response of acute graft-versus-host disease to corticosteroid therapy: An analysis from the GVHD Working Group of the Japan Society for Hematopoietic Cell Transplantation[J]. Biol Blood Marrow Transplant, 2013, 19(8): 1183-1189.

[17] Sarvaria A, Basar R, Mehta R S, et al. IL-10+ regulatory B cells are enriched in cord blood and may protect against cGVHD after cord blood transplantation[J]. Blood, 2016, 128(10): 1346-1361.

[18] Zheng C C, Zhu X Y, Tang B L, et al. Clinical separation of cGVHD and GVL and better GVHD-free/relapse-free survival(GRFS) after unrelated cord blood transplantation for AML[J]. Bone Marrow Transplant, 2017, 52(1): 88-94.

[19] Sun G, Tang B, Song K, et al. Unrelated cord blood transplantation vs. HLA-matched sibling transplantation for adults with B-cell acute lymphoblastic leukemia in complete remission: Superior OS for patients with long-term survival[J]. Stem Cell Res Ther, 2022, 13(1): 500.

[20] Barker J N, Fei M, Karanes C, et al. Results of prospective multicentre myeloablative double-unit cord blood transplantation trial in adult patients with acute leukemia and myelodysplasia[J]. Br J Haematol. 2015, 168(3): 405-412.

[21] Michel G, Galambrun C, Sirvent A, et al. Single-vs double-unit cord blood transplantation for children and young adults with acute leukemia or myelodysplastic syndrome[J]. Blood, 2016, 127: 3450-3457.

[22] Barker J N, Byam C, Scaradavou A. How I treat: The selection and acquisition of unrelated cord blood grafts[J]. Blood, 2011, 117(8):2332-2339.

[23] Eapen M, Klein J P, Ruggeri A, et al. Impact of allele level HLA matching on outcomes after myeloablative single unit umbilical cord blood transplantation for hematologic malignancy[J]. Blood, 2014, 123(1):133-140.

[24] Oran B, Cao K, Saliba R M, et al. Better allele-level matching improves transplant-related mortality after double cord blood transplantation[J]. Haematologica, 2015, 100(10):1361-1370.

[25] Dehn J, Spellman S, Hurley C K, et al. Selection of unrelated donors and cord blood units for hematopoietic cell transplantation: Guidelines from the NMDP/CIBMTR[J]. Blood, 2019, 134(12): 924-934.

[26] Stevens C E, Carrier C, Carpenter C, et al. HLA mismatch direction in cord blood transplantation: Impact on outcome and implications for cord blood unit selection[J]. Blood, 2011, 118(14): 3969-3978.

[27] Yabe T, Azuma F, Kashiwase K, et al. HLA-DPB1 mismatch induces a graft-versus-leukemia effect without severe acute GVHD after single-unit umbilical cord blood transplantation[J]. Leukemia, 2018, 32(1): 168-175.

[28] Sekine T, Marin D, Cao K, et al. Specific combinations of donor and recipient KIR-HLA genotypes predict for large differences in outcome after cord blood transplantation[J]. Blood. 2016; 128(2): 297-312.

[29] Yamamoto H, Uchida N, Matsuno N, et al. Anti-HLA antibodies other than against HLA-A,

HLA-B, HLA-DRB1 adversely affect engraftment and nonrelapse mortality in HLA-mismatched single cord blood transplantation: Possible implications of unrecognized donor-specific antibodies [J]. Biol Blood Marrow Transplant, 2014, 20(10):1634-1640.

[30] Cutler C, Kim HT, Sun L, et al. Donor-specific anti-HLA antibodies predict outcome in double umbilical cord blood transplantation[J]. Blood, 2011, 118(25): 6691-6697.

[31] Sun Z, Liu H, Luo C, et al. Better outcomes of modified myeloablative conditioning without anti-thymocyte globulin vs. myeloablative conditioning in cord blood transplantation for hematological malignancies: A retrospective(development) and a prospective(validation) study[J]. Int J Cancer, 2018, 143(3): 699-708.

[32] Zhu X, Tang B, Sun Z. Umbilical cord blood transplantation: Still growing and improving[J]. Stem Cells Transl Med, 2021, 10 (Suppl 2): S62-S74.

[33] Algeri M, Gaspari S, Locatelli F. Cord blood transplantation for acute leukemia[J]. Expert Opin Biol Ther, 2020, 20(10):1223-1236.

[34] Konuma T, Tsukada N, Kanda J, et al. Comparison of transplant outcomes from matched sibling bone marrow or peripheral blood stem cell and unrelated cord blood in patients 50 years or older [J]. Am J Hematol, 2016, 91(5): E284-292.

[35] Konuma T, Mizuno S, Kondo T, et al. Improved trends in survival and engraftment after single cord blood transplantation for adult acute myeloid leukemia[J]. Blood Cancer J, 2022, 12(5):81.

[36] Maakaron J E, Zhang M J, Chen K, et al. Age is no barrier for adults undergoing HCT for AML in CR1: Contemporary CIBMTR analysis[J]. Bone Marrow Transplant, 2022, 57(6): 911-917.

[37] Isobe M, Konuma T, Masuko M, et al. Single cord blood transplantation for acute myeloid leukemia patients aged 60 years or older: A retrospective study in Japan[J]. Ann Hematol, 2021, 100 (7):1849-1861.

[38] Sun G, Tang B, Song K, et al. Unrelated cord blood transplantation vs. HLA-matched sibling transplantation for adults with B-cell acute lymphoblastic leukemia in complete remission: Superior OS for patients with long-term survival[J]. Stem Cell Res Ther, 2022, 13(1): 500.

[39] Liang E C, Craig J, Torelli S, et al. Allogeneic hematopoietic cell transplantation for adult acute lymphoblastic leukemia in the modern era[J]. Transplant Cell Ther, 2022, 28(8): 490-495.

[40] Yoon J H, Min G J, Park S S, et al. Impact of donor type on long-term graft-versus-host disease-free/relapse-free survival for adult acute lymphoblastic leukemia in first remission[J]. Bone Marrow Transplant, 2021, 56(4):828-840.

[41] Brissot E, Labopin M, Russo D, et al. Alternative donors provide comparable results to matched unrelated donors in patients with acute lymphoblastic leukemia undergoing allogeneic stem cell transplantation in second complete remission: A report from the EBMT Acute Leukemia Working Party[J]. Bone Marrow Transplant, 2020, 55(9): 1763-1772.

[42] Bazarbachi AH, Labopin M, Kröger N, et al. Predictive factors for outcome of first allogeneic transplant for elderly patients with acute lymphoblastic leukemia[J]. Clin Lymphoma Myeloma Leuk, 2021, 21(12): 831-840.

[43] Kong S G, Jeong S, Lee S, et al. Early transplantation-related mortality after allogeneic hematopoietic cell transplantation in patients with acute leukemia[J]. BMC Cancer, 2021, 21(1): 177.

[44] Imahashi N, Terakura S, Kondo E, et al. Comparison of reduced-intensity/toxicity conditioning regimens for umbilical cord blood transplantation for lymphoid malignancies[J]. Bone Marrow Transplant, 2020, 55(11): 2098-2108.

[45] Gluckman E, Devergie A, Dutreix J. Radiosensitivity in Fanconi anaemia: Application to the conditioning regimen for bone marrow transplantation[J]. Br J Haematol, 1983, 54(3): 431-440.

[46] Broxmeyer H E, Douglas G W, Hangoc G, et al. Human umbilical cord blood as a potential source of transplantable hematopoietic stem/progenitor cells[J]. Proc Natl Acad Sci USA, 1989, 86(10): 3828-3832.

[47] Gluckman E, Broxmeyer H A, Auerbach A D, et al. Hematopoietic reconstitution in a patient with Fanconi's anemia by means of umbilical-cord blood from an HLA-identical sibling[J]. N Engl J Med, 1989, 321(17): 1174-1178.

[48] Kojima S, Matsuyama T, Kato S, et al. Outcome of 154 patients with severe aplastic anemia who received transplants from unrelated donors: the Japan Marrow Donor Program. Blood, 2002, 100(3): 799-803.

[49] Yoshimi A, Kojima S, Taniguchi S, et al. Unrelated cord blood transplantation for severe aplastic anemia[J]. Biol Blood Marrow Transplant[J]. 2008, 14(9): 1057-1063.

[50] Ruggeri A, de Latour R P, Rocha V, et al. Double cord blood transplantation in patients with high risk bone marrow failure syndromes[J]. Br J Haematol, 2008, 143(3): 404-408.

[51] Metheny L, Politikos I, Ballen K K, et al. guidelines for adult patient selection and conditioning regimens in cord blood transplant recipients with hematologic malignancies and aplastic anemia[J]. Transplant Cell Ther, 2021, 27(4): 286-291.

[52] 中华医学会血液学分会红细胞疾病(贫血)学组. 再生障碍性贫血诊断与治疗中国指南(2022 年版)[J]. 中华血液学杂志,2022(11):881-888.

[53] Peffault de Latour R, Purtill D, Ruggeri A, et al. Influence of nucleated cell dose on overall survival of unrelated cord blood transplantation for patients with severe acquired aplastic anemia: A study by eurocord and the aplastic anemia working party of the European group for blood and marrow transplantation[J]. Biol Blood Marrow Transplant, 2011, 17(1): 78-85.

[54] Peffault de Latour R, Rocha V, Socie G. Cord blood transplantation in aplastic anemia[J]. Bone Marrow Transplant, 2013, 48(2): 201-202.

[55] Pan T, Ji Y, Liu H, et al. Impact of iron overload and iron chelation with deferasirox on outcomes of patients with severe aplastic anemia after allogeneic hematopoietic stem cell transplantation[J]. Transplant Cell Ther, 2023, 29(8): 507 e1-e8.

[56] Wu Y, Tang B, Song K, et al. The clinical influence of preformed nonspecific anti-HLA antibodies on single-unit umbilical cord blood transplantation in patients with haematological malignancies[J]. Br J Haematol, 2022, 198(4): e63-e66.

[57] Hough R, Danby R, Russell N, et al. Recommendations for a standard UK approach to incorporating umbilical cord blood into clinical transplantation practice: An update on cord blood unit selection, donor selection algorithms and conditioning protocols[J]. Br J Haematol, 2016; 172(3): 360-370.

[58] Yanada M, Konuma T, Kuwatsuka Y, et al. Unit selection for umbilical cord blood transplantation for adults with acute myeloid leukemia in complete remission: A Japanese experience[J]. Bone Marrow Transplant, 2019, 54(11): 1789-1798.

[59] Hiramoto N, Yamazaki H, Nakamura Y, et al. Total body irradiation-containing conditioning regimens without antithymocyte globulin in adults with aplastic anemia undergoing umbilical cord blood transplantation[J]. Ann Hematol, 2022, 101(1): 165-175.

[60] Kudo K, Muramatsu H, Narita A, et al. Unrelated cord blood transplantation in aplastic anemia:

Is anti-thymocyte globulin indispensable for conditioning? [J]. Bone Marrow Transplant, 2017, 52 (12): 1659-1661.

[61] Ponce D M, Politikos I, Alousi A, et al. Guidelines for the prevention and management of graft-versus-host disease after cord blood transplantation[J]. Transplant Cell Ther, 2021, 27(7): 540-544.

[62] Liu H L, Sun Z M, Geng L Q, et al. Unrelated cord blood transplantation for newly diagnosed patients with severe acquired aplastic anemia using a reduced-intensity conditioning: High graft rejection, but good survival[J]. Bone Marrow Transplant, 2012, 47(9): 1186-1190.

[63] Wang H, Liu H, Zhou L, et al. Cytomegalovirus-specific neutralizing antibodies effectively prevent uncontrolled infection after allogeneic hematopoietic stem cell transplantation[J]. iScience, 2022, 25(10): 105065.

[64] Wu Y, Zhang Z, Tu M, et al. Poor survival and prediction of prolonged isolated thrombocytopenia post umbilical cord blood transplantation in patients with hematological malignancies[J]. Hematol Oncol, 2022, 40(1): 82-91.

[65] 中华医学会血液学分会红细胞疾病(贫血)学组.阵发性睡眠性血红蛋白尿症诊断与治疗中国专家共识[J].中华血液学杂志,2013,34(3): 276-279.

[66] 付蓉.我如何诊治阵发性睡眠性血红蛋白尿症[J].中华血液学杂志,2018,39 (11): 887-891.

[67] Peffault de Latour R, Schrezenmeier H, Bacigalupo A, et al. Allogeneic stem cell transplantation in paroxysmal nocturnal hemoglobinuria[J]. Haematologica, 2012, 97: 1666-1673.

[68] Yılmaz F, Soyer N, Cengiz Seval G, et al. Hematopoietic stem cell transplantation for patients with paroxysmal nocturnal hemoglobinuria with or without aplastic anemia: A multicenter turkish experience[J]. Turk J Haematol, 2021, 38(3): 195-203.

[69] 夏晶,陈苏宁,陈佳,等.单倍型造血干细胞移植治疗阵发性睡眠性血红蛋白尿症 17 例疗效和安全性研究[J].中华血液学杂志,2018,39(11):904-907.

[70] 刘立民,周惠芬,汪清源,等.单倍型与同胞全相合造血干细胞移植治疗阵发性睡眠性血红蛋白尿症疗效比较[J].中华血液学杂志,2019,40(4): 306-311.

[71] Liu L, Liu S, Zhang Y, et al. Excellent outcomes of allogeneic hematopoietic stem cell transplantation in patients with paroxysmal nocturnal hemoglobinuria: A single-center study[J]. Biol Blood Marrow Transplant, 2019, 25(8): 1544-1549.

[72] 朱小玉,郑昌成,汤宝林,等.非血缘脐血移植治疗阵发性睡眠性血红蛋白尿症一例报告附文献复习[J].中华血液学杂志,2015,36(6):532-533.

[73] 宋闿迪,朱小玉,汤宝林,等.非血缘脐血移植治疗阵发性睡眠性血红蛋白尿症疗效分析[J].中华器官移植杂志,2021,42(7):422-425.

[74] Du Y, Han B. Advances in hematopoietic stem cell transplantation for patients with paroxysmal nocturnal hemoglobinuria[J]. Transplant Cell Ther, 2021, 27(4):301-307.

[75] Tian H, Liu L, Chen J, et al. Haploidentical hematopoietic stem cell transplant in paroxysmal nocturnal hemoglobinuria[J]. Leuk Lymphoma, 2016, 57(4): 835-841.

[76] Cooper J P, Farah R J, Stevenson P A, et al. Hematopoietic cell transplantation for paroxysmal nocturnal hemoglobinuria in the age of eculizumab[J]. Biol Blood Marrow Transplant, 2019, 25: 1331-1339.

[77] Pantin J, Tian X, Geller N, et al. Long-term outcome of fludarabine-based reduced-intensity allogeneic hematopoietic cell transplantation for debilitating paroxysmal nocturnal hemoglobinuria[J]. Biol Blood Marrow Transplant, 2014, 20(9): 1435-1439.

[78] Sun Z，Liu H，Luo C，et al. Better outcomes of modified myeloablative conditioning without anti-thymocyte globulin versus myeloablative conditioning in cord blood transplantation for hematological malignancies：A retrospective（development） and a prospective（validation） study[J]. Int J Cancer，2018，143(3)：699-708.

[79] Zhu X，Tang B，Sun Z. Umbilical cord blood transplantation：Still growing and improving[J]. Stem Cells Transl Med，2021，10 (Suppl 2)：S62-S74.

[80] DeZern A E，Jones R J，Brodsky R A. Eculizumab bridging before bone marrow transplant for marrow failure disorders is safe and does not limit engraftment[J]. Biol Blood Marrow Transplant，2018，24(12)：e26-e30.

[81] 孙自敏，刘会兰，耿良权，等. TBI 为主的不含 ATG 的清髓性预处理方案在非血缘脐血移植治疗成人恶性血液病中的应用[J]. 中华医学杂志，2012，92(24)：1660-1664.

[82] 潘田中，汤宝林，朱小玉，等. 移植前铁过载对重型再生障碍性贫血异基因造血干细胞移植疗效的影响[J]. 器官移植，2020，11(2)：234-239.

[83] Nakamura Y，Takenaka K，Yamazaki H，et al. Outcome of allogeneic hematopoietic stem cell transplantation in adult patients with paroxysmal nocturnal hemoglobinuria[J]. Int J Hematol，2021，113(1)：122-127.

[84] 朱礼君，孙光宇，朱小玉. AA-PNH 综合征非血缘脐血移植后中枢神经系统症状：需警惕 HHV-6B 脑炎[J]. 临床血液学杂志，2021，34(9)：664-666.

[85] 中国医师协会血液科医师分会，中华医学会儿科学分会血液学组，噬血细胞综合征中国专家联盟，中国噬血细胞综合征诊断与治疗指南(2022 年版)[J]. 中华医学杂志，2022(20)：1492-1499.

[86] Kaushansky K. Williams hematology[M]. 9th Ed. New York：McGraw-Hill，2016.

[87] Setiadi，A. Zoref-Lorenz A，Lee C Y，et al. Malignancy-associated haemophagocytic lymphohistiocytosis[J]. Lancet Haematol，2022，9(3)：e217-e227.

[88] Zoref-Lorenz A，Murakami J，Hofstetter L，et al. An improved index for diagnosis and mortality prediction in malignancy-associated hemophagocytic lymphohistiocytosis[J]. Blood，2022，139(7)：1098-1110.

[89] Fardet L，Galicier L，Lambotte O，et al. Development and validation of the HScore，a score for the diagnosis of reactive hemophagocytic syndrome[J]. Arthritis Rheumatol，2014，66(9)：2613-2620.

[90] Song Y，Yin Q，Wang J，et al. Autologous hematopoietic stem cell transplantation for patients with lymphoma-associated hemophagocytic lymphohistiocytosis[J]. Cell Transplant，2021，30：9636897211057077.

[90] Bergsten E，Horne A，Hed Myrberg I，et al. Stem cell transplantation for children with hemophagocytic lymphohistiocytosis：Results from the HLH-2004 study[J]. Blood Adv，2020，4(15)：3754-3766.

[92] Horne A，Trottestam H，Aricò M，et al. Frequency and spectrum of central nervous system involvement in 193 children with haemophagocytic lymphohistiocytosis[J]. Br J Haematol，2008，140(3)：327-335.

[93] Allen C E，Marsh R，Dawson P，et al. Reduced-intensity conditioning for hematopoietic cell transplant for HLH and primary immune deficiencies[J]. Blood，2018，132(13)：1438-1451.

[94] Ali S，Wall D A，Ali M，et al. Effect of different conditioning regimens on survival and engraftment for children with hemophagocytic lymphohistiocytosis undergoing allogeneic hematopoeitic stem cell transplantation：A single institution experience[J]. Pediatr Blood Cancer，2020，67(9)：e28477.

[95] Machowicz R，Suarez F. Allogeneic hematopoietic stem cell transplantation for adult HLH：A retrospective study by the chronic malignancies and inborn errors working parties of EBMT[J]，2022，57(5)：817-823.

[96] Furtado-Silva J M, Paviglianiti A, Ruggeri A. Risk factors affecting outcome of unrelated cord blood transplantation for children with familial haemophagocytic lymphohistiocytosis[J]. 2019, 184(3): 397-404.

[97] Hartz B, Marsh R, Rao K, et al. The minimum required level of donor chimerism in hereditary hemophagocytic lymphohistiocytosis[J]. 2016, 127(25): 3281-3290.

[98] Wustrau K, Greil J, Sykora K W, et al. Risk factors for mixed chimerism in children with hemophagocytic lymphohistiocytosis after reduced toxicity conditioning[J]. 2020, 67(9): e28523.

[99] Secord E, Hartog N L. Review of treatment for adenosine deaminase deficiency (ADA) severe combined immunodeficiency (SCID)[J]. Therapeutics and Clinical Risk Management, 2022, 18, 939-944.

[100] Riller Q, Fourgeaud J, Bruneau J, et al. Late-onset enteric virus infection associated with hepatitis (EVAH) in transplanted SCID patients[J]. Journal of Allergy and Clinical Immunology, 2023, 151(6): 1634-1645.

[101] Orchard P J, Smith A R. Cord blood stem cells and regenerative medicine. Chapter 8-immunodeficiencies and metabolic diseases[M]. New York: Academic Press, 2015: 101-111.

[102] Lankester AC, Neven B, Mahlaoui N, et al. Advances in hematopoietic stem cell transplantation in severe combined immunodeficiency: A report on the SCETIDE 2006-2014 European cohort[J]. Allergy Clin Immunol, 2022,149: 744-548

[103] Slatter M A, Gennery A R. Advances in the treatment of severe combined immunodeficiency[J]. Clin Immunol, 2022, 242(9): 109084.

[104] Chiesa R, Gilmour K, Qasim W, et al. Omission of in vivo T cell depletion promotes rapid expansion of naïve $CD4^+$ cord blood lymphocytes and restores adaptive immunity within 2 months after unrelated cord blood transplant[J]. Br J Haematol, 2012, 156(5): 656-666.

[105] Martinez C, Logan B, Liu X, et al. 116-event free survival in severe combined immune deficiency (SCID) infants after conditioned umbilical cord blood transplantation (UCBT) benefits from omitting serotherapy[J]. Transplantation and Cellular Therapy, 2023, 29(2): 91-93.

[106] Ip W, Silva J M F, Gaspar H, et al. Multicenter phase 1/2 application of adenovirus-specific T cells in high-risk pediatric patients after allogeneic stem cell transplantation[J]. Cytotherapy, 2018, 20(6): 830-838.

[107] Cavannaugh C, Ochs H D, Buchbinder D. Diagnosis and clinical management of Wiskott-Aldrich syndrome: current and emerging techniques[J]. Expert Rev Clin Immunol, 2022, 18(6): 609-623.

[108] Mallhi K K, Petrovic A, Ochs Hans D. Hematopoietic stem cell therapy for wiskott-aldrich syndrome: Improved outcome and quality of life[J]. J Blood Med, 2021, 11(12): 435-447.

[109] Albert M H, Slatter M A,Gennery A R, et al. Hematopoietic stem cell transplantation for Wiskott-Aldrich syndrome: An EBMT inborn errors working party analysis[J]. Blood, 2022, 139 (13): 2066-2079.

[110] Vasanna S H, Pereda M A, Dalal J. Clinical features, cancer biology, transplant approach and other integrated management strategies for Wiskott-Aldrich syndrome[J]. J Multidiscip Health, 2021, 23(14): 3497-3512.

[111] Morio T, Tomizawa D, Atsuta Y. Unrelated umbilical cord blood transplantation for patients with primary immunodeficiency: A report from the registry of the Japan cord blood bank network [J]. Blood, 2010, 21(19): 3524.

［112］ Köhn A F，Grigull L，du Moulin M，et al. Hematopoietic stem cell transplantation in mucopolysaccharidosis type Ⅲ A：A case description and comparison with a genotype-matched control group[J]. Mol Genet Metab Rep，2020，23(23)：100578.

［113］ Hampe C S，Wesley J，Lund T C，et al. Mucopolysaccharidosis type I：Current treatments，limitations，and prospects for improvement[J]. Biomolecules，2021，11(2)：189.

［114］ Cattoni A，Chiaraluce S，Gasperini S，et al. Growth patterns in children with mucopolysaccharidosis type I-Hurler after hematopoietic stem cell transplantation：Comparison with untreated patients[J]. Mol Genet Metab Rep，2021，9(28)：100787.

［115］ Gajbhiye V，Lamture Y，Uke P. Infantile metachromatic leukodystrophy(MLD)：A rare case. cureus[J]. Cureus，2022，14(12)，33155.

［116］ Cable C，Finkel R S，Lehky T J，et al. Unrelated umbilical cord blood transplant for juvenile metachromatic leukodystrophy：A 5-year follow-up in three affected siblings[J]. Mol Genet Metab，2011，102(2)：207-209.

［117］ Zhu J，Eichler F，Biffi A，et al. The changing face of adrenoleukodystrophy[J]. Endocr Rev，2020，41(4)：577-593.

［118］ Ikeda T，Kawahara Y，Miyauchi A，et al. Low donor chimerism may be sufficient to prevent demyelination in adrenoleukodystrophy[J]. JIMD Rep，2021，63(1)：19-24.

［119］ Lund T C，Miller W P，Nascene D，et al. Repair of the blood brain narrier and neutrophil recovery following HSCT in cerebral adrenoleukodystrophy[J]. Blood，2018，132(1)：4628.

［120］ Jiang H，Jiang M，Liu S，et al. Combination of a haploidentical stem cell transplant with umbilical cord blood for cerebral X-linked adrenoleukodystrophy[J]. Pediatric Neurology，2015，53(2)：163-165.

［121］ Klein O R，Bonfim C，Abraham A，et al. Transplant for non-malignant disorders：An international society for cell & gene therapy stem cell engineering committee report on the role of alternative donors，stem cell sources and graft engineering[J]. Cytotherapy，2023，25(5)：463-471.

［122］ Zhu X，Tang B，Zheng C，et al. A novel mutation in Wiskott-Aldrich syndrome and successfully treated with umbilical cord blood transplantation[J]. Blood Cells Mol Dis，2014，53(4)：283-285.

第八章　脐血的其他临床应用

第一节　脐血微移植在老年急性白血病中的应用

急性髓系白血病(acute myeloid leukemia,AML)是最常见的成人急性白血病类型,其中超过50%的患者发病时年龄已超过60岁。近年来,虽然支持治疗及化疗的水平在不断提高,但老年AML(elderly AML, EAML)患者的整体预后仍然较差,5年总生存率(overall survival, OS)不足15%。EAML预后较差的原因主要包括两个方面:一方面,是缘于AML的细胞遗传学和分子生物学特点,EAML患者更易出现复杂的染色体核型、高危的基因突变及继发的AML,致使该部分患者对化疗的敏感性低。目前,标准强度诱导化疗可使70%~80%的中青年AML患者获得完全缓解(complete remission, CR);而即使选择了标准强度的化疗,仅有35%~55%的EAML患者可获得CR。另一方面,较差的体能状态及脏器功能、化疗后造血及免疫功能恢复缓慢等因素降低了EAML患者对标准强度化疗的耐受性,进一步降低了化疗的疗效。采用去甲基化药物或低剂量阿糖胞苷等低强度化疗的EAML患者仅获得了低于30%的CR率以及不足10个月的中位OS。而即使接受了标准剂量化疗的EAML患者,化疗后早期的死亡率较高,导致该部分患者的长期生存率仍不足10%。

随着移植技术的进步,对于可以耐受减低强度预处理的EAML患者,接受异基因造血干细胞移植(allogeneic hematopoietic stem cell transplantation, allo-HSCT)后可取得优于化疗的效果;但移植相关的毒性、移植物抗宿主病(graft versus host disease, GVHD)的发生等风险限制了该技术在EAML中的广泛应用。以FLT3抑制剂、IDH1/2抑制剂及Bcl-2抑制剂为代表的靶向治疗联合去甲基化药物后,可获得优于传统化疗的缓解率和早期生存率,但包括依然存在的化疗后骨髓抑制、未序贯进行移植的高复发率等问题,导致接受该类治疗的EAML患者1年的OS仍仅有10%~36%。因此,如何提高EAML患者的缓解率,并进一步延长其生存期、提高其生活质量是目前EAML治疗需要克服的难题。

一、微移植的概念

造血干细胞移植依据预处理的强度分为清髓性移植与非清髓性移植。清髓性移植后复发率较低、生存较高,但高强度的预处理毒性带来了更高的移植相关死亡率(transplantation related mortality, TRM);非清髓性移植通过降低预处理强度来减少 TRM,但会进一步导致植入失败率高、复发风险增加。2011 年,艾辉胜等报道了一项随机对照临床试验的结果,与常规化疗的 EAML 患者相比,在常规化疗后间歇性输注 HLA 不全相合的粒细胞集落刺激因子动员的外周血造血干细胞(G-CSF-mobilized peripheral blood stem cells, G-PBSC)可显著提高化疗的 CR 率,输注 G-PBSC 后在加快了粒细胞和血小板恢复的同时,显著延长了患者的无病生存期,且无患者出现 GVHD。这种在常规化疗期间间歇性输注 HLA 不相合或不全相合的 G-PBSC 而无需使用免疫抑制剂的免疫治疗技术被命名为微移植(micro-transplantation,MST)。后续的多个研究发现,MST 对于 EAML 的优势主要体现在提高了 CR 及无白血病生存率、降低了 AML 的早期死亡及感染的发生率,并能促进化疗后三系造血功能的恢复。

二、脐血微移植的可行性

与传统的造血干细胞移植不同的是,MST 是在没有或仅有少量供者嵌合状态的情况下实现了肿瘤的好转。目前,关于 MST 如何发挥抗肿瘤及促进患者造血恢复作用的机制尚不清楚,MST 抗肿瘤的可能机制包括以下三个方面:

(1) 移植物中供者来源的肿瘤特异性 T 细胞的直接杀伤作用;

(2) 移植物中供者来源的 $CD4^+$ T 细胞辅助了受者 $CD8^+$ T 细胞发挥了杀伤作用;

(3) 因受者排斥移植物中的细胞而发生的同种异体免疫反应打破了受者对肿瘤的免疫耐受,继而诱导出受者的抗肿瘤效应。

上述 MST 可能的抗肿瘤机制提示移植物中包含的免疫活性细胞是 MST 提高肿瘤缓解率的关键因素。脐血作为成熟的造血干细胞来源,其不仅含有丰富的造血干细胞及免疫细胞,并拥有可快速获得、对供者无损伤等优点,符合 MST 对移植物的要求,是 MST 的理想细胞供者。另外,采用非血缘脐血进行 MST 可为后续的单倍型造血干细胞移植节约供者。

近年来,已有采用非血缘脐血进行 MST 的报道。2019 年,Usama 等首先采用化疗联合脐血 MST(cord blood MST, CB-MST)的方法治疗了 21 例复发/难治的 AML 或骨髓增生异常综合征伴原始细胞增多(myelodysplastic syndromes with excess blasts, MDS-EB)患者,其中包括 7 例 allo-HSCT 后复发的患者,最终 19 例可评估的患者中 10 例被认为有效。该团队随后又报道了一项单臂的前瞻性临床试验结果,采用强化疗联合 MST 治疗 31 例复发/难治的 AML(包括 1 例慢性粒细胞白血病急髓变)或 MDS 患者,最终 13 例(42%)患者获得 CR,1 年的 OS 为 17%。随着 CB-MST 的逐步成熟,该中心为患者寻找合适脐血的时间也由最初的 12 天缩短到了 8 天。Li 等采用地西他滨与中剂量阿糖胞苷联合 MST 的方式治疗了 21 例 CR 后的 EAML,所有患者均在获得 CR1 后进行两次上述方案的巩固治疗,随后进入维持治疗。随访至 2 年时,15 例(60%)患者仍处于 CR1,2 年的 OS 及无白血病生存率(leukemia free survival, LFS)分别达到了 45.8% 和 37.0%;与既往单纯化疗的患者相比,CB-MST 患者化疗后粒细胞和血小板的恢复时间均明显缩短。

安全性方面,目前报道的 CB-MST 在临床应用中均未发现脐血输注后的急性不良反应及Ⅲ～Ⅳ度的细胞因子释放综合征(cytokine release syndrome, CRS),但均有患者出现重度的急性 GVHD(发生率依次为 9.5%、6.5%和 4.8%)。分析可能原因,发现上述文献报道的 CB-MST 选择非血缘脐血的基本标准主要包括:

① HLA 相合度(A、B 位点为低分辨配型,DRB1 位点为高分辨配型)在 4/6 及以上的相合度,优先选择 HLA 相合度更高的脐血。

② 冷冻前的有核细胞总数应在 0.5×10^7/kg 以上。

③ 若患者存在 HLA 抗体,应避免选择含有 HLA 抗体对应位点的脐血。

与 CB-MST 选择供受者高 HLA 相合度这一原则不同,G-PBSC-MST 选择供者时优先选择 HLA 错配的亲缘供者,为进一步降低 GVHD 的风险,应避免选择与受者在同一位点均相同的供者,这可能是 G-PBSC-MST 的重度急性 GVHD 发生率低于目前报道的 CB-MST 的原因之一。本中心目前开展的一项 CB-MST 治疗新发 EAML 的前瞻性临床试验(NCT06105658),进一步优化了脐血的选择标准,优先选择供受者 ABO 血型相同、HLA 仅 0～3/10 位点(高分辨 A、B、C、DRB1 和 DQB1)相合、总有核细胞数较高的脐血。目前入组的患者均未出现急性 GVHD,该原则有望降低重度急性 GVHD 的发生率,但仍需扩大样本量进一步观察安全性及疗效。

三、MST 前化疗方案的选择及细胞回输的原则

目前尚无 EAML 的最佳化疗方案。依据已发表的化疗联合 MST 的临床试验方案,MST 可提高 EAML 患者对化疗的耐受性。因此,对于新诊断的 EAML,可按照 ELN 或 NCCN 推荐的标准去评估患者是否适合强化疗。对于适合强化疗的 EAML 患者,可选择标准剂量的诱导化疗联合 MST;对于不适合强化疗的患者,可选择以去甲基化药物与维奈克拉等为基础的方案联合 MST。维奈克拉联合阿扎胞苷治疗 EAML 后部分患者亦出现了重度的骨髓抑制和造血恢复的延迟,加入 MST 有望改善这一问题,但目前尚缺乏可靠的数据来验证 MST 与这一化疗组合的安全性。前述本中心开展的有关 CB-MST 治疗 EAML 的临床试验(NCT06105658)采用的化疗方案为维奈克拉联合克拉屈滨及低剂量阿糖胞苷,目前来看安全性良好。

对于两次诱导化疗联合 MST 后仍未获得 CR 的患者可考虑治疗失败,建议更改治疗方案或参加其他临床试验。对于获得 CR 的 EAML 患者,适合 allo-HSCT 的患者可考虑进行移植;而无法耐受移植的患者,巩固治疗是十分必要的。在进行巩固化疗的时候,进行 2～3 次 MST 的患者,OS 及 LFS 均优于仅进行 1 次或未进行 MST 巩固的患者。因此,建议至少接受 2 次 MST 巩固以进一步改善 EAML 患者的预后;若采用中剂量阿糖胞苷或标准剂量的化疗时,每次 MST 的间隔时间可为 8～12 周,如采用去甲基化联合维奈克拉的方案,MST 的时间间隔可缩短至 4～6 周。MST 的细胞回输应在化疗结束后的 24～48 h 内完成,可根据实际情况调整细胞回输的间隔,但不宜超过化疗结束后 96 h。

四、MST 需要的实验室检测

MST 的临床疗效与 EAML 的生物学特性密切相关,ELN 高危的患者即使接受了 MST 后 OS 及 LFS 仍低于标危患者。因此,针对所有 AML 患者的 MICMb 分型是必要的。另

外，EAML 患者微小残留病的监测，T 细胞、B 细胞、NK 细胞的数量与功能及 CRS 相关细胞因子的监测亦是十分必要的。

即使未经过类似 allo-HSCT 之前的预处理，G-PBSC-MST 与 CB-MST 在干细胞回输后的部分受者体内均检测到了不同比例的供者嵌合，多数患者出现的供者嵌合比例均不足 1%（即微嵌合体）；更有研究认为 MST 后出现供者嵌合的现象与更高的缓解率相关。微嵌合体最早可出现于 MST 细胞回输后的第 2 天，比例的高峰期出现在第 7～10 天，MST 后的混合嵌合状态的中位持续时间可达 10.5 个月。

微嵌合体是指具有遗传差异的两个个体之间，其中某个体的微量细胞或 DNA 成分在另一个体内存在的状态。微嵌合体属于嵌合体但有别于传统移植中以短串联重复序列方法检测到的供者嵌合体。后者属于大嵌合体，从嵌合量的角度嵌合比率至少大于 1%，小于 100%，要求检测方法的灵敏度在 5%～95%即可。而微嵌合体的嵌合比率要小于 1%，达到 10^{-4}～10^{-5}，检测方法的灵敏度也要求达到此范围。目前可用于供者微嵌合体检测的方法主要包括荧光原位杂交、染色体核型分析、短串联重复聚合酶链反应、单核苷酸多态性、缺失插入多态性及二代测序等。MST 后微嵌合体的检测不仅可用于探索其与 MST 疗效的关系，对于出现高比例供者嵌合的患者需要警惕 GVHD 的发生。

五、MST 并发症的防治及合并用药的建议

虽然 MST 后极少出现 GVHD，但仍有多篇文章报道了 MST 后发生 GVHD 的情况。因此，对于 MST 后早期(30 天内)出现了发热、皮疹、腹泻、肝功能异常及异常升高的细胞因子(如 IL-2、IL-8、IL-10、IL-6、IL-12、IFN-α 和 IFN-γ)等表现的患者需考虑 GVHD 的可能，供者嵌合情况及其他相关检测应尽快完善；对于 GVHD 诊断依据充足的患者需按照 allo-HSCT 后的 GVHD 进行治疗和评估。

血制品的输注流程可参考化疗患者的输血标准，但建议输注辐照血制品。细菌及真菌感染的处理亦可参照相应的指南及专家共识。粒细胞集落刺激因子可用于 MST 后出现粒细胞缺乏的患者以促进其造血的恢复。对于需要使用靶向药物(如酪氨酸激酶抑制剂、FLT3-ITD 抑制剂等)治疗的患者可考虑与 MST 同时使用。

六、急性淋巴细胞白血病的微移植

目前，MST 在血液系统疾病中主要还是应用于 AML 的患者，有关其在急性淋巴细胞白血病(acute lymphoblastic leukemia，ALL)中应用的报道较少。2022 年，Cai 等报道了其采用 Hyper-CVAD 联合 G-PBSC-MST 治疗 48 例 ALL 的疗效，其中 90%的患者为 B-ALL，中位年龄为 27 岁(15～68 岁)；4 年的 OS 和 LFS 分别为 62%和 35%，4 年的累积复发率为 65%；无患者出现 GVHD 及非复发死亡。目前针对 B-ALL 日趋成熟的免疫治疗可能替代了 MST 在 B-ALL 中的广泛应用；但该研究的结果显示了 MST 用于 ALL 良好的安全性，对于无法接受靶向免疫治疗的 B-ALL 和 T-ALL 患者可考虑联合 MST 以提高患者对化疗的耐受性及疗效。

（孙光宇）

第二节　脐血联合单倍体移植

allo-HSCT是血液恶性肿瘤有效乃至唯一的根治方法。然而亲缘全相合供者只能解决约25%需要移植的恶性血液病患者。非血缘全相合，根据中华骨髓库资料，也只能解决12%需要移植的血液病患者。单倍体造血干细胞移植（haploidentical hematopoietic stem cell transplantation，haplo-HSCT）目前应用广泛，具有供者来源广、可随时进行供者来源的细胞治疗、可根据供者年龄及身体状况等选择合适供者、可获得合适数量和质量的移植物等优点，但GVHD和感染仍是患者移植后非复发死亡的重要原因。UCBT不仅来源丰富、采集方便，同时具有病毒污染概率小、供体无风险、可快速获得、能满足急需移植患者的需求等优点，同时移植后GVHD的发生率低且程度轻，但诱导的GVL效应并不减弱。UCBT也存在缺点，单份脐血中造血干/祖细胞（hematopoietic stem/progenitor cell，HSPC）数目较少，导致行UCBT后造血系统和免疫系统重建较骨髓移植（bone marrow transplantation，BMT）或PBSCT明显延迟，发生植入失败、感染及移植相关并发症的风险较大。对于缺乏HLA匹配全相合供体的患者，haplo-HSCT和UCBT都可以作为替代选择。目前研究发现，脐血联合单倍体移植可降低GVHD的发生可能，具有潜在优势。本节将着重叙述脐血联合单倍体移植的操作流程及优点等。

一、细胞输注

（一）脐血

按照HLA抗原配型（至少4/6相合）、细胞数（由高到低）、血型（由相合到不相合）等原则选择。对于脐血与单倍体外周血干细胞同天输注的脐血辅助输注，对脐血的细胞数量不做要求。对于有预期脐血植入的（如单倍体-脐血干细胞融合移植，第6天输注脐血），脐血$CD34^+$细胞至少在1×10^5/kg。

（二）外周血造血干细胞移植

供者动员采用粒细胞集落刺激因子（G-CSF）7.5 μg/（kg·d），5～6天，采集供者外周血干细胞，$CD34^+$细胞大于2×10^6/kg。

二、预处理方案

预处理包括MAC和RIC。在选择预处理方案时，需要了解患者的诊断、疾病状态、供者的可获得性（即HLA相异性，预测排斥风险）、移植物来源以及患者相关因素，如有无合并症等，这些均影响预处理方案的选择。MAC是目前应用最为广泛的预处理方案，RIC适用于老年或体能较差的患者。现常用的预处理方案包含以下几种：

1. 清髓性预处理(MAC)

(1) TBI/Cy 方案为基础:Cy 120 mg/kg;分次 TBI 12～14 Gy。

(2) Bu/Cy 方案为基础:Bu 16 mg/kg(po)或 12.8 mg/kg(iv);Cy 120 mg/kg。

2. 减低强度预处理(RIC)

例如 Flu(120 mg/m^2)+Cy(120 mg/kg)+ATG(5 mg/kg)、Flu(120 mg/m^2)+Ara-C(10 g/m^2)+Ida(30 mg/m^2)、TBI(13.75 Gy)+ATG(120 mg/kg)、TBI≤2 Gy±嘌呤类似物。

非恶性血液病如重型再生障碍性贫血的移植理念与恶性血液病不尽相同。前面的章节已有介绍。

三、常见移植方案

(一) 预期单倍体外周干细胞植入的移植方案(脐血不植入)

首先输注 1 份第三方脐带血以减少移植后 GVHD 的发生,8～24 h 后输注单倍体外周血造血干细胞。予抗胸腺细胞球蛋白(ATG,10 mg/kg,总量)、吗替麦考酚酯(MMF,1.0 g,bid)、环孢素 A(CsA,1.5 mg/kg,q12h)联合短程甲氨蝶呤(MTX 15 mg/m^2,+1 天;10 mg/m^2,+3 天,+6 天,+11 天)预防 GVHD。绝大多数是单倍体植入。

(二) 单倍体外周干细胞与脐血干细胞竞争性移植方案(脐血可植入)

可采取融合方案第 0 天回输单倍体外周干细胞,+6 天回输脐带血干细胞。移植前后予 ATG(2.5 mg/kg,−5 天,−4 天)、后置环磷酰胺(PT-Cy,1.8 g/m^2,+3 天,+4 天)、MMF(0.5 g,bid,第 0 天起)、环孢素 A(CsA,1.5 mg/kg,q12h,+5 天起)等预防 GVHD。

四、移植后植入标准

中性粒细胞计数连续 3 天超过 0.5×10^9/L,未输注血小板情况下血小板计数连续 7 天超过 20×10^9/L,不输血情况下 HGB >80 g/L,短片段重复序列(STR)检查显示供者源造血,供者来源的细胞>95%。

五、优点

(一) 降低 GVHD 发生率

单倍体、脐血造血干细胞共同回输的移植模式最先由西班牙学者报道,其回输的单倍体来源的干细胞作用短暂,起初是为了促进脐血干细胞的植入,应用后发现该移植模式可诱发较低的 cGVHD 发生率。国内陆道培等将 29 例以患者母亲、父亲、兄弟姐妹或子女作为亲缘单倍体造血干细胞移植供者的患者与同期移植的未加脐血组比较,29 例加脐血移植的患者出现严重急性 GVHD 的发生率更低、总体生存率更高,严重 GVHD 发生率在加脐血组显著降低，移植后 1 年总体生存率未加脐血组和脐血组分别为 70% 和 82%，提示 haplo-cord-HSCT 后 aGVHD 发生较低。国外文献也报道了 haplo-cord-HSCT 可能有效预防 GVHD 的发生或减轻 GVHD 的严重度，联合移植后患者中性粒细胞恢复时间短且感染的机会减少，GVHD 发生率降低。向茜茜等通过对 45 例父母供子女的亲缘单倍型相合造血干细胞移植的患者资料分析发现，7 例患者采用联合脐血移植，与单纯采用亲缘单倍型造血干细胞移植者相比，其 GVHD 发生率较低。Yang 等采用回顾性队列研究 UCB-haplo-HSCT 组和 haplo-HSCT 组的结果。在 UCB-haplo-HSCT 组中，Ⅱ～Ⅳ级 aGVHD 和Ⅲ～Ⅳ级 aGVHD 的 100 天累积发病率分别为 24.53%（95% CI：12.01%～35.27%）和 5.67%（95% CI：0～11.68%）；在 haplo-HSCT 组中，Ⅱ～Ⅳ级 aGVHD 和Ⅲ～Ⅳ级 aGVHD 的 100 天累积发病率分别为 15.38%（95% CI：0.31%～28.18%）和 7.69%（95% CI：0～17.39%），两组间差异无统计学意义（$P=0.36$、0.73），aGVHD 和 cGVHD 均未增加。单因素和多因素分析显示，UCB-haplo-HSCT 组移植相关死亡率和复发率显著降低，总生存率和无进展生存率显著改善，表明 UCB 的加入改善 haplo-HSCT 的预后，增强 GVL 的效果，而不增加 GVHD 的发生。在 haplo-HSCT 前应用第三方脐血细胞，可能有效预防 GVHD 的发生或减轻 GVHD 的严重度，但尚需要进一步设计扩大规模的随机对照临床试验验证。

多项研究显示，接受 UCBT 患者 GVHD 的发生率和严重程度较低。UCB 在不影响 GVL 效应的前提下允许更大程度的 HLA 错配和可耐受的 GVHD 发生率。

（二）加快造血重建

向茜茜等通过对 45 例父母供子女的亲缘单倍型相合造血干细胞移植的患者资料分析发现，7 例患者采用联合脐血移植，与单纯采用亲缘单倍型造血干细胞移植者相比，其造血重建时间提前。双份脐血移植（dCBT）与高植入率及较好的造血重建相关。Ioannis Politikos 研究了在 dCB 移植物中添加单倍体的 $CD34^+$ 细胞，以促进 CB 植入前单倍体的供体来源的中性粒细胞恢复（最佳桥接）。78 名成人接受了 MAC，环孢素和骁悉预防 GVHD。这种不含 ATG 的 dCBT 联合单倍体的 $CD34^+$ 细胞的方案，可以加快中性粒细胞的恢复，缩短住院时间。

（三）增强 GVL 效果

Yang 等采用回顾性队列研究 UCB-haplo-HSCT 组和 haplo-HSCT 组的结果，单因素和多因素分析显示，其总生存期和无进展生存期显著改善，且移植相关死亡率和复发率显著降低，UCB-haplo-HSCT 组表明 UCB 的加入改善 haplo-HSCT 的预后，增强 GVL 的效果，而不增加 GVHD 的发生率。

UCB 的加入如何增强 GVL 的效果，进一步提高 haplo-HSCT 的预后，目前机制尚不明确，推测可能和移植物抗移植物（GVG）效应相关。为了在 MAC 下提高整体疗效，福建协和造血干细胞移植中心结合 UCBT 和 haplo-HSCT，基于半量 ATG 和后置环磷酰胺的融合方案（ATG 5 mg/kg，分 2 次；CTX 50 mg/kg，分 2 天），疗效良好。前瞻性临床试验纳入了 48 例恶性血液病患者在 haplo-cord-HSCT 组，65 例恶性血液病患者在单份 UCBT 组，采用 FA5Cy2Bu3 清髓性预处理方案（氟达拉滨 25 mg/m^2，－13～－9 天；阿糖胞苷 2 g/m^2，

−13～−9天;环磷酰胺1.8 g/m^2,−8～−7天;白消安3.2 mg/kg,−6～−4天),于第0天回输单倍体外周血干细胞,于+6天回输脐血干细胞。复发/难治性亚组患者的分析显示,haplo-cord-HSCT较UCBT组显著提高了2年OS、DFS和无复发生存率。2年DFS分别为64.9%和31.6%,$P<0.05$;2年NRM的累积发生率分别为23.8%和57.8%,$P<0.05$。患者haplo-cord-HSCT后持续UCB嵌合可显示更好的生存结果。

六、典型病例

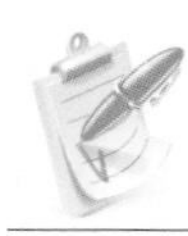

病例1(单倍体植入)

患者男性,47岁,2014年12月以“面色苍白半年”于福州诊断为MDS(RAEB-1)。

现病史:予地西他滨治疗三个疗程,血常规恢复正常。2016年9月再发乏力,查骨髓象确诊为MDS转化AML,予地西他滨+CAG方案化疗一疗程,未达CR。

治疗经过:移植前评估,难治性AML(外周血幼稚细胞占23%)。于2016年12月入院行单倍体+脐带血移植(子供父,7/10,O供O;脐带血,5/10,A供O),2016年11月18日行FACYBUATG-F预处理,辅以PT-Cy、环孢素A、MMF预防GVHD。2016年12月1日输供者外周血干细胞$CD34^+$细胞数8.6×10^6/kg,2016年12月7日输脐带血$CD34^+$细胞数1.2×10^5/kg。+14天粒系植入,+12天血小板植入。此后复查STR 100%(单倍体),骨髓流式MRD阴性。无GVHD表现。至今随访,无病生存。

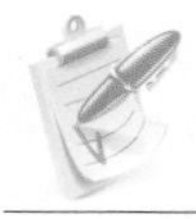

病例2(脐血植入)

患者女性,57岁,以“面色苍白、乏力、咳嗽1个月”于2019年1月入我院。

现病史:骨髓象检查,诊断为急性T淋巴细胞白血病。予VDCLP化疗一疗程,达到CR1,并予CAM,大剂量MTX+L-Asp方案各一疗程化疗。

治疗经过:移植前评估,CR1(MRD阴性)。于2019年6月入院行单倍体+脐带血移植(子供母,5/10,AB供AB;脐带血,9/10,O供AB),2019年6月5日予地西他滨+FACY-BUATG预处理,辅以PT-Cy、环孢素A、MMF预防GVHD,2019年6月18日输供者外周血$CD34^+$细胞数11.1×10^6/kg,2019年6月24日输脐带血$CD34^+$细胞数0.7×10^5/kg。+15天粒系植入,+13天血小板植入。此后复查STR 100%(脐血),骨髓流式MRD阴性。无GVHD表现。至今随访,无病生存。

(李乃农　李晓帆)

第三节 脐血支持下的多重免疫抑制治疗再生障碍性贫血

再生障碍性贫血(AA)是一种以全血细胞减少和骨髓造血细胞增生低下为特征的骨髓造血衰竭综合征。根据骨髓衰竭的严重程度和临床病程,再生障碍性贫血分为非重型再生障碍性贫血和重型再生障碍性贫血(SAA)。SAA 病情凶险,死亡率高,一经确诊应尽早启动治疗。目前,allo-HSCT 和免疫抑制疗法(IST)是 SAA 的一线治疗,尤其对于年轻 SAA 患者,指南中指出宜及早行 HLA 匹配的同胞供体或非血缘供体的 allo-HSCT,但同胞供者难以寻找,非血缘供者匹配率低,寻找过程耗时长,可能会使 SAA 患者错过最佳治疗时机。因此,IST 在 SAA 治疗中占重要地位。

一、IST 治疗 SAA 的现状

免疫抑制治疗 SAA 的常见药物为环孢素 A(CsA)、环磷酰胺(CTX)、抗胸腺细胞球蛋白(ATG)/抗淋巴细胞球蛋白(ALG)等,ATG/ALG 联合 CsA 是目前 IST 治疗 SAA 的标准方案,总有效率为 60%~80%,仍有 30%左右的患者无效,复发率高达 40%,而这些复发患者的再次 IST 治疗的有效率低于 50%。此外,一些患者转变为克隆性疾病,如阵发性睡眠性血红蛋白尿和骨髓增生异常综合征等,预后较差。因此,如何减少复发及提高治疗反应率是目前 SAA 标准 IST 治疗方案面临的主要问题。现有研究认为,残存造血干细胞较少是其疗效不佳的重要原因之一。重组人血小板生成素(rhTPO)及其受体激动剂(TPO-RA)可特异性促进造血干细胞的自我更新和增殖,作用于血小板生成的全过程,同时兼具免疫调节、诱导免疫耐受的作用 。rhTPO 或 TPO-RA 联合 IST 可明显提高初治 SAA 患者的血液学反应率,改善血液学反应质量。对于 ATG + CsA 治疗无效的 AA 患者加用 TPO-RA 也可使部分患者得到血液学改善。经美国国立卫生研究院(NIH)和 RACE 两个临床研究证实,已将 IST 联合 TPO-RA 方案确立为不适合移植 SAA 患者的一线治疗方案。然而,rhTPO 或 TPO-RA 的加入虽然在一定程度上改善了标准 IST 的疗效,提高了血液学反应率,但并没有减少治疗后的复发及克隆演变,仍有部分患者接受 rhTPO/TPO-RA + IST 治疗后无效。

相关研究表明,SAA 尤其是特发性 SAA 的发病机制涉及免疫紊乱、造血干/祖细胞数量及质量受损和异常的造血微环境,其中最主要的机制是 T 细胞免疫亢进损伤自身造血干/祖细胞,从而使正常造血衰竭。大量证据表明 AA 患者 $CD4^+$/$CD8^+$ 细胞比值减低,Th1 和 Th17 细胞增加及调节性 T 细胞减少。一些研究报告了对应用大剂量 CTX 的 SAA 患者长达 10 年的随访并显示,首次接受大剂量 CTX 治疗的 SAA 患者 10 年总生存率为 88%,总有效率为 71%,并且降低了复发和向恶性克隆性疾病转变的风险,表明大剂量 CTX 的治疗是有效的。然而,还有研究显示大剂量 CTX(40~50 mg/kg,连用 4 天)治疗 SAA,患者外周血中性粒细胞绝对值达到 0.5×10^9/L 的平均时间为 54(35~119)天,由于其造血恢复缓慢,起效前易发生严重感染,增加了早期感染的死亡率,降低了 SAA 患者的总体存活率，且大剂量 CTX 的不良反应——出血性膀胱炎也不容忽视。美国 NIH 于 1997 年 6 月至 2000 年 3 月开展了大剂量 CTX + CsA 与 ATG + CsA 治疗 SAA 的前瞻性随机对照研究，但因大剂量 CTX + CsA 组出现较高的早期感染率和治疗相关死亡率，最终该研究被提前终止。有学者认为，大剂量 CTX 的毒副作用不可避免，在无造血干细胞支持下是不合适的。虽然大剂量 CTX 治疗 SAA 有一定疗效，但治疗相关死亡率较高，限制了其临床应用。

目前免疫抑制治疗 SAA 失败的原因主要包括：

① 免疫抑制剂（特别是 ATG）剂量不足，不能充分实现其免疫抑制与免疫刺激的联合效应。

② 造血干细胞储备耗竭，即使解除异常免疫损伤，残存造血干细胞亦不能重建造血。

③ 非免疫因素导致骨髓造血功能衰竭，如 Fanconi 贫血、先天性角化不良症等先天性骨髓衰竭综合征。

④ 诊断性偏差。

ATG + CsA 作为标准 IST 方案治疗 SAA 已经近 20 年，虽然疗效有所提高，但这主要依赖于促造血等支持治疗的改善，而非 IST 方案本身所致，ATG + CsA 治疗后的复发及克隆演变逐渐成为 SAA 患者 IST 治疗的新挑战。因此，需要更有效的治疗方案来改善 SAA 患者的预后，尤其是对 IST 缺乏疗效或不耐受的患者。

二、强烈免疫抑制疗法（IIST）联合脐血（UCB）输注治疗 SAA

（一）脐血的特点

脐血来源于新生儿脐带中的残余血液，1989 年被首次成功用于治疗 Fanconi 贫血，现已广泛用于各种血液病，如急性白血病、慢性粒细胞白血病、地中海贫血等，这得益于脐血的以下特点：

（1）脐血由丰富的造血干/祖细胞、间充质干/祖细胞组成，其粒-巨噬系集落形成单位（CFU-GM）、红系爆式集落形成单位（BFU-E）、混合系集落形成单位（CFU-Mix）产率近似或高于骨髓，分化及增殖能力强，为没有 HLA 相合同胞供体的患者提供了另一种干细胞来源。

（2）脐血含有丰富的造血因子，如粒细胞集落刺激因子（G-CSF）和粒细胞巨噬细胞集落刺激因子（GM-CSF），能够刺激造血干/祖细胞的增殖和分化，促进造血的恢复。

（3）脐血的免疫原性弱，降低了 GVHD 的发生风险，进行 HLA 不全相合移植的免疫耐受性高，拓宽了供者干细胞选择的范围。

（4）由于胎盘屏障的保护作用，脐血的病毒、肿瘤的污染率低。

（5）脐血来源广泛，采集过程简单，对新生儿及产妇均无任何伤害。

（6）脐血不涉及社会、伦理及法律方面的争议。

鉴于上述优点，脐血被广泛应用于临床。

（二）IIST 联合脐血输注治疗 SAA 的科学依据

AA 发病的核心机制已被归结为 T 细胞功能亢进介导的免疫性骨髓衰竭（BMF）。

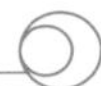

Korthof 等发现再生障碍性贫血患者外周血和骨髓中 IL-17 mRNA 表达高于正常人。血浆中造血负调控因子可诱导巨噬细胞分泌高水平的 IL-17、IL-6、IL-8 和 TNF-α，通过直接和间接作用抑制骨髓造血。Th22 细胞是另一种独立于 Th1、Th2、Th17 的 Th 细胞。相关研究报道 Th22 细胞可表达 CCR6、CCR4 和 CCR10，并分泌 IL-22、IL-10、TNF-α 等细胞因子，同时 Th22 在自身免疫性疾病、感染性疾病和肿瘤中也具有双重作用。研究表明再生障碍性贫血患者 Th22 细胞数量增加，可能与再生障碍性贫血的发生发展呈正相关。我们的研究表明，SAA 组外周血 IL-17、IL-22、IL-21、IFN-γ 和 TNF-α 的平均水平显著高于健康对照组，提示所有 SAA 患者均存在 Th17 和 Th22 亚群的紊乱，从而导致骨髓造血干细胞和造血微环境的免疫损伤，是 SAA 发病的原因之一。

脐血中不仅含有大量的造血干/祖细胞，还含有大量的间充质干/祖细胞，这两种细胞是维持造血的主要功能细胞。脐血中还含有丰富的造血刺激因子和其他造血生长因子，如 EPO、G-CSF、GM-CSF 和 IL-11 等，已被证实能促进骨髓中造血祖细胞的增殖。利用脐血的这一优势，本中心从 20 年前开始使用 IIST 联合脐血输注治疗 SAA，并获得了较好的临床疗效。我们从免疫和植入两个角度对 IIST 联合脐血输注治疗的机制进行了研究：

(1) 为了探讨在临床取得良好疗效的同时免疫紊乱是否可以恢复，我们进一步观察了 IIST 联合脐血输注治疗后 IL-17、IL-22、IL-21、IFN-γ 和 TNF-α 的表达水平。我们发现，经过 IIST 联合脐血输注治疗 3 个月后，有效组的 IL-17、IL-22、IL-21、TNF-α 和 IFN-γ 水平下降，但与初诊 SAA 组相比无显著差异。治疗 6 个月和 1 年后，有效组 IL-17、IL-22、IL-21、TNF-α 和 IFN-γ 水平恢复正常，提示 IIST 联合脐血输注治疗能有效纠正 SAA 的 Th17 和 Th22 的免疫紊乱，改善 Th17 和 Th22 介导的造血干细胞损伤。

(2) 无效组在 IIST 联合脐血输注治疗后 3 个月、6 个月和 1 年的 IL-17、IL-22、IL-21、TNF-α 和 IFN-γ 水平与初诊 SAA 组相比无显著性差异，提示此类患者的主要病因可能是造血干细胞或造血微环境异常。因此，如果没有有效的造血干细胞移植，单纯的免疫调节难以逆转造血功能衰竭。

(3) 通过 STR-PCR 检测，24 例治疗有效的患者在治疗后 1 个月和 3 个月检测到 2.8%～8.9%的混合嵌合，随后会逐渐消失，在治疗后 6 个月、1 年和 2 年所有患者均未再检测到脐血来源的细胞，而在治疗无效患者中始终没有检测到脐血来源细胞，这提示脐血干细胞的短期植入可能在其中发挥了关键作用。

通过实验及临床研究，我们得到以下结论：

① 新 Th 亚群 Th17、Th22 在 SAA 的发病机制中起一定作用，并可通过 IIST 联合脐血输注治疗得以纠正。

② 在 IIST 联合脐血输注治疗过程中，脐血干细胞早期微嵌合与免疫抑制剂存在桥接机制，治疗后早期造血恢复与脐血造血干细胞混合嵌合及脐血中大量造血刺激因子有关。然而，脐血细胞在治疗 3 个月后被排斥，而免疫紊乱通过免疫抑制剂得到有效纠正。但由于样本量较小，还需要更多大规模临床试验来进一步证实。

（三）强烈免疫抑制联合脐血输注(IIST-UCB)治疗 SAA 的临床应用

目前，脐血主要用于 SAA 的 allo-HSCT 治疗，很少有研究将其作为 SAA 患者的支持治疗。中国科学技术大学附属第一医院移植中心早期回顾性分析了 2006 年 3 月至 2010 年 6

月18例新诊断SAA患者接受UCBT，患者中位年龄17岁（范围5～61岁），预处理方案采用Flu 120 mg/m^2，Cy 1200 mg/m^2，rATG（费森尤斯）30 mg/kg，2例患者在植入前死亡，可评估的16例患者中，仅有1例获得植入，移植后3个月再次出现植入失败。15例患者虽原发性植入失败，但均获得自体造血重建，中位ANC恢复时间是37天（范围14～57天），中位血小板恢复时间87天（范围43～180天），2年OS 88.9%。该数据显示，UCBT治疗新诊断的SAA，不使用放疗，使用Flu和基于ATG的预处理方案，仍不可避免地会导致高植入失败风险，但可能有助于自体恢复和提高生存率，同时降低移植相关死亡。后续该中心开展脐血支持下的IST治疗SAA。Xie等报道ATG＋CTX＋CsA＋UCB输注治疗SAA，治疗后3个月和1年的总缓解率（ORR）分别为61.1%和86.2%，3年OS为83.3%，优于接受标准IST治疗的患者。本中心对SAA患者接受ATG＋CTX＋CsA＋UCB和allo-HSCT两种不同治疗方案进行比较，未观察到2年OS有显著差异。在一些小样本研究中，自体脐带血移植联合IST用于治疗SAA显示出较好的血液学反应。尽管如此，仍然需要更大样本量的研究。一项对93名接受IST-UCB治疗SAA患者的研究表明，在治疗后6个月，接受IST-UCB患者的完全缓解率（CR）和总有效率显著高于仅接受IST的患者。此外，在IST-UCB组中观察到中性粒细胞绝对值和血小板计数的中位恢复时间更短。多变量分析表明，使用脐血作为支持治疗是较高CR和ORR的独立预后因素。上述研究表明，脐血在SAA患者的造血恢复中起着重要作用。

目前标准IST（ATG＋CsA）方案中，国内ATG的用量多为2.5 mg/（kg・d）×5 d。在我们的研究中，IIST-UCB组的治疗方案为ATG 3 mg/（kg・d）×5 d、CTX 50 mg/（kg・d）×2 d联合CsA，以增强免疫抑制作用。与IST组相比，IIST-UCB组显示出较高的ORR和CR。IIST-UCB组比IST组造血恢复快，红细胞和血小板输注量低，疗效好，究其原因可能是：

① ATG联合CTX在免疫抑制治疗中增强了免疫抑制作用。

② 不同免疫抑制剂的联合应用产生了协同效应，提高了疗效。

③ 脐血富含造血干/祖细胞。

因此，在脐血输注后可以通过脐血细胞的扩增增加受者体内造血细胞的数量，并改善了造血微环境。当粒细胞缺乏结束时，CsA可以维持正常的造血功能，促进造血恢复。

（四）IIST-UCB治疗方案

1. 适用人群

对于无HLA全相合同胞供者和年龄＞40岁且＜70岁的SAA-Ⅰ型患者及输血依赖的NSAA，无活动性感染及出血可首选IIST-UCB治疗。

在我们的研究中发现，从诊断到治疗的时间较短的SAA患者对IIST-UCB具有较高的应答率。SAA-Ⅰ型对IIST-UCB的3个月和6个月血液学反应率高于SAA-Ⅱ型患者（$P<0.0001$），SAA-Ⅱ组患者的预计5年无事件生存率（EFS）及无病生存率（DFS）高于SAA-Ⅱ组（$P<0.001$）。这一结果的机制尚不清楚，可能的原因是CD34$^+$细胞在疾病的发展中受到损伤，在SAA-Ⅱ型患者的CD34$^+$细胞数量低于SAA-Ⅰ型患者。此外，SAA-Ⅱ型患者由于病程较长，发生感染、铁过载、脏器功能损害、代谢功能紊乱等并发症的概率高，影响治疗的疗效。因此，对于接受IIST-UCB治疗方案的SAA患者，SAA-Ⅱ型可能会比SAA-Ⅰ型患者的疗效差。

2. IIST-UCB 方案

ATG(r-ATG) 3 mg/(kg·d)×5 d(−6～−2 天)，CTX 50 mg/(kg·d)×2 d(−3～−2 天)，并在第 0 天输注脐血造血干细胞。CsA(3 mg/(kg·d))输注从−1 天开始，持续 12～18 个月。CsA 的剂量根据其血药浓度进行调整(维持在 150～400 ng/mL)。脐血的 HLA 配型≥4/6 或 5/10，且单次输注，输入有核细胞数为≥1.5×10^7/kg。

三、IIST 联合脐血输注治疗 SAA 的安全性

根据我们对 IIST-UCB 治疗 SAA 研究中并发症和死亡的分析显示，IIST-UCB 组的治疗方案没有增加不良事件的发生。IIST-UCB 组的无事件生存率明显高于 IST 组(P = 0.000)。对接受 IST 治疗的 800 多名患者的回顾性分析表明，SAA 患者向 MDS/PNH 和其他疾病的 10 年转化率高达 10.9%。而我们在对接受 IIST-UCB 治疗的 SAA 患者的至少 11 年长期随访中，没有观察到向恶性克隆性疾病如 MDS 和 AML 的转化。

严重感染是 SAA 患者早期死亡的重要因素。本研究中，9 名患者有多重感染，1 名死于环孢菌素致白质脑病。单变量和多变量分析表明严重感染是影响 SAA 患者生存的独立危险因素($P<0.05$)。然而，IIST-UCB 组和标准 IST 组之间严重感染的发生率没有显著差异。尽管在 IIST-UCB 组中增加了免疫抑制剂的剂量及种类，但在 IIST-UCB 组严重感染的发生率没有增加，这可能与应用 UCB 有关。犹他大学最近的一项研究表明，脐血中含有一种名为 nNIF 的因子，能够在体外和感染小鼠模型中治疗炎症和脓毒症。

由于脐血在治疗过程中起到短期造血支持的作用，因此，在患者自身造血恢复后，检测不到脐血的植入，均未出现移植物抗宿主病(GVHD)，不需要进行 GVHD 的预防。

四、结语

总之，多项研究已证明脐血有利于 SAA 患者的造血恢复，改善骨髓造血微环境，降低 IST 治疗早期的严重感染发生率。此外，与 HSCT 相比，IIST-UCB 还具有对 HLA 配型要求较低、无 GVHD 等相关并发症、来源丰富、易获得等优点。因此，当没有 HLA 相合的供体时，IIST-UCB 可以作为 SAA 的一种安全有效的首选治疗方案。

五、典型病例

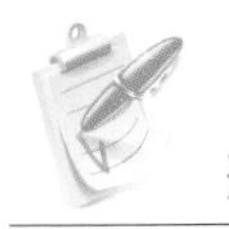

病　例

患者杨某，女性，工人。因“面黄、乏力 2 月，加重并皮肤出血点 1 周”于 2008 年 5 月 3 日就诊于我科。既往体健。

入院后完善相关检查：血常规：白细胞计数 0.56×10^9/L、中性粒细胞计数 0.15×10^9/L、淋巴细胞百分比 73%、血红蛋白 41 g/L、血小板计数 3×10^9/L，网织红细胞百分比 0.20%，网织红细胞计数 0.01×10^{12}/L；T 细胞亚群：CD4/CD8 = 0.17，铁蛋白：559.6 ng/mL；肝功

生化、心肌酶谱、C反应蛋白、风湿免疫系列、肿瘤标记谱、EBV-DNA,CMV-DNA、凝血检验、PNH检测均正常。骨髓细胞学检查:骨髓有核细胞极少,粒系仅见成熟粒细胞,形态大致正常;红系偶见幼红细胞,形态大致正常,淋巴细胞比值相对偏高,占60.5%,形态大致正常;网状细胞比值偏高,片尾可见非造血细胞团。全片未见巨核细胞,血小板少见;骨髓活检:增生极度减低,造血细胞少见,巨核细胞未见;骨髓增生异常综合征FISH检测均阴性;染色体:46;XY;腹部B超:肝胆胰脾双肾未见明显异常。该患者根据上述检验检查结果,结合临床,排除感染、自身免疫性疾病、营养不良、肿瘤等引起的全血细胞减少,诊断为极重型再生障碍性贫血。患者行HLA高分辨配型,未找到HLA全相合供者,拟行强烈免疫抑制联合脐血输注治疗。患者于山东省脐血库找到一份HLA高分辨配型6/10相合的脐血,血型与患者血型相同。2008年5月23日开始给予强烈免疫抑制联合脐血输注治疗:ATG(r-ATG) 3 mg/(kg·d)×5 d(-6～-2天),CTX 50 mg/(kg·d)×2 d(-3～-2天),CsA(3 mg/(kg·d))输注从-1天开始,持续12～18个月。CsA的剂量根据其血药浓度进行调整(维持在150～400 ng/mL)。2008年5月28日(第0天)输注脐血造血干细胞,输入有核细胞数为4.34×10^{7}/kg。2008年6月6日(+9天)患者治疗后骨髓抑制期,重度粒缺并发热,咳嗽、咳痰,合并肺部感染,查痰培养阴性、血培养阴性,给予美罗培南联合伏立康唑抗感染治疗,好转。2008年6月16日(+19天)查血常规:白细胞计数1.16×10^{9}/L、中性粒细胞计数0.84×10^{9}/L、血红蛋白56 g/L、血小板计数8×10^{9}/L,粒系造血重建。2008年6月26日(+29天)查血常规:白细胞计数3.94×10^{9}/L、中性粒细胞计数2.86×10^{9}/L、血红蛋白66 g/L、血小板计数31×10^{9}/L;复查骨髓细胞学检查:骨髓增生尚活跃;全片见巨核细胞5只;嵌合体检测:供者(脐血)细胞占3.59%。2008年8月27日(+91天)复查血常规:白细胞计数4.35×10^{9}/L、中性粒细胞计数2.91×10^{9}/L、淋巴细胞百分比21.4%,血红蛋白101 g/L、血小板计数162×10^{9}/L;骨髓形态学检查:骨髓增生活跃;粒系增生活跃,各期均见;红系以中晚幼红为主,形态未见异常;淋巴细胞占21%,形态未见异常。全片见巨核细胞39只;嵌合体检测:供者(脐血)细胞占0.81%。患者治疗1年后复查血常规正常,1年2个月后环孢素逐渐减量,2年3个月时环孢素停药,其间多次复查血常规、肝功生化及骨髓形态学检查均正常,复查嵌合体检测:供者(脐血)细胞为0。至今随访15年余,患者无病生存,已恢复正常生活及工作。

(周　芳　宋晓晨)

第四节　脐带血输注在儿科疾病中的应用

一、背景

随着围产技术水平的进步,危重新生儿存活率逐年增加。在产前产后事件打击下,产前如早产、出生窒息、绒毛膜羊膜炎、胎儿生长受限和先天畸形等,产后如呼吸支持、感染等,部分危重新生儿可出现近期或远期呼吸系统、神经系统相关并发症。目前临床上仍缺乏有针对性的干预措施来降低危重新生儿远期并发症的发病率，尤其是对心肺和大脑发育的影响。

细胞治疗是新生儿科再生医学的新兴领域，目前正在从临床前研究逐渐向早期临床试验转化。UCB 单个核细胞（mononuclear cells，MNCs）是含有丰富的干细胞和祖细胞的混合物，具备一定的治疗潜力。收集和储存的脐带（umbilical cord，UC），可用于获取一定数量的间充质干细胞（mesenchymal stem cells，MSCs ）。

二、脐带血细胞

UCB 是干细胞和祖细胞的来源，广泛应用于血液恶性肿瘤和其他需要干细胞移植的疾病。在不需要干细胞或祖细胞植入的情况下，UCB 和 UC 来源细胞群的免疫调节和神经保护作用，是新生儿相关疾病临床试验中治疗性研究的目标。足月儿脐血采集量大，平均每次采集量 81 mL，有核细胞数（3.89～15.68）$\times 10^8$。早产儿也可以收集到足够量的脐血用于细胞治疗。脐血单个核细胞（UCB-MNCs）中含有大量的成熟细胞和干/祖细胞，包括造血干细胞（hematopoietic stem cells，HSCs）、间充质基质细胞（mesenchymal stromal cell，MSSC）、内皮祖细胞（endothelial progenitor cells，EPCs）、T 细胞、自然杀伤细胞（NK）、树突状细胞、调节性 T 细胞、髓源性抑制细胞（MDSCs）和非限制性体干细胞（unrestricted somatic stem cells，USSCs），这些细胞具有广泛的分化潜能。单个核细胞各个组分，可以作为一个细胞群体或作为单独细胞组分，具有多种旁分泌作用。UCB-MNCs 进行培养，可以分泌细胞因子和生长因子，如血管内皮生长因子（vascular endothelial growth，VEGF）和抗炎抑炎细胞因子，如白细胞介素-10（interleukin，IL-10）。单组分的单个核细胞，如 HSCs 通过抑制大脑炎症及促进血管生成的方式改善缺血性损伤后的神经发生；MSCs 分泌 IL-10、VEGF 及脑源性神经营养因子，通过抑制炎症和促进血管生成，在发育、神经保护和再生中发挥重要作用；EPCs 在动物模型中具有介导新生血管形成过程的能力；USSCs 在脑损伤的临床前模型中显示出微结构改善、炎症减轻和神经行为学结局改善。当 UCB-MNCs 作为细胞群进行治疗时，上述细胞类型均包括在内。但 UCB 细胞含量和细胞类型的比例会随着胎龄和分娩环境的不同而发生变化，如 $CD34^+$ 细胞在早产儿中的比例增加。还有的研究使用 UCB 和 UC 来源 MSCs（UCB-MSCs 和 UC-MSCs），其中 MSCs 是从脐带或脐带组织中分离和扩增而来。脐带血细胞的性能见表 8.1。

表 8.1　脐带血细胞的性能

干细胞	应用方式	作用
AECs（羊膜形成组织细胞）	肠腔/气管	减少肺水肿
EPC/ECFC （内皮祖细胞/内皮集落形成细胞）	静脉	改善肺泡、肺血管生长 肺功能
MSC	静脉、气管内滴入	血管密度、肺泡间隔 抑炎作用
MNC	静脉/腹腔/颅内	生物活性、再生功效 改善脑白质损伤

三、新生儿疾病与 UCB 或 UC 来源细胞治疗

(一) 支气管肺发育不良与 UCB 或 UC 来源细胞治疗

支气管肺发育不良(bronchopulmonary dysplasia,BPD)是早产儿近期或远期呼吸系统疾病主要并发症,胎龄<32 周的极早产儿,发生率高达 60%。BPD 是由产前产后事件,如宫内感染、重度新生儿呼吸窘迫综合征的氧疗和机械通气等作用于不成熟的肺引起,表现为肺泡化、肺微血管发育受损及肺干细胞减少伴肺功能异常的临床综合征,也称为新生儿慢性肺部疾病。BPD 死亡率为 25%,第 1 年占 10%,存活下来部分需要家庭氧疗,部分发生猝死、肺心病及持续肺动脉高压并将持续到成年期,终生面临肺健康不良的风险。由于目前 BPD 尚无有效的预防和治疗措施,细胞治疗是基于肺内源性生长和分化的问题,使治疗更趋于"个性化"。

国内外临床前数据表明,UCB 和 UC 来源的细胞在 BPD 发病机制中起到减轻或平衡炎症反应的作用。在所有的 BPD 模型,包括高氧诱导、机械通气诱导、LPS 诱导以及博莱霉素诱导的模型,干细胞治疗都能有效改善机体的肺部炎症、血管损伤、肺泡生长障碍、肺纤维化、运动能力差等状态。有研究团队首次系统评价了 UCB-MNCs 对高氧诱导 BPD 小鼠模型治疗的安全性和有效性,输注时间(生后第 7 天)及治疗的最佳剂量(3×10^6/kg)。同时,该研究还比较了 UC-MSCs 与 UCB-MNCs 肺损伤保护作用,发现 UCB-MNCs 对高氧诱导肺损伤无论是在平衡炎症反应,还是在促进血管、肺泡发育,及肺部呼吸动能方面均比 UC-MSCs 组显示出明显优势。在分子机制上,发现两种细胞对细胞生命活动调控的网络是截然不同的。UC-MSCs 主要作用于增殖和转录相关的调控;UCB-MNCs 更侧重于中性粒细胞、自噬和蛋白甲基化,且在基于差异基因的通路调控上也得到一致性结论。因此,动物实验模型为通过刺激内源性干细胞池或用外源性干细胞治疗性肺损伤提供了强有力的理论依据。

目前脐带血干细胞逐渐向临床应用转化。有临床研究证实了气管内给予 UCB-MSCs 和静脉内予 UCB-MNCs 治疗早产儿小队列的安全性和可行性。其中,包括 Ⅰ 期临床试验对 9 名/12 名极早产儿出生后第 5~14 天,通过气管内途径以 1×10^7/kg 或 2×10^7/kg 的剂量递送细胞,患儿对细胞治疗耐受良好,未记录到严重不良事件,干预后气管抽吸物中 IL-6 和 TNF-α 等促炎细胞因子水平较基线降低。同时,韩国的研究小组对 BPD 进行 UCB-MSCs 的第一阶段 Ⅱ 期随机对照试验,通过气管内途径给 33 名极早产儿注射 1×10^7 细胞,而安慰剂对照组为 33 名。主要结局是死亡或中重度 BPD,虽然两组在主要结局上没有发现显著差异,但在亚组分析中,在 23~24 周的极早产儿中,严重 BPD 的发生率显著降低(治疗组为 19%,对照组为 53%)。国内研究团队对 29 名早产儿在生后第一天静脉输注 5×10^7/kg 自体 UCB-MNCs,与对照组相比,治疗组在早产发病率或死亡的主要结局方面没有显著差异,但机械通气时间缩短。经过 2 年随访,自体 UCB-MNCs 干预组的发育迟缓发生率降低,这与干预后调节性 T 细胞的特异性免疫细胞显著增加,TNF-α 和 C 反应蛋白等促炎因子水平降低相关。另一个研究团队对 10 名高危超早产儿确诊重度 BPD 后进行异体 UCB-MNCs 静脉输注,也得出相同的结论。因此,输注 UCB-MNCs 可以防治早产儿重度 BPD,有望长

期改善神经发育结果。UCB-MNCs 的免疫调节作用有助于改善 BPD 的严重程度。

（二）先天性心脏病与 UCB-MNCs

先天性心脏病(congenital heart disease，CHD)是心脏和大血管发育异常，可引起循环障碍及心肌过度紧张，最终导致心力衰竭和死亡。约 1%的活产儿受到影响，每年仍有 25 万多名儿童死于 CHD。单心室病变，如左心发育不全综合征为最严重的病变，即使分期手术，死亡风险仍很高。

UCB-MNCs 改善 CHD 的机制是通过旁分泌作用，即通过分泌生长因子(如 VEGF)刺激血管生长和组织再生。临床前研究显示心功能障碍小动物模型，UCB-MNCs 给药后损伤心肌的毛细血管密度增加，表明细胞具有血管生成作用；在扩张型心肌病鼠模型中，UCB-MNCs 给药后循环中 VEGF 增加；右心室功能障碍的大动物模型中，将 UCB-MNCs 注射到肺动脉环缩术的新生猪中，右心室功能增强，舒张功能有所改善。

脐带血干细胞可以改善紧张或损伤的心肌，有望成为 CHD 的辅助治疗手段。国外一项开放标签的Ⅰ期临床试验，利用自体 UCB-MNCs 治疗 10 例左心发育不全综合征婴儿，术中直接向心肌内注入$(1\sim3)\times10^6$/kg UCB-MNCs，未见与该治疗相关的严重不良反应。进行 6 个月的随访，完成随访的 7 人与历史对照组 17 人比较，接受治疗的婴儿在体重、右心室面积变化和射血分数方面均有显著改善。

（三）脐带血和脐带来源细胞在围产期脑损伤中的应用

新生儿缺氧缺血性脑病(neonatal hypoxic-ischemic encephalopathy，HIE)是指足月和近足月新生儿由于围产期缺氧导致的急性脑损害，在临床上表现出一系列神经功能异常，病情严重的小儿遗留不同程度神经系统后遗症。大脑发生缺氧缺血后，经历细胞能量代谢衰竭，引起其他病理机制瀑布效应，如兴奋性氨基酸神经毒性、氧化应激反应、一氧化氮通路等，使脑损伤处于不可逆状态。对 HIE 唯一有效的干预措施是亚低温治疗。亚低温治疗降低 HIE 足月儿的死亡率，但仍然存在较高的神经发育障碍，这推动了进一步神经保护干预的必要性。对于小于 35 周出生的婴儿，不建议进行亚低温治疗。因此，早产儿脑损伤包括脑室内出血(intraventricular hemorrhage，IVH)、脑室周围白质软化(periventricular leukomalacia，PVL)和早产儿白质损伤等，仍然是早产儿终身神经残疾的主要原因，目前尚无特效的治疗方法。

临床前研究证实脐带血和脐带来源细胞具有神经保护作用。其神经保护机制是减轻缺氧缺血和炎症反应后的继发性损伤：UCB-MNCs 可能通过抑制 caspase-3 减轻促炎细胞因子反应(特别是 IL-1 和 TNF-α)，减少小胶质细胞激活、星形胶质变性和神经元凋亡，及通过直接机制或作为抗炎作用的结果减少氧化应激。除缺氧缺血外，UCB 和 UC 来源的细胞可减轻早产儿白质损伤，主要通过减轻白质炎症和细胞死亡，其中 UC-MSCs 具有更强的减少脑炎症的能力，而 UCB-MNCs 对脑白质的形成表现出更强的神经保护作用。

国外研究中，对 23 名 HIE 足月儿接受低温治疗中静脉使用自体 UCB-MNCs$(1\sim5\times10^7$/kg)，其中一半在亚低温治疗期间接受 4 次剂量(出生后 12 h、24 h、48 h 和 72 h)，截至生后 12 个月，未发生与治疗相关的严重不良事件。74%细胞治疗者与 41%亚低温治疗对照组比较，Bayley-Ⅲ评分为＞85 分，但没有统计学意义。日本的团队使用类似的方案，使用自体 UCB-MNCs（1.4～10.9×10^8/kg），所有婴儿在 18 月龄时均存活，但结果与历史对照组不匹配，未进行比较。新加坡的一个团队对两名 HIE 足月儿在出生后 72 h 内输注剂量为 6×10^6/kg 自体 UCB-MNCs，没有报告严重不良反应。除了 UCB-MNCs 外，也有研究在 6 例 HIE 足月儿中应用同种异体 UC-MSCs，剂量为 2×10^6/kg（48 h，2 个月时间段），未见严重不良反应。脐带和脐血来源的细胞治疗 IVH 和先天性脑积水的研究也是安全性和可行性，至 12 个月时也未报告严重不良反应。上述研究证明了自体 UCB-MNCs 和异体 UC-MSCs 用于围产期神经保护的早期安全性和可行性，但尚无有效的衡量标准。

四、挑战和未来方向

新生儿疾病使用 UCB 和 CB 来源细胞治疗正处于临床前实验向早期临床试验转化的阶段。目前的临床证据表明，使用各种 UCB 和 CB 来源的细胞类型、给药途径和疾病靶点是具有早期安全性和可行性的。

脐带血及脐带来源的细胞疗法具有易于获取、低免疫原性和完善的采集、储存流程，在再生医学中前景诱人。然而，仍须解决存在的一些问题，包括脐带血（尤其是早产人群）的采集量、脐血和脐血来源细胞疗法的选择、同种异体移植和匹配、脐血来源细胞群的扩增以及最佳给药时机。

（一）自体采集的可行性

UCB 来源的细胞其免疫原性较低，但由于对移植和 GVHD 的担忧，自体 UCB 收集是可取的。国外的研究确定在高危婴儿收集 UCB 的可行性，包括胎龄小于 30 周的早产儿，74% UCB 含有足够的活细胞（定义为＞1×10^7/kg，存活率＞75%）；但随着胎龄的减少，收集量减少，胎龄＜30 周有 42%的样本量不足。也有的研究建议极早产儿自体脐血收集和再输注方案中，收集和再输注足够的活细胞的脐带血最小容量为 9 mL。

（二）剂量

对儿童的研究表明，细胞剂量越高，越早给药，效果越好。一项使用自体 UCB-MNCs 治疗脑瘫患儿的随机对照试验显示，接受 20×10^6/kg 比 10×10^6/kg 自体 UCB-MNCs 的儿童运动功能的改善更优。临床前研究发现，静脉输注不同剂量的异体 UCB-MNCs 治疗 BPD 小鼠（3×10^4/kg，3×10^5/kg，3×10^6/kg 三个剂量组），评价生后 28 天死亡率、肺组织结构、呼吸动能、肺血流及炎症因子。结果表明，3×10^6/kg 为有效治疗 BPD 的最低剂量。

（三）时间窗

关于治疗时间窗，一项针对脑性瘫痪儿童的 UCB-MNCs 的随机对照试验中，36 个月以下接受细胞治疗的儿童与 36 个月后入组的年龄较大的儿童相比，前者可获得更多的好处。早产缺氧缺血的羊模型中展示了 UCB-MNCs 早期给药（12 h 和 5 d）具有更强的神经保护作用，其机制可能是 UCB-MNCs 在神经损伤级联的关键时间点产生的抗炎和抗氧化作用。

在缺氧缺血大鼠模型中多次使用脐带血细胞优于高量单次给药。以上研究表明，脐带血细胞使用的时机和重复使用可能是重要因素。

（四）UCB细胞扩增和/或异体UCB细胞应用

超早产儿或超低出生体重儿自体脐带血细胞计数可能不足，围生期存在高危因素未能留取自体脐带血的新生儿，可能需要使用异体脐带血细胞或扩增自体脐带血细胞，为证明多次给药有效性提供证据。静脉内使用同种异体UC-MSCs治疗的试验较多，国内已有同种异体UCB-MNCs静脉输注治疗新生儿BPD的试验。对脑瘫患儿不进行预处理或免疫抑制，移植HLA匹配的兄弟姐妹的同种异体UCB-MNCs，这种方法可行并且安全。

关于扩增，UCB和UC来源MSCs扩增的细胞产品已经应用于相关领域的研究。异体细胞分离和扩增的可获得足够数量细胞用于完成Ⅰ期和Ⅱ期试验，使用扩增细胞产品的69名新生儿，随访至相关时间点均无植入的迹象。UCB的其他细胞系，如造血干细胞和EPCs扩增正在研究；$CD34^+$细胞已成功培养和扩增，但尚未有新生儿使用的临床报告；$CD34^+$和EPCs的作用正在进行成人疾病的临床前研究，无新生儿方向的研究。扩增的脐血细胞需进行小型和大型动物模型临床前研究，这对于开发扩增脐带血细胞疗法至关重要。

1．CB-MNCs分离

为了提取CB-MNCs，冷冻保存的脐血单位置于37 ℃水中复温。50 mL离心管中预先注入预混悬浮缓冲液，再将复温好的脐带血放置离心管中，并在室温（RT）下储存。通过在Ficoll-Hypaque密度梯度离心机，将在预混悬浮液缓冲液中脐带血进行离心（700 r/min，4 ℃）。通过加入预混悬浮缓冲液，然后将在4 ℃收集的细胞用磷酸盐缓冲盐水（PBS）洗涤三次，随后重悬于无血清的Dulbecco改良Eagle培养基（DMEM）中。通过Wright-Giemsa染色测定重悬的单核细胞的形态。

2．UC-MSCs扩增

脐带来源的间充质干细胞的提取和纯化：将新鲜收集的UC用PBS洗涤三次并切成段。在去除两条动脉和一条静脉后，将脐带段切割成大约1 mm^3的小块。将脐带组织块放置在填充F12和10%胎牛血清的DMEM中（维持37 ℃，含5%二氧化碳）。一旦细胞达到80%融合，就进行传代培养。每2天更换1次培养基，并将第5代的UC-MSCs进行流式细胞术、Wright-Giemsa染色、茜素红S染色和油红O染色用于分析干细胞表型。

五、结论

临床前证据支持UCB和UC来源细胞疗法对新生儿肺、心脏和大脑的抗炎和再生作用，并在早期临床试验中安全转化。需要多中心随机对照试验测试UCB和UC来源细胞疗法对新生儿疾病的疗效图（8.1）。

输注前 肺部渗出、肺不张	输注后 72 h 渗出大部分吸收,左肺不张吸收
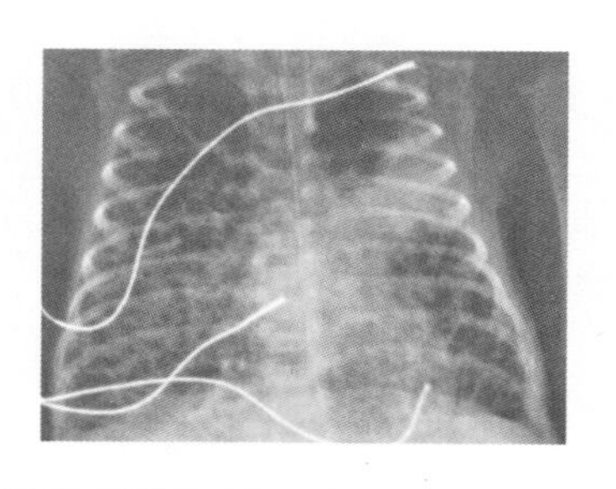	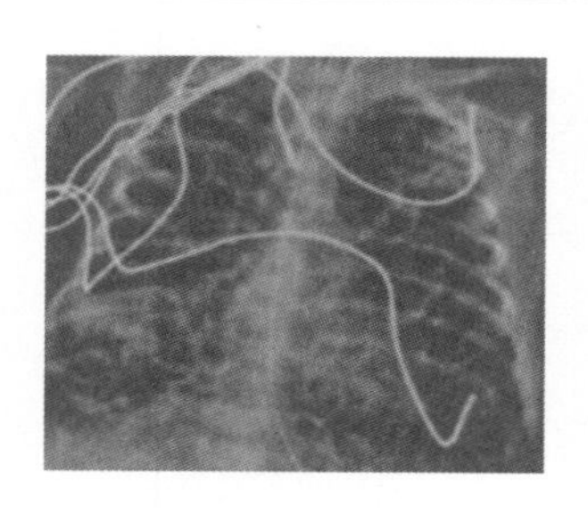

图 8.1　输注前后的对比

（陈　佳）

第五节　脐血/脐带间充质干细胞及细胞外囊泡的应用

间充质干细胞(mesenchymal stem cells, MSCs)是一类源自中胚层的多能干细胞,具有自我更新和多向分化潜能,在全身多种组织中广泛分布。MSCs 可在体外进行培养和扩增,并在特定条件下分化为不同谱系的细胞。作为细胞治疗与组织器官替代治疗的种子细胞,MSCs 展现出广阔的临床应用前景。

一、人脐血/脐带 MSCs 的生物学特征

脐血/脐带是 MSCs 的重要来源之一,虽脐血中 MSCs 含量有限,但脐带富含 MSCs。满足 MSCs 的鉴定标准:

① CD13、CD29、CD44、CD105(SH2)、CD73(SH3)、CD166 和 MHCⅠ阳性。

② CD117、CD45、CD34、CD80、CD86、MHCⅡ阴性。

③ 具有在特定条件下分化为成骨细胞、软骨细胞和脂肪细胞的能力。

越来越多的研究发现,与骨髓来源 MSCs 相比,脐血/脐带来源 MSCs 具有以下优势:

(1) 脐血/脐带 MSCs 来源于脐带组织以及脐带血中,无伦理争议,来源广泛,易获取且采集量大,容易保存。

(2) 脐血/脐带 MSCs 受到胎盘屏障的保护,被污染的可能性小。

(3) 脐血/脐带 MSCs 分化程度更低,分化潜能更高。在相同的成骨条件下,具有更快的成骨速度,产生更多的碱性磷酸酶和骨节,且更容易向软骨细胞分化,因此可用作骨修复的种子细胞。此外,脐血/脐带 MSCs 还可以在特定培养体系下分化成肝脏细胞,神经元细胞等多种类型的功能性成体细胞。

(4) 脐血/脐带 MSCs 表现出更强的体外增殖能力,倍增时间短,集落形成效率高,并且经长期扩增后,增殖能力未发生明显改变。因此能够实现大规模制备,满足基础研究以及临床治疗的需要。

(5) 脐血/脐带 MSCs 免疫原性较弱且具有强大的免疫调节活性,一般不引起免疫排斥反应。脐血/脐带 MSCs 不表达主要组织相容性复合物 MHC Ⅱ类分子,死亡因子配体 FasL,共刺激分子 CD80、CD86、CD40、CD40L 等,因此不易激活免疫细胞,避免被免疫细胞攻击,降低排斥反应。研究表明其对多种免疫细胞都具有免疫调节功能,包括:① 抑制活化 T 淋巴细胞的增殖和干扰素 γ 的分泌;② 抑制 B 淋巴细胞的增殖和抗体的分泌;③ 抑制自然杀伤(nature killer, NK)细胞的杀伤活性;④ 抑制单核细胞向树突状细胞的分化。研究还发现脐血/脐带 MSCs 高表达 CD106,CD106 主要存在于人类足月胎盘上,是维持胎盘免疫耐受屏障的组成部分,因此推测 CD106 的高表达可能是脐血/脐带 MSCs 具有强大的免疫调节活性的另一个原因。

(6) 脐血/脐带 MSCs 能产生更高水平的旁分泌因子,包括肝细胞生长因子(hepatocyte growth factor, HGF),血管内皮生长因子(vascular endothelial growth factor, VEGF),粒细胞巨噬细胞刺激因子(granulocyte-macrophage colony stimulating factor, GM-CSF)和粒细胞集落刺激因子(granulocyte-colony stimulating factor, G-CSF)等,进而参与组织修复再生和免疫调控。

二、人脐血/脐带 MSCs 的临床应用价值

基于脐血/脐带来源 MSCs 的上述优势,以及它们在近几年的基础研究、临床前研究以及临床试验结果表明,它们在损伤修复再生和免疫调节方面的作用优于骨髓来源的 MSCs,这些提示它们在临床治疗中可能是一种更有前景的新选择。

MSCs 的治疗作用最初被认为是其本身的归巢和分化能力,然而研究人员通过对 MSCs 进行体内示踪发现,植入的 MSCs 在损伤组织内部存在极少,这表明 MSCs 可能并非直接参与组织修复过程。后续的多数研究结果表明,MSCs 能分泌大量功能性分子,如蛋白质、小 RNA(microRNAs, miRNAs)等,经旁分泌和内分泌途径,影响邻近和远端细胞。因此 MSCs 的作用途径主要通过以下两个方面:

① MSCs 直接与细胞相互作用,发挥效应功能。

② MSCs 通过分泌一系列功能性分子影响较远的细胞。

(一) 脐血/脐带 MSCs 防治移植物抗宿主病

allo-HSCT 正处于快速而稳定的发展阶段,移植中心数和病例数激增。即使患者移植后的结局不断地被改善,但是移植后 GVHD 的管控仍是移植领域的一大挑战,特别是 aGVHD 已成为 allo-HSCT 的主要并发症和死亡原因。aGVHD 的发生不仅影响患者的生存率和生活质量,还严重限制了 HSCT 的进一步发展。

aGVHD 的主要发病机制是由于移植前的清髓预处理造成受体体内大量组织损伤,这些新出现的损伤相关分子模式(damage associated molecular patterns, DAMPs)以及病原体入侵产生的病原体相关分子模式(pathogen associated molecular patterns, PAMPs)被抗

原提呈细胞(antigen presenting cell, APC)加工并提呈给异体供者移植物中的T淋巴细胞,同时一系列“细胞因子风暴”刺激,大大增强了T淋巴细胞对受者抗原的免疫反应,以受者靶细胞为目标发动攻击,其中皮肤、肝脏和肠道为主要的靶器官。因此,目前aGVHD的防治策略主要以免疫调节和损伤修复再生两个方面为主。

Gauthier等证明了经尾静脉注射脐血/脐带MSCs能缓解人源化aGVHD小鼠模型的临床症状并降低死亡率,其机制主要是通过抑制效应性T细胞的增殖和免疫活性以及促进辐射小鼠的组织损伤修复。Hansen等和Hong等均证明经体外扩增培养后的脐血/脐带MSCs的免疫调节作用优于刚分离得到的原代细胞,同时还提出MSCs和移植同时进行的防治效果优于先移植再回输MSCs,并且防治效果与共移植时MSCs和HSCs的比例有关,MSCs过量反而会降低植入的效率。Yang等将脐血/脐带MSCs与G-CSF动员后的外周血单个核细胞(peripheral blood mononuclear cells, PBMCs)在体外共培养后,发现MSCs分泌的HLA-G蛋白促进和维持髓系抑制性细胞(myeloid-derived suppressor cells, MDSCs)的增殖,MDSCs又进一步抑制T细胞增殖,促进调节性T细胞增殖。在aGVHD小鼠模型中,过表达HLA-G的MSCs同样促进了功能性MDSCs产生,通过抑制T细胞,在不影响移植物抗白血病(graft versus leukemia, GVL)效应的同时减弱了aGVHD的症状,延长了aGVHD小鼠的生存期。

近年来,研究人员还把重点放在脐血/脐带MSCs的培养体系优化方面,以获得更优的治疗效果。Zoe等使用三维培养技术得到了体积比传统二维培养小75%的脐血/脐带MSCs,这使得它们在移植后不易被困在毛细血管中,能更好地在体内循环,归巢以及存活。功能实验证明,这些小MSCs具有更强的自我更新能力,在抗炎、促血管生成和组织再生等方面的作用也显著增强。Choi等发现轻度缺氧结合钙离子诱导的条件能进一步增强脐血/脐带MSCs的增殖、分化和免疫调节能力。Kim等进一步将三维培养技术、缺氧和钙离子诱导条件相结合,得到的MSCs表现出更强的自我更新、分化潜能以及免疫调节功能,并同时分泌大量的促血管生成和免疫调节因子,作用范围更广。Mendt等参考了这一培养体系,同时向培养体系中加入一系列炎症细胞因子(干扰素γ,白介素17,白介素1β和肿瘤坏死因子α),得到了符合药品生产质量管理规范(good manufacturing practice, GMP)的脐血/脐带MSCs,展现出强大的向损伤部位以及炎症部位迁移的能力,显著地改善了人源化aGVHD小鼠模型的预后。

从2009年开始,脐血/脐带来源的MSCs逐渐被用于临床研究中(NCT00823316,NCT01754454,NCT02032446,NCT03847844,NCT04738981,NCT05855707),以评估其在aGVHD以及激素耐药性aGVHD(steroid resistant aGVHD, SR-aGVHD)中的安全性和有效性。

(二)脐血/脐带MSCs促进造血和血管生成

Zahra等发现,使用免疫磁珠阳性分选的方法,利用与高度特异性抗CD34单克隆抗体相偶联的分选磁珠,提供均匀磁场的分选器和进一步放大磁场力的分选柱,从脐血/脐带中分离纯化到CD34阳性的造血干细胞和造血祖细胞(hematopoietic stem cells, HSCs; hematopoietic progenitor cells, HPCs),在多种细胞因子和脐血/脐带MSCs的作用下,通过上调*GATA*-1、*FOG*-2和*FOG*-1基因表达,实现了向巨核祖细胞的定向分化。Cheng等发现，与骨髓来源 MSCs 相比，脐血/脐带来源 MSCs 具有更强的血管生成作用，其机制可能是通过提高血管内皮生长因子-A（vascular endothelial growth factor A，VEGF-A）和表皮生长因子（epidermal growth factor，EGF）及其受体的水平实现的。

（三）脐血/脐带 MSCs 在其他疾病中发挥的作用

脐血/脐带来源 MSCs 能改善糖尿病及其并发症。Liu 等和 Zhang 等的研究证明脐血/脐带 MSCs 能降低高血糖，保护血管内皮免受损伤，抑制炎症，促进糖尿病伤口愈合，诱导血管形成。

脐血/脐带来源 MSCs 能调节免疫应答反应，用于治疗自身免疫病。Cheng 等将脐血/脐带 MSCs 移植到银屑病患者体内，检测结果表明有反应性患者外周血中调节性 T 细胞和 CD4 阳性记忆 T 细胞的比例显著增加，辅助性 T 细胞 17（Th17）比例减少，炎性细胞因子水平降低。Shirin 等比较了骨髓和脐血/脐带来源 MSCs 诱导巨噬细胞向抗炎表型转变的效率，结果表明巨噬细胞与脐血/脐带来源 MSCs 共培养后会向抗炎表型转变的效率更高，这提示脐血/脐带来源 MSCs 可以替代骨髓来源 MSCs，作为体外诱导产生抗炎表型巨噬细胞的饲养层细胞。

脐血/脐带 MSCs 越来越多地被运用到女性生殖疾病中。Hua 等研究结果表明脐血/脐带 MSCs 在粘连子宫中向子宫内膜细胞转化，促进子宫内膜修复，血管生成并通过 NF-κB 信号调节 Th17/Treg 平衡，有效抑制炎症反应。

脐血/脐带 MSCs 能抑制肿瘤的进展。Luo 等证明脐血/脐带 MSCs 通过抑制炎症来改善肝癌患者的肝硬化程度。

脐血/脐带 MSCs 能促进组织修复和再生，并具备分化为多种功能性成体细胞的潜能，用于损伤相关疾病的治疗。Lee 等通过对来自不同课题组的研究结果进行统计、整合分析，并系统性进行综述，证明了脐血/脐带 MSCs 移植在接受了软骨修复手术的膝关节软骨缺损或骨关节炎患者中的有效性和安全性。Jiang 等先将脐血/脐带 MSCs 在体外分化为多巴胺样神经元，再通过慢病毒感染法使之过表达脑源性神经营养因子（brain-derived neurotrophic factor，BDNF），研究结果表明 BDNF 过表达的多巴胺样神经元通过神经保护和抗神经炎症改善帕金森病大鼠的旋转行为。

综上所述，脐血/脐带 MSCs 主要在免疫调节，促进造血和血管生成，促进组织修复再生，抗肿瘤等方面发挥重要作用。

三、人脐血/脐带 MSCs 来源的细胞外囊泡的临床应用价值

细胞外囊泡（extracellular vesicles，EVs）作为 MSCs 旁分泌作用类型之一，其内部携带有大量的蛋白质、脂质、核酸等多种生物活性成分。与直接应用 MSCs 进行治疗相比，EVs 更易穿透体内多种生物屏障并在血液循环中实现长距离运输，其生物相容性高，免疫原性低，同时还规避了 MSCs 治疗导致的静脉血栓和肺栓塞风险以及潜在的致瘤风险，因而具有更高的使用价值。更重要的是，研究表明 EVs 发挥同母细胞相同甚至更优的功能，因此可以作为 MSCs 治疗的潜在替代方法。

除了 MSCs 产生的天然 EVs 外，还可以通过以下三种方式对 EVs 进行改造或修饰，从

而达到增强其疗效的作用：

① 对 MSCs 进行工程化改造，改变 EVs 内容物成分，以增强治疗效果疗效。

② EVs 作为一种新兴的货物递送平台，将治疗药物或功能分子负载到 EVs 表面或内部，用于递送一些疏水性的或者稳定性差的货物。

③ 对 EVs 表面进行特异性修饰，使其靶向到特定位置。

（一）脐血/脐带 MSCs 来源 EVs 防治 GVHD

Wang 等探讨了脐血/脐带 MSCs 释放的 EVs 是否同样可以防治 aGVHD。利用同种异体移植诱发的 aGVHD 小鼠模型，结果显示受体小鼠的症状缓解，死亡率显著降低，受体小鼠体内效应性 T 细胞比例和数量明显减少，血清中白介素 10 水平升高，白介素 2、干扰素 γ 和肿瘤坏死因子 α 水平降低。这表明脐血/脐带 MSCs 来源 EVs 可以作为防治 aGVHD 的替代方法。Su 等首次制备了负载有三氧化二砷（ATOs）的脐血/脐带 MSCs 来源 EVs，研究结果表明，这种工程化的 EVs 能延长 aGVHD 小鼠的生存期，缓解临床表现，降低组织学评分，同时不会影响 GVL 效应。机制研究发现：EVs 是通过抑制哺乳动物雷帕霉素靶蛋白（mammalian target of rapamycin, mTOR）活性，诱导促炎型巨噬细胞向抗炎型巨噬细胞极化。同时也有研究表明 EVs 中的 miRNA 参与预防 GVHD 的进展，Liu 等对来自脐血/脐带 MSCs-EVs 的 miRNAs 进行高通量表达谱测序，发现 miRNA-223 高表达。输注 miRNA-223 激动剂可减轻急性 GVHD 小鼠的临床症状，减少供体 T 细胞在脾脏、肝脏和肠道中的浸润，并降低炎症细胞因子，如干扰素 γ、肿瘤坏死因子 α 和白介素 17 的水平。

脐血/脐带 MSCs 培养体系的优化同样能改变 EVs 的产量以及内含物的种类，获得更佳的 aGVHD 治疗效果。Zhang 等向脐血/脐带 MSCs 培养体系中加入转化生长因子 β 和干扰素 γ，得到的 EVs 能更有效地促进单核细胞向调节性 T 细胞转化，分析结果表明可能是 EVs 中的吲哚胺 2,3-双加氧酶（indoleamine 2,3-dioxygenase, IDO）发挥了重要作用。Lee 等发现三维体系培养脐血/脐带 MSCs 来源的 EVs 具有更丰富的参与巨噬细胞向抑炎表型极化的 miRNAs，体内实验表现为抑制促炎细胞因子的表达，免疫负调能力增强。上述这些研究都为治疗 aGVHD 提供了一种新的策略。

（二）脐血/脐带 MSCs 来源的 EVs 在其他疾病中发挥的作用

Lin 等证明脐血/脐带 MSCs 来源的 EVs 能够抑制肥大细胞的激活，从而调节过敏反应。Zhang 等发现来自脐血/脐带 MSCs 来源的 EVs 通过改善小鼠肠道淋巴引流、抑制淋巴管生成和巨噬细胞浸润等作用来减轻炎症性肠病。Huynh 等的研究显示由脐血/脐带 MSCs 产生的 EVs，能够通过上调内皮细胞血管性血友病因子（vWF）和 fms 相关受体酪氨酸激酶 1（Flt1）基因的表达，促进血管生成。Dong 等和 Xie 等分别证明了由脐血/脐带 MSCs 产生的 EVs 中的 miRNA-410 和 miRNA-320a 能抑制肺癌细胞的生长，并且 Wang 等证明脐血/脐带 MSCs 来源的 EVs 能降低肺癌细胞的存活、迁移和侵袭能力，同时促进肺癌细胞的凋亡。Pan 等证明脐（带）血 MSCs 来源的 EVs 中的 miRNA-503-3p 通过下调中胚层特异性转录物（MEST）抑制人类子宫内膜癌细胞的进展。

上述研究表明，脐血/脐带 MSCs 来源的 EVs 能够发挥同母细胞相同甚至更优于母细胞的功能，因此可以作为脐血/脐带 MSCs 治疗的潜在替代方法。

四、总结

脐血/脐带 MSCs 的基础研究工作为其临床转化研究积累了大量极具价值的信息，但很少有治疗产品被批准应用于临床，这是因为目前依然存在很多关键的临床前和临床难题有待解决。主要表现在细胞异质性、产量、可重复性、可控性和可扩展性等方面。

脐血/脐带 MSCs 来源的 EVs 在继承干细胞优秀的治疗性能基础上还具备很多独特优势，在组织修复再生和免疫调节方向展现出巨大潜力，为基于 MSCs 的临床应用点亮了新的希望，极具应用前景。

（孙永平　刘森泉）

参考文献

[1] Ai H，Chao N J，Rizzieri D A，et al. Expert consensus on microtransplant for acute myeloid leukemia in elderly patients-report from the international microtransplant interest group[J]. Heliyon 2023，9(4)：e14924.

[2] Farag S S，Archer K J，Mroózek K，et al. Pretreatment cytogenetics add to other prognostic factors predicting complete remission and long-term outcome in patients 60 years of age or older with acute myeloid leukemia：results from Cancer and Leukemia Group B 8461[J]. Blood，2006，108 (1)：63-73.

[3] Wahlin A，Hörnsten P，Jonsson H. Remission rate and survival in acute myeloid leukemia：impact of selection and chemotherapy[J]. Eur J Haematol，1991，46(4)：240-247.

[4] Löwenberg B，Ossenkoppele G J，van Putten W，et al. High-dose daunorubicin in older patients with acute myeloid leukemia[J]. N Engl J Med，2009，361(13)：1235-1248.

[5] Lang K，Earle C C，Foster T，et al. Trends in the treatment of acute myeloid leukaemia in the elderly[J]. Drugs Aging，2005，22(11)：943-955.

[6] Kantarjian H，O'Brien S，Cortes J，et al. Results of intensive chemotherapy in 998 patients age 65 years or older with acute myeloid leukemia or high-risk myelodysplastic syndrome：predictive prognostic models for outcome[J]. Cancer，2006，106(5)：1090-1098.

[7] Moorman A V，Roman E，Willett E V，et al. Karyotype and age in acute myeloid leukemia. Are they linked? [J]. Cancer Genet Cytogenet，2001，126(2)：155-161.

[8] Miyamoto T，Sanford D，Tomuleasa C，et al. Real-world treatment patterns and clinical outcomes in patients with AML unfit for first-line intensive chemotherapy[J]. Leukemia & Lymphoma，2022，63(4)：928-938.

[9] Kantarjian H，Ravandi F，O'Brien S，et al. Intensive chemotherapy does not benefit most older patients(age 70 years or older) with acute myeloid leukemia[J]. Blood，2010，116(22)：4422-4429.

[10] D'Souza A，Fretham C，Lee S J，et al. Current use of and trends in hematopoietic cell transplantation in the United States[J]. Biology of Blood and Marrow Transplantation，2020，26(8)：

e177-e182.

[11] Stahl M, Menghrajani K, Derkach A, et al. Clinical and molecular predictors of response and survival following venetoclax therapy in relapsed/refractory AML[J]. Blood Adv, 2021, 5(5): 1552-1564.

[12] DiNardo C D, Jonas B A, Pullarkat V, et al. Azacitidine and venetoclax in previously untreated acute myeloid leukemia[J]. N Engl J Med, 2020, 383(7): 617-629.

[13] Wei A H, Döhner H, Pocock C, et al. Oral azacitidine maintenance therapy for acute myeloid leukemia in first remission[J]. N Engl J Med, 2020, 383(7): 2526-2537.

[14] Xuan L, Wang Y, Huang F, et al. Sorafenib maintenance in patients with FLT3-ITD acute myeloid leukaemia undergoing allogeneic haematopoietic stem-cell transplantation: an open-label, multicentre, randomised phase 3 trial[J]. Lancet Oncol, 2020, 21(9): 1201-1212.

[15] Guo M, Hu K-X, Yu C-L, et al. Infusion of HLA-mismatched peripheral blood stem cells improves the outcome of chemotherapy for acute myeloid leukemia in elderly patients[J]. Blood, 2011, 117(3): 936-941.

[16] Guo M, Chao N J, Li J-Y, et al. HLA-mismatched microtransplant in older patients newly diagnosed with acute myeloid leukemia[J]. JAMA Oncology, 2018, 4(1): 54-62.

[17] Guo M, Hu K-X, Liu G-X, et al. HLA-mismatched stem-cell microtransplantation as postremission therapy for acute myeloid leukemia: long-term follow-up[J]. Journal of Clinical Oncology, 2012, 30(33): 4084-4090.

[18] Hu K X, Sun Q Y, Guo M, et al. A study of human leukocyte antigen mismatched cellular therapy (stem cell microtransplantation) in high-risk myelodysplastic syndrome or transformed acute myelogenous leukemia[J]. Stem Cells Transl Med, 2016, 5(4): 524-529.

[19] David K A, Cooper D, Strair R. Clinical studies in hematologic microtransplantation[J]. Current Hematologic Malignancy Reports, 2017, 12(3): 51-60.

[20] Gergis U, Frenet E M, Shore T, et al. Adoptive immunotherapy with cord blood for the treatment of refractory acute myelogenous leukemia: Feasibility, safety, and preliminary outcomes[J]. Biology of Blood and Marrow Transplantation, 2019, 25: 466-473.

[21] Chaekal O-K, Scaradavou A, Masson Frenet E, et al. Adoptive immunotherapy with CB following chemotherapy for patients with refractory myeloid malignancy: Chimerism and response[J]. Blood Advances, 2020, 4(20): 5146-5156.

[22] Li X, Dong Y, Li Y, et al. Low-dose decitabine priming with intermediate-dose cytarabine followed by umbilical cord blood infusion as consolidation therapy for elderly patients with acute myeloid leukemia: a phase Ⅱ single-arm study[J]. BMC Cancer, 2019, 19(1): 819.

[23] Döhner H, Wei A H, Appelbaum F R, et al. Diagnosis and management of AML in adults: 2022 recommendations from an international expert panel on behalf of the ELN[J]. Blood, 2022, 140(12): 1345-1377.

[24] NCCN clinical practice guidelines in oncology acute myeloid leukemia Version 3[EB/OL]. 2022. http://www.nccn.org.

[25] Li W, Xu Y, Feng Y, et al. The clinical application of SNP-based next-generation sequencing (SNP-NGS) for evaluation of chimerism and microchimerism after HLA-mismatched stem cell microtransplantation[J]. International Journal of Hematology, 2022, 116(5): 723-730.

[26] Cai B, Wang Y, Lei Y, et al. Hyper-CVAD-based stem cell microtransplant as post-remission therapy in acute lymphoblastic leukemia[J]. Stem Cells Translational Medicine, 2022, 11(11): 1113-1122.

[27] Socié G, Kean L S, Zeiser R, et al. Insights from integrating clinical and preclinical studies

advance understanding of graft-versus-host disease[J]. J Clin Invest, 2021, 131(12): e149296.
[28] Gluckman E. Current status of umbilical cord blood hematopoietic stem cell transplantation[J]. Exp Hematol, 2000, 28(11): 1197-205.
[29] Rocha V, Wagner J E Jr, Sobocinski K A, et al. Graft-versus-host disease in children who have received a cord-blood or bone marrow transplant from an HLA-identical sibling. Eurocord and International Bone Marrow Transplant Registry Working Committee on Alternative Donor and Stem Cell Sources[J]. N Engl J Med, 2000, 342(25): 1846-54.
[30] Fatobene G, Storer B E, Salit R B, et al. Disability related to chronic graft-versus-host disease after alternative donor hematopoietic cell transplantation[J]. Haematologica, 2019, 104(4): 835-843.
[31] Wagner J E, Gluckman E. Umbilical cord blood transplantation: The first 20 years[J]. Semin Hematol, 2010, 47(1): 3-12.
[32] Mayani H, Wagner J E, Broxmeyer H E. Cord blood research, banking, and transplantation: Achievements, challenges, and perspectives[J]. Bone Marrow Transplant, 2020, 55(1): 48-61.
[33] Chen J, Wang R X, Chen F, et al. Combination of a haploidentical SCT with an unrelated cord blood unit: A single-arm prospective study[J]. Bone Marrow Transplant, 2014, 49(2): 206-211.
[34] 蔡宇，杨隽，姜杰玲，等.外周血联合脐血模式单倍体异基因造血干细胞移植治疗恶性血液病[J].中华器官移植杂志，2018，39(6)：6.
[35] Gyurkocza B, Sandmaier B M. Conditioning regimens for hematopoietic cell transplantation: One size does not fit all[J]. Blood, 2014, 124(3): 344-353.
[36] Xu Z L, Huang X J. Haploidentical stem cell transplantation for aplastic anemia: The current advances and future challenges[J]. Bone Marrow Transplant, 2021, 56(4): 779-785.
[37] 陶涛，薛胜利，陈峰，等.联合第三方脐血输注的单倍体 HSCT 后慢性移植物抗宿主病的临床分析[J].中华器官移植杂志，2020，41(2)：6.
[38] Zhou B, Xu M, Lu S, et al. Clinical outcomes of B cell acute lymphoblastic leukemia patients treated with haploidentical stem cells combined with umbilical cord blood transplantation[J]. Transplant Cell Ther, 2022 Mar, 28(3): 173.e1-173.e6.
[39] Tao T, Li Z, Chu X L, et al. Clinical features of chronic graft-versus-host disease following haploidentical transplantation combined with infusion of a cord blood[J]. Stem Cells Dev, 2019, 28(11): 745-753.
[40] Lu D-P, Wu T, Gao Z-Y, et al. Significantly reduce acute graft-versus-host disease in haploidentical stem cell transplantation by using cord blood as the third party cells[J]. Blood, 2008, 112(11), 2211.
[41] Kwon M, Bautista G, Balsalobre P, et al. Haplo-cord transplantation using $CD34^+$ cells from a third-party donor to speed engraftment in high-risk patients with hematologic disorders[J]. Biol Blood Marrow Transplant, 2014, 20(12): 2015-2022.
[42] 向茜茜，孔佩艳，李杰平，等.亲代间单倍体相合造血干细胞移植治疗血液病 45 例临床分析[J].解放军医学杂志，2012，37(2)：5.
[43] Yang Y, Zhang M, Li M, et al. Unrelated umbilical cord blood can improve the prognosis of haploidentical hematopoietic stem cell transplantation[J]. Stem Cell Res Ther, 2022, 13(1): 485.
[44] Politikos I, Devlin S M, Arcila M E, et al. Engraftment kinetics after transplantation of double unit cord blood grafts combined with haplo-identical $CD34^+$ cells without antithymocyte globulin[J]. Leukemia, 2021, 35(3): 850-862.
[45] Li H, Li X, Chen Y, et al. Sequential transplantation of haploidentical stem cell and unrelated cord blood with using ATG/PTCY increases survival of relapsed/refractory hematologic malignan-

cies[J]. Front Immunol，2021，12：733326.
[46] 中华医学会血液学分会红细胞疾病(贫血)学组.再生障碍性贫血诊断与治疗中国指南(2022 年版)[J].中华血液学杂志,2022,43(11):881-888.
[47] Ogawa S. Clonal hematopoiesis in acquired aplastic anemia[J]. Blood，2016，128(3)：337-347.
[48] Babushok D V，Perdigones N，Perin J C，et al. Emergence of clonal hematopoiesis in the majority of patients with acquired aplastic anemia[J]. Cancer Genet，2015，208(4)：115-128.
[49] Killick S B，Bown N，Cavenagh J，et al. Guidelines for the diagnosis and management of adult aplastic anaemia[J]. Br J Haematol，2016，172(2)：187-207.
[50] Scheinberg P. Activity of eltrombopag in severe aplastic anemia[J]. Hematology Am Soc Hematol Educ Program，2018,1：450-456.
[51] Townsley D M，Scheinberg P，Winkler T，et al. Eltrombopag added to standard immunosuppression for aplastic anemia[J] . N Engl J Med，2017，376(16)：1540-1550.
[52] Peffault de Latour R，Kulasekararaj A，Iacobelli S，et al. Eltrombopag added to immunosuppression in severe aplastic anemia[J]. N Engl J Med，2022，386(1)：11-23.
[53] 杨文睿，韩冰，常红，等.艾曲泊帕治疗再生障碍性贫血的疗效与安全性:中国多中心调查结果[J].中华血液学杂志，2020，41(11)：890-895.
[54] Olnes M J，Scheinberg P，Calvo K R，et al. Eltrombopag and improved hematopoiesis in refractory aplastic anemia[J]. N Engl J Med，2012，367(1)：11-19.
[55] Ise M，Iizuka H，Kamoda Y，et al. Romiplostim is effective for eltrombopag-refractory aplastic anemia：results of a retrospective study[J]. Int J Hematol，2020，112(6)：787-794.
[56] Peng G，He G，Chang H，et al. A multicenter phase Ⅱ study on the efficacy and safety of hetrombopag in patients with severe aplastic anemia refractory to immunosuppressive therapy[J]. Ther Adv Hematol，2022，13：20406207221085197.
[57] Schoettler M L，Nathan D G. The pathophysiology of acquired aplastic anemia：Current concepts revisited[J]. Hematol Oncol Clin North Am，2018，32(4)：581-594.
[58] Matsui W H，Brodsky R A，Smith B D，et al. Quantitative analysis of bone marrow CD34 cells in aplastic anemia and hypoplastic myelodysplastic syndromes[J]. Leukemia，2016，20(3)：458-462.
[59] Liu C Y，Fu R，Wang H Q，et al. Fas/FasL in the immune pathogenesis of severe aplastic anemia [J]. Genet Mol Res，2014，13(2)：4083-4088.
[60] Sheng W，Liu C，Fu R，et al. Abnormalities of quantities and functions of linker for activations of T cells in severe aplastic anemia[J]. Eur J Haematol，2014，93(3)：214-223.
[61] Young N S. Current concepts in the pathophysiology and treatment of aplastic anemia[J]. Hematol Am Soc Hematol Educ Program，2013,1：76-81.
[62] Brodsky R A，Chen A R，Dorr D，et al. High-dose cyclophosphamide for severe aplastic anemia：long-term follow-up[J]. Blood，2010，115(11)：2136-2141.
[63] Tisdale J F，Dune D E，Geller N，et al. High-dose cyclophosphamide in severe aplastic anaemin：A randomized trial[J]. Lancet，2000，356(9241)：1554-1559.
[64] Friekhofen N,Heimpel H,Kahwasser J P,et al. Antithymocyte globulin with or without eyelosporin A:11-year follow-up of a randomized trial comparing treatments of aplastie anemia[J]. Blood,2003,101(4):1236-1242.
[65] 周芳,葛林阜,刘希民,等. 强烈免疫抑制联合脐血输注重型再生障碍性贫血 25 例临床观察[J]. 中华血液学杂志，2010，11(31)：769-770.
[66] Xu L X，Cao Y B，Liu Z Y，et al. Transplantation of haploidentical-hematopoietic stem cells combined with two kind of third part cells for chronic aplastic anemia：One case report[J]. Zhongguo Shi Yan Xue Ye Xue Za Zhi，2013，21(6)：1522-1525.

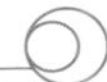

[67] Baron F, Nagler A. Novel strategies for improving hematopoietic reconstruction afterallogeneic hematopoietic stem cell transplantation or intensive chemotherapy[J]. Expert Opin Biol Ther, 2017, 17(2): 163-174.

[68] Azuma H, Watanabe E, Otsuka Y, et al. Induction of langerin$^+$ Langerhans cell-like cells expressing reduced TLR3 from CD34$^+$ cord blood cells stimulated with GM-CSF, TGF-β1, and TNF-α[J]. Biomed Res, 2016, 37(5): 271-281.

[69] Liu Y, Chen X H, Si Y J, et al. Reconstruction of hematopoietic inductive microenvironment after transplantation of VCAM-1-modified human umbilical cord blood stromal cells[J]. PLoS One, 2012, 7(2): e31741.

[70] Liu Y, Yi L, Wang L, et al. Ginsenoside Rg1 protects human umbilical cord blood-derived stromal cells against tert-Butyl hydroperoxide-induced apoptosis through Akt-FoxO3a-Bim signaling pathway[J]. Mol Cell Biochem, 2016, 421(1-2): 75-87.

[71] Li J, Wong W H, Chan S, et al. Factors affecting mesenchymal stromal cells yield from bone marrow aspiration[J]. Chin J Cancer Res, 2011, 23(1): 43-48.

[72] 付蓉,王婷.再生障碍性贫血诊断与治疗中国指南(2022 年版)解读[J].中华血液学杂志,2023,44(3):188-192.

[73] Korthof E T, Svahn J, Peffault de Latour R, et al. Immunological profile of Fanconi anemia: A multicentric retrospective analysis of 61 patients[J]. Am J Hematol, 2013, 88(6): 472-476.

[74] Wolk K, Witte E, Witte K, et al. Biology of interleukin-22[J]. Semin Immunopathol, 2010, 32(1): 17-31.

[75] Kim S, Faris L, Cox C M, et al. Molecular characterization and immunological roles of avian IL-22 and its soluble receptor IL22 binding protein[J]. Cytokine, 2012, 60(3): 815-827

[76] Yu Z, Zhou F, Ge LF, et al. Mechanism of immunosuppressants combined with cord blood for severe aplastic anemia[J]. Int J Clin Exp Med, 2015, 8(2): 2484-2494.

[77] Rubinstein P and Stevens C E. The New York Blood Center's Placental/Umbilical Cord Blood Program. Experience with a 'new' source of hematopoietic stem cells for transplantation[J]. Ernst Schering Res Found Workshop, 2001, 33: 47-70.

[78] Zhou F, Ge L , Yu Z, et al. Clinical observation on intensive immunosuppressive therapy combined with umbilical cord blood support for the treatment of severe aplastic anemin[J]. J Hematol Oncol, 2011, 4: 27.

[79] Zhou F, Zhang F, Zhang L, et al. Amulticentre trial of intensive immunosuppressive therapy combines with umbilical cord blood for the treatment of severe aplastic anaemin[J]. Ann Hematol, 2022, 101(8): 1785-1794.

[80] Yu Z, Zhou F, Fu G L, et al. High-dose immunosuppressive therapy combined with cord blood infusion and non-myeloablative peripheral blood stem cell transplantation for patients with severe aplastic anemia[J]. Eur Rev Med Pharmacol Sci, 2013, 17(19): 2613-2618.

[81] Pefault de Latour R, Chevret S, et al. Francophone society of bone marrow transplantation and cellular therapy unrelated cord blood transplantation in patients with idiopathic refractory severe aplastic anemia: A nationwide phase 2 study[J]. Blood, 2018, 132(7): 750-754.

[82] Liu H L, Sun Z M, Geng L Q, et al. Unrelated cord blood transplantation for newly diagnosed patients with severe acquired aplastic anemia using a reduced-intensity conditioning: High graft rejection, but good survival[J]. Bone Marrow Transplant, 2012, 47(9): 1186-1190.

[83] Xie L N, Fang Y, Yu Z, et al. Increased immunosuppressive treatment combined with unrelated umbilical cord blood infusion in children with severe aplastic anemia[J]. Cell Immunol, 2014, 289(1-2): 150-154.

[84] Sun Y, Liu Z, Xiao J, et al. Autologous cord blood transplantation in children with acquired severe aplastic anemia[J]. Pediatr Transplant, 2019, 23(1): e13325.

[85] Avgerinou G, Oikonomopoulou C, Kaisari A, et al. Successful long-term hematological and immunological reconstitution by autologous cord blood transplantation combined with posttransplant immunosuppression in two children with severe aplastic anemia[J]. Pediatr Transplant, 2019, 23(1): e13320.

[86] Zhang X, Li Z, Geng W, et al. Efects and predictive factors of immunosuppressive therapy combined with umbilical cord blood infusion in patients with severe aplastic anemia[J]. Yonsei Med J, 2018, 59(5): 643-651.

[87] Gupta V, Eapen M, Brazauskas R, et al. Impact of age on outcomes after bone marrow transplantation for acquired aplastic anemia using HLA-matched sibling donors[J]. Haematologica, 2010, 95(12): 2119-2125.

[88] Li Y, Li X, Ge M, et al. Longterm follow-up of clonal evolutions in 802 aplastic anemia patients: a single-center experience[J]. Ann Hematol, 2011, 90(5): 529-537.

[89] Yost C C, Schwertz H, Cody M J, et al. Neonatal NET-inhibitory factor and related peptides inhibit neutrophil extracellular trap formation[J]. J Clin Invest, 2016, 126(10): 3783-3798.

[90] Luo X, Lu H, Xiu B, et al. Efficacy and safety of combined immunosuppressive therapy plus umbilical cord blood infusion in severe aplastic anemia patients: A cohort study[J]. Exp Ther Med, 2018, 15(2): 1966-1974.

[91] 宋晓晨,周芳. 强烈免疫抑制联合脐血支持治疗重型再生障碍性贫血并发感染的临床观察[J]. 白血病・淋巴瘤, 2013, 22(3): 172-174.

[92] Chen J, Chen Y, Du X, et al. Integrative studies of human cord blood derived mononuclear cells and umbilical cord derived mesenchyme stem cells in ameliorating bronchopulmonary dysplasia[J]. Front Cell Dev Biol, 2021, 9: 679866.

[93] Chang Y S, Ahn S Y, Yoo H S, et al. Mesenchymal stem cells for bronchopulmonary dysplasia: phase 1 dose-escalation clinical trial[J]. J Pediatr, 2014, 164(5): 966-972.

[94] Powell S B, Silvestri J M. Safety of Intratracheal administration of human umbilical cord blood derived mesenchymal stromal cells in extremely low birth weight preterm infants[J]. J Pediatr, 2019, 210: 209-913.

[95] Ahn S Y, Chang Y S, Lee M H, et al. Stem cells for bronchopulmonary dysplasia in preterm infants: A randomized controlled phase Ⅱ trial[J]. Stem Cells Transl Med, 2021, 10(8): 1129-1137.

[96] Ren Z, Xu F, Zhang X, et al. Autologous cord blood cell infusion in preterm neonates safely reduces respiratory support duration and potentially preterm complications[J]. Stem Cells Transl Med, 2020, 9(2): 169-176.

[97] Zhu X, Fang X, Wei W, et al. Prevention for moderate or severe BPD with intravenous infusion of autologous cord blood mononuclear cells in very preterm infants-a prospective non-randomized placebo-controlled trial and two-year follow up outcomes[J]. E Clinical Medicine, 2023, 57: 101844.

[98] Ma N, Stamm C, Kaminski A, et al. Human cord blood cells induce angiogenesis following myocardial infarction in NOD/scid-mice[J]. Cardiovasc Res, 2005, 66(1): 45-54.

[99] Mao C, Hou X, Wang B, et al. Intramuscular injection of human umbilical cord-derived mesenchymal stem cells improves cardiac function in dilated cardiomyopathy rats[J]. Stem Cell Res Ther, 2017, 8(1): 18.

[100] Davies B, Elwood N J, Li S, et al. Human cord blood stem cells enhance neonatal right ventricular function in an ovine model of right ventricular training[J]. Ann Thorac Surg, 2010, 89(2): 585-593, 93.

[101] Yerebakan C, Sandica E, Prietz S, et al. Autologous umbilical cord blood mononuclear cell transplantation preserves right ventricular function in a novel model of chronic right ventricular volume overload[J]. Cell Transplant, 2009, 18(8): 855-868.

[102] Burkhart H M, Qureshi M Y, Rossano J W, et al. Autologous stem cell therapy for hypoplastic left heart syndrome: Safety and feasibility of intraoperative intramyocardial injections[J]. J Thorac Cardiovasc Surg, 2019, 158(6): 1614-1623.

[103] Paton M C B, Allison B J, Li J, et al. Human umbilical cord blood therapy protects cerebral white matter from systemic LPS exposure in preterm fetal sheep[J]. Dev Neurosci, 2018, 40(3): 258-270.

[104] Paton M C B, Allison B J, Fahey M C, et al. Umbilical cord blood versus mesenchymal stem cells for inflammation-induced preterm brain injury in fetal sheep[J]. Pediatr Res, 2019, 86(2): 165-173.

[105] Cotten C M, Murtha A P, Goldberg R N, et al. Feasibility of autologous cord blood cells for infants with hypoxic-ischemic encephalopathy[J]. J Pediatr, 2014, 164(5): 973-979.

[106] Tsuji M, Sawada M, Watabe S, et al. Autologous cord blood cell therapy for neonatal hypoxic-ischaemic encephalopathy: A pilot study for feasibility and safety[J]. Sci Rep, 2020, 10(1): 4603.

[107] Jiun L. Autologous umbilical cord blood cells for newborn infants with hypoxic-ischemic encephalopathy[J]. Cell and Organ Transplantology, 2013, 1(1): 27-28.

[108] Cotten C M, Fisher K, Malcolm W, et al. A pilot phase Ⅰ trial of allogeneic umbilical cord tissue-derived mesenchymal stromal cells in neonates with hypoxic-ischemic encephalopathy[J]. Stem Cells Transl Med, 2023, 12(6): 355-364.

[109] Ahn S Y, Chang Y S, Sung D K, et al. Mesenchymal stem cells prevent hydrocephalus after severe intraventricular hemorrhage[J]. Stroke, 2013, 44(2): 497-504.

[110] Sun J M, Grant G A, McLaughlin C, et al. Repeated autologous umbilical cord blood infusions are feasible and had no acute safety issues in young babies with congenital hydrocephalus[J]. Pediatr Res, 2015, 78(6): 712-716.

[111] Malhotra A, Novak I, Miller S L, et al. Autologous transplantation of umbilical cord blood-derived cells in extreme preterm infants: Protocol for a safety and feasibility study[J]. BMJ Open, 2020, 10(5): e036065.

[112] Sun J M, Song A W, Case L E, et al. Effect of autologous cord blood infusion on motor function and brain connectivity in young children with cerebral palsy: A randomized, placebo-controlled trial[J]. Stem Cells Transl Med, 2017, 6(12): 2071-2078.

[113] Li J, Yawno T, Sutherland A, et al. Preterm white matter brain injury is prevented by early administration of umbilical cord blood cells[J]. Exp Neurol, 2016, 283: 179-188.

[114] Penny T R, Pham Y, Sutherland A E, et al. Multiple doses of umbilical cord blood cells improve long-term brain injury in the neonatal rat[J]. Brain Res, 2020, 1746: 147001.

[115] Crompton K, Novak I, Fahey M, et al. Single group multisite safety trial of sibling cord blood cell infusion to children with cerebral palsy: Study protocol and rationale[J]. BMJ Open, 2020, 10(3): e034974.

[116] Galipeau J, Sensébé L. Mesenchymal stromal cells: Clinical challenges and therapeutic opportunities[J]. Cell Stem Cell, 2018, 22(6): 824-833.

[117] Heo J S, Choi Y, Kim H S, et al. Comparison of molecular profiles of human mesenchymal stem cells derived from bone marrow, umbilical cord blood, placenta and adipose tissue[J]. Int J Mol Med, 2016, 37(1): 115-125.

[118] Kern S, Eichler H, Stoeve J, et al. Comparative analysis of mesenchymal stem cells from bone marrow, umbilical cord blood, or adipose tissue[J]. Stem Cells, 2006, 24(5): 1294-1301.

[119] Shi P A, Luchsinger L L, Greally J M, et al. Umbilical cord blood: An undervalued and underutilized resource in allogeneic hematopoietic stem cell transplant and novel cell therapy applications[J]. Curr Opin Hematol, 2022, 29(6): 317-326.

[120] Mebarki M, Abadie C, Larghero J, et al. Human umbilical cord-derived mesenchymal stem/stromal cells: A promising candidate for the development of advanced therapy medicinal products[J]. Stem Cell Res Ther, 2021, 12(1): 152.

[121] Han Y, Yang J, Fang J, et al. The secretion profile of mesenchymal stem cells and potential applications in treating human diseases[J]. Signal Transduct Target Ther, 2022, 7(1): 92.

[122] Zeiser R. Advances in understanding the pathogenesis of graft-versus-host disease[J]. Br J Haematol, 2019, 187(5): 563-572.

[123] Zeiser R, Blazar B R. Acute graft-versus-host disease-biologic process, prevention, and therapy[J]. N Engl J Med, 2017, 377(22): 2167-2179.

[124] Zeiser R, Socie G, Blazar B R. Pathogenesis of acute graft-versus-host disease: From intestinal microbiota alterations to donor T cell activation[J]. Br J Haematol, 2016, 175(2): 191-207.

[125] Hill G R, Betts B C, Tkachev V, et al. Current concepts and advances in graft-versus-host disease immunology[J]. Annu Rev Immunol, 2021, 39(1): 19-49.

[126] Newell L F, Holtan S G. Acute GVHD think before you treat[J]. Hematology, 2021(1): 642-647.

[127] Voermans C, Hazenberg M D. Cellular therapies for graft-versus-host disease: A tale of tissue repair and tolerance[J]. Blood, 2020, 136(4): 410-417.

[128] Chakraverty R, Teshima T. Graft-versus-host disease: A disorder of tissue regeneration and repair[J]. Blood, 2021, 138(18): 1657-1665.

[129] Gregoire-Gauthier J, Selleri S, Fontaine F, et al. Therapeutic efficacy of cord blood-derived mesenchymal stromal cells for the prevention of acute graft-versus-host disease in a xenogenic mouse model[J]. Stem Cells Dev, 2012, 21(10): 1616-1626.

[130] Hansen M, Stahl L, Heider A, et al. Reduction of graft-versus-host-disease in NOD. Cg-Prkdc^{scid} Il2rg^{tm1Wjl}/SzJ(NSG) mice by cotransplantation of syngeneic human umbilical cord-derived mesenchymal stromal cells[J]. Cell Ther Transplant, 2021, 27(8): 658.e1-658.e10.

[131] 洪涛，王瑞，王筱淇，等. 人脐带间充质干细胞预防小鼠急性移植物抗宿主病作用及其机制研究[J]. 第三军医大学学报，2021，43(21).

[132] Yang S, Wei Y, Sun R, et al. Umbilical cord blood-derived mesenchymal stromal cells promote myeloid-derived suppressor cell proliferation by secreting HLA-G to reduce acute graft-versus-host disease after hematopoietic stem cell transplantation[J]. Cytotherapy, 2020, 22(12): 718-733.

[133] Cesarz Z, Tamama K. Spheroid culture of mesenchymal stem cells[J]. Stem Cells Int, 2016, 2016: 9176357.

[134] Choi W, Kwon S J, Jin H J, et al. Optimization of culture conditions for rapid clinical-scale

expansion of human umbilical cord blood-derived mesenchymal stem cells[J]. Clin Transl Med, 2017, 6(1): 38.

[135] Kim Y, Jin H J, Heo J, et al. Small hypoxia-primed mesenchymal stem cells attenuate graft-versus-host disease[J]. Leukemia, 2018, 32(12): 2672-2684.

[136] Mendt M, Daher M, Basar R, et al. Metabolic reprogramming of GMP grade cord tissue derived mesenchymal stem cells enhances their suppressive potential in GVHD[J]. Front Immunol, 2021, 5(12): 631353.

[137] Li Y, Hao J, Hu Z, et al. Current status of clinical trials assessing mesenchymal stem cell therapy for graft versus host disease: A systematic review[J]. Stem Cell Res Ther, 2022, 13(1): 93.

[138] Ding Y, Liu C, Cai Y, et al. The efficiency of human umbilical cord mesenchymal stem cells as a salvage treatment for steroid-refractory acute graft-versus-host disease[J]. Clin Exp Med, 2023, 23(6): 2561-2570.

[139] Mansoorabadi Z, Kheirandish M. The upregulation of Gata transcription factors family and FOG-1 in expanded and differentiated cord blood-derived $CD34^+$ hematopoietic stem cells to megakaryocyte lineage during co-culture with cord blood mesenchymal stem cells[J]. Transfus Apher Sci, 2022, 61: 103481.

[140] Cheng X, Wang W, Du R, et al. Impact of repeated intravenous infusions of umbilical cord-derived versus bone marrow-derived mesenchymal stem cells on angiogenesis in a pregnant experimentally induced deep venous thrombosis rat model[J]. In Vitro Cell Dev Biol Anim, 2022, 58(10): 957-969.

[141] Liu Y, Chen J, Liang H, et al. Human umbilical cord-derived mesenchymal stem cells not only ameliorate blood glucose but also protect vascular endothelium from diabetic damage through a paracrine mechanism mediated by MAPK/ERK signaling[J]. Stem Cell Res Ther, 2022, 13(1): 258.

[142] Zhang J, Qu X, Li J, et al. Tissue sheet engineered using human umbilical cord-derived mesenchymal stem cells improves diabetic wound healing[J]. Int J Mol Sci, 2022, 23(20): 12697.

[143] Cheng L, Wang S, Peng C, et al. Human umbilical cord mesenchymal stem cells for psoriasis: A phase 1/2a, single-arm study[J]. Signal Transduct Target Ther, 2022, 7(1): 263.

[144] Shirin M, Agharezaeei M, Alizadeh S, et al. A comparative study of the bone marrow-and umbilical cord-derived mesenchymal stem cells(MSCs) efficiency on generating MSC-educated macrophages(MEMs)[J]. Asian Pac J Cancer Prev, 2022, 23(9): 3083-3092.

[145] Rodríguez-Eguren A, Gómez-Álvarez M, Francés-Herrero E, et al. Human umbilical cord-based therapeutics: Stem cells and blood derivatives for female reproductive medicine[J]. Int J Mol Sci, 2022, 23(24): 15942.

[146] Hua Q, Zhang Y, Li H, et al. Human umbilical cord blood-derived MSCs trans-differentiate into endometrial cells and regulate Th17/Treg balance through NF-κB signaling in rabbit intrauterine adhesions endometrium[J]. Stem Cell Res Ther, 2022, 13(1): 301.

[147] Luo L, Lai C, Feng T, et al. Umbilical cord blood-derived mesenchymal stem cells transplantation decreases incidence of liver cancer in end-stage liver disease patients: A retrospective analysis over 5 years[J]. Am J Transl Res, 2022, 14(8): 5848-5858.

[148] Lee D H, Kim S A, Song J S, et al. Cartilage regeneration using human umbilical cord blood derived mesenchymal stem cells: A systematic review and meta-analysis[J]. Medicina(Kaunas), 2022, 58(12): 1801.

[149] Jiang Z, Wang J, Sun G, et al. BDNF-modified human umbilical cord mesenchymal stem cells-

derived dopaminergic-like neurons improve rotation behavior of Parkinson's disease rats through neuroprotection and anti-neuroinflammation[J]. Mol Cell Neurosci, 2022, 123: 103784.

[150] Kou M, Huang L, Yang J, et al. Mesenchymal stem cell-derived extracellular vesicles for immunomodulation and regeneration: A next generation therapeutic tool? [J]. Cell Death Dis, 2022, 13(7): 580.

[151] Heo J S, Mesenchymal Kim J. Stem cell-derived exosomes: Applications in cell-free therapy[J]. Korean J Clin Lab Sci, 2018, 50(4): 391-398.

[152] Abbaszadeh H, Ghorbani F, Derakhshani M, et al. Human umbilical cord mesenchymal stem cell-derived extracellular vesicles: A novel therapeutic paradigm[J]. J Cell Physiol, 2019, 235 (2): 706-717.

[153] Wang L, Gu Z, Zhao X, et al. Extracellular vesicles released from human umbilical cord-derived mesenchymal stromal cells prevent life-threatening acute graft-versus-host disease in a mouse model of allogeneic hematopoietic stem cell transplantation[J]. Stem Cells Dev, 2016, 25(24): 1874-1883.

[154] Su Y, Sun X, Liu X, et al. hUC-EVs-ATO reduce the severity of acute GVHD by resetting inflammatory macrophages toward the M2 phenotype[J]. J Hematol Oncol, 2022, 15(1): 99.

[155] Liu W, Zhou N, Liu Y, et al. Mesenchymal stem cell exosome-derived miR-223 alleviates acute graft-versus-host disease via reducing the migration of donor T cells[J]. Stem Cell Res Ther, 2021, 12(1): 153.

[156] Zhang Q, Fu L, Liang Y, et al. Exosomes originating from MSCs stimulated with TGF-β and IFN-γ promote Treg differentiation [J]. Journal of Cellular Physiology, 2018, 233 (9): 6832-6840.

[157] Lee E, Ha S, Kim G, et al. Extracellular vesicles derived from three-dimensional-cultured human umbilical cord blood mesenchymal stem cells prevent inflammation and dedifferentiation in pancreatic islets[J]. Stem Cells Int, 2023, 2023: 5475212.

[158] Lin T-Y, Chang T M, Huang H C. Extracellular vesicles derived from human umbilical cord mesenchymal stem cells attenuate mast cell activation[J]. Antioxidants, 2022, 11(11): 2279.

[159] Zhang L, Yuan J, Kofi Wiredu Ocansey D, et al. Exosomes derived from human umbilical cord mesenchymal stem cells regulate lymphangiogenesis via the miR-302d-3p/VEGFR3/AKT axis to ameliorate inflammatory bowel disease[J]. Int Immunopharmacol, 2022, 110: 109066.

[160] Huynh P D, Van Pham P, Vu N B. Exosomes derived from human umbilical cord mesenchymal stem cells enhance angiogenesis through upregulation of the VWF and Flk1 genes in endothelial Cells[J]. Adv Exp Med Biol, 2023, doi: 10.1007/5584_2023_768.

[161] Dong L, Pu Y, Zhang L, et al. Human umbilical cord mesenchymal stem cell-derived extracellular vesicles promote lung adenocarcinoma growth by transferring miR-410[J]. Cell Death Dis, 2018, 9(2): 218.

[162] Xie H, Wang J. MicroRNA-320a-containing exosomes from human umbilical cord mesenchymal stem cells curtail proliferation and metastasis in lung cancer by binding to SOX4[J]. J Recept Signal Transduct Res, 2018, 42(3): 268-278.

[163] Wang J, Ma Y, Long Y, et al. Extracellular vesicle derived from mesenchymal stem cells have bidirectional effects on the development of lung cancer[J]. Front Oncol, 2022, 12: 914832.

[164] Pan Y, Wang X, Li Y, et al. Human umbilical cord blood mesenchymal stem cells-derived exosomal microRNA-503-3p inhibits progression of human endometrial cancer cells through downregulating MEST[J]. Cancer Gene Ther, 2022, 29(8-9): 1130-1139.